国家卫生健康委员会"十四五"规划教材

全国中等卫生职业教育教材

供医学检验技术专业用

临床检验

第3版

主　编　杨　拓　张纪云

副主编　丁海峰　赵景颇

编　者　（以姓氏笔画为序）

丁海峰（黄冈职业技术学院）　　　　　张纪云（山东医学高等专科学校）

马　莉（山西省长治卫生学校）　　　　陈　晨（成都铁路卫生学校）

王发云（昆明卫生职业学院）　　　　　陈建国（甘肃卫生职业学院）

韦爱荣（广西医科大学玉林校区）　　　赵景颇（南阳医学高等专科学校）

申绯翡（洛阳职业技术学院）　　　　　姜世君（大庆医学高等专科学校）

李　芳（铜仁职业技术学院）　　　　　曹　越（韶关学院医学院）

李林杰（贵阳康养职业大学）　　　　　崔建亚（山西卫生健康职业学院）

杨　拓（广东省湛江卫生学校）　　　　程振娜（山东医学高等专科学校）

吴剑威（赣南卫生健康职业学院）　　　温爱丽（通化医药健康职业学院）

张　琳（四川省南充卫生学校）　　　　窦　迪（潍坊护理职业学院）

人民卫生出版社

·北京·

图书在版编目（CIP）数据

临床检验 / 杨拓，张纪云主编. —3 版. —北京：
人民卫生出版社，2023.2（2024.8重印）
ISBN 978-7-117-33340-5

Ⅰ. ①临… Ⅱ. ①杨… ②张… Ⅲ. ①临床医学－医
学检验－中等专业学校－教材 Ⅳ. ①R446.1

中国版本图书馆 CIP 数据核字（2022）第 119177 号

人卫智网	www.ipmph.com	医学教育、学术、考试、健康，购书智慧智能综合服务平台
人卫官网	www.pmph.com	人卫官方资讯发布平台

临 床 检 验
Linchuang Jianyan
第 3 版

主　　编：杨　拓　张纪云
出版发行：人民卫生出版社（中继线 010-59780011）
地　　址：北京市朝阳区潘家园南里 19 号
邮　　编：100021
E - mail：pmph @ pmph.com
购书热线：010-59787592　010-59787584　010-65264830
印　　刷：北京顶佳世纪印刷有限公司
经　　销：新华书店
开　　本：850×1168　1/16　印张：32
字　　数：681 千字
版　　次：2016 年 8 月第 1 版　　2023 年 2 月第 3 版
印　　次：2024 年 8 月第 3 次印刷
标准书号：ISBN 978-7-117-33340-5
定　　价：89.00 元

打击盗版举报电话：010-59787491　E-mail：WQ @ pmph.com
质量问题联系电话：010-59787234　E-mail：zhiliang @ pmph.com
数字融合服务电话：4001118166　E-mail：zengzhi @ pmph.com

修订说明

为服务卫生健康事业高质量发展，满足高素质技术技能人才的培养需求，人民卫生出版社在教育部、国家卫生健康委员会的领导和支持下，按照新修订的《中华人民共和国职业教育法》实施要求，紧紧围绕落实立德树人根本任务，依据最新版《职业教育专业目录》和《中等职业学校专业教学标准》，由全国卫生健康职业教育教学指导委员会指导，经过广泛的调研论证，启动了全国中等卫生职业教育护理、医学检验技术、医学影像技术、康复技术等专业第四轮规划教材修订工作。

第四轮修订坚持以习近平新时代中国特色社会主义思想为指导，全面落实党的二十大精神进教材和《习近平新时代中国特色社会主义思想进课程教材指南》《"党的领导"相关内容进大中小学课程教材指南》等要求，突出育人宗旨、就业导向，强调德技并修、知行合一，注重中高衔接、立体建设。坚持一体化设计，提升信息化水平，精选教材内容，反映课程思政实践成果，落实岗课赛证融通综合育人，体现新知识、新技术、新工艺和新方法。

第四轮教材按照《儿童青少年学习用品近视防控卫生要求》（GB 40070—2021）进行整体设计，纸张、印刷质量以及正文用字、行空等均达到要求，更有利于学生用眼卫生和健康学习。

前　言

　　临床检验是中等卫生职业教育医学检验技术专业的专业核心课程，其内容为临床常用且基本的检验项目与检验技术。近年来随着临床检验技术的快速发展，课程内容也在教学和临床检验实践中不断完善和更新。为深入贯彻《国家职业教育改革实施方案》精神和适应新时期卫生健康事业改革与发展对中等卫生职业教育的新要求，在前两版的基础上，我们修订了本教材。

　　在编写过程中，我们全面落实党的二十大精神进教材要求，以培养学生实践能力为核心，结合医学检验技术专业特点和临床实验室的工作实际以及近年来检验医学发展的现状和趋势，将基本理论、基本技术、基本操作有机融合，体现岗位需要、教学需要、社会需要与知识拓展的有机结合。本教材具有以下特点：

　　1. 内容全面，重点突出。本教材增加了胃液十二指肠引流液检验、痰液及支气管肺泡灌洗液检验、遗传性疾病与染色体检验三章内容，在常见血液病检验一章中增加了血液系统肿瘤性疾病 WHO 分型等内容。删减了临床上已淘汰或基本不用的检验方法。

　　2. 简明直观，特色鲜明。本教材层次清楚，概念明晰，理论简明，操作规范，既注重培养学生的自主学习能力，又可为学生的可持续发展奠定基础。全书采用简明形象的图表描述，直观易懂。本书中的彩色插图未标注者均为瑞 - 吉染色，1 000 倍放大。

　　3. 理实一体，方便教学。基于岗位实际工作需要，本书既包含理论知识，又包含实验操作，便于理论联系实际。

　　本教材为中等职业学校医学检验技术专业教材，也可供临床检验工作者在实际工作中参考。

　　本教材修订编写工作得到了各编者及其单位的大力支持，在此表示感谢。同时，衷心感谢前两版教材编者为本教材打下了坚实的基础。

　　尽管我们在编写过程中认真努力，但由于编写时间短，编写者的经验与水平有限，难免存在不足和疏漏之处，恳请广大读者提出宝贵意见，以便今后进一步修订和完善。

杨　拓　张纪云

2023 年 9 月

目　录

绪　论

一、临床检验的概念和任务

医学检验临床上称为检验医学（laboratory medicine），即在临床实验室（检验科）开展其主要工作，为疾病预防、诊断、治疗和人体健康评估提供信息的一门科学，又称实验诊断学（laboratory diagnostics）。临床检验是检验医学的一个重要分支，是医学检验技术专业的主干课程之一。

检验医学的范围较为广泛，主要包括临床检验基础、临床血液学检验、临床生物化学检验、临床微生物学检验、临床免疫学检验、临床寄生虫学检验等实验诊断技术。临床检验包含临床检验基础和临床血液学检验两方面内容，是中等职业教育医学检验技术专业的一门重要课程，基本上是检验医学中最基本、临床上最常用的检验项目，主要包括：血液一般检验，骨髓检验，尿液检验，粪便检验，其他体液如脑脊液、浆膜腔积液等检验，分泌物如精液、前列腺液、阴道分泌物检验，脱落细胞的检验，常用的血型与输血、血栓与止血、血液流变学检验等。其基本任务是通过物理、化学、生物学、免疫学、计算机以及生物化学等方面的知识和技术，对人体血液、体液、分泌物和排泄物等进行检验分析，以获得疾病的病原、病理变化和脏器功能状态等方面的信息。将这些信息与临床其他资料结合进行综合分析，可以协助临床对疾病的诊断、疗效观察、预后判断、治疗用药的监测和健康状况的评估等。

二、临床检验常用的检验方法及其在医学中的作用

（一）临床检验常用的检验方法

临床检验涉及的检验方法较多，根据检验标本的类型和检验目的不同可分为定性检

验和定量检验、手工检验和仪器分析等。一般包括以下几类：

1. 一般性状检验　用感官直接观察检验标本的颜色、性状、透明度、气味、凝固性等，或借助物理学方法，测定体液的相对密度、血液黏度、红细胞沉降率、血细胞比容等方面有无变化。

2. 化学检验　主要采用定性、半定量或部分定量的化学分析方法检测标本中各种化学成分有无变化。

3. 显微镜检验　是用人工的方法在显微镜下观察检验标本中各种细胞、管型、结晶、寄生虫、微生物及其他有形成分的数量和形态，判断其有无病理变化。

4. 自动化仪器检验　随着科学技术的不断发展，临床检验新技术、新项目不断涌现，使检验医学的内容不断扩展并深化。特别是近 30 年来，随着光学技术、电子技术、自动化技术、互联网技术、通信技术等不断发展，血液、尿液、粪便等自动化检验仪器的应用并大规模在各级医院检验科普及，取代了传统手工操作的同时，提高了工作效率，缩短了检验时间，提高了检验结果的准确性、精密度，同时也具有操作规范、便于质量控制、参数多、信息丰富等优点。但是自动化检验技术虽替代了大部分手工检验方法，并不能完全替代对异常标本的手工复检，尤其是形态学检验。因此，与检验医学其他亚专业课程相比，如何兼顾手工检验与自动化检验是目前医学检验技术专业教学密切关注的热点问题，也是《临床检验》教学的侧重点。

（二）临床检验在医学中的作用

在生理情况下，通过神经体液调节，人体的各器官组织之间相互作用并保持正常的生理平衡，主要反映在血液、体液、排泄物和分泌物所含各种成分的相对恒定上。当机体发生病理变化，这种平衡则被破坏，从而引起血液成分的改变，体液、分泌物、排泄物也发生相应的变化，甚至出现局部组织结构的改变，如出现脱落细胞的病理成分或形态学变化。因此，通过对血液和各种体液成分及分泌物、排泄物的检验，可及时得到人体的健康状态、疾病的病因、病情进展和预后等信息，从而为疾病的早期诊断和治疗提供依据。临床检验在医学中的主要作用如下：

1. 为疾病的诊断和鉴别诊断提供客观依据　临床检验的结果是支持诊断、鉴别诊断，甚至是确定诊断的主要依据。例如，血液中红细胞和血红蛋白含量减少，是诊断贫血的依据；血象和骨髓象检验是诊断和鉴别各种白血病的依据；尿液中检出蛋白、细胞和管型，是判断肾脏有无实质性损害的依据；持续性空腹尿糖阳性是诊断糖尿病的依据之一；精液检验异常是男性不育症的重要诊断依据；各种体液、排泄物或黏膜刮取物涂片中发现癌细胞，是诊断恶性肿瘤的依据等。

2. 为分析病情、观察疗效、判断预后提供依据　在疾病过程中，随着病情的变化，血液、体液、分泌物和排泄物也随之发生相应的变化。例如，贫血患者如果诊断正确，给予针对性的抗贫血治疗，则红细胞和血红蛋白就会逐渐上升，这种现象说明疗效好、预后好；反之，如果抗贫血治疗后红细胞和血红蛋白无变化，说明疗效不佳或治疗方案不正确。肾炎患者尿液成分(细胞、管型、蛋白等)随着病情的变化会发生相应改变,病情好转时病理成分减少,病情恶化时则病理成分增多。手术后和大面积烧伤患者数小时后嗜酸性粒细胞会显著下降,之后逐渐增多,若手术和大面积烧伤后患者嗜酸性粒细胞不下降或持续下降,说明预后不良。恶性肿瘤患者血沉常增快,恶性肿瘤切除后或肿瘤治疗较彻底时血沉可趋于正常。此外,急性传染病患者随着病情好转或恶化,血象会发生相应的变化。

3. 为预防疾病和职业病的诊断提供参考依据　预防为主是我国卫生健康工作的基本方针。在预防疾病和劳动保护方面,临床检验也是极为重要的手段。如点彩红细胞计数可早期发现铅中毒患者,从而预防职业病发生;血细胞分析和肿瘤细胞学普查可以早期发现白血病、肿瘤和癌前病变等;粪便隐血试验对消化道出血病因的诊断和鉴别诊断有重要价值,消化道肿瘤患者常持续呈阳性,所以粪便隐血试验常作为消化道肿瘤诊断的一个筛选指标;输血前进行交叉配血(cross matching),可防止血型鉴定错误,避免发生溶血性输血反应。由此可见,临床检验可辅助临床医生对疾病进行预防、早期诊断、早期治疗。

4. 为安全用药提供帮助　某些药物如磺胺类药物易在酸性尿液中析出结晶,引起肾损伤而出现血尿甚至尿闭。为避免药物对肾的损害,患者可同时服用碱性药物使尿液碱化,并定期检查尿沉渣中有无结晶析出,以预防肾脏损害。某些疾病如血栓性疾病进行溶栓治疗时需密切监测凝血象的变化,以防止溶栓过度,导致出血。

5. 为医学研究提供支持　建立人体正常与异常状态下的检验数据,探寻不同疾病、不同阶段检验指标的变化,可为医学发展和健康评估提供必要数据。

三、学习临床检验的目的和要求

学习临床检验的主要目的是探索和应用准确、经济、简便的检验方法,协助临床诊断和鉴别疾病,研究疾病的发生、发展规律,防治疾病,解除患者疾苦,提高人民健康水平。因此,作为一名医学检验技术专业的学生和未来的医务工作者,首先要热爱医学检验技术专业,具有高度的事业心、责任感、"工匠"精神和良好的职业道德,树立为我国检验医学事业的发展奋斗终身的雄心壮志。要想成为一名合格的检验医学工作者,应该做到以下几点:

(一)掌握相关理论知识,做到理论联系实践

临床检验是一门综合性的医学应用学科,涉及面广,特别是随着科学技术的发展,检验方法的自动化程度越来越高,许多仪器的说明书、屏幕显示和打印内容以及人机对话均非中文,所以除必须具备较好的数理化知识、必要的基础医学知识和临床医学知识外,还应有一定的外语水平和计算机应用能力,才能正确使用各种检验仪器,掌握各种检验方法,理解各项检验结果的临床意义。

（二）掌握实践技能并规范化操作

临床检验是一门技术性很强的学科，在学习过程中除了掌握试验原理和有关理论知识外，还必须反复实践，才能熟练掌握各项检验技术。对于细胞等形态学内容，要进行反复观察和分析比较，才能不断提高识别细胞等有形成分的能力。

（三）养成严谨、求实的科学态度和团结协作的工作作风

临床检验工作是一项严肃、细致、团队合作的工作，检验结果是疾病诊断、治疗和疗效观察的依据，稍有一时的疏忽、一念的差错或一笔的贻误，都可能延误疾病的诊断和治疗。因此，在工作中要精力集中、认真负责、有条不紊、一丝不苟，决不能马马虎虎。作为一名医学检验工作者，要赋予每一份检验标本生命，对每一份标本做到极端负责、精益求精、团队协作、共同努力为临床提供及时、准确、可信的检验结果，为解除患者的疾病、为医学的发展贡献力量。

（四）树立公平公正、保护隐私的高尚职业道德

临床检验工作涉及个人的大量数据、信息，作为检验工作者必须实事求是，把公平公正服务作为行为准则，保持工作的独立性，不受来自行政、商务、财务等方面的干扰和影响，严格遵守医院管理制度和保密制度，对检验数据、信息、技术资料负有保密责任，保护和尊重患者的隐私。

（杨　拓　张纪云）

第一章 ｜ 血液标本的采集与处理

学习目标

1. 掌握：末梢采血法和静脉采血的方法及注意事项；常用抗凝剂、添加剂的种类和用途。
2. 熟悉：血液的理化性质及功能。
3. 了解：动脉采血的方法及注意事项。

案例

某 30 岁男性，因体检于早 8∶30 左右来门诊检验科抽取静脉血。检验技术人员为其顺利抽取左上肢静脉血后，嘱咐其按压抽血穿刺处 5min。该被检者仅按压了 1min，结果 20min 后穿刺处出现了淤血并肿起一小包。

请问：

1. 抽血后为什么会出现这种情况？
2. 应如何避免抽血过程中该情况的发生？

血液是人体的重要组成部分，通过循环系统与全身各个组织器官密切联系，参与机体各项生理功能活动，维持机体正常新陈代谢和内外环境平衡。无论是人体的生理变化还是病理变化，都可以引起血液成分质和量的改变并可通过血液检验结果反映出来。因此，血液检验有重要的临床意义。

第一节　血液的生理概述

一、血液的组成

血液是由血细胞(红细胞、白细胞、血小板)和血浆组成的红色、黏稠、不透明、带腥味的混悬液。血液离体后加入抗凝剂抗凝，经离心分离后，上层淡黄色液体称为血浆；血液离体后自然凝固，上层淡黄色液体称为血清。由于血液在凝血过程中会消耗某些凝血因子，如凝血因子Ⅰ（纤维蛋白原）、Ⅱ（凝血酶原）、Ⅴ、Ⅷ等，故血清中缺少这些凝血因子。血液的组成见图1-1。

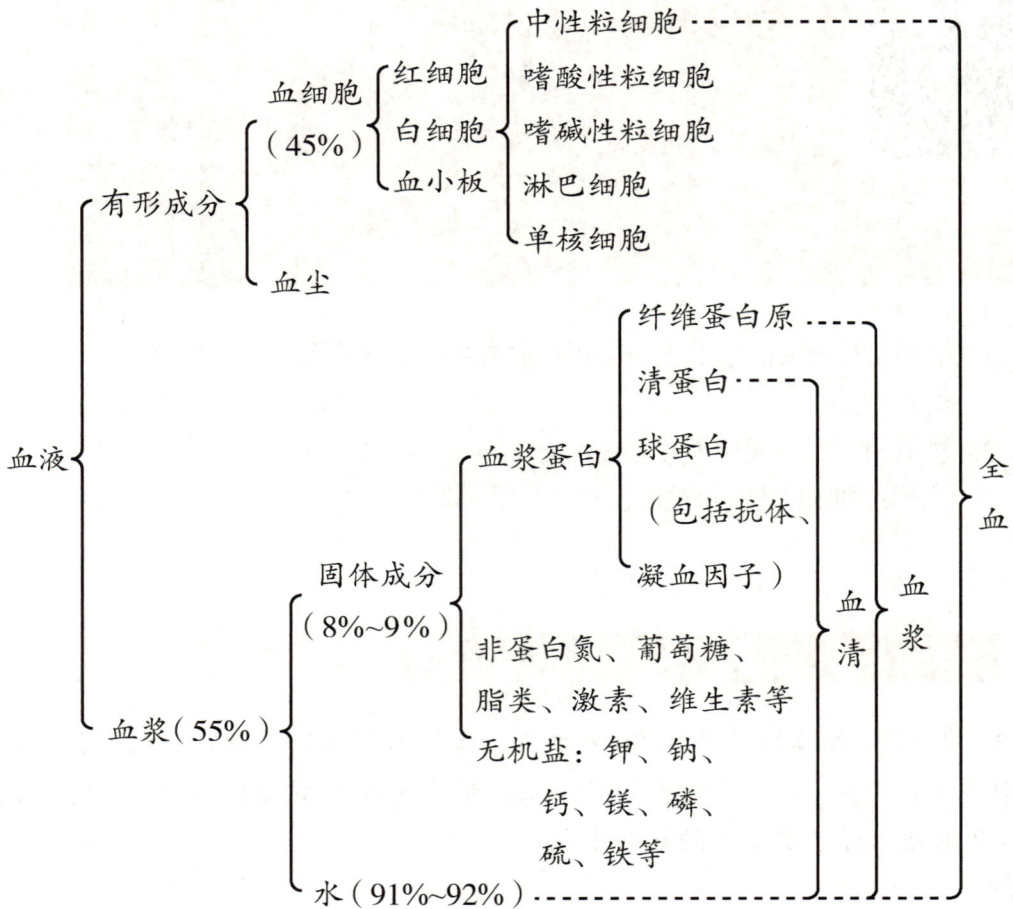

```
                                              ┌ 中性粒细胞 ┄┄┄┄┄┄┄┄┄┐
                          ┌ 血细胞   ┌ 红细胞  │ 嗜酸性粒细胞          │
                          │ （45%）  │ 白细胞  │ 嗜碱性粒细胞          │
         ┌ 有形成分       │         └ 血小板  │ 淋巴细胞             │
         │               └ 血尘               └ 单核细胞             │
         │                                                          │
血液 ┤                                    ┌ 纤维蛋白原 ┄┄┄┄┄┐       │ 全血
         │                                │ 清蛋白 ┄┄┄┐      │       │
         │                    ┌ 血浆蛋白  │ 球蛋白     │      │       │
         │                    │          │ （包括抗体、│ 血清 │ 血浆  │
         │       ┌ 固体成分   │          └ 凝血因子）  │      │       │
         │       │ （8%~9%）  │ 非蛋白氮、葡萄糖、            │       │
         └ 血浆（55%）        │ 脂类、激素、维生素等          │       │
                 │          └ 无机盐：钾、钠、              │       │
                 │                钙、镁、磷、             │       │
                 │                硫、铁等                │       │
                 └ 水（91%~92%） ┄┄┄┄┄┄┄┄┄┄┄┄┄┄┄┄┄┄┄┘
```

图 1-1　血液的组成

二、血液的理化性质

（一）血量

血量是指血液循环系统中全部血液的总量。成人血量占体重的 6%～8%，小儿的血量与体重之比略高于成人，女性妊娠期间血量可增加 23%～25%。

（二）颜色

血液的红色来自红细胞内的血红蛋白。动脉血富含氧合血红蛋白，呈鲜红色。静脉血含较多还原血红蛋白，呈暗红色。亚硝酸盐中毒患者的血液中含有高铁血红蛋白，呈紫黑色。一氧化碳或氰化物中毒患者的血液可呈樱红色。餐后尤其是高脂膳食后采血分离的血浆呈乳白色。溶血患者的血浆可呈不同程度的红色。

（三）红细胞在血浆中的悬浮稳定性

健康人循环血液中的红细胞呈均匀混悬状态，主要是因为红细胞膜表面带有负电荷而相互排斥，使红细胞之间保持一定的距离，从而减少细胞间的黏附，避免血栓的形成。

（四）黏度

血液的黏度主要取决于血细胞比容和血浆蛋白的浓度。健康成年人全血黏度为生理盐水的 4～5 倍，血浆黏度为生理盐水的 1.6 倍。

（五）比重

全血比重为 1.050～1.060，主要与红细胞浓度有关。血浆比重为 1.025～1.030，主要与血浆蛋白浓度有关。红细胞比重约为 1.090，主要与所含的血红蛋白浓度有关。

（六）渗透量

血浆渗透量与血浆中溶质的摩尔浓度成正比，与分子量无关。健康人的血浆渗透量为 290～310mmol/（kg·H_2O）。

（七）pH

正常人血液 pH 为 7.35～7.45。静脉血因含有较多二氧化碳，pH 约为 7.35；动脉血 pH 约为 7.45。饮食以及体内代谢产物不同，会使血液 pH 发生小范围波动。

（八）凝固性

正常血液离开血管后，如果未经抗凝，通常在数分钟内便自行凝固，这是一种生理性保护机制，凝血过程较为复杂。

三、血液的功能

（一）运输功能

血液将肺吸入的氧气和消化道吸收的各种营养成分如葡萄糖、氨基酸、脂类、矿物质等运送到各组织和器官，并将各组织和器官产生的代谢产物如二氧化碳、尿素、尿酸、肌酸等输送到肺、肾等排泄器官，排出体外。

（二）调节功能

血液的主要成分是水，由于水具有较大的储热和热传导能力，因此血液具有调节体温的作用。同时，血液可将激素、酶类输送到相关组织器官，对全身各组织器官功能进行调节。

（三）维持机体内环境的稳定

血液通过循环系统与全身各组织器官密切联系，维持体内水、电解质、酸碱及渗透压等平衡，使各组织器官的内环境适宜并稳定，保证各种生理活动得以顺利进行。

（四）防御功能

血液中的白细胞、抗体、补体及细胞因子等具有强大的免疫功能。机体损伤造成出血时，血液中血小板、凝血因子起止血和凝血作用。

第二节 血液标本的采集

血液标本采集方法按部位分为末梢采血法、静脉采血法、动脉采血法，按采血方式又可以分为微量吸管采血法、注射器（普通）采血法和真空（负压）采血法。

一、血液标本的采集方法

（一）末梢采血法

末梢采血法又称皮肤穿刺采血法，采集的是微动脉、微静脉和毛细血管的混合血，同时含细胞间质和细胞内液。适用于血量<0.1ml 的检验项目，如显微镜计数法的血液检验等。

【器材】

一次性微量吸管（10μl、20μl）、一次性采血针（图 1-2）、消毒棉签或棉球、75% 乙醇或碘伏、稀释液等。

【采血部位】

世界卫生组织（WHO）推荐左手无名指或中指指尖内侧。婴幼儿手指小，不易操作，可选用足跟或踇指（图 1-3）采血。严重烧伤患者可选皮肤完整处采血。

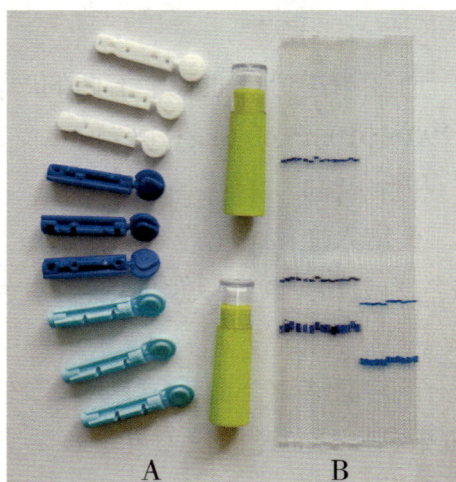

图 1-2　一次性采血针和微量吸管
A.一次性采血针；B.一次性微量吸管。

【操作】

1. 准备　取合适试管，加适量稀释液。

2. 按摩　轻轻按摩被检者的采血部位，使局部组织充血。

3. 消毒　用蘸有碘伏或 75% 乙醇消毒液的棉签（或棉球）由内向外消毒采血部位的皮肤，待干。

4. 针刺　用左手拇指和示指固定采血手指，右手持无菌采血针自指尖内侧迅速刺入，深度以 2～3mm 为宜，立即出针。

5. 拭血　待血液自然流出后，用无菌棉签（或干棉球）擦去第一滴血。

6. 吸血　待血液再次流出，用微量吸管接触血滴，吸取血液至所需刻度处。如血流不畅，可自采血部位远端向指端轻轻挤压使血液流出。

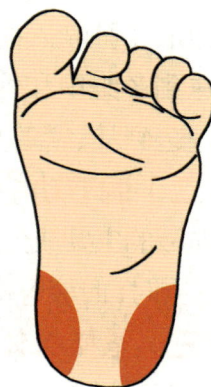

图 1-3　婴幼儿足跟采血部位示意图（红色部分）

7. 放血　擦去吸管外余血，将吸管插入盛有稀释液的试管底部，慢慢排出吸管内的血液,并用上清液洗涤吸管 2～3 次,混匀。

8. 止血　用消毒棉签(或干棉球)压住穿刺点 3～5min,或用医用输液贴包扎。

采血方法见图 1-4。

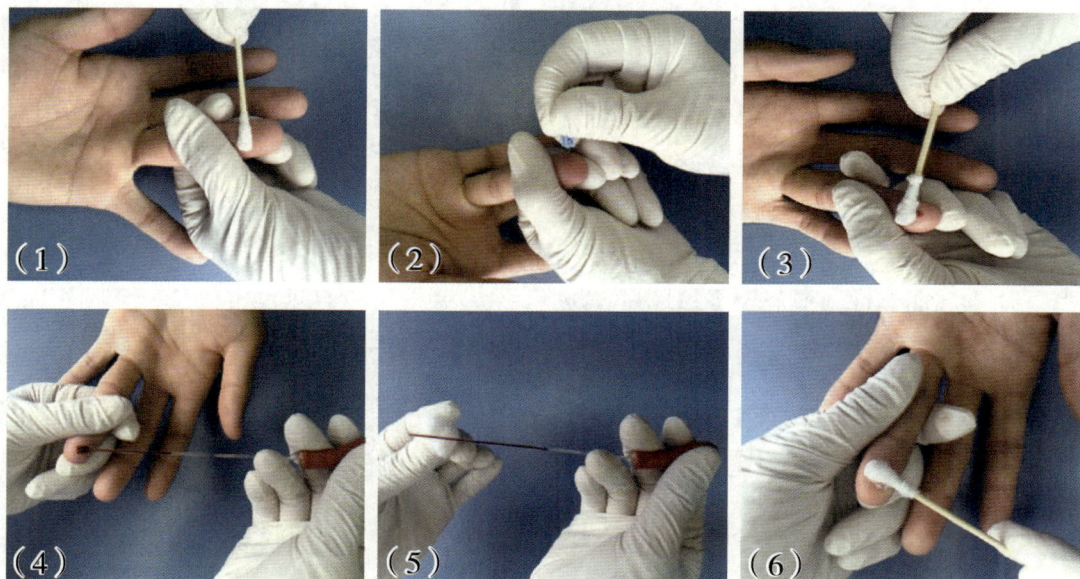

图 1-4　末梢采血法

(1)消毒;(2)进针;(3)擦第一滴血;(4)吸血;(5)擦管外余血;(6)止血。

【注意事项】

1. 采血部位　所选择采血部位的皮肤应完好,无烧伤、冻疮、发绀、水肿或炎症等。

2. 消毒　要严格消毒皮肤,采血针、微量吸管均为一次性用品,严格执行一人一针一管一消毒,防止交叉感染。

3. 待干　消毒后,应待乙醇挥发后采血,否则流出的血液扩散而不成滴。

4. 忌挤压　忌用力挤压采血点,避免混入组织液,影响检验结果的准确性。

5. 采血迅速　血液流出后易凝固,因此采血时间要短,动作要迅速。

6. 采血顺序　进行多项检查时,采血的顺序依次为血小板计数、红细胞计数、血红蛋白测定、白细胞计数、血型鉴定等。

(二)静脉采血法

1. 注射器采血法

【器材】

一次性无菌注射器、消毒棉签、碘伏或 30g/L 碘酊和 75% 乙醇、试管、压脉带、垫巾和垫枕等。

【采血部位】

成人首选前臂肘部静脉,其次为手背静脉、踝部静脉等。婴幼儿可采颈外静脉,必要时还可从股静脉、大隐静脉等处采集,但须在有经验者指导下进行,或由临床医生、护士采集。

【操作】

以肘部静脉采血为例（图1-5）。

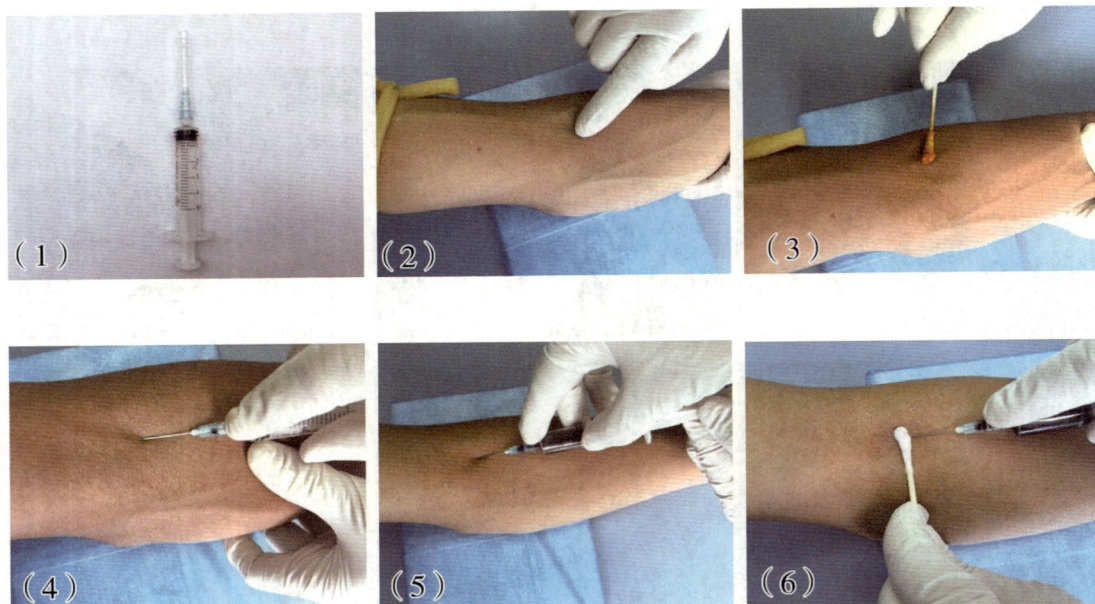

图1-5　静脉采血（注射器）

（1）注射器；（2）选择静脉；（3）皮肤消毒；（4）进针；（5）采血；（6）止血。

（1）器材准备：仔细核对待检者检验申请单，根据检验项目准备相应规格的试管（抗凝或未抗凝管），贴上标签，做好标记；并准备好相应规格注射器、消毒用品等。

（2）清洁双手或戴手套：采血前，操作者应用肥皂或消毒液清洁双手，戴手套。

（3）检查注射器：确认注射器包装完整、无漏气，打开一次性注射器包装，取下针头无菌帽，左手持针头下座，右手持针筒，将针头与针筒紧密连接，针头斜面与针筒刻度一致，抽拉针栓检查有无阻塞和漏气，排尽注射器内的空气，最后套上针头无菌帽，备用。

（4）选择静脉：待检者取坐位（侧身坐）采血，上身与地面垂直，将手臂置于稳固的操作台上，肘关节置于垫巾上，或待检者取仰卧位采血，使上臂与前臂呈直线，手掌略低于肘部，充分暴露采血部位。通常选择容易固定、明显可见的肘前区静脉如正中静脉，并选定穿刺点。

（5）扎止血带：在采血部位上方5.0～7.5cm处将止血带绕手臂一圈打活结，止血带末端向上（以免污染消毒区域），并嘱待检者握紧拳头，使静脉充盈显露。止血带宜松紧适宜，既能减缓远端静脉血液回流，但又不能太紧压迫动脉血流。

（6）消毒皮肤：用碘伏自所选静脉穿刺点由内向外顺时针方向皮肤消毒，消毒范围5cm，消毒2次，待干。或先用蘸有30g/L碘酊棉签，自所选静脉穿刺点由内向外顺时针方向消毒皮肤，待碘酊挥发后再用75%乙醇棉签由内向外逆时针方向脱碘，待干。

（7）穿刺：取下针头无菌帽，左手拇指固定静脉穿刺部位下方并绷紧皮肤，右手拇指和中指持针筒，示指固定针头下座，针头斜面和刻度面朝上，沿静脉走向使针头与皮肤成30°左右角度快速刺入静脉。见回血后，将针头顺势在静脉内沿其走向继续推进一些，以免采血时针头滑出。但不可用力深刺，以免穿破静脉造成血肿。

（8）抽血：穿刺成功后，以右手固定注射器，左手松开止血带，再缓缓抽拉注射器针栓至所需血量。

（9）拔针、止血：嘱待检者松拳，用消毒干棉签压住穿刺点，拔出针头，并嘱待检者继续按压穿刺点 5min。

（10）放血：取下注射器针头，放入锐器盒，然后将血液沿试管壁缓缓注入试管中。含抗凝剂的试管需立即轻轻颠倒混匀 5～8 次。

【注意事项】

（1）与患者有效沟通：了解待检者采血前准备情况并告知采血基本过程，以消除其恐惧，使其配合采血。

（2）严格消毒：应严格按正确方法进行皮肤消毒，在采血过程中应严格无菌操作，严格执行一人一针一巾一带一消毒。

（3）缓慢抽血：抽血时应缓慢进行，采血后应退去针头，将血液注入试管中。

（4）忌回推：抽血时，针栓只能外抽不能内推，避免形成空气栓塞。

（5）熟练快速：采血要快，压脉带捆绑时间不应超过 1min，否则血液成分浓度可发生改变而影响结果。

（6）输液影响：严禁在输液、输血针头处采集血液标本。

2. 真空采血法　又称负压采血法，是将有胶塞头盖的采血试管预先抽成不同的真空度，利用其负压自动定量采集静脉血样。目前真空采血器有软接式双向采血针系统和硬接式双向采血针系统两种，都是一端为穿刺针，一端为刺塞针，另附不同用途的一次性真空采血管，根据试管盖塞的颜色分多种不同抗凝管和非抗凝管，代表着采血管的不同用途（表 1-1）。如果所需血量较大或检验项目较多时，只需更换真空采血管就可实现连续采血。真空采血法具有计量准确、封闭无菌、标识醒目、传送方便和容易保存等优点，符合生物安全要求。

表 1-1　真空采血管的种类和用途

采血管	添加剂	适用项目
红色	无	生化、免疫、细菌培养等
紫色	EDTA-K_2	血细胞分析仪
蓝色	枸橼酸钠（0.109mol/L）	凝血分析（1∶9）
黑色	枸橼酸钠（0.105mol/L）	红细胞沉降率（1∶4）
绿色	肝素（钠或锂）	血气分析
灰色	氟化钠	血糖专用
黄色	分离胶和促凝胶	急诊生化、免疫
橘红色	促凝剂	生化、免疫等

【器材】

主要器材为负压采血系统,由真空采血管、采血针构成(图1-6)。

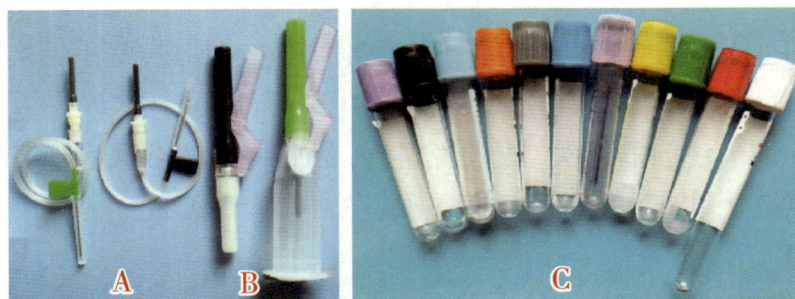

图1-6　负压采血系统

A.软接式双向采血针;B.硬接式双向采血针;C.真空采血管。

【操作】

下面介绍软接式双向采血针采血法(图1-7)。静脉选择、消毒等操作步骤与注射器采血法相同。

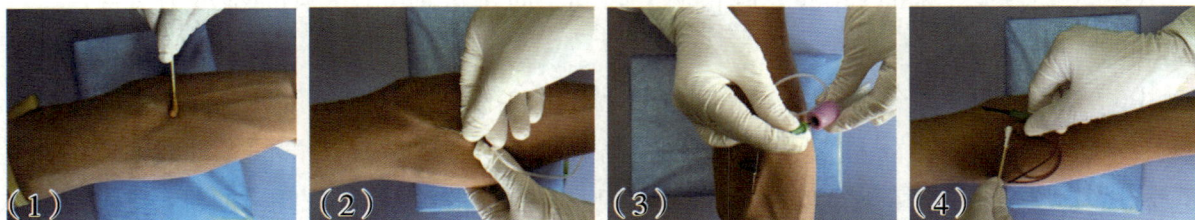

图1-7　软接式双向采血针采血

(1)皮肤消毒;(2)进针;(3)插采血管;(4)拔针。

(1)采血

1)软接式双向采血针系统采血:拔除采血穿刺针的护套,以左手固定待检者前臂,右手拇指和示指持穿刺针,沿静脉走向使针头与皮肤成30°角快速刺入皮肤,然后成5°角向前刺破静脉壁而进入静脉腔;见回血后将刺塞针端(套有乳胶管)直接刺穿真空采血管盖中央的胶塞中,血液自动流入试管内。如需多管血样,将刺塞端拔出,刺入另一真空采血管即可。达到采血量后,松止血带,嘱待检者松拳,拔下刺塞端的采血试管。将消毒干棉球压住穿刺孔,立即拔出穿刺针,嘱待检者继续按压针孔5min。

2)硬接式双向采血针系统采血:静脉穿刺如上,采血时将真空采血试管拧入硬接式双向采血针的刺塞针端中,血液则自动流入采血试管中,达到采血量后松止血带,嘱待检者松拳,拔下采血试管后再拔出穿刺针头。

(2)混匀:加抗凝剂或促凝剂的标本需立即轻轻颠倒混匀5~8次。

(3)采血后处理:采血完毕将采血针或采血系统置于锐器盒中统一处理,以避免误伤或污染环境。

【注意事项】

（1）检查采血管盖：使用前切勿松动采血管的胶塞盖，以免改变采血管负压，致使采血量不准确。

（2）刺塞针橡皮套的作用：包裹、封闭刺塞针头。当针头刺入采血管后，橡皮套卷起。采血完毕，拔出采血管，橡皮套封闭刺塞针头，防止血液流出污染环境。

（3）一次采集多管血液的顺序：①使用玻璃采血管，多管采集血液标本的顺序（图 1-8）为血培养管、无抗凝剂血清管、枸橼酸钠抗凝管、其他抗凝剂管。②使用塑料采血管，顺序为血培养管（黄色）、枸橼酸钠抗凝管（蓝色）、加或未加促凝剂或分离胶的血清管、加或未加分离胶的肝素管（绿色）、EDTA 抗凝管（紫色）、加葡萄糖分解抑制剂管（灰色）。

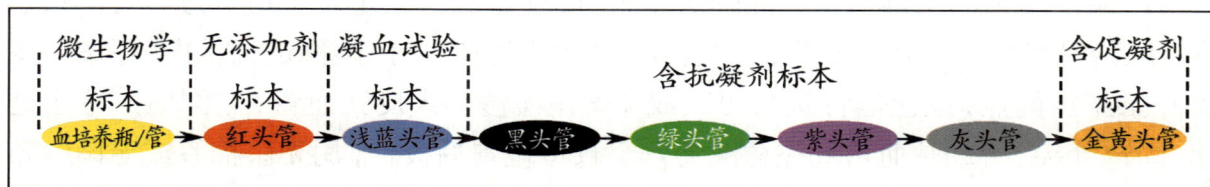

图 1-8　多管血液标本采集顺序

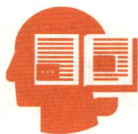

知识前沿

红外静脉采血系统

由于某些患者静脉采血时血管不明显，常导致采血困难或失败。在 21 世纪初出现了由光数字处理装置、红外线摄像头和红外线 LED 等构成的红外静脉采血系统。它利用红外线（波长为 700～900nm）对人体组织穿透深度强于可见光，且静脉血液中脱氧血红蛋白对近红外线能量吸收明显高于脂肪和黑色素等血管周边组织，显著提高静脉血管与周围组织的对比度，得到比较清晰的静脉结构图像，即可视化血管。使该影像投影到手臂上，红外线摄像头拍摄所照射的部位，在静脉存在的位置上浮现静脉的影像，即可确认静脉（血液），轻松实现"一针见血"。

（三）动脉采血法
【器材】

专用动脉采血器（内壁已喷涂抗凝剂肝素锂）、碘伏或 30g/L 碘酊和 75% 乙醇、消毒棉签等。

【采血部位】

首选桡动脉，其次股动脉、肱动脉。

【操作】

1. 准备 ①注射器采血：采血前用注射器抽取少量肝素湿润注射器内腔，然后排尽。②动脉采血器采血：使用前将采血器的针栓推到底，然后拉回到预设位置。

2. 选择采血部位 以桡动脉为例。患者平卧或半卧位，手掌向上伸展手臂，腕部外展30°绷紧，手指自然放松。必要时可使用腕枕以帮助腕部保持过伸和定位。操作者左（或右）手示指和中指在手腕部触及桡动脉搏动最明显处为穿刺点。

3. 消毒 以穿刺点为中心，擦拭消毒患者穿刺区域皮肤，至少消毒2遍，消毒皮肤直径≥5cm，自然待干。消毒操作者示指和中指，擦拭范围为第1、2指节掌面及双侧面。

4. 采血 用已消毒示指再次确认穿刺点，使穿刺点固定于手指下方。另一只手单手以持笔姿势持动脉采血器，针头斜面向上逆血流方向，微移定位示指（不离开皮肤），暴露定位点，采血器针头与皮肤成45°角缓慢刺入皮肤血管，见回血后停止进针，固定针头，待动脉血自动充盈采血器至预设位置后拔针，用无菌棉签或无菌纱布按压穿刺部位（穿刺点）止血5～10min，凝血功能障碍者可适当延长时间。拔针后立即将针头插入橡皮塞中以隔绝空气，并轻轻搓动注射器使血液和肝素混匀，立即送检。

【注意事项】

1. 隔绝空气 因空气中的氧分压高于动脉血，CO_2分压低于动脉血，因此用于血气分析的标本采集后先立即封闭针头，再混匀标本。

2. 立即送检 标本采集后应立即送检，放置过久可影响检验结果的准确性。因为离体后的血细胞继续新陈代谢，使pH及PO_2下降，PCO_2上升。如不能及时送检，应放入冰水中保存，一般可保存2h。注意切勿用冰块，以免溶血。

3. 防止血肿 拔出针头后，用消毒干棉签用力按压采血处止血，以防形成血肿。

二、血液标本采集的质量控制

标本的采集与运送是分析前质量控制的重点，主要由患者、医生、护士、运送人员及检验人员共同完成。为了准确反映患者的状态，医务人员应熟练掌握标本采集的注意事项和影响因素。

（一）采血环节

1. 环境要求 采血环境人性化，空间宽敞，光线明亮，通风好，采血台高低适宜，座位舒适，保护患者隐私。

2. 采血前准备

（1）核对信息：核对患者姓名、性别、年龄、进餐情况及检验申请项目等信息。

（2）准备试管：根据检验申请项目选择采血方法及采血管类型。

（3）积极沟通：让患者了解采血基本过程,消除恐惧心理,积极配合采血。

3. 生物安全

（1）严格消毒：规范消毒采血部位,执行手卫生,严格一人一针一管一带一消毒,采血废弃物品按医疗废物分类统一处理,不得随生活垃圾一同处理,防止交叉感染。

（2）环境消毒：定期用紫外线灯消毒采血处空气和墙面、地面等环境,用消毒液擦拭采血台面。

（3）人员要求：应按标准预防性穿工作服,戴帽,戴口罩和手套,避免直接接触致病因子。

（二）患者准备

1. 食物　进餐后血脂、血糖等会升高,因此应询问患者是否空腹。血脂和空腹血糖等检验要求禁食8~12h后采血,超过16h某些结果会受影响。

2. 患者状态　患者应在安静和情绪稳定时采血。

3. 饮酒与吸烟　饮酒与吸烟会影响某些检验指标。

4. 日间变化　某些检验指标存在日间变化,应定时检查。

（三）采血操作对检验结果的影响

1. 采血时间　采血应尽可能在上午9时前完成,检验申请应注明采血时间。

2. 采血部位　应选择血管暴露好、无病理改变、易于操作、减少疼痛的部位采血。

3. 采血体位　体位改变能引起血液许多指标发生变化,采血以坐位或仰卧位较好。

4. 压脉带使用　静脉采血时,压脉带的捆绑时间应尽量缩短(一般<1min)。

5. 输液　输液不仅使血液稀释,而且输注的成分可能干扰检验结果,因此尽可能避免在输液时采血。如必须在输液时采血,应避免在输液同侧静脉采血。

6. 溶血　采集、运送、保存和处理血液标本时避免发生溶血。造成标本溶血的主要原因有容器不清洁、血液接触水分、标本中的大量泡沫、强力振荡、注射器带针头强压注血和分离血清时操作不当等。

（四）血液标本的运送

1. 唯一标识　标本有条形码、姓名、年龄、住院号、科别、采血时间、检验项目等标识。

2. 运送安全　使用专用容器运送,特殊标本应用有特殊标识(传染等)的容器密封运送,必要时应使用专用的降温运送容器(冰盒或冰袋)。

3. 及时送检　应尽快送检,不能及时送检时应分离血清(浆)2~8℃或冰冻存放。

（五）血液标本拒收原则

不符合要求的标本是检验结果不准确的重要因素之一,故应对送检标本进行认真核查。如溶血、抗凝标本出现凝固、选用采血管错误、采血量不足或错误、转运条件不当、申请单和标本标识不一致、标本污染、容器破损等,均应拒收并做好记录。对于不合格标本,临床需要结果但重新采集存在困难,可采取"让步检验",但必须在检验报告单上注明。

（六）血液标本检验前的预处理

抗凝血液标本采集后应立即离心分离血浆，非抗凝血待凝固后分离血清。

（七）血液标本的保存与处理

采集后不能立即检验的标本应尽快保存在合适的环境（室温、冷藏、冷冻）。

1. 分离后的标本　不能立即检测或留用复查的标本，应加盖密封置于 4℃冷藏柜保存。在 −20℃可保存 1 个月，在 −70℃可保存 3 个月以上。

2. 检测后的处理　作为复查标本，检测后应保存在 4 ~ 8℃冰箱内，以不超过 1 周为宜。凝血因子测定和血细胞分析的标本等一般不保存。检验后标本及实验材料应按《医疗卫生机构医疗废物管理办法》及《医疗废物管理条例》等相关规定分类放置并消毒灭菌和毁灭处理。

第三节　血液标本的添加剂

为了有效获取不同的血液标本，常需在采血容器中加入一定的血液标本添加剂。临床上常用的血液标本添加剂主要包括抗凝剂、促凝剂和分离胶。获取全血和血浆标本时，通常需要加入抗凝剂进行抗凝；为了快速获取血清标本，缩短血液凝固时间，可向采血管中加入促凝剂和分离胶。

一、抗　凝　剂

用物理或化学的方法除掉或抑制血液中某些凝血因子以阻止血液凝固的方法称为抗凝。能阻止血液凝固的化学试剂称为抗凝剂（anticoagulant）。常用的抗凝剂有以下几种：

（一）枸橼酸钠

1. 原理　枸橼酸钠可与血液中的 Ca^{2+}（凝血因子Ⅳ）结合形成可溶性螯合物，使 Ca^{2+} 失去凝血活性，从而阻止血液凝固。

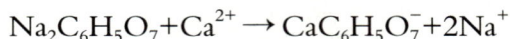

$$Na_2C_6H_5O_7 + Ca^{2+} \rightarrow CaC_6H_5O_7^- + 2Na^+$$

2. 用途　枸橼酸钠也称柠檬酸钠，临床上常用 $Na_2C_6H_5O_7 \cdot 2H_2O$ 晶体，相对分子量为 294.12。0.105mol/L（30.88g/L）浓度通常用于红细胞沉降率试验（魏氏法），抗凝剂与血液比例为 1∶4。0.109mol/L（32g/L）浓度通常用于凝血试验，抗凝剂与血液比例为 1∶9。因毒性较小，也用于配制血液保养液。

（二）乙二胺四乙酸（EDTA）

1. 原理　乙二胺四乙酸（EDTA）是一种钙配位剂，有二钠、二钾和三钾盐，均可与血液中的 Ca^{2+} 结合形成螯合物，从而阻止血液凝固。

2. 用途　EDTA 盐对血细胞形态影响很小，因此适用于一般血液学检验。根据国际血液学标准化委员会（ICSH）建议，血细胞分析仪用 EDTA-K$_2$作抗凝剂，其使用浓度为 EDTA-K$_2$·2H$_2$O 1.5～2.2mg/ml 血液。因其影响血小板聚集及凝血因子检测，故不适用于血小板功能和凝血象检验。

（三）肝素

1. 原理　肝素（heparin）与抗凝血酶Ⅲ（AT-Ⅲ）结合，增强抗凝血酶的作用，灭活丝氨酸蛋白酶，阻止凝血酶的形成和血小板聚集等，最终阻止血液凝固。

2. 用途　肝素具有抗凝能力强、不影响血细胞体积、不引起溶血等优点，是一种较好的抗凝剂。适用于血细胞比容测定、红细胞渗透脆性试验、血液黏度测定及血气分析等。过量的肝素可使白细胞聚集并使血涂片染色后产生蓝色背景，故不适用于血细胞分析仪及血涂片染色检查。肝素（1mg/L）抗凝能力为 10ml 血 /ml 肝素。

（四）双草酸盐

1. 原理　草酸根离子能与血液中的钙离子形成草酸钙沉淀，使 Ca^{2+} 失去凝血作用，从而阻止血液凝固。

2. 用途　双草酸盐成分中的草酸钾可使红细胞体积缩小，草酸铵则使红细胞胀大，两者按适当比例混合后恰好不影响红细胞形态和体积，因此可用于血细胞比容、血细胞计数、网织红细胞计数等项目的检查。由于双草酸盐可使血小板聚集并影响白细胞形态，不适于血小板计数和白细胞分类计数。目前临床上该抗凝剂已很少应用。

对于某些不适用化学抗凝剂的血液标本，可采用物理的方法进行抗凝。可将血液注入盛有小玻璃珠的三角烧瓶，然后立即按一定方向不停地旋转，直到纤维蛋白全部缠绕于玻璃珠上。此方法常用于羊血脱纤维抗凝，制备血液培养基。另外，对于检验结果易受抗凝剂影响的血液标本如红斑狼疮细胞检验等，亦可用竹签按一定方向不停旋转搅拌去除纤维蛋白，达到抗凝的目的。

二、促凝剂与分离胶

（一）促凝剂

血液促凝剂是采用硅石粉等非生理性促凝成分经特殊加工制成。常用的促凝剂有凝血酶、硅石粉和硅碳酸等。

1. 促凝原理　将促凝剂均匀喷涂于采血管内壁上，能激活纤维蛋白酶，使可溶性纤维蛋白变成不溶性的纤维蛋白聚体，进而形成稳定的纤维蛋白凝块。促凝剂可加速血液凝固，快速分离血清标本，缩短了检验时间，具有很高的使用价值。

2. 临床应用　特别适用于急诊化学检验。但离心后常常还会有少量的纤维蛋白凝块或凝丝悬浮在血清中。

（二）分离胶

分离胶为一种聚合高分子惰性材料，如高黏滞度液体、增稠剂等，不溶于水，具有抗氧化、耐高温、抗低温、高稳定性等特性。

1. 分离原理　采血离心后，由于分离胶的比重介于血清与血细胞之间，在 1 100～1 500g 离心力作用下移至血清或血浆和血细胞之间形成隔离层，分离成血清或血浆层（上层）、分离胶层（中层）和血细胞层（下层）。

2. 临床应用　分离胶能保证血清化学成分的稳定，标本在 4℃48h 内保持稳定，适用于化学、输血和血清学等相关检验。分离胶的性能会影响分离效果和检验结果，质量好的分离胶成本高。

本章小结

血液是由血细胞和血浆组成的红色、黏稠、不透明的混悬液。血液标本采集方法按采集部位分为末梢采血法、静脉采血法和动脉采血法。凡需血量较少的检验项目常用末梢采血法；需血量较多的检验项目则用静脉采血法，根据采血方式可分为注射器采血法和真空采血法，其采血部位首选肘部静脉；动脉血用于血气分析。血液标本的正确采集、处理和保存是获得可靠检验结果的关键，在每一个工作环节中把标本都视为无法重新获得、唯一的标本，必须高度负责采集、保存、运送、检验和报告。如需抗凝或快速分离标本时则根据检验项目要求采用枸橼酸钠、乙二胺四乙酸盐和肝素等抗凝剂来阻止血液凝固，或通过添加剂快速获得血清等标本。

（韦爱荣）

第二章 白细胞检验

02章 数字资源

案例

患者，女性，21岁。主诉咽部疼痛，有黄脓痰。体温38.3℃。体检：咽部充血，颌下淋巴结肿大、压痛。检验：外周血 RBC 4.6×10^{12}/L，Hb 135g/L，WBC 10.9×10^9/L，Nsg 73%，Nst 7%，L 16%，E 1%，M 3%，PLT 154×10^9/L；血涂片中中性粒细胞出现中毒颗粒、空泡变性等。尿液检验、粪便检验均正常。

请问：

1. 该患者的检验结果有哪些变化？
2. 该患者最可能的诊断是什么？

第一节 白细胞的生理概述

一、外周血常见白细胞的种类与功能

人体外周血白细胞（white blood cell）包括中性粒细胞、嗜酸性粒细胞、嗜碱性粒细胞、淋巴细胞、单核细胞5种，而中性粒细胞又分为中性分叶核粒细胞（Nsg）和中性杆状

核粒细胞(Nst)。

1. 中性粒细胞(neutrophil,N) 中性粒细胞的主要功能是杀灭病原微生物。在趋化因子作用下,中性粒细胞移向病灶区,通过吞噬作用和细胞内溶酶体释放的蛋白水解酶将病原微生物消灭。

2. 嗜酸性粒细胞(eosinophil,E) 嗜酸性粒细胞具有吞噬抗原抗体复合物的功能。对组胺、抗原抗体复合物、肥大细胞具有趋化性,并分泌组胺酶灭活组胺,减轻某些过敏反应。

3. 嗜碱性粒细胞(basophil,B) 嗜碱性粒细胞内的颗粒含组胺、肝素、过敏性慢性反应物质等,参与过敏反应,可导致速发型过敏反应。

4. 淋巴细胞(lymphocyte,L) 淋巴细胞是人体主要的免疫活性细胞,分为B淋巴细胞、T淋巴细胞、K细胞和NK细胞。在骨髓、脾、淋巴结和其他淋巴组织生发中心发育为B淋巴细胞。B淋巴细胞经抗原刺激后转化为浆细胞,产生特异性抗体,参与体液免疫。在胸腺、脾、淋巴结和其他淋巴组织依赖胸腺素发育成熟者称T淋巴细胞。T淋巴细胞经抗原致敏后可产生多种免疫活性物质,参与细胞免疫。

5. 单核细胞(monocyte,M) 单核细胞和组织中的巨噬细胞构成单核-吞噬细胞系统,可吞噬某些病原体如病毒、细菌、原虫等,吞噬和清理组织碎片、衰老的血细胞、抗原抗体复合物、凝血因子等多种物质,还能通过吞噬抗原传递免疫信息、活化淋巴细胞,在特异性免疫中发挥重要作用。此外,单核细胞还有抑制、破坏肿瘤细胞的作用。

二、粒细胞的动力学

根据细胞动力学的原理,可将粒细胞分化、发育和成熟的过程人为地划分为:分裂池、成熟池、贮存池、循环池和边缘池。粒细胞的动力学特点见表2-1。贮存池的杆状核及分叶核粒细胞仅有约1/20释放到外周血液中,大部分保存在贮存池内,以便补充损耗及应激需要。成熟粒细胞进入血液后约50%运行于血循环之中,构成循环池,另50%则附着在血管壁形成边缘池。因此,白细胞计数结果仅反映了循环池粒细胞数量的变化。生理情况下,边缘池和循环池粒细胞之间保持动态平衡,病理性情况下可打破这种平衡,导致白细胞计数结果发生大幅度波动,影响各种白细胞的比例。

表2-1 粒细胞的动力学特点

分布	细胞池	细胞种类	动力学特点
骨髓	分裂池	原粒至中幼粒	具有分裂能力,1个原始粒细胞经过3~5次分裂可增殖为16~32个晚幼粒细胞
骨髓	成熟池	晚幼粒和杆状粒	不具分裂能力,经历3~5d并逐渐发育成熟

分布	细胞池	细胞种类	动力学特点
骨髓	贮存池	杆状核和分叶核	停留 3～5d，数量为外周血液的 5～20 倍，中幼粒到分叶核粒细胞的成熟时间为 5～7d，受刺激时可缩短为 2d
血液	循环池	分叶核，少量杆状核	为骨髓贮存池释放到血液中性粒细胞的 50%，随血液循环，停留 10～20h，半衰期为 6～7h
血液	边缘池	分叶核	为释放到外周血液中性粒细胞的另外 50%，黏附到血管壁上，随时补充循环池的粒细胞数量，与循环池合称为总粒细胞池
组织或体腔	组织固有池	分叶核	为逸出血管壁进入组织或体腔的粒细胞，生存 1～4d，执行防御功能，不再返回血液，在组织中被破坏、清除或排出

第二节 白细胞计数

白细胞计数（white blood cell count，WBC）是指测定单位容积外周血液中的白细胞总数。有显微镜计数法和血细胞分析仪法。本节仅介绍白细胞显微镜计数法。

一、显微镜计数法

【原理】

用白细胞稀释液（如稀乙酸）将血液稀释一定倍数，破坏红细胞后充入改良牛鲍（Neubauer）计数板计数池中，在低倍镜下计数一定区域（体积）内的白细胞数量，经换算求出每升血液中的白细胞总数。

【器材】

1. 显微镜 普通光学显微镜。

2. 微量吸管 一次性定量（分 10μl 和 20μl 两个刻度）玻璃毛细采血管，出厂前须经过严格检查质量合格。

3. 计数板 为细胞计数的专用量具。目前一般采用改良牛鲍计数板。这种计数板由优质厚玻璃制成，每块计数板有上、下两个相同的计数池。计数池两侧各有一条支柱，支撑计数板专用盖玻片，盖玻片与计数池间形成 0.1mm 高度的距离。每个计数池被精密地划分为 9 个大方格，每个大方格的边长均为 1mm，面积为 1mm²，加盖玻片后的体积为

0.1mm³（0.1μl）。4 个角的每个大方格均用单线划分为 16 个中方格，作白细胞计数用；中央大方格用双线划分为 25 个中方格，每个中方格又用单线划分为 16 个小方格，供红细胞和血小板计数用。计数板外观和计数池划线见图 2-1、图 2-2。

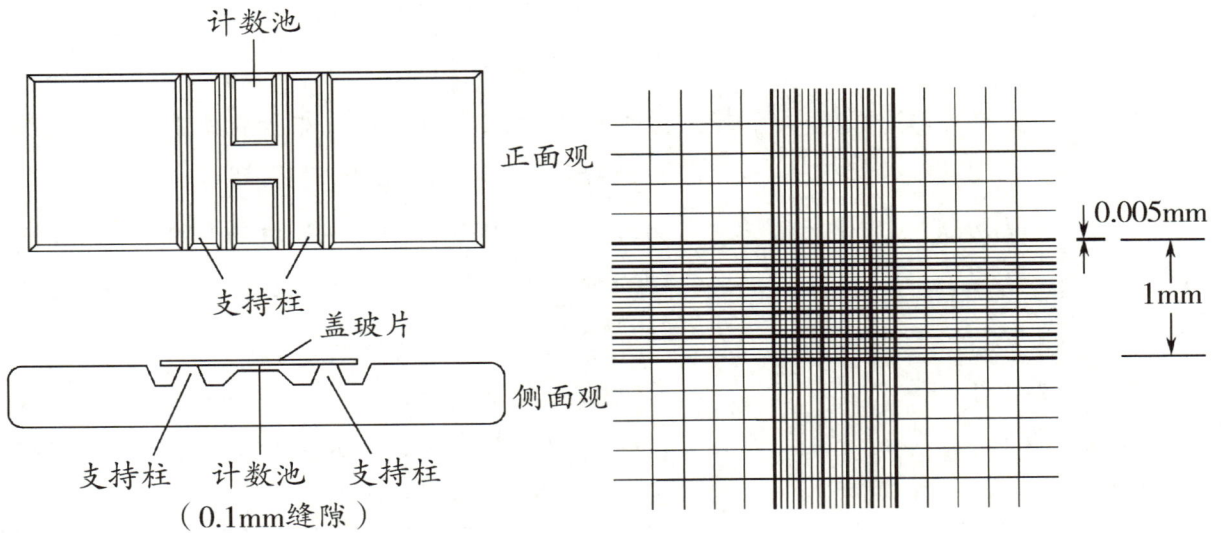

图 2-1　改良牛鲍计数板结构

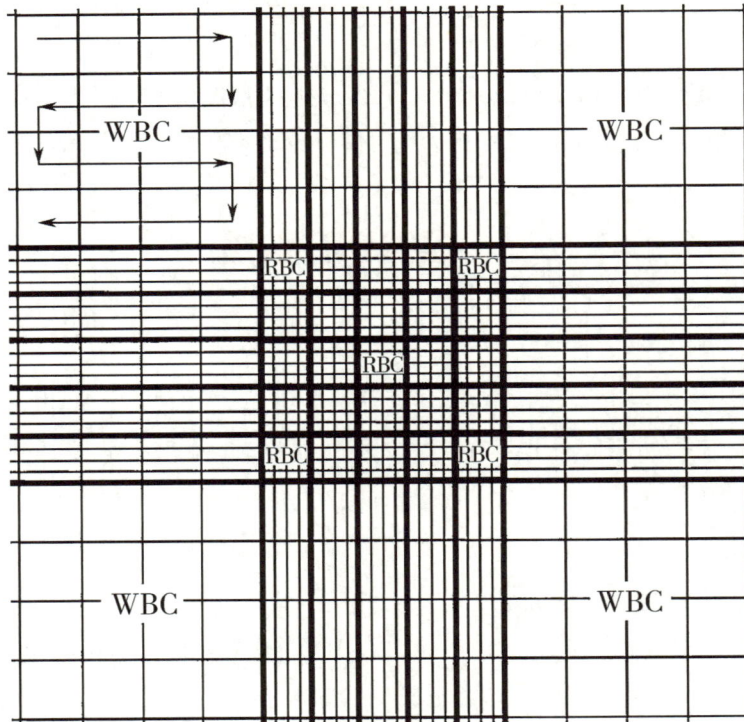

图 2-2　改良牛鲍计数板细胞计数区域划分

　　1941 年国际标准局（NBS）规定，计数池大方格每边长度的允许误差应在（1±0.01）mm 以内；盖玻片与计数池间距离的允许误差应在 ±2%，即深度为（0.1±0.002）mm 以内。

　　4. 计数板专用盖玻片　是计数板特制的玻璃盖片，要求表面平整光滑，较厚重，不易被细胞悬液漂浮。其两面平整度在 0.002mm 以内，盖玻片通常的规格是 24mm×20mm×0.6mm。计数池和盖玻片在使用前应清洁、干燥，用绸布或柔软的吸水纤维制品拭净，注意勿用手指接触使用面，以防污染，致使充液时产生气泡。

【试剂】

白细胞稀释液：冰乙酸 2.0ml，10g/L 亚甲蓝（或结晶紫）数滴，蒸馏水加至 100.0ml。稀释液是低渗溶液，可使红细胞溶解，冰乙酸能加速其溶解，同时冰乙酸能固定核蛋白，使白细胞核明显，便于辨认。亚甲蓝或结晶紫可使白细胞核略着色。

【操作】

1. 加稀释液　取小试管 1 支，加入白细胞稀释液 0.38ml。

2. 吸血　用微量吸管准确吸取外周血 20μl。

3. 稀释　擦去管外余血，将其插入小试管中稀释液底部，轻轻将血放出并吸取上清液洗涤吸管 2～3 次。最后轻摇试管，使之充分混匀。

4. 充池　将计数板和盖玻片擦净，用"推式"将盖玻片盖在计数板上，待红细胞完全破坏，用微量吸管吸取混匀的白细胞悬液充入计数池中，静置 2～3min，待白细胞下沉。

5. 计数　在低倍镜下计数四角 4 个大方格内的白细胞数，对压线的白细胞按"数上不数下，数左不数右"的原则计数，防止重复计数（图 2-3）。镜下白细胞为圆形，胞质透亮，胞核较清晰。

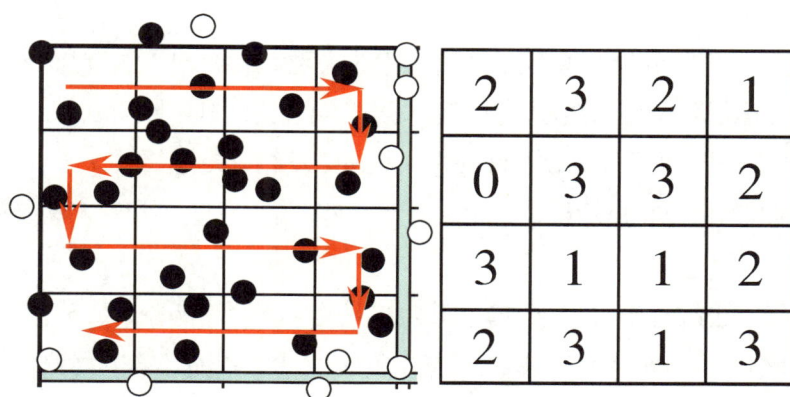

2	3	2	1
0	3	3	2
3	1	1	2
2	3	1	3

图 2-3　血细胞计数原则

标记为黑色颗粒计数，标记为白色颗粒不计数。

6. 计算

$$白细胞数 /L=\frac{四个大方格内白细胞总数}{4}×10×20×10^6/L$$

式中：÷4，四个大方格中白细胞数换算成 1 个大方格内白细胞的平均数；×10，0.1μl 换算为 1μl；×20，血液稀释倍数；×10^6，1μl 换算成 1L。

7. 报告方式　白细胞：X.XX×10^9/L。

【注意事项】

1. 清洁要求　稀释液要过滤,试管、吸管、计数板等必须清洁,以免混入杂质,被误认为白细胞。

2. 稀释倍数　白细胞总数太高时($>15\times10^9/L$),应加大稀释倍数重新计数;白细胞总数太低时($<2\times10^9/L$),应计数 8 个大方格的白细胞或降低稀释倍数重新计数。

3. 白细胞分布　计数池细胞分布要均匀。若白细胞总数在参考区间内,大方格间白细胞数不得相差 8 个以上,两次重复计数误差$<10\%$,否则要重新充池计数。

4. 白细胞校正　白细胞稀释液不能破坏有核红细胞,当外周血出现大量有核红细胞时应进行校正。白细胞校正公式:

$$白细胞数/L=校正前白细胞数\times\frac{100}{100+分类计数100个白细胞见到的有核红细胞数}$$

例:校正前白细胞总数为$11\times10^9/L$,分类计数 100 个白细胞时见到有核红细胞 10 个,则

$$白细胞数/L=11\times10^9/L\times\frac{100}{100+10}=10\times10^9/L$$

二、质 量 保 证

1. 技术误差　按性质分为系统误差和偶然误差,由器材产生的误差属于系统误差,由人为因素产生的误差属于偶然误差。技术误差常见原因如下:

(1)采血部位不当:如采血部位有冻疮、水肿、发绀、炎症等。

(2)稀释倍数不准:如加稀释液不准、稀释液蒸发、吸血不准、未擦去吸管外周余血、吸管冲洗不干净等。

(3)血液凝固:如取血时动作缓慢、用力挤压混入组织液等。

(4)充液不当:如充液前未混匀、充液过多或过少、充液不连续、产生气泡、充液后移动盖玻片、操作台不平稳等。

(5)辨认错误:如计数时将污染的酵母样菌和杂质误认为白细胞等。

(6)器材不符合要求:使用未校正的微量吸管、计数板、盖玻片、吸管等。

2. 固有误差　包括计数域误差、计数室误差和吸管误差。

(1)计数域误差:即使操作技术熟练者,用同一器材、同一稀释标本连续多次充液计数,结果也常有一定差异,这种因每次白细胞分布不同所造成的误差称计数域误差或分布误差,属于偶然误差。根据统计学研究,白细胞计数池内的随机分布符合 Poison 分布,即$s=\sqrt{m}$,变异范围为$m\pm2s$。其变异系数(CV)为:

$$CV=\frac{s}{m}=\frac{\sqrt{m}}{m}=\frac{1}{\sqrt{m}}$$

式中：s 代表标准差；m 代表计数池重复计数白细胞均数。

从上述公式可见，计数范围越大，计数的细胞越多，计数域误差越小。

（2）计数室误差和吸管误差：同一稀释血液采用多支吸管稀释，在多个计数池内计数，较同一稀释液在同一计数池多次计数所得的结果更接近真值。

3. 常规考核标准（RCS） 本法是根据白细胞在计数池内 4 个大方格的分布情况而确定的。如果超过下述标准，应重新混匀细胞悬液充入另一计数池进行计数，直至符合要求才能报告。常规考核标准的计算公式为：

$$RCS=\frac{四个大方格所数白细胞最大值－最小值}{四个大方格所数白细胞的平均值}\times100\%$$

评价标准：白细胞 $\leq 4\times10^{9}/L$ 时，RCS$<$30%；白细胞为（$4.1\sim14.9$）$\times10^{9}/L$ 时，RCS$<$20%；白细胞 $\geq15\times10^{9}/L$ 时，RCS$<$15%；超过上述标准视为不合格。此法适合于室内质量控制。

4. 经验控制 在血涂片厚薄适宜的情况下，根据血涂片中白细胞的多少与白细胞总数的关系，粗略评估白细胞计数结果有无大的误差（表 2-2）。

表 2-2 血涂片中白细胞密度与白细胞总数的关系

血涂片白细胞 /HP^{-1}	白细胞总数 /（$\times10^{9}\cdot L^{-1}$）
$2\sim4$	$4\sim7$
$4\sim6$	$7\sim10$
$6\sim10$	$10\sim13$
$10\sim20$	$13\sim18$

第三节 血涂片的制备与染色

血涂片的显微镜检查是血细胞形态学检验的基本方法，也是血液系统疾病的重要诊断手段，血涂片的制作和染色质量直接影响血细胞检验结果。因此，制作厚薄适宜、细胞分布均匀、染色效果良好的血涂片是血液学检查重要的基本技术之一。

一、血涂片的制备

（一）载玻片的清洁

用于制作血涂片的载玻片必须清洁、干燥、无油腻，而新载玻片表面常有游离碱质，所以新载玻片使用之前要进行除碱清洁。

1. 新载玻片　应用 1mol/L 盐酸浸泡 24h,清水冲洗干净,干燥后备用。如急用,则可将新载玻片浸泡于 95% 乙醇中 1h,蒸馏水洗净,擦干或烘干后备用。

2. 使用过的载玻片　将载玻片置于 1 000g/L 含氯消毒液中浸泡 1h,再放入肥皂水或其他合成洗涤剂的水溶剂中煮沸 20min,用自来水反复冲洗干净,干燥后备用。

（二）血涂片的制作

【器材】

采集静脉血或末梢血标本的相应物品、推片、载玻片（ 25mm × 75mm,厚度 0.8 ~ 1.2mm ）。

【操作】

1. 手工推片法

（1）取血:取血液 1 滴,置于载玻片的一端 1.5cm 或近 1/3 处。

（2）制备血涂片:左手拇指、示指和中指持载玻片的两端,右手拇指、示指和中指握住推片的两边,将推片的前端下缘放于血滴的前方,向血滴方向慢慢移动,接触血滴后,使血液沿推片下缘散开,以 30° ~ 45° 角快速、平稳地将推片向前推进至载玻片的另一端,制成血涂片（图 2-4）。

（3）干燥:将推好的血涂片在空气中扇动,使其尽快干燥。

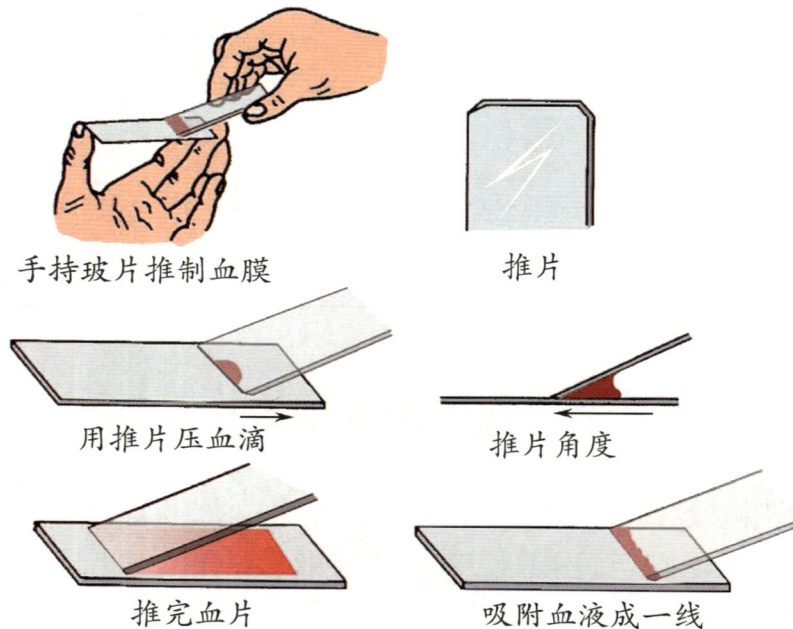

手持玻片推制血膜　　　　推片

用推片压血滴　　　　推片角度

推完血片　　　　吸附血液成一线

图 2-4　手工血涂片的准备

2. 自动涂片法　目前许多型号的自动血细胞分析仪配备有自动血涂片仪和染色仪,可以按照检验人员设置的血细胞复检规则自动完成送片、取血、推片、标记和染色等任务。

【注意事项】

1. 载玻片　载玻片应清洁、干燥、中性、无油脂，表面平而光滑，切勿用手触及载玻片表面；推片边缘应擦拭干净，以免影响推制血膜质量。

2. 血标本　如为末梢血，应尽快取血制片，以免出现血凝块而影响涂片；如为抗凝血，采集后应尽早（4h内）推片，以免因细胞形态发生改变甚至溶解而影响观察。取抗凝血推片前一定要充分颠倒混匀标本。

3. 血涂片的质量　一张合格的血涂片要求厚薄适宜，头、体、尾分明，细胞分布均匀，边缘整齐，尾部呈舌形，血膜与载玻片的两边和两端留有空隙，血膜长度占载玻片的2/3左右。血涂片厚薄、长短与血滴大小、推片与载玻片之间的角度、推片的速度有关。血滴愈大，角度愈大，推片速度愈快，则血膜厚而短；反之，血膜薄而长。如果推片边缘不整齐，血膜则成毛刷状；推片速度不均匀，血膜则呈断续的搓板状；载玻片不清洁有油污，血膜中则有空泡（图2-5）。

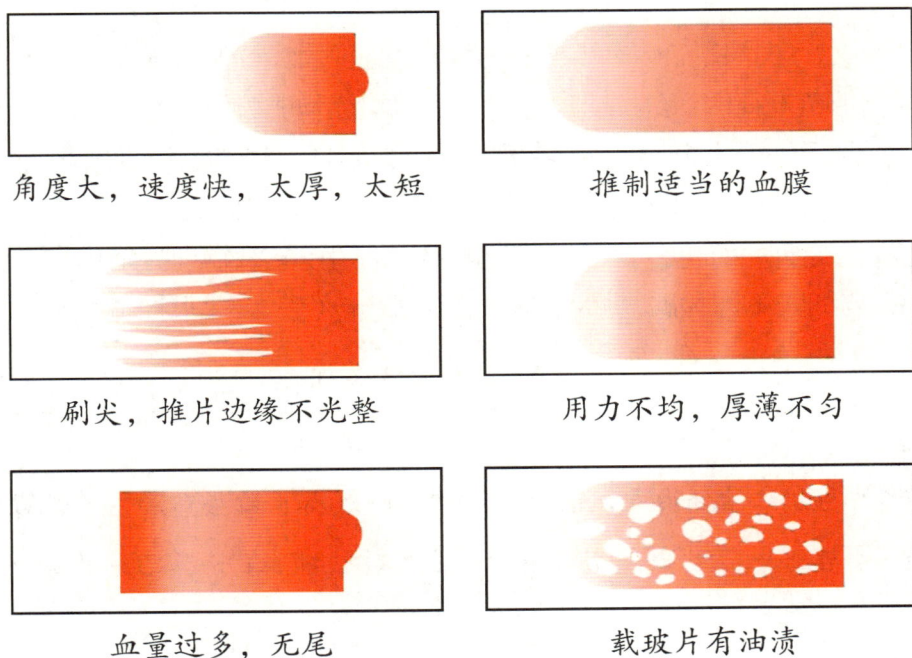

角度大，速度快，太厚，太短　　　　推制适当的血膜

刷尖，推片边缘不光整　　　　用力不均，厚薄不匀

血量过多，无尾　　　　载玻片有油渍

图 2-5　各种血涂片比较

二、血细胞常用的染色方法

利用染料将细胞的胞膜、胞质、胞核染成不同的颜色，使血涂片中的各种血细胞着色，便于在显微镜下观察识别，根据细胞体积大小、染色深浅、颗粒的大小和颜色等特点对细胞进行辨认。常用染色法有瑞特（Wright）染色法、吉姆萨（Giemsa）染色法和瑞特-吉姆萨染色法（瑞-吉染色法）等。

（一）瑞特染色法

【原理】

1. 染液成分　瑞特染液是将酸性染料伊红和碱性染料亚甲蓝组成的复合染料溶于甲醇而成。

（1）亚甲蓝：又名美蓝，为四甲基硫堇染料，通常为氯盐，即氯化亚甲蓝（M^+Cl^-）。其有色部分是亚甲蓝（M^+），为阳离子，属于碱性染料。

亚甲蓝易氧化为一、二、三甲基硫堇等次级染料（即天青），因此贮存的瑞特染液部分亚甲蓝可被氧化成各种天青。

（2）伊红：又名曙红，通常为钠盐，即伊红化钠（Na^+E^-）。其有色部分是伊红（E^-），为阴离子，是一种酸性染料。

（3）瑞特染料：由亚甲蓝和伊红水溶液混合后生成一种溶解性低的伊红化亚甲蓝的中性沉淀物，其反应式为：

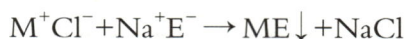

$$M^+Cl^- + Na^+E^- \rightarrow ME\downarrow + NaCl$$

（4）甲醇：为有机溶剂。瑞特染料在甲醇中溶解后，重新解离成带正电荷的亚甲蓝（M^+）或天青和带负电荷的伊红（E^-），它们与不同的细胞成分结合而使细胞着色。甲醇具有强大的脱水性，可固定细胞形态并使蛋白质沉淀为颗粒状、网状等结构，增加细胞与染料接触的表面积，从而提高了对染料的吸附作用，增强染色效果。

2. 细胞染色原理　细胞的染色既有化学亲和作用，又有物理吸附作用。瑞特染液解离的 M^+ 和 E^- 与细胞不同酸碱物质结合而显不同颜色（表2-3和图2-6）。

表2-3　瑞特染色原理

成分	着色原理
碱性物质	与伊红结合染成红色，该物质嗜酸性（如血红蛋白和嗜酸性颗粒）
酸性物质	与亚甲蓝结合染成蓝紫色，该物质嗜碱性（如淋巴细胞胞质和嗜碱性颗粒）
中性颗粒	呈等电状态，与伊红、亚甲蓝均结合染成紫红色
细胞核	主要由DNA和碱性蛋白等组成，碱性蛋白与伊红结合染成红色，DNA与亚甲蓝作用染成蓝色，故细胞核被染成紫红色
红细胞	成熟红细胞的酸性物质完全减少，碱性物质增多，只与伊红结合，染成橙红色

3. pH对细胞染色的影响　血细胞各种成分属于蛋白质，由于蛋白质系两性电解质，所带电荷随溶液的pH而改变，因此血细胞染色对pH非常敏感。染色时常用缓冲液（pH6.4～6.8）来调节染液的pH，促进细胞染色，提高染色效果（表2-4）。

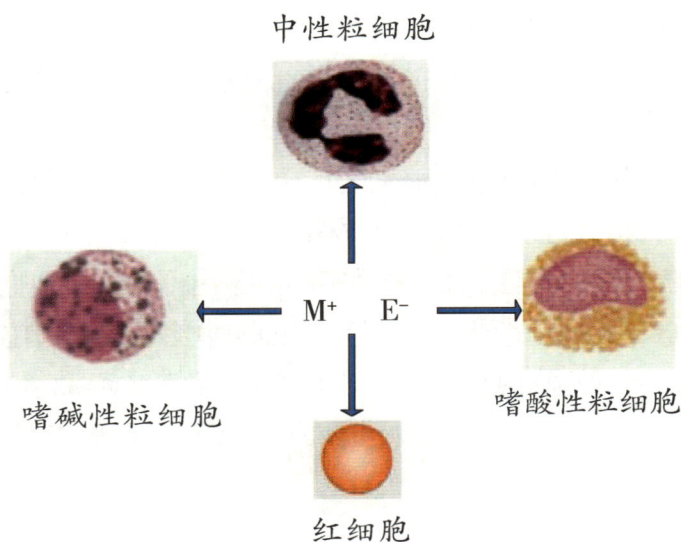

图 2-6　瑞特染色原理示意图

表 2-4　不同 pH 对血细胞染色的影响

染色时 pH	蛋白质所带电荷	结合的染料	染色结果
<pI	正电荷增多	易与伊红结合	偏红
>pI	负电荷增多	易与亚甲蓝或天青结合	偏蓝

【器材】

血涂片、染色架、吸耳球、蜡笔、显微镜等。

【试剂】

1. 瑞特染液　瑞特染料 0.1g，甲醇（AR）60ml，甘油 2～3ml。将瑞特染料置于清洁干燥的研钵里，加少量甲醇，充分研磨使染料溶解，将已溶解的染料倒入棕色试剂瓶中，未溶解的染料再加少量甲醇继续研磨，直至染料完全溶解 60ml 甲醇全部用完为止，再加甘油 2～3ml 密封保存。甘油可防止甲醇挥发，使细胞着色清晰。配制完成后置室温 1 周后方可使用。

2. 磷酸盐缓冲液（pH6.4～6.8）　磷酸二氢钾（KH_2PO_4）0.3g，磷酸氢二钾（K_2HPO_4）0.2g，蒸馏水加至 1 000ml。配好后用磷酸盐溶液校正 pH，塞紧瓶口储存。也可以配成 10 倍浓缩的储存液，应用时稀释。

【操作】

1. 标记血涂片　用蜡笔在血涂片上编号并在血膜两端画线，防止染液溢出，然后水平放在染色架上。

2. 加染液　加瑞特染液 3～5 滴，以覆盖整个血膜为宜，固定细胞 0.5～1min。

3. 加缓冲液　按染液与缓冲液 1∶1 或 1∶2 的比例滴加缓冲液，用洗耳球轻吹，使染液与缓冲液充分混合。

4. 染色　室温下染色 5～10min。

5. 冲洗　用细流水缓缓从一端冲去染液，待自然干燥后即可镜检。

6. 染色结果

（1）染色良好的血膜：血膜外观呈淡紫红色，显微镜下的红细胞染成粉红色。白细胞胞质中的颗粒显示各种特有色彩，细胞核染成紫红色，染色质结构清晰。

（2）染色结果偏酸：血膜偏红，红细胞和嗜酸性颗粒偏红，白细胞核呈浅蓝色或不着色。若染色过酸（pH＜3.5），则呈现一片红色，白细胞中除嗜酸性颗粒外均不着色。

（3）染色结果偏碱：血膜偏绿，所有细胞呈灰蓝色。若染色微偏碱时红细胞呈暗红色，白细胞颗粒深暗，嗜酸性颗粒可染成暗褐色甚至黑紫色，中性颗粒染成紫黑色。

【注意事项】

1. 干燥　未干透的血膜不能固定染色，否则染色时血膜可被染液冲起脱落。

2. 染色时间　与染液浓度、室温及细胞数量有关。染液愈淡，室温愈低，细胞愈多，所需染色时间愈长；反之，所需染色时间缩短。

3. 染液量　所加染液不能过少，以免蒸发干燥在血膜上留下染料残渣。

4. 冲洗要求　冲洗时不可先倒掉染液，应用细流水从载玻片一端缓缓冲洗，以免染料残渣沉着在血膜上。若染料残渣沉着，可加少量瑞特染液溶解并及时用流水冲洗，以免脱色。

5. 染色偏酸或偏碱　应更换缓冲液再复染。

6. 染色过深　可用甲醇或瑞特染液褪色，并立即用流水冲洗；染色过浅时，应先加缓冲液再加染液，或先将缓冲液与瑞特染液混合后再染。

7. 试染　每批染液和缓冲液配置完成后都要试染，掌握每批染液染色时间和与缓冲液的比例。

8. 瑞特染液的质量要求　用瑞特染液的成熟指数（RA）评价瑞特染液的质量。取瑞特染液 10μl 加甲醇 10ml，以甲醇为空白对照，分别在 650nm 和 525nm 波长下检测稀释液的吸光度 A_{650} 和 A_{525}，求 $RA=A_{650}/A_{525}$，一般 RA 在（1.3±0.1）为宜。

（二）吉姆萨染色法

【原理】

吉姆萨染料由天青、伊红组成，其染色原理与瑞特染色法基本相同。吉姆萨染色法对细胞核着色较好，结构显示更清晰，但对胞质和中性颗粒染色较瑞特染色稍差。

【器材】

血涂片、染色架、染色缸、显微镜等。

【试剂】

1. 吉姆萨染液　吉姆萨染料 0.5g，甲醇（AR）33.0ml，纯甘油 33.0ml。将吉姆萨染料 0.5g 加于盛有 33.0ml 甘油的锥形瓶内，于 60℃水浴 2h，充分混匀，使其溶解，然后加入

60℃预热的甲醇,充分摇匀后放入棕色瓶中,置室温下 7 天,过滤后使用。

2. 磷酸盐缓冲液(pH6.4~6.8) 同瑞特染色法。

【操作】

1. 固定 用甲醇固定干燥的血膜 3~5min。

2. 染色 将血片置于用 pH6.4~6.8 磷酸盐缓冲液稀释 10~20 倍的吉姆萨染液中,浸染 10~30min。

3. 冲洗 取出血涂片,用水冲洗,待干后镜检。

4. 染色结果 同瑞特染色法。

若血涂片数量较少时,可用滴片法进行吉姆萨染色。

(三)瑞特 - 吉姆萨染色法

【原理】

其染色原理同瑞特和吉姆萨染色法。本法兼有瑞特染色法和吉姆萨染色法的优点,所以染色效果更佳。

【器材】

血涂片、染色架、吸耳球、显微镜等。

【试剂】

1. 瑞特 - 吉姆萨染液 瑞特染料 1.0g,吉姆萨染料 0.3g,甲醇(RA)500ml,甘油 10ml。配制方法与瑞特染液相似。

2. 磷酸盐缓冲液(pH6.4~6.8) 磷酸二氢钾(KH$_2$PO$_4$)6.64g,磷酸氢二钠(Na$_2$HPO$_4$)2.56g,加少量蒸馏水溶解后,再加蒸馏水至 1 000ml。用磷酸盐溶液调整 pH 为 6.4~6.8。

【操作】

1. 加染液 向干燥后的血涂片滴加瑞特 - 吉姆萨染液 3~5 滴,固定细胞 1min。

2. 染色 再滴加磷酸盐缓冲液 5~10 滴,轻摇血涂片或用洗耳球轻吹,使其与染液混匀,染约 10min。

3. 冲洗 用细流水冲去染液,待干后镜检。

4. 染色结果 同瑞特染色法。

第四节 白细胞分类计数

白细胞分类计数(differential leukocyte count,DLC)是根据瑞特染色后外周血中各种白细胞的形态特征进行识别和计数,计算其相对比值(百分率)以及观察其病理变化的一种检验方法。DLC 是临床常用的一般血液学检测项目之一,对疾病诊断和鉴别诊断有重要的临床意义。

一、外周血正常白细胞形态

（一）中性粒细胞

中性粒细胞根据细胞核的形状不同分为中性杆状核和中性分叶核粒细胞两种。细胞呈圆形，直径 $10\sim15\mu m$；细胞核为深紫红色，染色质致密呈块状，粗糙不均；细胞质丰富，呈粉红色，含较多细小均匀的淡粉红色中性颗粒。关于杆状核与分叶核的划分，一般将细胞核径最窄处小于最宽处 1/3 者称为分叶核，大于 1/3 者称为杆状核。中性杆状核粒细胞核型多样，可呈杆状、C 形、V 形或不规则形。中性分叶核粒细胞核分 $2\sim5$ 叶，以 $3\sim4$ 叶居多，各叶之间完全分离或一丝相连，且大小、形状和排列各不相同。

（二）嗜酸性粒细胞

细胞呈圆形，直径 $13\sim15\mu m$，略大于中性粒细胞；胞核多分为两叶，呈眼镜状，也可偶见 $3\sim4$ 叶者，染色质粗糙染紫红色；胞质内充满粗大、均匀、紧密排列且折光性强的橘红色颗粒，染色不良可呈淡紫色。嗜酸性粒细胞较易破碎，其颗粒可散落在胞核周围。

（三）嗜碱性粒细胞

细胞呈圆形，直径 $10\sim12\mu m$，略小于中性粒细胞；胞核分叶常不明显，形态不规则；胞质中含有粗大但大小不一、多少不等、分布不均的紫黑色颗粒，常盖于核上，致使核的轮廓与结构模糊不清。

（四）淋巴细胞

光镜下可分为大淋巴细胞和小淋巴细胞。小淋巴细胞直径 $6\sim10\mu m$，占 90%；大淋巴细胞直径 $10\sim15\mu m$，占 10%。小淋巴细胞呈圆形或椭圆形；胞核呈圆形或椭圆形，偶见凹陷，染色质粗糙致密，排列均匀无空隙，常有隐约成块现象，染深紫色；胞质很少，仅在核的一侧见到淡蓝色胞质，有时几乎不见而似裸核，一般无颗粒。大淋巴细胞呈圆形；胞核呈圆形或椭圆形，常偏于一侧，染色质常致密呈块状，排列均匀无空隙，染深紫红色；胞质丰富，呈透明天蓝色，常有少量大而稀疏的紫红色嗜天青颗粒。

（五）单核细胞

细胞呈圆形或不规则，直径 $14\sim20\mu m$；胞核呈圆形、肾形、马蹄形或不规则形，染淡紫红色，常折叠扭曲，染色质细致，疏松如网状；胞质丰富，染淡灰蓝色或淡紫红色，含大量细小、弥散分布的灰尘样淡紫红色嗜天青颗粒。

外周血中正常白细胞形态特征见表 2-5 和图 2-7。

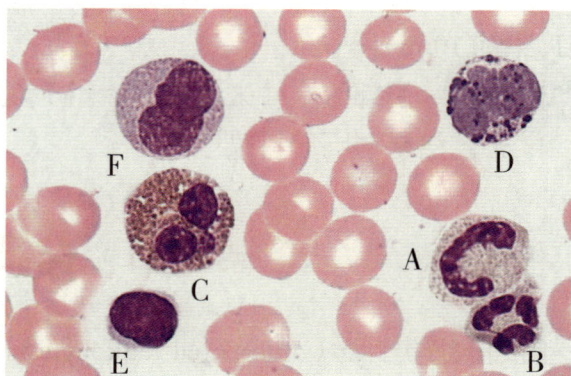

图 2-7　外周血正常白细胞形态
A. 中性杆状核粒细胞；B. 中性分叶核粒细胞；
C. 嗜酸性粒细胞；D. 嗜碱性粒细胞；
E. 淋巴细胞；F. 单核细胞。

表2-5　外周血中正常白细胞的形态特征

细胞	直径/μm	胞核/胞质	核型	染色质	胞质
中性粒细胞	10～15	小	多分为3～4叶	粗	粉红色，颗粒多、细小、均匀、染成紫红色
嗜酸性粒细胞	13～15	小	多分2叶	粗	着色不清，颗粒粗大、均匀、染橘红色，充满胞质
嗜碱性粒细胞	10～12	小	核形不清晰	粗	着色不清，颗粒多少不等、大小不均、染紫黑色、盖核上
小淋巴细胞	6～10	大	圆形、肾形	粗块	透明蓝色，偶见颗粒
单核细胞	15～25	中	肾形、马蹄形	网状	半透明灰蓝色，细小灰尘样、紫红色嗜天青颗粒

二、外周血白细胞异常形态

（一）中性粒细胞异常形态

1. 中性粒细胞核象变化　经过原始粒细胞、早幼粒细胞、中幼粒细胞、晚幼粒细胞、杆状核粒细胞阶段发育为成熟的分叶核中性粒细胞。外周血的中性粒细胞以分叶核为主，胞核常分为3～4叶，杆状核较少（<5%）；病理情况下，中性粒细胞的核象可发生变化，出现核左移与核右移（图2-8）。

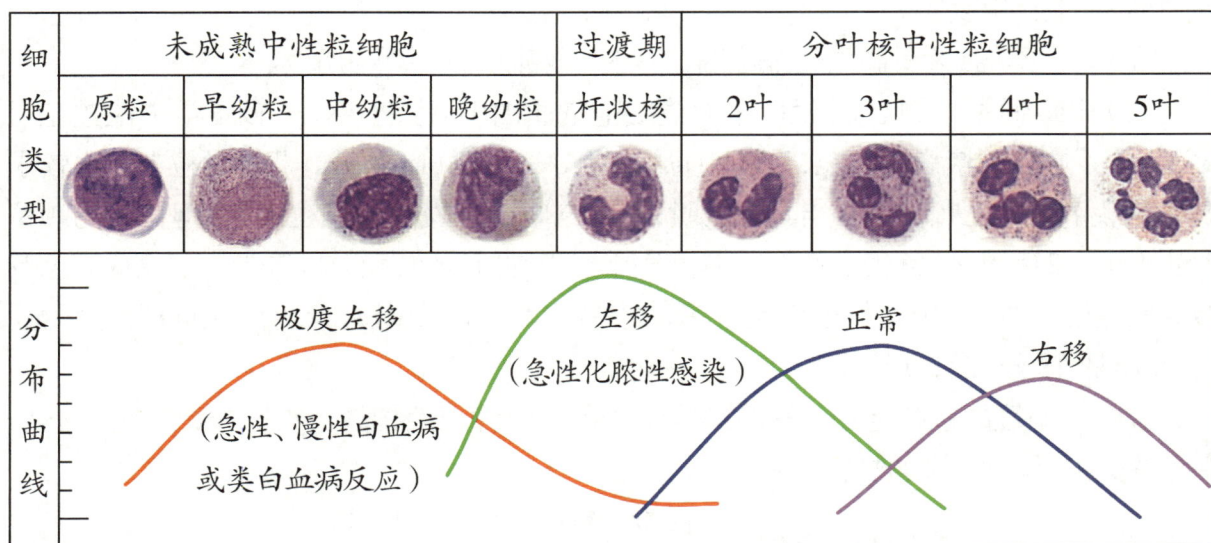

图2-8　中性粒细胞核象变化

（1）中性粒细胞核左移（shift to the left）：外周血中中性粒细胞分叶过少，杆状核及以前的幼稚细胞出现和增多称为中性粒细胞核左移。核左移伴有白细胞总数增多者称为再生性核左移，表示机体需要迫切，骨髓大量释放粒细胞至外周血，常见于急性化脓性感染、急性大出血、急性中毒等。核左移但白细胞总数不增加或降低者称为退行性核左移，表示骨髓释放功能受抑制，机体抵抗力差，常见于严重感染、再生障碍性贫血、伤寒、败血症等。核左移根据其严重程度可分为：①轻度核左移，仅见杆状核中性粒细胞＞5%；②中度核左移，杆状核中性粒细胞＞10%，伴少量晚粒幼、中幼粒细胞；③重度核左移，杆状核中性粒细胞＞25%，可见早幼粒、原始粒细胞，常伴有明显的中毒现象等出现（图2-9）。

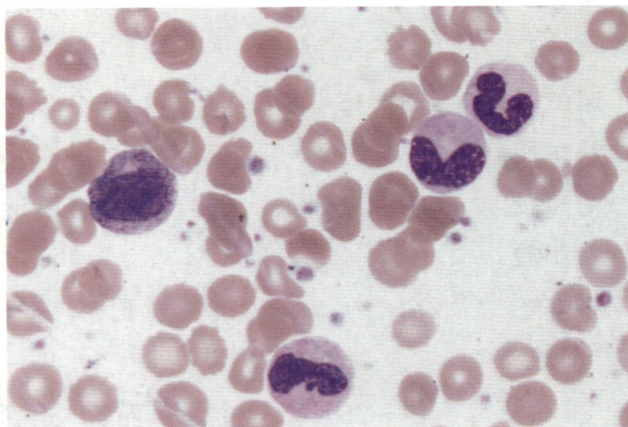

图2-9　中性粒细胞核左移

（2）中性粒细胞核右移（shift to the right）：外周血中分叶过多的中性粒细胞增多，5叶核及以上的中性粒细胞＞3%时称为中性粒细胞核右移。核右移反映造血功能衰退，与缺乏造血物资、DNA合成障碍有关，常伴有白细胞减少。主要见于巨幼细胞贫血、内因子缺乏所致的恶性贫血、感染、尿毒症、骨髓增生异常综合征等，应用抗代谢药物治疗肿瘤时也会出现核右移（图2-10）。在炎症恢复期，一过性核右移是正常现象，但在进展期突然出现核右移常提示预后不良。

2. 中性粒细胞的毒性变化　在严重的化脓性感染、恶性肿瘤、中毒、烧伤、放射性治疗等情况下，中性粒细胞可发生毒性变化。具体表现为细胞大小不均、中毒颗粒、空泡、杜勒小体、退行性变等。

（1）大小不均：为骨髓内幼稚粒细胞发生不规则的分裂增殖所致。

（2）中毒颗粒：瑞特染色后，中性粒细胞胞质内出现大小不一、较正常中性颗粒粗大、分布不均匀的紫黑色颗粒，称为中毒颗粒（toxic granulations）。此种颗粒有时也较小或稀疏散杂在中性颗粒中。当其粗大时，容易与嗜碱性粒细胞颗粒混淆，但后者的颗粒大而不均，染色更深，常盖于胞核上使核分叶不清，并且该细胞数量较少。血涂片染色偏碱或染色时间过长、中性颗粒染色过深时易被误认为中毒颗粒，此时应注意观察全片受色情况以便区分（图2-11）。

含中毒颗粒的粒细胞在中性粒细胞中所占比值称毒性指数。毒性指数越大，感染、中毒情况越重。毒性指数公式为：

$$毒性指数 = \frac{含中毒颗粒的中性粒细胞数}{所数的中性粒细胞数}$$

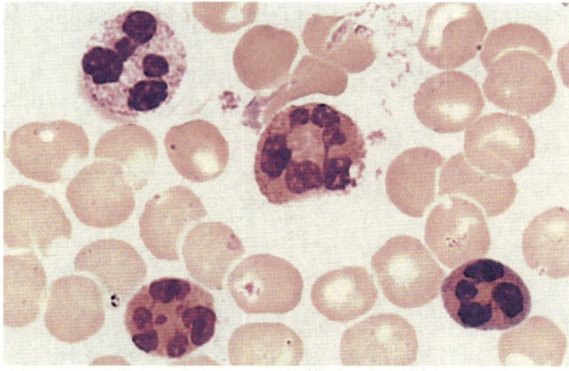

图 2-10　中性粒细胞核右移

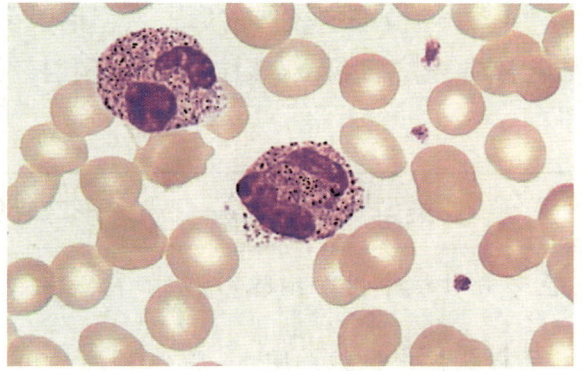

图 2-11　中性粒细胞中毒颗粒

毒性指数评价标准：1 为极度，表示病情严重；0.75 为重度；0.50 为中度；≤0.25 为轻度。

（3）空泡：在细胞质和胞核中出现，常为多个，被认为是细胞脂肪变性后未能着色所致（图 2-12）。

（4）杜勒小体（Döhle bodie）：胞质中出现蓝色嗜碱性物质，呈斑块、梨形或云雾状，可能是核胞质发育不平衡所致，为细胞严重毒性变的表现（图 2-13）。

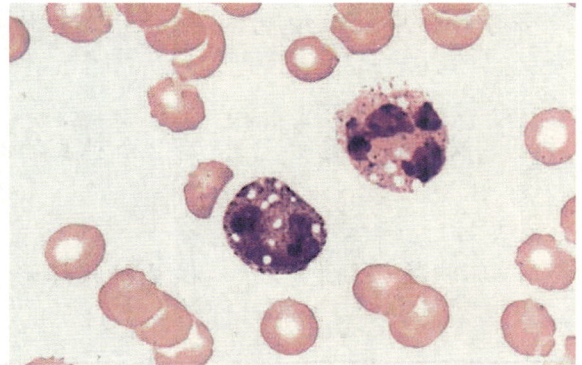

图 2-12　中性粒细胞空泡形成

（5）退行性变：细胞发生胞体肿胀、结构模糊、边缘不清晰、胞核肿胀或溶解等现象。常见于细胞衰老后、严重感染时。

3. 棒状小体　白细胞胞质中出现的紫红色细杆状物质，1 个或数个，长 1~6μm，称为棒状小体（图 2-14），是初级嗜天青颗粒结晶物。数个棒状小体呈束状排列（柴束状）的白细胞称为 faggot 细胞。主要见于急性粒细胞白血病和急性单核细胞白血病，而急性淋巴细胞白血病则无。

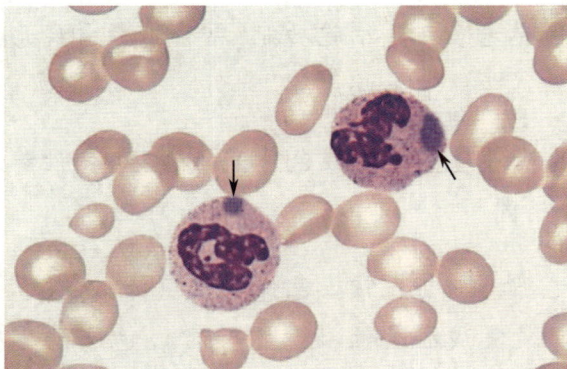

图 2-13　杜勒小体

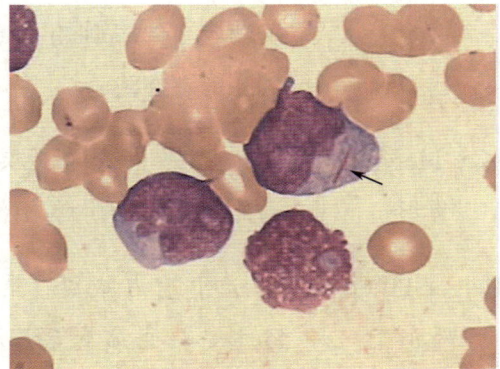

图 2-14　棒状小体

4. 中性粒细胞核异常形态　包括巨多分叶核中性粒细胞、巨杆状核中性粒细胞、多分叶核中性粒细胞、双核粒细胞和环状核粒细胞,其特征见表2-6。

表2-6　中性粒细胞核异常形态特征及临床意义

类型	形态特征	临床意义
巨多分叶核中性粒细胞	胞体增大,核分叶＞5叶	巨幼细胞贫血、恶性血液病
巨杆状核中性粒细胞	胞体可达30μm,核肥大或长带状	巨幼细胞贫血、骨髓增生异常综合征、白血病
多分叶核中性粒细胞	核分叶＞5叶	巨幼细胞贫血、骨髓增生异常综合征、白血病
双核粒细胞	有2个独立的细胞核	骨髓增生异常综合征、白血病、巨幼细胞贫血
环状核粒细胞	核呈杆状环形	骨髓增生异常综合征、白血病、巨幼细胞贫血

5. 与遗传因素相关的中性粒细胞畸形　主要有Chediak-Higashi畸形、Alder-Reilly畸形、May-Hegglin畸形、Pelger-Hüet畸形,其形态特点和临床意义见表2-7。

表2-7　与遗传因素相关的中性粒细胞畸形的形态特点和临床意义

种类	特点	临床意义
Chediak-Higashi畸形	胞质含几个至数十个直径为2～5μm的包涵体,呈紫蓝色或淡灰色块状	常染色体隐性遗传,可影响细胞功能,易出现严重感染
Alder-Reilly畸形	胞质含巨大深染嗜天青颗粒,呈深红或紫色,但不伴有白细胞数量增多及核左移、空泡等	常染色体隐性遗传,不影响粒细胞功能,常伴有软骨畸形疾病
May-Hegglin畸形	粒细胞终生含有无定性的淡蓝色包涵体,与杜勒小体相似,大而圆	常染色体显性遗传,良性畸形
Pelger-Hüet畸形	核分叶能力减退,呈杆状、肾形、哑铃形,染色质致密、深染,聚集成小块或条索状	常染色体显性遗传,又称家族性粒细胞异常。也有继发性和获得性者

（二）淋巴细胞异常形态

1. 异型淋巴细胞（atypical lymphocyte）　在病毒感染、药物反应、过敏原等因素刺激下，外周血淋巴细胞增生并发生形态上的变化，表现胞体增大，胞质量增多，嗜碱性增强，细胞核染色质疏松呈母细胞化，称为异型淋巴细胞、不典型淋巴细胞或反应性淋巴细胞。按形态特征分为以下 3 型：

Ⅰ型（空泡型）：亦称浆细胞型，最为常见。其胞体比正常淋巴细胞稍大，多为圆形；胞核呈圆形、椭圆形、肾形或不规则形，染色质呈粗网状或不规则聚集呈粗糙的块状；胞质较丰富，深蓝色，一般无颗粒，含空泡或因具有较多小空泡而呈泡沫状（图 2-15）。

Ⅱ型（不规则型）：亦称单核细胞型。胞体较Ⅰ型细胞明显增大，外形不规则，似单核细胞；胞核圆形或不规则形，染色质不如Ⅰ型致密；胞质丰富，淡蓝或蓝色，有透明感，边缘处蓝色较深，可有少数嗜天青颗粒，一般无空泡（图 2-15）。

Ⅲ型（幼稚型）：亦称未成熟细胞型。胞体较大；胞核大呈圆形或椭圆形，染色质呈细致网状，可有 1～2 个核仁；胞质量较少呈深蓝色，多无颗粒，偶有小空泡（图 2-15）。

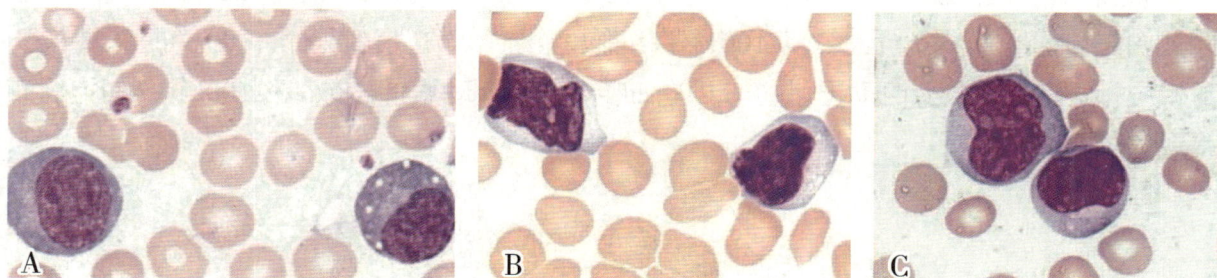

图 2-15　异型淋巴细胞
A. Ⅰ型；B. Ⅱ型；C. Ⅲ型。

正常人血涂片中偶见异型淋巴细胞，增多主要见于传染性单核细胞增多症、病毒性肝炎、流行性出血热等病毒性疾病和过敏性疾病。一般病毒感染异型淋巴细胞＜5%，而传染性单核细胞增多症时异型淋巴细胞常＞10%，因此两者可依据异型淋巴细胞的多少来鉴别诊断。

2. 卫星核淋巴细胞　在淋巴细胞主核旁边有一个游离的小核，见于电磁辐射、药物等损伤时。

三、白细胞分类计数

白细胞分类计数有显微镜分类计数法和血细胞分析仪分类计数法。本节仅介绍显微镜白细胞分类计数法。

【原理】

在显微镜下观察染色后血涂片,根据各种白细胞的形态特征进行分类计数,并观察各种白细胞的形态变化,计算出各种白细胞的百分率。

【器材】

末梢血采血器材、载玻片、推片、显微镜、白细胞分类计数器、镜油、清洁液、拭镜纸等。

【试剂】

瑞特染液、磷酸盐缓冲液(pH6.4～6.8)。

【操作】

1. 涂片 与白细胞计数采血同时进行。

2. 染色 用瑞特染色法进行血涂片染色。

3. 分类 先在低倍镜下浏览全片,了解染色情况和细胞分布情况,观察有无异常细胞。选择血涂片的体尾交界处细胞分布均匀、染色良好的区域,在油镜下按一定的顺序分类计数100个白细胞。

4. 记录 白细胞分类时记录的方法较多。①手工记录法:用画"正"字的方式将所计数白细胞分类记录,至计数满100个白细胞为止。②分类计数器法:分类时只要按一下相应标记的键,就会自动记录每一种白细胞数,并自动累计总数,满100个白细胞后有铃声提示。

5. 计算

$$某种白细胞\% = \frac{某种白细胞个数}{分类白细胞总数} \times 100\%$$

6. 报告结果 中性杆状核粒细胞:X.X%;中性分叶核粒细胞:XX.X%;嗜酸性粒细胞:X.X%;嗜碱性粒细胞:X.X%;单核细胞:X.X%;淋巴细胞:XX.X%。

【注意事项】

1. 白细胞总数与分类白细胞数的关系 为了减少计数误差,应根据白细胞的数量选择分类计数白细胞的个数(表2-8)。

表2-8 白细胞总数与分类计数白细胞的个数

白细胞总数/($\times 10^9 \cdot L^{-1}$)	应分类白细胞个数
<3	50～100
3～15	100
>30	200

2. 血涂片要求 合格血涂片的血膜为楔形,约3cm×2cm,表面光滑,两侧留有<0.3cm的空隙,中间有适当大小(1.0～1.5cm)的阅片区。染色后的细胞色彩鲜明,能

显示出各种细胞特有的色彩,胞核结构和胞质颗粒清楚。

3. 阅片要求　先用低倍镜观察整个血涂片,了解染色情况,并注意是否有异常细胞及寄生虫等。一般体积较小的淋巴细胞在涂片头、体部较多,而尾部和两侧中性粒细胞和单核细胞较多。选择细胞分布均匀、染色效果好的部位(一般在体尾交界处),油镜下以"城垛式"移动涂片进行分类,避免重复、遗漏(图2-16)。

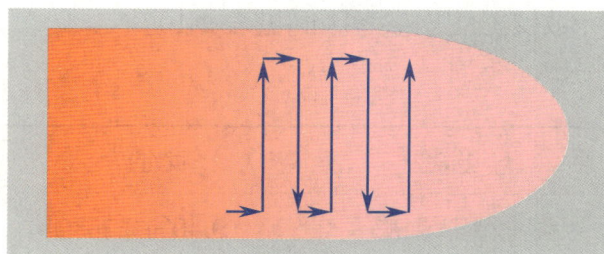

图 2-16　血涂片阅片顺序

4. 幼稚红细胞　分类中见到幼稚红细胞应逐个计数,但不计入100个白细胞内,而以分类100个白细胞时见到幼稚红细胞的数量报告,并注明其所属阶段。

5. 幼稚白细胞　分类计数中若发现异常或幼稚白细胞,应逐个分类计数和报告,并计入100个白细胞中。

6. 各种白细胞的绝对值　白细胞总数乘以各种细胞所占比值,计算各种白细胞的绝对值。

第五节　白细胞计数和白细胞分类计数的临床意义

一、参 考 区 间

1. 白细胞计数

(1)成人:①仪器法(静脉血),(3.5～9.5)×10⁹/L(WS/T 405-2012)。②显微镜计数法(末梢血),(4.0～10.0)×10⁹/L。

$$(3.5 \sim 9.5) \times 10^9/L$$

(2)儿童:见表2-9(WS/T 779-2021)。

表2-9　儿童白细胞计数参考区间

年龄	静脉血/(×10⁹·L⁻¹)	末梢血/(×10⁹·L⁻¹)
28天～<6个月	4.3～14.2	5.6～14.5
6个月～<1岁	4.8～14.6	5.0～14.2
1岁～<2岁	5.1～14.1	5.5～13.6
2岁～<6岁	4.4～11.9	4.9～12.7
6岁～<13岁	4.3～11.3	4.6～11.9
13岁～18岁	4.1～11.0	4.6～11.3

2. 白细胞分类计数

（1）成人静脉血：根据中华人民共和国卫生行业标准（WS/T 405-2012），白细胞分类计数仪器法的参考区间见表2-10。

表2-10　成人白细胞分类计数的参考区间（静脉血仪器法）

细胞	比值	百分率/%	绝对值/（×10⁹·L⁻¹）
中性粒细胞	0.40～0.75	40～75	1.8～6.3
嗜酸性粒细胞	0.004～0.08	0.4～8	0.02～0.52
嗜碱性粒细胞	0～0.01	0～1	0～0.06
淋巴细胞	0.20～0.50	20～50	1.1～3.2
单核细胞	0.03～0.10	3～10	0.1～0.6

（2）成人末梢血：显微镜计数法参考区间见表2-11。

表2-11　成人白细胞分类计数的参考区间（末梢血显微镜计数法）

细胞	比值	百分率/%	绝对值/（×10⁹·L⁻¹）
中性杆状核粒细胞	0.01～0.05	1～5	0.04～0.50
中性分叶核粒细胞	0.50～0.70	50～70	2.00～7.00
嗜酸性粒细胞	0.005～0.05	0.5～5	0.05～0.50
嗜碱性粒细胞	0～0.01	0～1	0～0.10
淋巴细胞	0.20～0.40	20～40	0.80～4.00
单核细胞	0.03～0.08	3～8	0.12～0.80

（3）儿童静脉血：儿童期血细胞计数结果受年龄影响变化较大，此参考区间是基于中国健康儿童大样本多中心研究的结果。参考区间具体见表2-12（WS/T 779-2021）。

表2-12　儿童白细胞分类计数的参考区间（静脉血仪器法）

项目	28天～<6个月	6个月～<1岁	1岁～<2岁	2岁～<6岁	6岁～<13岁	13岁～<18岁
Neut#	0.6～7.5	0.8～6.4	0.8～5.8	1.2～7.0	1.6～7.8	1.8～8.3
Neut%	7～56	9～57	13～55	22～65	31～70	37～77

项目	28天~ <6个月	6个月~ <1岁	1岁~ <2岁	2岁~ <6岁	6岁~ <13岁	13岁~ <18岁
Lymph#	2.4~9.5	2.5~9.0	2.4~8.7	1.8~6.3	1.5~4.6	1.2~3.8
Lymph%	26~83	31~81	33~77	23~69	23~59	17~54
Mono#	0.15~1.56	0.17~1.06	0.18~1.13	0.12~0.93	0.13~0.76	0.14~0.74
Mono%	3~16	2~13	2~13	2~11	2~11	2~11
Eos#	0.07~1.02	0.07~1.02	0.00~0.68	0.00~0.68	0.00~0.68	0.00~0.68
Eos%	1~10	1~10	0~9	0~9	0~9	0~9
Baso#	0.00~0.10	0.00~0.10	0.00~0.10	0.00~0.07	0.00~0.07	0.00~0.07
Baso%	0~1	0~1	0~1	0~1	0~1	0~1

注：Neut# 为中性粒细胞绝对值；Neut% 为中性粒细胞百分率；Lymph# 为淋巴细胞绝对值；Lymph% 为淋巴细胞百分率；Mono# 为单核细胞绝对值；Mono% 为单核细胞百分率；Eos# 为嗜酸性粒细胞绝对值；Eos% 为嗜酸性粒细胞百分率；Baso# 为嗜碱性粒细胞绝对值；Baso% 为嗜碱性粒细胞百分率。

（4）儿童末梢血：参考区间见表2-13（WS/T 779-2021）。

表2-13　儿童白细胞分类计数的参考区间（末梢血仪器法）

项目	28天~ <6个月	6个月~ <1岁	1岁~ <2岁	2岁~ <6岁	6岁~ <13岁	13岁~ <18岁
Neut#	0.6~7.1	0.8~6.1	0.9~5.5	1.3~6.7	1.7~7.4	1.9~7.9
Neut%	7~51	9~53	13~54	23~64	32~71	33~74
Lymph#	3.2~10.7	2.8~10.0	2.7~9.1	2.0~6.5	1.7~4.7	1.5~4.2
Lymph%	34~81	37~82	35~76	26~67	22~57	20~54
Mono#	0.25~1.89	0.15~1.24	0.20~1.14	0.16~0.92	0.15~0.86	0.15~0.89
Mono%	3~18	2~14	2~14	2~11	2~11	2~11
Eos#	0.06~1.22	0.06~1.22	0.04~0.74	0.04~0.74	0.04~0.74	0.04~0.74

项目	28天~ <6个月	6个月~ <1岁	1岁~ <2岁	2岁~ <6岁	6岁~ <13岁	13岁~ <18岁
Eos%	0.8~11	0.8~11	0.5~9	0.5~9	0.5~9	0.5~9
Baso#	0.00~0.14	0.00~0.14	0.00~0.14	0.00~0.10	0.00~0.10	0.00~0.10
Baso%	0~1	0~1	0~1	0~1	0~1	0~1

二、生理性变化

1. 年龄 新生儿白细胞数较高，一般在（15~20）×10⁹/L，个别可高达 35×10⁹/L 以上。通常在第 3~4 天降至 10×10⁹/L，保持约 3 个月，以后逐渐下降至成人水平。新生儿外周血中白细胞主要为中性粒细胞，到第 6~9 天逐渐下降与淋巴细胞大致相等，以后淋巴细胞逐渐上升，至 4~5 岁两者基本相等，形成中性粒细胞和淋巴细胞变化曲线的第二次交叉。出生后 2 周的婴儿血中单核细胞增多可达 15%，儿童期亦较成人高（图 2-17）。

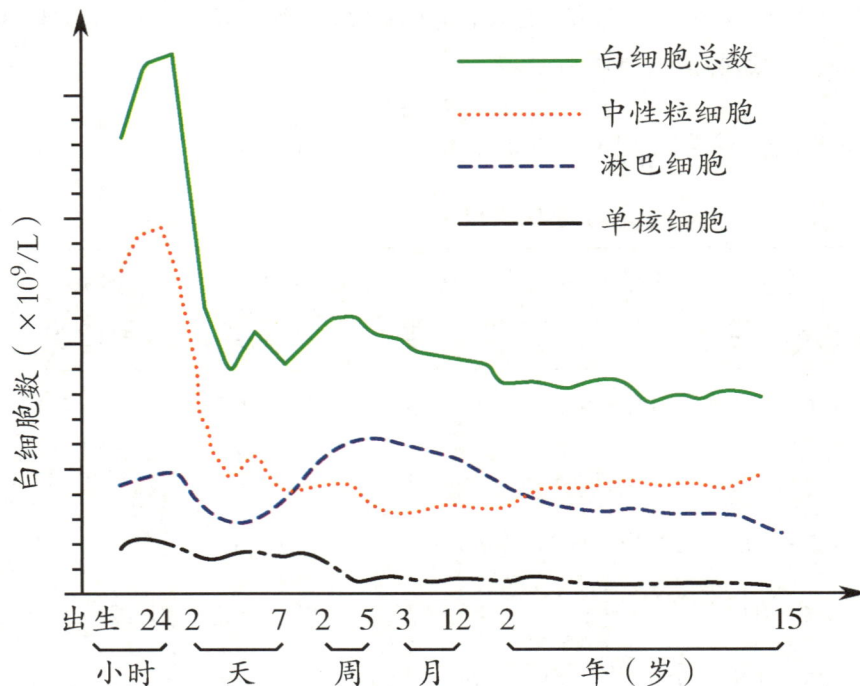

图 2-17 白细胞数量的生理性变化

2. 日间变化 在安静休息时白细胞数较低，活动进食后较高，下午高于上午，一日之内最高值与最低值之间可相差 1~2 倍。

3. 运动、疼痛和情绪影响　剧烈运动、剧痛和情绪激动时可引起白细胞显著增加，可高达 $30 \times 10^9/L$，且以中性粒细胞为主。运动结束、刺激消除后，白细胞数可恢复原水平。这种短暂的生理性变化主要是由于体内白细胞重新分布所致。

4. 妊娠与分娩　妊娠期白细胞数常轻度增高，妊娠超过 5 个月时可达 $15 \times 10^9/L$ 以上，妊娠最后 1 个月常波动在 $(12 \sim 17) \times 10^9/L$。分娩时因产痛与产伤可使白细胞进一步升高，可达 $35 \times 10^9/L$，产后 2 周左右恢复正常。

5. 吸烟　吸烟者白细胞总数超过非吸烟者 30%，可达 $12 \times 10^9/L$，甚至可达 $15 \times 10^9/L$。

三、病理性变化

（一）白细胞与中性粒细胞的增多与减少

在外周血中由于中性粒细胞占白细胞总数的 50% ~ 70%，故其数量增减常直接影响白细胞总数的变化。中性粒细胞增加，则白细胞总数增加。中性粒细胞增减的临床意义与白细胞增减的临床意义密切相关，但有时两者的数量关系可能不一致，应根据具体情况具体分析。白细胞与中性粒细胞增减的参考标准见表 2-14。

表 2-14　白细胞与中性粒细胞增减的参考标准

类别	参考标准
白细胞增多	白细胞 $>10 \times 10^9/L$
白细胞减少	白细胞 $<4.0 \times 10^9/L$
中性粒细胞增多症	中性粒细胞 $>7.0 \times 10^9/L$
中性粒细胞减少症	中性粒细胞：成人 $<2.0 \times 10^9/L$，>10 岁儿童 $<1.8 \times 10^9/L$，<10 岁儿童 $<1.5 \times 10^9/L$
中性粒细胞缺乏症	白细胞 $<2.0 \times 10^9/L$，中性粒细胞 $<0.5 \times 10^9/L$ 或消失

1. 中性粒细胞增多　中性粒细胞病理性增多分为反应性增多和异常性增多两大类。反应性增多是机体对病理因素刺激产生应激反应，动员骨髓贮存池的粒细胞释放或边缘池的粒细胞进入循环池所致。异常性增多是造血组织中粒细胞大量异常增生并释放到外周血液所致。白细胞（中性粒细胞）增多的原因见表 2-15。绝大多数细菌感染后的白细胞数量为 $(10 \sim 30) \times 10^9/L$，超过 $30 \times 10^9/L$ 提示深部感染或腹膜炎，超过 $50 \times 10^9/L$ 时提示严重感染。

表 2-15　中性粒细胞增多的临床意义

类别	原因
急性感染炎症	细菌、病毒、真菌、螺旋体、立克次体及寄生虫感染等（白细胞增多最常见的原因）、风湿性关节炎、支气管炎、肾炎、皮炎等
急性失血	消化道大出血、脾破裂、宫外孕破裂（血管收缩及脾脏释放存血，血红蛋白、红细胞尚未减少，白细胞增多为早期诊断内出血的重要指标）
恶性肿瘤	与肿瘤坏死产物刺激骨髓释放、肿瘤细胞产生促粒细胞生成素有关
急性中毒	代谢性中毒、化学物质、药物、生物毒素等中毒（与趋化因子增多有关）
血液病	急、慢性粒细胞白血病

2. 中性粒细胞减少　中性粒细胞减少的机制主要有：①中性粒细胞增殖和成熟障碍；②中性粒细胞消耗或破坏过多；③中性粒细胞分布异常。引起中性粒细胞减少的原因见表 2-16。当粒细胞 $< 1.0 \times 10^9/L$ 时极易发生感染；当粒细胞 $< 0.5 \times 10^9/L$ 时严重感染和疾病复发的危险性增加。

表 2-16　中性粒细胞减少的临床意义

类别	原因	机制
感染	病毒、革兰氏阴性杆菌（伤寒）、原虫等感染	内毒素与异体蛋白使粒细胞转移至边缘池，抑制骨髓释放粒细胞，抗感染消耗增多
血液病	再生障碍性贫血、阵发性睡眠性血红蛋白尿症（PNH）、骨髓转移癌、巨幼细胞贫血	造血功能障碍、粒细胞增殖异常或营养缺乏导致骨髓粒细胞生成障碍或无效生成
理化损伤	放射线、苯、铅、汞以及药物（抗癌药等）	直接损伤或抑制骨髓粒细胞有丝分裂，破坏白细胞
脾功能亢进	脾淋巴瘤、脾血管瘤、门静脉或脾静脉栓塞	粒细胞被脾脏滞留、吞噬；脾脏产生体液因子，抑制骨髓造血或加速血细胞破坏
自身免疫性疾病	红斑狼疮、风湿性关节炎	与机体白细胞自身抗体导致其破坏增多有关

（二）嗜碱性粒细胞增多

嗜碱性粒细胞增多的临床意义见表 2-17。

表 2-17　嗜碱性粒细胞增多的临床意义

类别	临床意义
过敏性和炎症性疾病	食物、药物过敏；溃疡性结肠炎、荨麻疹、风湿性关节炎
嗜碱性粒细胞白血病	少见类型的急性白血病，嗜碱性粒细胞可达 30%～80%，以幼稚型增多
骨髓增殖性疾病	慢性粒细胞白血病、原发性骨髓纤维化、原发性血小板增多症
内分泌疾病	糖尿病、甲状腺功能退化病、雌激素治疗等
其他	重金属中毒、系统性肥大细胞增多症、放射线照射

（三）单核细胞增多

1. 感染　如结核、伤寒、亚急性感染性心内膜炎、急性感染的恢复期。
2. 寄生虫病　疟疾、黑热病等。
3. 血液病　急性单核细胞白血病、骨髓增生异常综合征（MDS）等。
4. 结缔组织病　系统性红斑狼疮、类风湿关节炎等。
5. 恶性疾病　胃癌、肺癌、结肠癌、胰腺癌等。

（四）淋巴细胞增多与减少

1. 淋巴细胞增多　是指外周血淋巴细胞绝对值增多：成人 $>4.0×10^9/L$；4 岁以上 $>7.2×10^9/L$；4 岁以下 $>9.0×10^9/L$。

淋巴细胞数量受某些生理因素的影响，出生 1 周后婴儿淋巴细胞可达 50% 以上，可持续到 6～7 岁，以后逐渐降至成人水平。淋巴细胞病理性增多的原因和意义见表 2-18。

表 2-18　淋巴细胞病理性增多的临床意义

类别	临床意义
感染	急性细菌感染的恢复期，结核病恢复期或慢性期，病毒感染性疾病（如病毒性肝炎、风疹、百日咳、传染性单核细胞增多症、流行性腮腺炎等）
肿瘤性疾病	以原始及幼稚淋巴细胞增多为主的急性淋巴细胞白血病，以成熟淋巴细胞增多为主的慢性淋巴细胞白血病
器官移植	排斥前期淋巴细胞增高，可作为监测移植术后排斥反应的指标之一
某些血液病	再生障碍性贫血、粒细胞减少症时淋巴细胞相对增高
其他	服用阿司匹林、左旋多巴、苯妥英钠等药物；铅中毒

2. 淋巴细胞减少　主要见于长期接触放射线、细胞免疫缺陷及应用肾上腺皮质激素等情况。此外，各种引起中性粒细胞增多的原因均可导致淋巴细胞相对减少。

四、白细胞变化和疾病预后的关系

1. 感染较轻　白细胞数正常或稍高,中性粒细胞略有增高,可有轻度核左移,表示感染程度较轻,机体抵抗力强,预后良好。

2. 感染较重　中性粒细胞>10×10^9/L,出现中度核左移及毒性变化,嗜酸性粒细胞消失,表示病情严重。

3. 感染严重　白细胞总数与中性粒细胞比值明显增高,常分别>20×10^9/L及>80%;或感染严重时白细胞不增高反而降低,但中性粒细胞伴有严重核左移,嗜酸性粒细胞消失,为病情险恶的征兆。

4. 恢复期　在急性感染过程中如没有并发其他疾病,单核细胞逐渐增多,表示已进入恢复期。若嗜酸性粒细胞重新出现或上升,中性粒细胞核左移减轻,毒性变化消失,则表示感染已被清除。

第六节　嗜酸性粒细胞计数

用外周血白细胞总数和嗜酸性粒细胞比值的乘积可以得到嗜酸性粒细胞数量,但由于嗜酸性粒细胞所占比值低,血涂片上分布不均匀,误差较大,所以如果要准确了解嗜酸性粒细胞的变化时应采用嗜酸性粒细胞直接计数法。

【原理】

用嗜酸性粒细胞稀释液按一定比例稀释血液,破坏红细胞和其他白细胞,保留嗜酸性粒细胞并染色,然后充入计数池,在低倍镜下计数10个大方格内嗜酸性粒细胞数,然后计算出每升血液中嗜酸性粒细胞数量。

【器材】

小试管、0.5ml吸管、吸耳球、微量吸管、带孔乳胶吸头、改良牛鲍计数板、显微镜等。

【试剂】

1. 乙醇-伊红稀释液　95%乙醇30.0ml,甘油10.0ml,碳酸钾1.0g,枸橼酸钠0.5g,20g/L伊红10.0ml,蒸馏水加至100ml。伊红可使嗜酸性粒细胞颗粒着橘红色,乙醇为嗜酸性粒细胞保护剂,甘油可防止乙醇挥发,碳酸钾促使红细胞和其他白细胞溶解破坏,并增强嗜酸性粒细胞着色,枸橼酸钠可防止血液凝固。本稀释液背景清晰,嗜酸性粒细胞着色鲜明,在室温下可保存6个月,缺点是黏稠的甘油使细胞不易混匀和下沉。

2. 欣克尔曼(Hinkelmann)稀释液　伊红0.2g,95%苯酚0.5ml,40%甲醛0.5ml,蒸馏水加至100.0ml。

【操作】

1. 加稀释液　加稀释液0.38ml于小试管中。

2. 加血 用微量吸管吸抗凝静脉血或末梢血 20μl，加入小试管内稀释液底部，用上清液洗吸管 2～3 次，立即轻轻混匀，放置 10～20min，待红细胞完全溶解。

3. 充液 将细胞悬液充分混合，取少许滴入双侧计数池内，静置 3～5min。

4. 计数 在低倍镜下计数上下两个计数池 4 个角和中央大方格共计 10 个大方格的嗜酸性粒细胞数，可用高倍镜辨认细胞。

5. 计算 嗜酸性粒细胞 /L＝10 个大方格内嗜酸性粒细胞数 ×20×10^6/L

式中：×20 为血液稀释倍数；×10^6/L 为将 1μl 换算成 1L。

6. 报告方式 嗜酸性粒细胞：X.XX×10^9/L。

【注意事项】

1. 控制时间 本试验应在 30min 内计数完毕，否则嗜酸性粒细胞会逐渐被破坏，使结果偏低。

2. 均匀适度 血液加入稀释液中要及时混匀，以免细胞聚集，但不宜用力振摇，以免嗜酸性粒细胞破碎。

3. 定时检验 正常人嗜酸性粒细胞白天较低，夜间较高，上午波动较大，下午比较恒定，因此住院患者做嗜酸性粒细胞计数应固定时间，以免受日间生理变化的影响。①正确识别细胞：注意与未破坏的中性粒细胞区别，中性粒细胞颗粒一般不染色或染色极浅，且颗粒较小。②预试验：试剂配制好后需做预试验，若嗜酸性粒细胞也有破坏，应适当增加乙醇的剂量。

【参考区间】

嗜酸性粒细胞：（0.05～0.5）×10^9/L。

【临床意义】

1. 嗜酸性粒细胞增多 见于：①过敏性疾病，如食物过敏、药物过敏、支气管哮喘、麻疹等。②寄生虫病，尤其是肠道寄生虫如钩虫、蛔虫等。③某些皮肤病，如疱疹样皮炎、真菌性皮肤病、银屑病等。④某些传染病，如猩红热。⑤某些肿瘤，尤其是淋巴细胞系统的恶性肿瘤及某些上皮组织恶性肿瘤。⑥某些血液病，如慢性粒细胞白血病，少见的嗜酸性粒细胞白血病等。

2. 嗜酸性粒细胞减少 见于：①长期使用肾上腺皮质激素。②某些急性传染病的早期。

3. 其他临床应用

（1）观察急性传染病的预后：急性感染期机体处于应激状态，肾上腺皮质激素分泌增加，嗜酸性粒细胞随之减少，恢复期嗜酸性粒细胞又逐渐增多。若症状严重而嗜酸性粒细胞不减少，说明肾上腺皮质功能衰竭；若嗜酸性粒细胞持续减少甚至消失，说明病情严重。

（2）观察手术和烧伤患者的预后：严重组织损伤如手术后 4h，嗜酸性粒细胞常显著降低，48h 后逐渐增多，增多的程度与病情变化基本一致。大面积烧伤患者的嗜酸性粒细胞不减少或减少不明显，表明预后不良。

（3）测定肾上腺皮质功能和腺垂体功能：垂体或肾上腺皮质功能亢进时，嗜酸性粒细胞减少。因此,临床上可通过注射促肾上腺皮质激素(ACTH)直接刺激或注射肾上腺素间接刺激肾上腺皮质,做注射前后的嗜酸性粒细胞计数,以测定肾上腺皮质功能和腺垂体功能。

第七节　红斑狼疮细胞检验

系统性红斑狼疮(SLE)是一种原因不明、累及多个系统和器官的自身免疫性疾病,90% 的病例为女性,尤其是育龄期妇女。红斑狼疮细胞(lupus erythematosus cells,LEC)检验是辅助诊断 SLE 的一种重要的手段。

一、红斑狼疮细胞的形成

(一)形成原因

系统性红斑狼疮和某些自身免疫性疾病患者的血液中含有抗核抗体(属于 IgG),简称红斑狼疮因子(LE 因子)。在体外,它可使受损细胞核的 DNA 解聚,导致细胞核溶解和破坏,失去原有致密结构而变得模糊,形成一种圆形云雾状的均匀物质,称为均匀体。均匀体可同时吸引数个吞噬能力正常的白细胞在其周围形成花形细胞簇,在补体的作用下有的均匀体被吞噬细胞吞噬,形成狼疮细胞。

狼疮细胞形成需要 3 个条件。①血清中存在红斑狼疮因子:患者血清中存在红斑狼疮因子,即抗核抗体(ANA)。②受损或退变的细胞核:LE 因子作用的受损细胞核,通常为中性粒细胞或淋巴细胞核。③吞噬细胞:能吞噬均匀体形成狼疮细胞,通常是中性粒细胞和单核细胞。此外,狼疮细胞的形成还需要适宜的温度和补体参与,其中受损细胞核和吞噬细胞均无特异性,可为本人或其他人提供。

(二)形态特征

1. 前期　LE 因子在体外作用于已受损的细胞核数分钟后细胞核即开始肿胀、溶解,形成前期狼疮细胞。之后胞膜消失,胞质崩溃,胞核呈淡红色云雾状均匀体,游离于血中。

2. 花簇期　由于 LE 因子的调理作用,吸引若干具有完整形态的吞噬细胞围绕在均匀体周围呈花簇样,称为花形细胞簇。

3. 狼疮细胞　均匀体完整地被中性粒细胞(或单核细胞)吞噬,形成狼疮细胞。典型的狼疮细胞即中性粒细胞吞噬一个或多个均匀体,细胞本身的核被挤到一边,保持正常的染色质结构,染深紫红色,在均匀体周围可见少量淡红色胞质。

红斑狼疮细胞的形态特征见图 2-18。

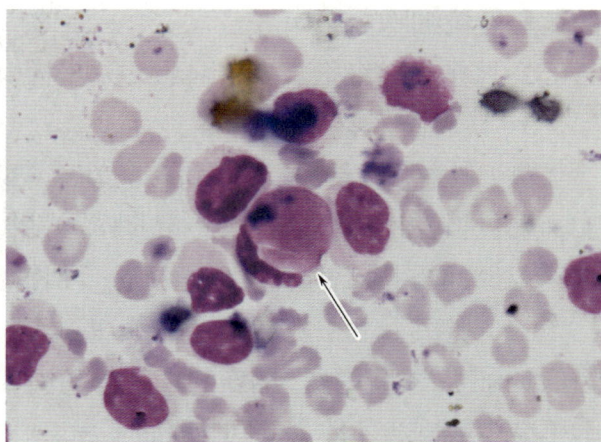

图 2-18　红斑狼疮细胞

二、检 验 方 法

红斑狼疮细胞的检查方法有血块法、脱纤维蛋白法、血浆法、滴血法等，血块法与脱纤维蛋白法的阳性率较高，下面介绍血块法。

【原理】

在体外适当的温度和补体存在的条件下，红斑狼疮因子可作用于受累或退变的细胞核，使 DNA 解聚失去原有结构，变成肿胀的"游离均匀体"，该均匀体可被中性粒细胞等吞噬，形成红斑狼疮细胞。

【器材】

显微镜、温育箱、离心机、载玻片、推片等。

【试剂】

瑞特染液、磷酸盐缓冲液（pH6.4～6.8）。

【操作】

1. 采血凝固　抽静脉血2～3ml，置小试管内，室温下待其凝固，激活 LE 因子。

2. 捣碎血块　用竹签捣碎血块，提供受损细胞核和游离的吞噬细胞。

3. 离心温育　以 1 000r/min 离心 5min，使白细胞聚集在同一层面，以利于红斑狼疮细胞形成。置37℃温箱内温育2h。

4. 离心分层　将白细胞层吸至温氏管内，以 2 000r/min 离心 10min，使白细胞进一步集中浓缩，提高阳性率。

5. 涂片染色　小心吸取红细胞上面的白细胞层涂片2～4张，干燥后瑞特染色，镜检。

6. 报告方式　"找到狼疮细胞"或"未找到狼疮细胞"。若仅见游离均匀体或花形细胞簇，不能作为找到狼疮细胞的依据。必须反复检查，找到典型的狼疮细胞，方能报告找到狼疮细胞。

【注意事项】

1. 立即检验　采血后应立即检查，以免搁置过久导致细胞破坏，造成假阴性。

2. 严格温育时间　在 37℃中温育 2h。若时间过短，阳性率低；温育时间过长，狼疮细胞容易退变，增加识别难度。

3. 增加检查涂片数量　为了提高阳性率，应多检查几张涂片，特别注意涂片的尾部和边缘，最好先用低倍镜观察全片，高倍镜寻找，再用油镜鉴定。

4. 区别狼疮细胞与果馅细胞　果馅细胞（Tart 细胞）是中性粒细胞或单核细胞吞噬了衰老退变的细胞核后形成的，其特征是被吞噬的细胞核尚有完整的染色质结构和染色特性，即使有退行性变，也多染色较深，无均匀肿胀感，吞噬细胞的胞质量丰富，核被挤现象不明显。

阴性(无狼疮细胞)。

系统性红斑狼疮患者狼疮细胞阳性率一般为 70%～90%。通常在疾病活动期容易找到，在缓解期不易找到，使用激素治疗后常消失。其他自身免疫性疾病如风湿热、硬皮病、肝炎等亦可偶见狼疮细胞。

知识前沿

红斑狼疮免疫学检验

目前在临床上常采用免疫学方法检测抗核抗体、抗双链 DNA 抗体、抗 SM 抗体等，作为系统性红斑狼疮诊断的主要指标，并逐渐替代繁琐而阳性率低的狼疮细胞检验。

抗核抗体阳性是系统性红斑狼疮诊断指标之一，95% 系统性红斑狼疮患者呈阳性。抗双链 DNA 抗体检验对诊断 SLE 患者特异性高(85%)，阳性率达 60%，是美国风湿病学会推荐 SLE 诊断的最重要指标，与狼疮性肾炎密切相关。抗 SM 抗体检验对诊断 SLE 患者特异性高，但阳性率仅 20%～30%。

本章小结

白细胞计数是指计数单位容积外周血液中的白细胞总数，有显微镜计数法和血细胞分析仪法。使用合格的器材和熟练规范操作是手工计数法结果准确的重要保证。血涂片显微镜检查是血细胞形态检查的基本方法，制作厚薄适宜、细胞分布均匀、染色良好的血涂片是血液学检验最基本的技术。瑞特染色法是血细胞的常用染色法。

白细胞分类计数是根据外周血中白细胞的特征识别白细胞，分别计数外周血中各种白细胞的相对比值(百分率)，同时观察白细胞的形态学变化，对疾病诊断和鉴别诊断有重要价值。用显微镜计数法直接对嗜酸性粒细胞进行计数，可获得外周血嗜酸性粒细胞的数量，对过敏性疾病、寄生虫病、某些血液病的诊断和鉴别诊断具有重要价值。系统性红斑狼疮是一种自身免疫性疾病，用血块法查找红斑狼疮细胞可用于诊断。

(张 琳)

第三章 | 红细胞检验

03章 数字资源

学习目标

1. 掌握：红细胞显微镜计数、血红蛋白测定、血细胞比容测定、网织红细胞计数、血沉测定的原理、操作方法。
2. 熟悉：红细胞显微镜计数、血红蛋白测定、血细胞比容测定、网织红细胞计数、血沉测定的注意事项和临床意义；外周血正常和常见异常红细胞形态。
3. 了解：嗜碱性点彩红细胞检验方法；红细胞平均值计算及临床意义。

案例

患者，女性，25岁。近2年月经量多，半年来更明显，因面色苍白、头晕、乏力1年余，加重伴心慌1个月来医院就诊。实验室检查：外周血 Hb 61g/L，RBC 3.05×10^{12}/L，MCV 70fl，MCH 25pg，MCHC 30%，红细胞大小不一，以小细胞为主、淡染；WBC 7.0×10^9/L，其中 N 69%，L 28%，M 3%；PLT 246×10^9/L；网织红细胞1.5%；尿蛋白（－），镜检（－）；大便潜血（－）。

请问：

1. 该患者最有可能的诊断是什么？
2. 诊断依据有哪些？

第一节　红细胞的生理概要

一、红细胞的生成

血液中的红细胞（red blood cell）起源于骨髓的造血干细胞，先分化为红系祖细胞，后者在促红细胞生成素（erythropoietin，EPO）的作用下进一步分化为原始红细胞，经数次有丝分裂和发育演变，历经早幼红、中幼红、晚幼红和网织红细胞阶段，最后生成成熟的红细胞。整个过程约需 5 天。

正常红细胞平均寿命为 120 天。成人每天约有 1/120 的红细胞因衰老、退化变性由脾破坏，释放出的血红蛋白分解为铁、原卟啉和珠蛋白，分别参与铁、胆色素和蛋白质代谢，铁和珠蛋白可再利用合成血红蛋白。健康人红细胞的生成和破坏处于动态平衡，故血中红细胞数量和血红蛋白浓度处于相对恒定状态。

二、红细胞的功能

红细胞中除水分（占 64%～70%）外，主要成分是血红蛋白，其余少部分是蛋白质、磷脂、无机盐和酶等。红细胞通过血红蛋白运输 O_2 和 CO_2，负责机体与外界的气体交换和运输，同时也参与调节酸碱平衡。另外，还参与免疫黏附，增强吞噬性白细胞的吞噬作用，清除抗原抗体复合物以防止其形成有害的沉淀物等。

三、血红蛋白结构与吸收光谱

血红蛋白（hemoglobin，Hb 或 HGB）是红细胞的主要成分，由珠蛋白和亚铁血红素组成，每个血红蛋白分子有 4 条珠蛋白肽链，每个珠蛋白分子含有 2 条 α 链和 2 条非 α 链，每条折叠的肽链包裹一个亚铁血红素。珠蛋白有种属特异性，亚铁血红素无种属特异性。

正常成人血红蛋白包括：HbA（占 90% 以上），由 2 条 α 链和 2 条 β 链（$\alpha_2\beta_2$）的珠蛋白肽链组成；HbA_2（占 2%～3%），由 2 条 α 链和 2 条 δ 链（$\alpha_2\delta_2$）的珠蛋白肽链组成；HbF（占 2% 以下），由 2 条 α 链和 2 条 γ 链（$\alpha_2\gamma_2$）的珠蛋白肽链组成。新生儿和婴儿的 HbF 含量显著高于成人（新生儿 HbF 占 Hb 总量的 70% 左右），1 岁后降至成人水平。

亚铁血红素由亚铁（Fe^{2+}）和原卟啉组成，呈扁平状。亚铁原子位于卟啉环中央，具有 6 个配位键。其中 4 个与原卟啉中心的 4 个吡咯氮原子连接，与血红素分子处于同一平面；另 2 个配位键与血红素分子平面垂直，其中一个与珠蛋白肽链 F 肽段的第 8 个氨基酸——组氨酸的咪唑氮原子连接；另一个为 Hb 呼吸载体，可逆性地与 O_2 结合，完成运送氧气的功能。当与 O_2 结合时形成氧合血红蛋白（oxyhemoglobin，HbO_2），HbO_2 脱氧后则成为还原血红蛋白（Hbred），其相对分子质量为 64 458。若 Fe^{2+} 被氧化为 Fe^{3+}，则成为高铁血红蛋白（hemiglobin，Hi）或正铁血红蛋白（methemoglobin，MHb）；若与 O_2 结合的配位键与 CO、S 等结合，则形成各种血红蛋白衍生物，分别为碳氧血红蛋白（HbCO）、硫化血红蛋白（SHb）等。

在正常情况下，血液中的血红蛋白主要为 HbO_2 和 Hbred，以及少量 HbCO 和 Hi。

在病理情况下，HbCO 和 Hi 可增多，甚至出现 SHb 等血红蛋白衍生物。血红蛋白及其衍生物都具有各自的色泽和吸收光谱（图 3-1），通过光谱分析可进行血红蛋白定量测定以及鉴别某些变性血红蛋白病。

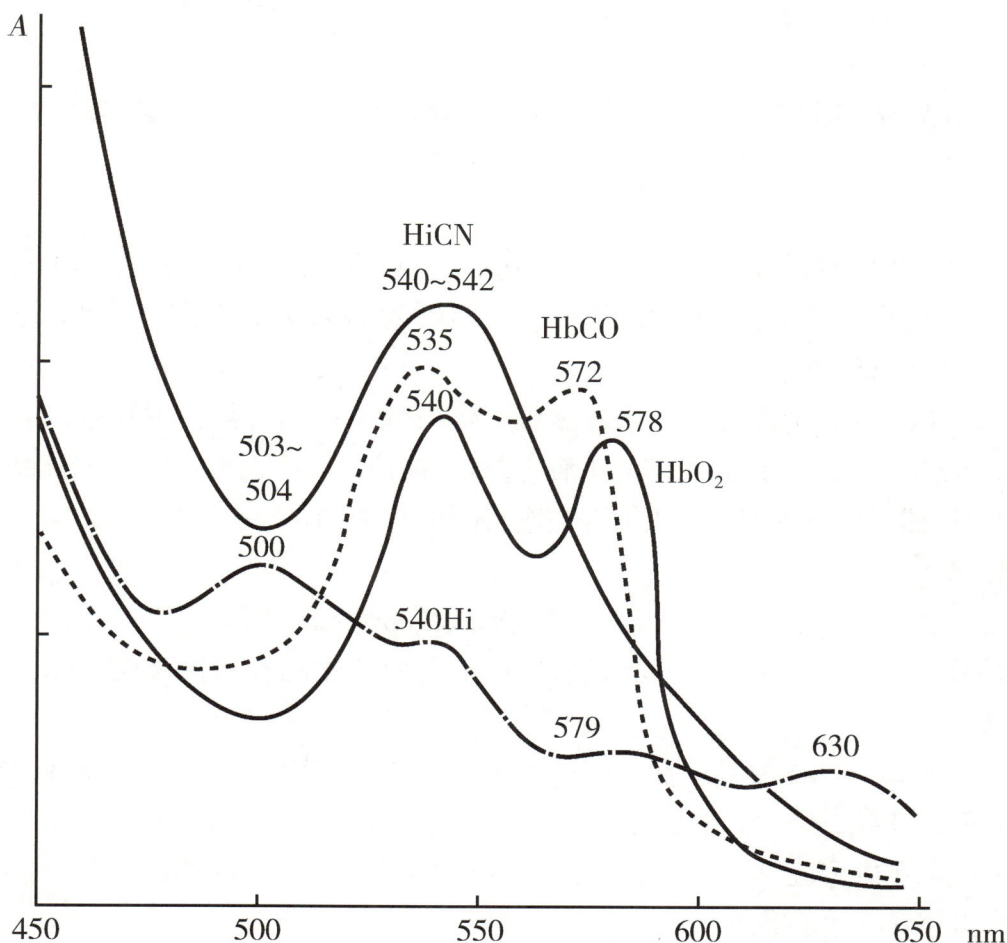

图 3-1　血红蛋白及其衍生物吸收光谱

HbO_2 呈鲜红色，在 578nm（黄色光）和 540nm（绿色光）处有两条吸收光带。Hbred 呈暗红色，在 556nm（黄、绿色光之间）处有一条吸收光带。HbCO 呈樱红色，在 CO 中毒时与 Hb 牢固结合，有两条吸收光谱分别在 572nm（黄色光）和 535nm（绿色光）处。Hi 呈红褐色，多种氧化物都可将血红蛋白氧化成高铁血红蛋白而失去携氧能力，在 630nm、579nm、540nm 和 500nm 处有 4 条吸收光带。氰化高铁血红蛋白（HiCN）呈棕红色，在 540nm 处有一较宽的吸收光带，因其色泽稳定，已成为血红蛋白测定的参考方法。

第二节　红细胞计数

红细胞计数（red blood cell count，RBC）是血液检验常规项目之一。传统的方法为显微镜计数法，目前在各级医院应用最为普遍的是自动血细胞分析仪法，相关内容将在第四章中介绍。本节主要介绍显微镜计数法。

【原理】

用等渗稀释液将定量全血稀释一定倍数，充入改良牛鲍计数板的计数池中，在显微镜下计数一定区域内的红细胞数，经换算求得每升血液中的红细胞数量。

【器材】

试管、试管架、刻度吸管（2ml）、洗耳球、微量吸管、乳胶吸头、改良牛鲍计数板、盖玻片、显微镜等。

【试剂】

1. 甲醛枸橼酸钠稀释液　枸橼酸钠 1.0g，36% 甲醛溶液 1.0ml，氯化钠 0.6g，加蒸馏水至 100ml，充分混匀，经两次过滤后备用。其中，甲醛起防腐并固定红细胞的作用，氯化钠可调节稀释液渗透压。

2. 赫姆（Hayem）稀释液　氯化钠 1.0g，无水硫酸钠 2.5g，氯化汞 0.5g，加蒸馏水至 200.0ml，溶解后可加 2% 伊红水溶液 1 滴，过滤后使用。其中，氯化钠可调节稀释液渗透压，硫酸钠可提高相对密度并防止细胞粘连，氯化汞为防腐剂，有剧毒。

【操作】

1. 加稀释液　取试管 1 支，加红细胞稀释液 2.0ml。

2. 取血　用清洁干燥的微量吸管取末梢血或 EDTA-K$_2$ 抗凝静脉血 10μl，擦去管尖外部余血。

3. 稀释血液　将微量吸管插入试管中红细胞稀释液底部，轻轻放出血液，并吸取上层稀释液漱洗吸管 2~3 次，立即混匀。

4. 准备计数板和盖玻片　将计数池与盖玻片用干净、柔软的绸布擦净，再用"推式"将盖玻片盖在计数池上。

5. 充池　将试管中的红细胞悬液混匀，用玻璃棒蘸取或用吸管吸取已混匀的红细胞悬液，充入计数池中，不得有空泡或外溢。

6. 计数　静置 2~3min，待红细胞完全下沉后用高倍镜依次计数中央大方格内四角和正中 5 个中方格内的红细胞。压线细胞按照"数上不数下，数左不数右"的原则进行计数。压左、上双线的以外线为界，压右、下双线的以内线为界（图 3-2）。

7. 计算

$$红细胞数/L = 5 个中方格内红细胞数 \times 5 \times 10 \times 200 \times 10^6$$
$$= 5 个中方格内红细胞数 \div 100 \times 10^{12}$$

式中：×5 为 5 个中方格换算成 1 个大方格；×10 为 1 个大方格容积为 0.1μl，换算成 1.0μl；×200 为血液的实际稀释倍数应为 201 倍，按 200 倍计算；×10^6 为由 1μl 换算成 1L。

8. 报告方式　红细胞：X.XX×10^{12}/L。

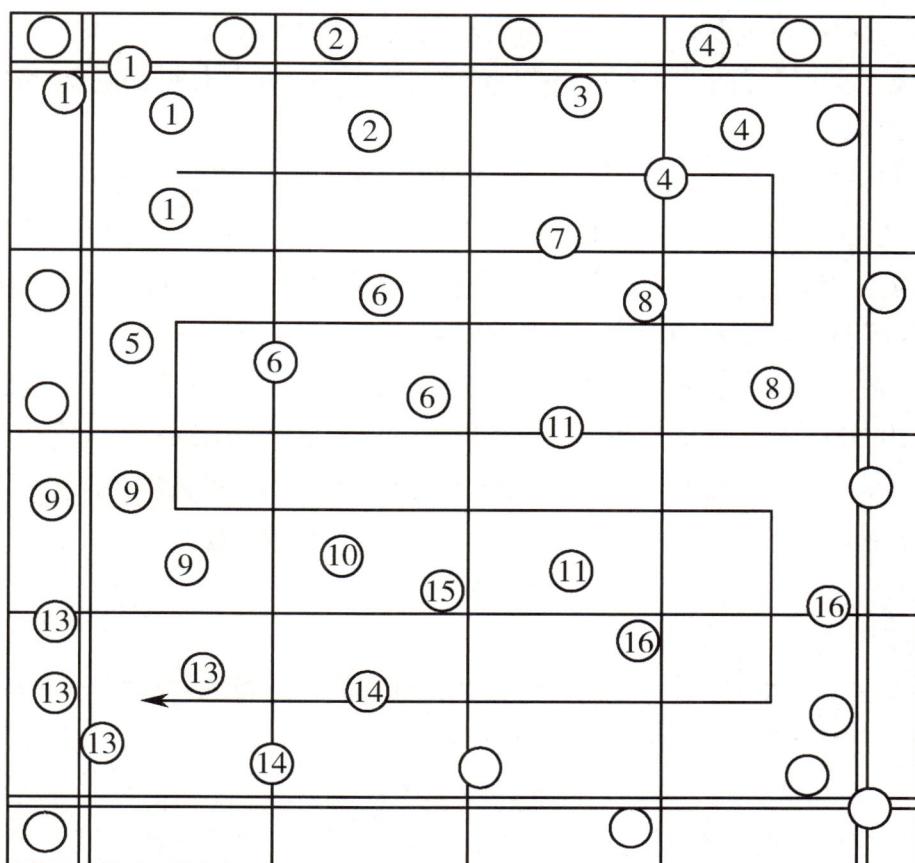

图 3-2　红细胞压线细胞计数

【注意事项】

1. 标本　血量要准确。若用毛细血管血,针刺深度必须适当,取血时不能过分挤压,以免混入组织液使血液凝固或稀释。

2. 稀释液　过滤后使用。试管、计数板、微量吸管均须清洁,以免杂质、微粒等被误认为红细胞。使用甲醛枸橼酸钠稀释液时,如遇自身凝集素增高患者,可使红细胞发生凝集,此时可用不含甲醛的枸橼酸盐稀释液。

3. 混匀　血液与稀释液混合时应及时混匀,以免血液部分凝集;计数充液前应充分混匀,以免红细胞分布不均、超过固有误差范围。

4. 整理　实验结束后应及时清洗实验器材,并擦拭干净,以免影响下次使用。

5. 检验顺序　若取末梢血需要同时做白细胞计数、红细胞计数、血红蛋白测定,由于白细胞计数稀释液、血红蛋白转化液均有溶血作用,故同时测定时应先计数红细胞,再进行白细胞计数、血红蛋白测定,以减少误差。

6. 结果报告　如实记录实验结果,每次签发报告前应仔细核对。

【计数误差】

红细胞计数误差与白细胞计数相似,分为技术误差和固有误差两类。

1. 技术误差　同白细胞计数一样,是由于操作不正规和仪器不精确造成的误差,通过主观努力可避免或显著减小。常见的技术误差除了采血部位不当、稀释倍数不准、血液凝固、充液不当、稀释血液未充分混匀、使用未经校正的器材外，红细胞计数时还应注意白细胞的影响。

红细胞稀释液并不能去除白细胞，白细胞与红细胞一起存在于稀释液中，通常在计数时会把白细胞计数在内。一般情况下外周血中白细胞仅相当于红细胞的 1/500～1/1 000，实际影响很小，可忽略不进行区分计数。但白细胞过高的患者做红细胞计数时结果将会受到较大的影响，应考虑白细胞的影响。校正方法如下：

（1）将计数结果减去患者每升血液中的白细胞数。例如，"红细胞计数"为 2.0×10^{12}/L，白细胞计数为 200×10^9/L，则该患者实际红细胞计数结果应为 1.8×10^{12}/L。

（2）在高倍镜下注意识别，勿将白细胞计入。白细胞体积常较红细胞大，球形，中央无凹陷，细胞核隐约可见，无黄绿色折光，与红细胞在形态特征上有所不同，可借此进行鉴别。

2. 固有误差

（1）Berkson（1940 年）实验证明，计数的范围愈广，计数的红细胞数愈多，计数误差愈小。因此，遇到严重贫血的标本应缩小稀释倍数或扩大计数范围，否则计数结果可靠性差。

（2）红细胞计数的固有误差包括计数板、吸管的使用次数和计数域三个方面，计数次数愈多，误差愈小，结果愈准确。一般在正常范围内两次红细胞计数的结果相差应＜5%。

【质量控制】

1. 两差比值评价法　即每天由质控人员随机抽样，让原操作者重复计数某标本的红细胞数，将两次结果计算两差比值。

$$两差比值（r）= \frac{|X_1 - X_2|}{\sqrt{X_1 + X_2}}$$

式中：X_1、X_2 系指前后两次所数红细胞的数。

两差比值＜2 为合格；若≥2，为不合格，说明重复性存在显著差异。本法适用于个人技术考核。

2. 其他方法　如考核人数较多，可用变异系数评价法或双份计数变异系数（CV）差数法。

第三节　血红蛋白测定

血红蛋白测定是指测定血液中各种血红蛋白的总浓度。临床上常用的方法有氰化高铁血红蛋白测定法、碱羟高铁血红素法和十二烷基硫酸钠血红蛋白测定法等。

一、氰化高铁血红蛋白测定法

氰化高铁血红蛋白测定法是国际血液学标准化委员会（ICSH）推荐并经世界卫生组织（WHO）确认的血红蛋白测定参考方法，在1983年全国临床检验方法学学术会议上被推荐为血红蛋白测定的首选方法。本方法的主要优点是：操作简便，结果稳定，试剂易于保存，能测定除硫化血红蛋白（SHb）外的所有血红蛋白，并易于质控。

【原理】

血液中红细胞经转化液中的表面活性剂的作用，溶血释放出血红蛋白。血红蛋白（除SHb）被高铁氰化钾氧化成高铁血红蛋白（Hi），在一定的pH下再与氰离子（CN^-）结合，生成稳定的氰化高铁血红蛋白（HiCN）。HiCN在540nm处有一最大吸收波峰，其毫摩尔吸光系数为44L/（mmol·cm），用分光光度计测定其吸光度，根据吸光度求得每升血液中血红蛋白的浓度。

【器材】

采血用具、试管、试管架、刻度吸管（5ml）、洗耳球、微量吸管、乳胶吸头、比色杯、分光光度计等。

【试剂】

WHO和国家卫生健康委员会临床检验中心推荐使用文齐氏液，此液血红蛋白转化5min内即可完成，且加入非离子表面活性剂后能较好地防止混浊。配方为：氰化钾（KCN）0.05g，高铁氰化钾[$K_3Fe(CN)_6$]0.2g，无水磷酸二氢钾（KH_2PO_4）0.14g，Triton X-100（或其他非离子表面活性剂）1.0ml，蒸馏水加至1 000ml。

配成后用滤纸过滤，置棕色玻璃瓶中，加盖保存于冷暗处。此液在室温下可保存数月，在冰箱冷藏保存时间更长，但勿使其结冰。

HiCN转化液透明、淡黄，pH7.0～7.4，以蒸馏水作空白，用540nm比色，吸水度应<0.001。若试剂变混、变绿或发生混浊，则应废弃，不能再用。

【操作】

1. 加转化液　取试管1支，加HiCN转化液5.0ml。

2. 加血与转化　用清洁干燥的微量吸管取末梢血或EDTA-K_2抗凝静脉血20μl，擦去吸管外壁余血，缓慢加至转化液底部，再轻轻吸取上清液清洗吸管2～3次，洗净管腔内残留血液，使血液与转化液充分混匀，静置5min。

3. 测定吸光度　应用分光光度计（带宽应小于1nm）在波长540nm，比色杯光径1.000cm，以HiCN转化液或蒸馏水作空白调零，测定标本吸光度值（A）。

4. 计算

（1）直接计算

$$Hb(g/L) = A \times \frac{64\ 458}{44\ 000} \times 251 = A \times 367.7$$

式中：A 为 540nm 处测定的标本吸光度；64 458 为血红蛋白的平均分子量；44 000 为血红蛋白的毫摩尔消光系数；251 为血液稀释倍数。

（2）参考液比色计算：先绘制标准曲线或计算 K 值。对商品化试剂 HiCN 标准液进行倍比稀释（50g/L、100g/L、150g/L、200g/L），并使用分光光度计在 540nm 处分别测定各稀释度标准液的吸光度（A），然后以标准品血红蛋白浓度为横坐标、吸光度为纵坐标，绘制标准曲线。

例：HiCN 标准液参考值为 50g/L、100g/L、150g/L、200g/L，在分光光度计上测得吸光度"A"分别为 0.130、0.270、0.405、0.540，则可在标准计算纸上绘成 HiCN 标准曲线（图 3-3）。

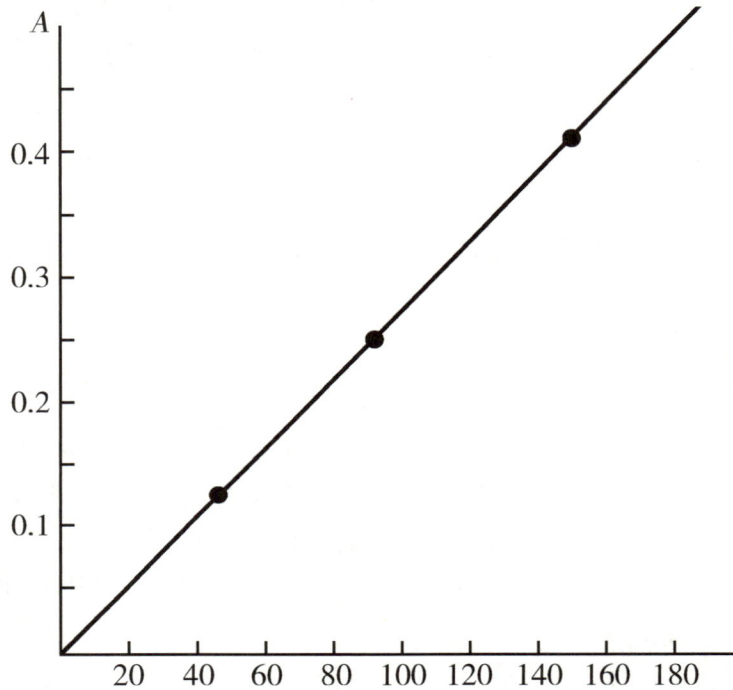

图 3-3　HiCN 标准曲线

亦可按下式求出吸光度血红蛋白换算常数（K）：

$$K = \frac{\sum Hb}{\sum A} = \frac{50+100+150+200}{0.130+0.270+0.405+0.540} = 371.75$$

根据测定管吸光度"A"，即可在标准曲线上查出 Hb 浓度（g/L），或通过标准曲线查出待测标本吸光度所对应的血红蛋白浓度，或直接用 K 值 $\times A$ 计算血红蛋白浓度。

5. 报告方式　Hb：XXXg/L。

【注意事项】

1. 标本　可用指血直接测定。若用静脉血，则应按 1.5mg/ml EDTA-K_2 的比例抗凝，不可用肝素抗凝剂（可致混浊）。

2. 仪器　所用分光光度计的波长、吸光度需要校正，带宽应小于 1nm，比色杯光径 1.000cm 时测定温度为 20～25℃。专用血红蛋白仪、标准曲线或 K 值应定期检查、校正。分光光度计必须有良好的线性才可用 K 值法计算。

3. 试剂

（1）转化液 pH 应稳定在 7.2±0.2，置棕色瓶于 4℃冰箱中，不能贮存于白色瓶、塑料瓶及强光下，否则会使 CN^- 丢失，结果偏低。

（2）HiCN 转化液是一种低离子强度而 pH 又近中性的溶液，遇白细胞过多或高球蛋白血症的血标本会出现混浊。若因白细胞数过多引起的混浊，可离心取上清液比色；若因球蛋白异常增高（如肝硬化患者）引起的混浊，可向比色液中加入少许固体氯化钠（约 0.25g）或碳酸钾（约 0.1g），混匀即可使溶液澄清。此外，该法对 HbCO 转化慢的问题也应注意，有报道 HbCO 需 100min 才能完全转化为 HiCN。

（3）氰化钾为剧毒品，在配制试剂和保存过程中要按剧毒品管理程序操作，防止污染。测定后的比色液不能与酸性溶液混合，否则可产生剧毒的酸气体。

4. 废液处理　测定后的废液应分散处理，以免污染环境。首先用水按 1∶1 稀释废液，然后按每升加次氯酸钠液 35ml，充分混匀后敞口过夜，使 CN^- 氧化成 CO_2 和 N_2 挥发掉，再排入下水道；也可用日常所用的"84"消毒液 35ml 代替次氯酸钠液，除毒效果基本相同。

【质量控制】

1. 参考液质量　HiCN 参考液是制备标准曲线、计算 K 值、校正仪器和其他方法的关键物质，ICSH 要求 HiCN 参考液的规格如下：

（1）吸收光谱曲线的波峰在（540±1）nm 处，波谷在 502～504nm 处。

（2）540/504 吸光度之比应为 1.59～1.63。

（3）用 HiCN 转化液作空白，A_{750}＜0.002。

（4）无菌试验普通培养、厌氧培养均阴性。

（5）参考液的定值误差 CV≤2%。

（6）参考液的定值由多个参考实验室测定。

2. 室内质量控制　将 3 种已知不同浓度的血红蛋白参考液每日用 HiCN 法测定一次，连续 20 天，将结果经统计学处理后，作 Xse-Rs-X 质控图。然后每日再用参考液作 HiCN 测定，结果填入坐标图，注意观察失控倾向；也可以单一贮存血作室内 X 质控图，此法仅作简易质控，作图方法与生化质控图相同。

3. 室间质量评价　由临检中心发放质控血红蛋白液，各实验室分别测定其结果，经统计计算偏离指数、变异值后进行评价。

（1）改良偏离指数（DI）评价法：

$$DI_{Hb} = \frac{|X - \overline{X}|}{5\% \overline{X}}$$

式中：X 为测定值，$\bar{X}$ 为参考实验室均值（靶值），$5\%\bar{X}$ 为参考实验室加权均值的 5%。

评分标准：

$DI\leqslant0.5$ 优

$0.5<DI\leqslant1.0$ 良

$1.0<DI\leqslant2.0$ 及格

$2.0<DI\leqslant3.0$ 不及格

$DI>3.0$ 问题严重

（2）变异值（V）评价法：

$$V=\frac{|X-\bar{X}|}{\bar{X}}\times100$$

式中：X 为测定值，$\bar{X}$ 为参考实验室均值（靶值）。

评分标准：

$V\leqslant5\%$ 良

$5\%<V\leqslant10\%$ 及格

$V>10\%$ 不及格

二、十二烷基硫酸钠血红蛋白测定法

【原理】

十二烷基硫酸钠（SDS）或称十二烷基月桂酰硫酸钠（SLS），是一种阴离子表面活性剂，具有轻度氧化作用。除 SHb 外，血液中各种血红蛋白均可与 SDS 发生反应，使亚铁血红素被氧化成稳定的棕红色高铁血红素样复合物（SDS-Hb），其吸收波峰为 538nm。由于 SDS-Hb 的摩尔消光系数尚未确认，故不能根据标本吸光度直接计算结果，需用 HiCN 法及本法分别测定多份不同浓度抗凝血的血红蛋白浓度和吸光度，并以此绘制标准曲线，间接计算血红蛋白浓度。

【器材】

同氰化高铁血红蛋白测定法。

【试剂】

1. 60g/L SDS 磷酸盐缓冲液 SDS 60g 溶解于 33.3mmol/L 磷酸盐缓冲液（pH7.2）中，加 Triton X-100 70ml 于溶液中混匀，再加 33.3mmol/L 磷酸盐缓冲液至 1 000ml，混匀。

2. SDS 应用液 将上述 60g/L SDS 原液用蒸馏水稀释 100 倍。

【操作】

1. 标准曲线制备 至少取 4 份不同浓度（包括高、中、低浓度）抗凝血，分别用 HiCN 法及本法测定每份血液的血红蛋白浓度和吸光度，然后以 HiCN 法测定的血红蛋白浓度为横坐标，SDS 法测得的吸光度为纵坐标，绘制标准曲线。

2. SDS-Hb 测定　①比色：取 SDS 应用液 5ml，加入待测末梢血或 EDTA-K$_2$ 抗凝静脉血 20μl 充分混匀，5min 后置 540nm 处以应用液调零，读取待测管吸光度值。②查标准曲线即得 Hb 浓度。

3. 报告方式　Hb：XXXg/L。

【注意事项】

选用质量合格的十二烷基硫酸钠，如无 Triton X-100，可用国产乳化剂 OP 或其他非离子表面活性剂替代。试剂溶血能力较强，可破坏白细胞，不能同时进行白细胞计数。

第四节　红细胞计数和血红蛋白测定的临床意义

当循环血液中红细胞数量发生变化时，引起血红蛋白浓度的相应变化，两者的临床意义基本相同。红细胞计数和血红蛋白测定的结果呈正相关，但在贫血时两者增减的程度有时不一定呈正比，若同时测定这两项结果，则对贫血的诊断和鉴别诊断更有意义。

一、参　考　区　间

1. 红细胞计数

（1）显微镜计数法：成年男性（4.0～5.5）×10^{12}/L；成年女性（3.5～5.0）×10^{12}/L；新生儿（6.0～7.0）×10^{12}/L。

（2）仪器法（静脉血）：见表 3-1。

表 3-1　血细胞分析仪法红细胞计数参考区间

类别	年龄	静脉血/（×10^{12}·L^{-1}）		末梢血/（×10^{12}·L^{-1}）	
		男	女	男	女
成人（WS/T 405-2012）	≥18 岁	4.3～5.8	3.8～5.1		
儿童（WS/T 779-2021）	28 天～<6 个月	3.3～5.2		3.5～5.6	
	6 个月～<6 岁	4.0～5.5		4.1～5.5	
	6 岁～<13 岁	4.2～5.7		4.3～5.7	
	13 岁～18 岁	4.5～5.9	4.1～5.3	4.5～6.2	4.1～5.7

（3）红细胞计数医学决定水平：高于 $6.8×10^{12}$/L，应采取治疗措施；低于参考区间下限，为诊断贫血界限，应寻找病因；低于 $1.5×10^{12}$/L，应考虑输血。

2．血红蛋白

（1）比色法：成年男性，120～160g/L；成年女性，110～150g/L；新生儿，170～200g/L。

（2）血细胞分析仪法：见表3-2。

表3-2　血细胞分析仪法血红蛋白测定参考区间

类别	年龄	静脉血/(g·L⁻¹)		末梢血/(g·L⁻¹)	
		男	女	男	女
成人（WS/T 405-2012）	≥18岁	130～175	115～150		
儿童（WS/T 779-2021）	28天～<6个月	97～183		99～196	
	6个月～<1岁	97～141		103～138	
	1岁～<2岁	107～141		104～143	
	2岁～<6岁	112～149		115～150	
	6岁～<13岁	118～156		121～158	
	13岁～18岁	129～172	114～154	131～179	114～159

成年男性130～175g/L；成年女性115～150g/L；新生儿180～190g/L。

二、生理性变化

影响红细胞和血红蛋白的生理因素颇多，其中较为突出的是年龄和性别，还与精神、运动、气压、妊娠等因素有关。

1．年龄与性别的变化　新生儿由于出生前以弥散方式从母体血液中获得氧气，处于生理性缺氧反应状态，红细胞和血红蛋白均明显高于成人，出生2周后逐渐下降。6个月～2岁的婴幼儿由于生长发育快，血容量急剧增加，造血原料相对不足，可导致生理性贫血。男性儿童6～7岁时红细胞和血红蛋白值最低，以后随年龄增长逐渐增加，25～30岁达高峰。女性在13～15岁时达高峰，21～35岁时受月经、内分泌影响，维持最低水平，以后又与男性水平相接近。老年人由于对营养的摄取、利用能力降低以及造血功能的减退，红细胞和血红蛋白合成相对不足，致使其红细胞和血红蛋白较中青年低。

2. 精神因素　在情绪激动、兴奋、恐惧或受冷水浴等刺激时，机体肾上腺素水平增高，可使红细胞、血红蛋白一过性增多。

3. 剧烈的体育运动和劳动　由于在剧烈的体育运动和劳动时人体的需氧量增加，供给相对不足，引起缺氧，刺激促红细胞生成素分泌增加，骨髓加速释放红细胞，引起红细胞、血红蛋白增多。

4. 气压因素　高原地区气压低，空气稀薄，由于长期缺氧刺激，红细胞代偿性增生，因此高山地区居民和登山运动员的红细胞、血红蛋白均高于平原地区居民。

5. 妊娠因素　妊娠中晚期为适应胎盘循环的需要，孕妇血容量明显增加而使血液稀释，孕32～34周表现最为明显，血液的相对稀释可使红细胞及血红蛋白的测定值偏低。

三、病理性变化

（一）红细胞和血红蛋白病理性减少

血液中红细胞和血红蛋白测定值低于参考区间的下限称为红细胞和血红蛋白减少，一般称为贫血（anemia）。主要原因如下：

1. 造血原料不足或利用障碍　铁是合成血红蛋白的原料，慢性失血可导致铁丢失，此外铁供应不足或吸收不良均可导致缺铁性贫血；铁利用障碍可致铁粒幼细胞贫血；叶酸、维生素B_{12}缺乏可引起巨幼细胞贫血等。

2. 红细胞丢失过多　各种原因导致的急、慢性失血，如外伤、溃疡、肿瘤等。

3. 红细胞寿命缩短　各种原因所致的溶血性贫血，如脾功能亢进、蚕豆病等。

4. 促红细胞生成素（EPO）分泌减少　如慢性肾疾病所致的贫血。

5. 造血功能障碍　见于造血系统疾病，如再生障碍性贫血、白血病、骨髓纤维化等；某些药物导致的骨髓造血功能抑制。

（二）红细胞和血红蛋白病理性增多

1. 相对性增多　是由于各种原因造成机体水分丢失过多、血浆量减少所致。如剧烈呕吐、严重腹泻、多汗、多尿、大面积烧伤等，这种由于血液浓缩造成红细胞和血红蛋白浓度相对增高又称假性红细胞增多症。此种情况只是暂时性增多，适当补充水分后则恢复正常。

2. 绝对性增多　是指血浆容量不变，红细胞和血红蛋白的绝对值增加，可分为原发性和继发性两种。

（1）继发性红细胞生成增多：机体因长期缺氧，刺激促红细胞生成素分泌增多，使红细胞、血红蛋白代偿性增加，见于严重慢性心肺疾病，如肺源性心脏病、发绀型先天性心脏病、肺气肿等。因缺氧，机体代偿产生更多的红细胞来运送氧气，红细胞增加的程度与缺氧程度呈正比。

（2）原发性红细胞生成增多：机体并不缺氧，无促红细胞生成素分泌增加而红细胞数量持续增多，见于真性红细胞增多症。

第五节　红细胞形态检验

贫血患者的红细胞因为各种病因作用于红细胞生理进程的不同阶段而引起相应的病理变化，导致在疾病状态下红细胞的形态、大小、染色以及内部结构会出现异常。红细胞出现的特殊形态变化可从瑞特染色的血涂片反映出来。观察外周血红细胞形态，结合红细胞数量和血红蛋白量，有助于贫血的诊断和鉴别诊断。

一、正常红细胞形态

血涂片中正常的成熟红细胞为双凹圆盘状，大小相对一致，平均直径 7.5μm，厚约 2μm，无核，具有折光性；在新鲜不染色标本中，边缘较厚，呈橘黄色；中央较薄，呈草黄色；侧面观呈哑铃形。在高渗溶液中，红细胞皱缩呈锯齿形；在低渗溶液中，则肿胀甚至破裂，血红蛋白逸出，成为影细胞（shadow cell）。经瑞特或瑞 - 吉染色后呈粉红色，边缘较深，中央（1/3 处）着色较淡，胞质内无异常结构。除健康人外，再生障碍性贫血、急性失血性贫血和白血病等患者的红细胞亦呈正常形态（图 3-4）。

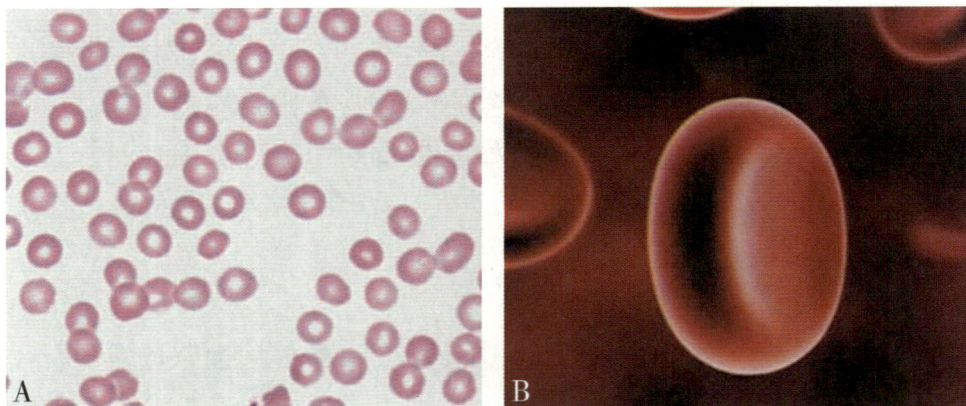

图 3-4　正常红细胞形态
A. 瑞特染色普通显微镜下形态；B. 扫描电子显微镜下形态。

二、异常红细胞形态

在排除人为因素后，若血涂片中出现大量的异常红细胞形态，常提示有病理性改变。常见的异常红细胞形态包括大小异常、染色异常、形态异常、结构异常、排列异常等。

（一）红细胞大小异常

1. 小红细胞（microcyte）　红细胞直径小于 $7\mu m$（MCV＜80fl）。健康人偶见。增多见于缺铁性贫血和珠蛋白生成障碍性贫血，常伴中心浅染区扩大，提示血红蛋白合成障碍（图 3-5A）；单纯小细胞性贫血多为慢性炎症引起的继发性贫血，无中心浅染区扩大；遗传性球形红细胞增多症的小红细胞，中心浅染区消失。

2. 大红细胞（macrocyte）　红细胞直径大于 $8.5\mu m$（MCV＞100fl）。增多见于巨幼细胞贫血、急性溶血性贫血。前者因缺乏叶酸或维生素 B_{12}，DNA 合成障碍，细胞不能及时分裂所致；后者可能与不完全成熟的红细胞增多有关（图 3-5B）。

3. 巨红细胞（megalocyte）　红细胞直径大于 $15\mu m$。见于巨幼细胞贫血，有时甚至可见直径＞$20\mu m$ 的超巨红细胞。此类体积较大的红细胞血红蛋白含量高，中央浅染区常消失（图 3-5C）。

4. 红细胞大小不均（anisocytosis）　同一血涂片中红细胞直径相差 1 倍以上。见于严重的增生性贫血，在重症巨幼细胞贫血时尤为显著，系骨髓造血功能紊乱所致（图 3-5D）。

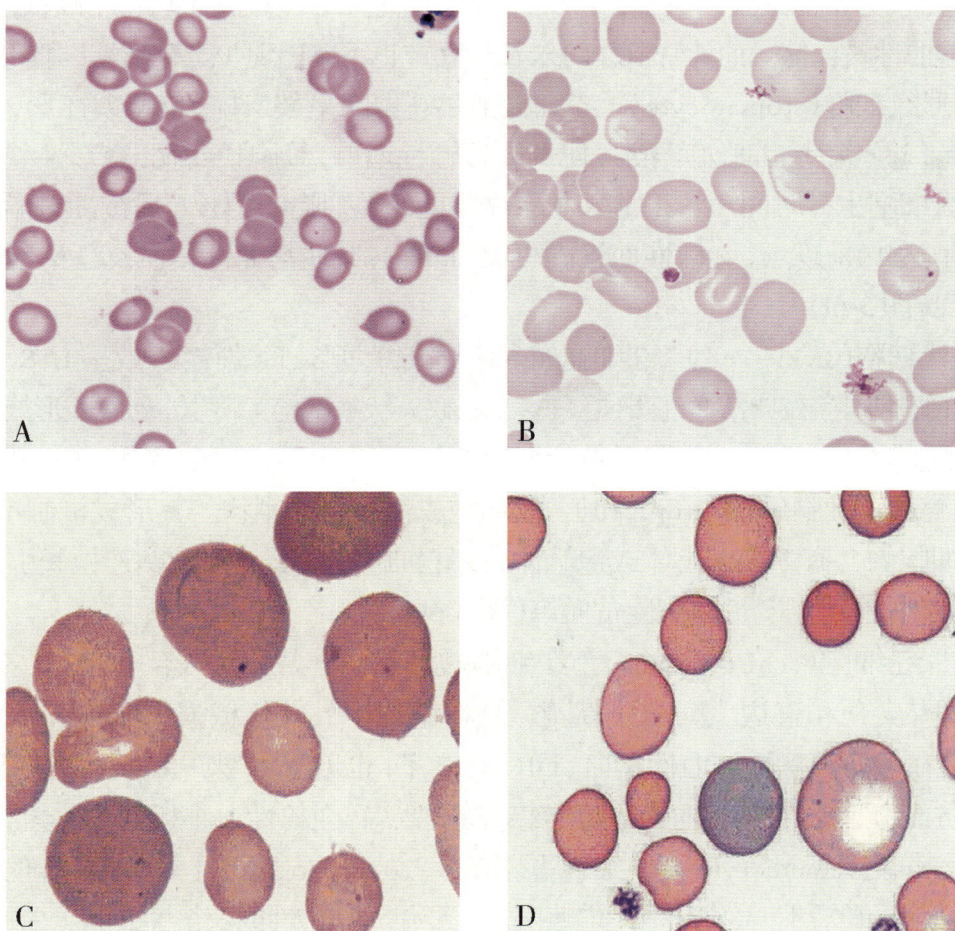

图 3-5　红细胞大小异常

A.小红细胞；B.大红细胞；C.巨红细胞；D.红细胞大小不均。

（二）红细胞形态异常

1. **球形红细胞（spherocyte）** 直径小于6.5μm，厚度增加（通常大于2μm），无中央浅染区，细胞着色深，呈小圆球形。球形红细胞的形成与红细胞膜蛋白和骨架蛋白结构异常有关。常见于遗传性球形红细胞增多症，血涂片中此类细胞可达25%以上。自身免疫性溶血性贫血、新生儿溶血病及红细胞酶缺陷所致溶血性贫血等可见少量球形红细胞（图3-6A）。

2. **椭圆形和卵圆形红细胞（elliptocyte）** 红细胞呈椭圆形（长轴大于短轴两倍以上）、卵圆形（长轴小于短轴的两倍）等。椭圆形红细胞的形成机制与红细胞膜基因异常有关，细胞只有成熟后才会呈椭圆形。此类红细胞放置于高渗、低渗溶液内，其椭圆形保持不变。正常人血涂片中约占1%；严重贫血患者可增多，巨幼细胞贫血时可达15%，其他各类贫血均有不同程度的增多；超过25%，对诊断遗传性椭圆形红细胞增多症有价值（图3-6B）。

3. **靶形红细胞（target cell）** 细胞中央和边缘染色较深，其间为不染色的苍白环，形如射击之靶。有时不典型，中央深染区呈细胞边缘延伸的半岛状或柄状。靶形红细胞直径可稍大于正常红细胞，厚度变薄。可能是Hb含量不足、分布不均衡所致。多见于珠蛋白生成障碍性贫血、异常血红蛋白病等，靶形红细胞常可达20%以上；也可见于缺铁性贫血、肝病及其他溶血性贫血等。血涂片制作时未及时固定也可以出现少量靶形红细胞（图3-6C）。

4. **口形红细胞（stomatocyte）** 红细胞中心苍白区呈裂口样、单凹或杯形，形如一个微张开的鱼口。多因红细胞膜异常，使Na^+通透性增加，细胞膜变硬，变形性差而脆性增加。此类红细胞生存时间短。正常人血涂片偶见此类细胞（<4%），遗传性口形红细胞增多症患者常达10%以上，弥散性血管内凝血（DIC）、某些溶血性贫血及酒精性肝病时可有少量出现（图3-6D）。

5. **镰状细胞（sickle cell）** 红细胞如月牙形或镰刀形，顶端较尖，或呈L、S、V字母形等。由于红细胞内存在异常血红蛋白（HbS），在缺氧状态下溶解度低，形成长形或尖形的结晶体，使细胞膜发生变形。主要见于镰状细胞贫血（HbS病）及其他镰状细胞病（图3-6E）。

6. **泪滴形红细胞（tear drop cell）** 红细胞成泪滴样或梨状。其形成机制不清楚，可能是由于细胞内含有Heinz小体或包涵体，或红细胞膜的某一点被粘连拉长引起。多见于骨髓纤维化，也可见于骨髓病性贫血等（图3-6F）。

7. **裂片红细胞（schistocyte）** 为红细胞破坏后的碎片，大小不一，形态各异，边缘不规则，可有尖角和直边、盔形、新月形，是在循环中外在机械损伤所致。正常人血涂片中<1%，在微血管病性溶血性贫血、DIC时增多，也见于重型珠蛋白生成障碍性贫血、巨幼细胞贫血、严重烧伤、溶血性尿毒症综合征、肾病、血栓性血小板减少性紫癜等。

8. **棘红细胞（acanthocyte）** 红细胞边缘有2~20个不同形状且不规则间隔的突起或针刺，其间距不等，长短不一，突起的尾端略圆。主要见于遗传性或获得性β脂蛋白缺乏症，也见于脾切除术后、酒精中毒性肝病、尿毒症等（图3-6G）。应注意与锯齿形红细胞区别。

9. **锯齿形红细胞（echinocyte）** 细胞边缘有10~30个相当规则的短而钝或尖的突起，突起排列均匀，长短一致。常见于肝肾疾病、丙酮酸激酶缺乏症或人为因素造成

（图3-6H）。

10. 红细胞形态不整（poikilocytosis） 红细胞形态发生多种明显变化，可呈梨形、泪滴形、新月形、三角形等。常见于DIC、溶血性贫血及巨幼细胞贫血。可能因贫血严重且又缺乏造血原料所致；也可能因红细胞膜脆性增大，在推片时细胞破裂所致（图3-6I）。

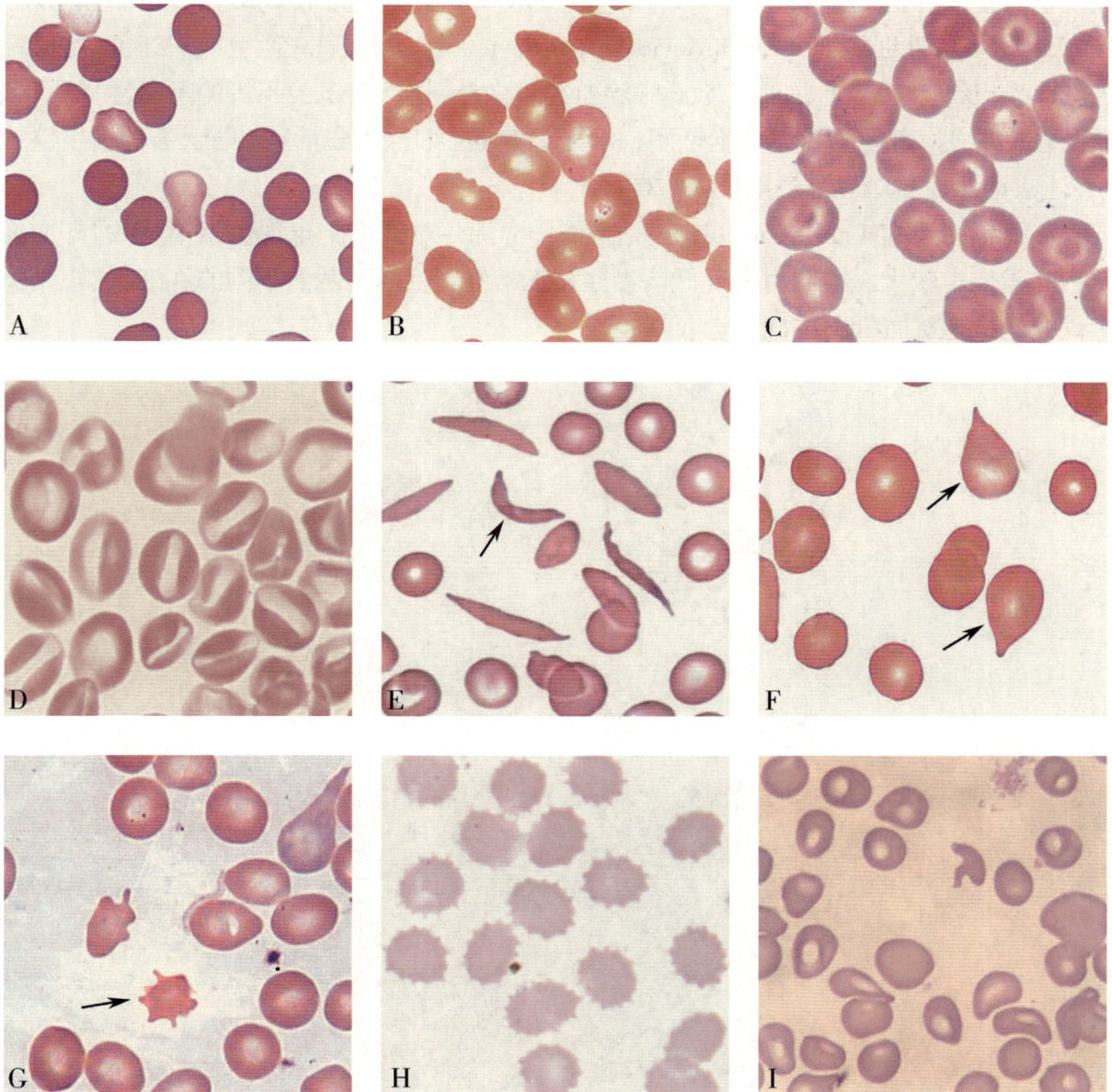

图3-6 红细胞形态异常

A.球形红细胞；B.椭圆形和卵圆形红细胞；C.靶形红细胞；D.口形红细胞；

E.镰状细胞；F.泪滴形红细胞；G.棘红细胞；

H.锯齿形红细胞；I.红细胞形态不整。

（三）红细胞染色异常

1. 低色素性红细胞（hypochromic erythrocyte） 红细胞生理浅染区扩大甚至呈环状，

系血红蛋白含量降低所致。见于缺铁性贫血、珠蛋白生成障碍性贫血、铁粒幼细胞贫血及某些血红蛋白病（图 3-7A）。

2. 高色素性红细胞（hyperchromatic erythrocyte） 红细胞生理浅染区缩小乃至消失，整个红细胞着色较深，系红细胞内血红蛋白含量增高所致。若红细胞体积减小，则为球形红细胞，见于遗传性球形红细胞增多症；若红细胞体积增大，见于巨幼细胞贫血（图 3-7B）。

3. 嗜多色性红细胞（polychromatic erythrocyte） 红细胞呈灰蓝色或灰红色，胞体略大，属尚未完全成熟的红细胞，胞质中除血红蛋白外，还残存多少不等的嗜碱性物质（核酸及核糖体）。嗜多色性红细胞增多，提示骨髓内红细胞生成活跃，见于各种增生性贫血，尤以溶血性贫血最为多见（图 3-7C）。

4. 双相红细胞（anisochromia） 是指同一血涂片中红细胞出现色素不一致，即血红蛋白充盈偏离较大。如同时出现低色素性和正常色素性两个截然不同的红细胞群，常见于铁粒幼细胞贫血（图 3-7D）。

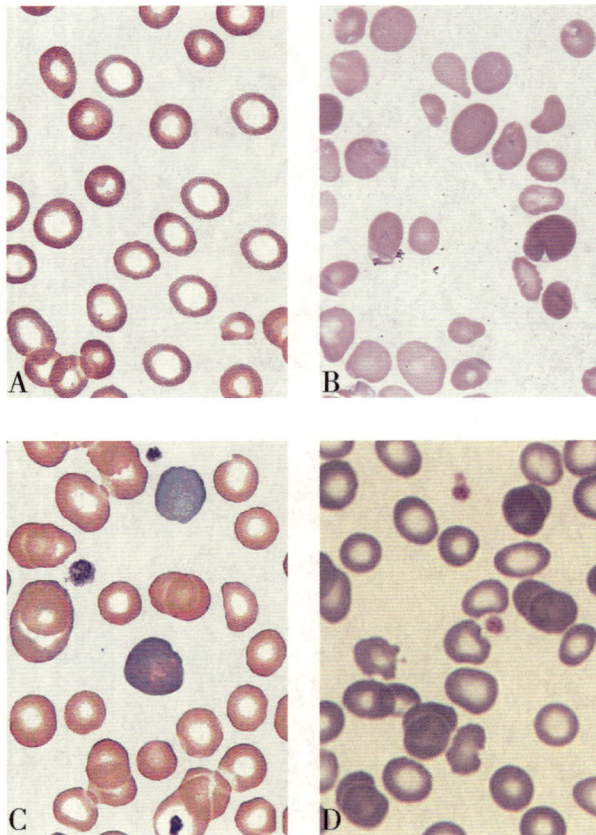

图 3-7 红细胞染色异常

A. 低色素性红细胞；B. 高色素性红细胞；C. 嗜多色性红细胞；D. 双相红细胞。

（四）红细胞结构异常

正常成熟红细胞在无普通显微镜下无可见的结构，病理情况下可见有结构出现。成人外周血中红细胞内有结构者，均属异常红细胞。

1. 染色质小体　又称豪-乔小体(Howell-Jolly body)，是位于成熟或幼稚红细胞胞质内的紫红色小体，直径 1～2μm，一至数个不等，为核碎裂或溶解后的残余物(图 3-8A)。常见于巨幼细胞贫血，也见于溶血性贫血及脾切除术后。

2. 卡波环(Cabot ring)　存在于成熟或幼稚红细胞胞质内，呈紫红色线圈状或"8"字形结构(图 3-8B)，可能是纺锤体的残余物或脂蛋白变性所致，常与染色质小体并存。见于溶血性贫血、巨幼细胞贫血、白血病及铅中毒等。

3. 嗜碱性点彩红细胞(basophilic stippling cell)　简称点彩红细胞，是指在瑞特染色后红细胞胞质内出现大小不一、数量不等的灰蓝色颗粒(变性 RNA)，是由于核糖体异常聚集形成(图 3-8C)。正常人血涂片中罕见此类细胞，约占 0.01%。增多见于铅、铋、锌、汞等重金属中毒时，临床上常作为铅中毒诊断的筛查指标，也可见于重症巨幼细胞贫血和骨髓纤维化等。

4. 有核红细胞(nucleated erythrocyte)　即幼稚红细胞。正常成人存在于骨髓中，外周血中仅于 1 周内新生儿少量见到。成人外周血中出现有核红细胞属病理现象，常见于各种溶血性贫血、白血病、骨髓纤维化、脾切除术后及严重缺氧等(图 3-8D)。

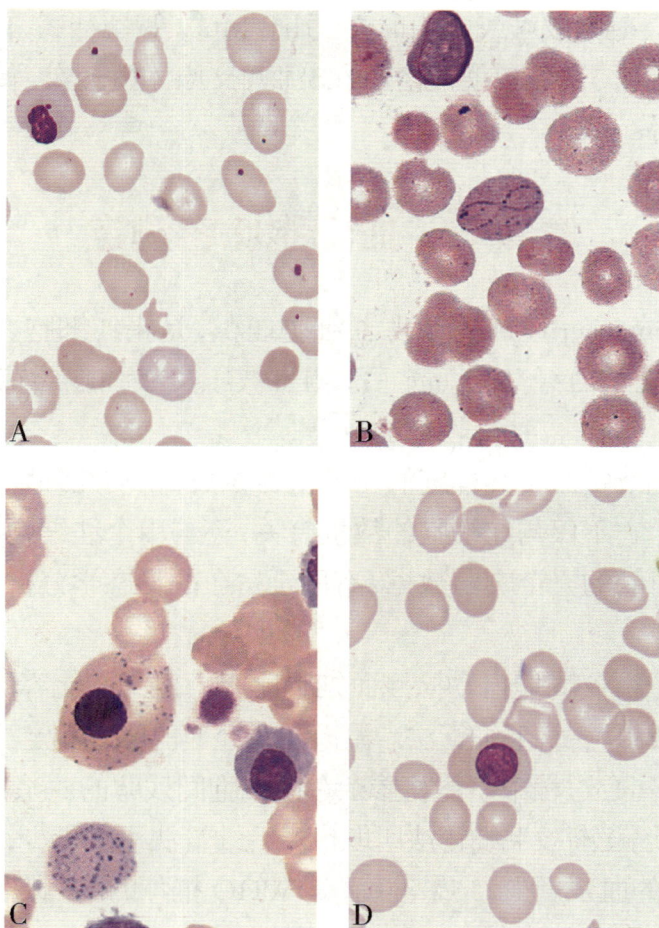

图 3-8　红细胞结构异常

A. 染色质小体；B. 卡波环；C. 嗜碱性点彩红细胞；D. 有核红细胞。

（五）红细胞不规则分布

1. 红细胞缗钱状形成（rouleaux formation） 由于血浆纤维蛋白原和球蛋白含量增高，减弱了红细胞间相互的排斥力，导致红细胞重叠形成缗钱状（图3-9）。见于多发性骨髓瘤、巨球蛋白血症。

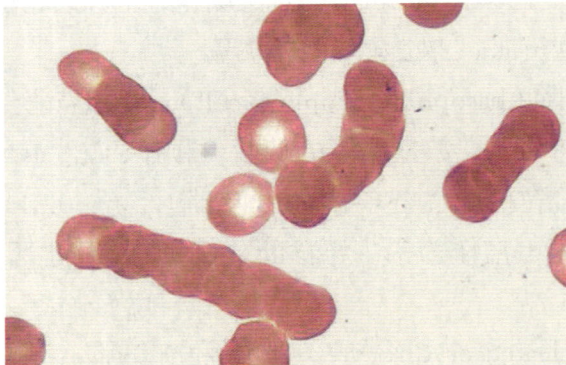

图 3-9　红细胞缗钱状形成

2. 红细胞聚集（erythrocyte aggregation） 由于冷凝集素增多或免疫性因素等原因，导致 RBC 出现聚集、凝集成堆或成团现象，引起 MCV 假性升高，RBC 计数假性减少。常见于冷凝集素综合征、自身免疫性溶血性贫血、支原体性肺炎、传染性单核细胞增多症、肝硬化、淋巴瘤等。

第六节　血细胞比容测定

血细胞比容（hematocrit，Hct）也称血细胞压积，是指红细胞在血液中所占容积的比值。通常是指抗凝全血经离心沉淀后，测得被压实红细胞层在全血中所占体积的比值。

血细胞比容是判断贫血及其程度的一个重要参数，常与红细胞数、血红蛋白一起作为诊断贫血的指标。它不仅与红细胞的数量有关，还与单个红细胞的体积有关，是计算红细胞平均值必不可缺的一个实验数据，有助于贫血的形态学分析，是临床常用的血液检测项目之一。

目前的血细胞分析仪均能自动检测血细胞比容。血细胞比容测定的手工离心方法常用的有温氏（Wintrob）法和毛细管法。温氏法为经典的比容测定法，操作简单易行，但测定时间较长，存在离心过程中不能将掺杂在血细胞间残留的血浆完全排除而导致结果值偏高的缺点，故现已逐渐被毛细管法所取代。毛细管法用血量少，离心力较大，离心时间短，血细胞间残留的血浆量少，结果准确，是 WHO 推荐的血细胞比容测定的首选常规方法。

一、温 氏 法

【原理】

将定量的抗凝血液置于温氏管中,在一定的速度和时间离心后读取压实红细胞层在全血中所占的体积比值,即为血细胞比容。

【器材】

1. 温氏管　管长 110mm,内径 3mm,平底厚壁玻璃管,管壁一侧自下而上标有 0~100mm 刻度,对侧有自上而下 0~100mm 刻度,分度值均为 1mm,容积约 1ml(图 3-10)。

2. 细长毛细滴管　滴管下端细长,上部稍膨大,顶端带有橡皮乳头帽,其细长部 >110mm,内径 <3mm,容积略大于 1ml(图 3-10)。若无细长毛细滴管,亦可用 2ml 注射器接长穿刺针代替。

3. 水平式离心机　相对离心力 RCF >2 264g。

4. 干燥抗凝管　将 EDTA-K_2 3mg 或肝素钠 0.2mg 分装于小试管中,再进行干燥处理。

图 3-10　温氏管和细长毛细滴管示意图

【操作】

1. 准备抗凝血　静脉采血 2ml,注入含干燥 EDTA-K_2 3mg 或肝素钠 0.2mg 的抗凝管中,立即充分混匀。

2. 注血　轻轻混匀抗凝血,用毛细滴管吸取适量的抗凝血,插入温氏管底部,然后将血液缓慢注入至刻度管"10"处。注意防止气泡产生。

3. 离心　用水平离心机以相对离心力 2 264g 离心 30min(一般用有效半径 22.5cm 的水平离心以 3 000r/min 离心 30min),读取压实红细胞层柱高的毫米数,然后再离心 10min,至红细胞层不再下降为止。

4. 结果观察　离心后的血液分为 5 层,自上而下分别是:①血浆层,呈淡黄色;②血小板层,呈白色乳糜状;③白细胞和有核红细胞层,简称有核细胞层,呈灰红色;④还原红细胞层,是氧合血红蛋白被血细胞代谢还原所致,呈紫黑色;⑤带氧红细胞层,呈鲜红色。

5. 结果判读　读取红细胞层的柱高(以还原红细胞层表面为准)的毫米数,乘以 0.01,即为每升血液中红细胞的体积升数。

6. 结果报告　Hct:XX。

【注意事项】

1. 器材　所用器材必须清洁干燥防止溶血。

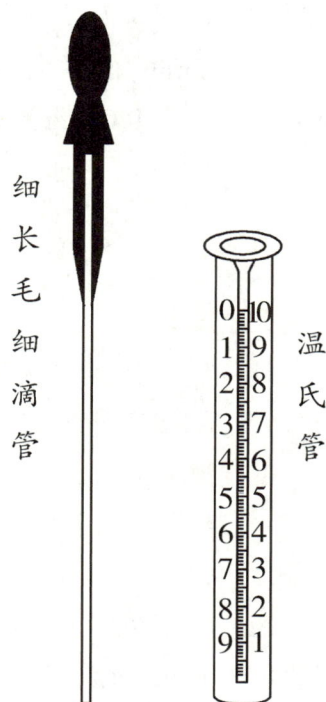

2. 抗凝剂　所有抗凝剂应对红细胞体积无影响且溶解迅速，EDTA-K$_2$效果较好。

3. 观察结果　上层血浆若有黄疸、溶血现象应注明，供临床医师参考。

4. 离心　条件必须恒定。Hct 测定过程中所用的离心速度应随离心机半径的改变而有所不同。本实验要求的相对离心力是 2 264g，离心时间为 30min。相对离心力 RCF（g）与转速（r/min）的关系如下：

$$RCF(g)=1.118\times10^{-5}\times 有效离心半径（cm）\times（每分钟转速）^2$$

二、毛细管法

【原理】

将定量的抗凝血液置于特制的毛细管中，在高速离心沉淀后，观察压实的红细胞层的高度，即得每升血液中红细胞与全血的体积比（L/L）。

【器材】

1. 专用高速离心机　离心半径应大于 8.0cm，能在 30s 内加速到最大转速，在转动圆周边的 RCF 为 10 000～15 000g，转动 5min，转盘的温度不超过 54℃。

2. 一次性使用的专用毛细管　用钠玻璃制成，长（75±0.5）mm，内径（1.155±0.085）mm，壁厚 0.20mm，允许范围为 0.18～0.23mm。

3. 毛细管密封胶　黏土样密封胶或符合要求的用品。

4. 刻度读数器　由专用高速离心机厂家配套供应。

5. 抗凝剂　肝素或 EDTA-K$_2$。

【操作】

1. 标本　可用静脉血或末梢血。若用静脉血，应将血与抗凝剂轻轻混合均匀，勿产生气泡；如用末梢血，毛细管需经肝素处理，即使用前吸入肝素（100U/ml），润湿内壁后吹出，放 37℃温箱中干燥后备用。

2. 吸血　用毛细管口接触血液，利用毛细管引力把血液吸入毛细管内。如用末梢血，血液达到毛细管 60～65mm 处，立即轻轻转动毛细管以充分混匀，血柱距毛细管两端的距离应各有 0.5cm 以上。

3. 封口　把毛细管吸血液的一端插入密封胶中，封口。密封胶柱长度应为 4～6mm。

4. 离心　将毛细管编号，放入高速离心机上，密封的一端向外。以 RCF 12 500g 离心 5min。

5. 读数　取出毛细管，检查有无漏血，漏血者应重新采样测定。若无漏血，则将毛细管血柱底面对准刻度读数器 0 线，滑动血柱使血浆的新月形底面对准 1.0 刻度线，读取与红细胞柱紫红色界面相切的刻度标示值，即为 Hct 测定值（图 3-11）。若无读数器，可用刻度尺直接测量其中红细胞柱高和血液总长度,用红细胞柱高除以全血长度,即为血细胞比容。

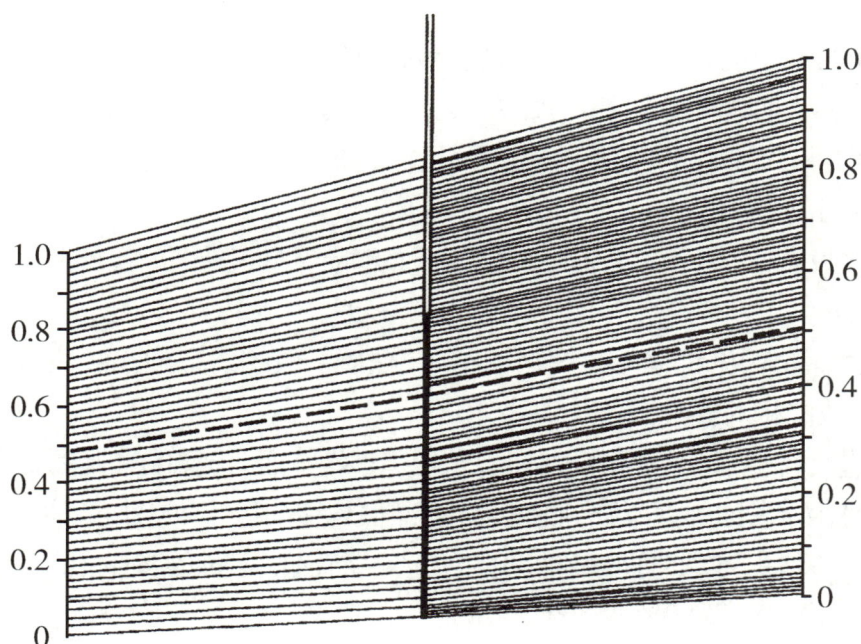

图 3-11　微量血细胞比容测定读数器

【注意事项】

1. 标本

(1)若用末梢血,采血要顺利,穿刺应稍微深些,以血液能自动流出为宜;拭去第一滴血后,将血引入毛细管内,勿用力挤压,防止混入组织液。

(2)若用静脉抗凝血测定 Hct,血标本收集后应及时测定,最长搁置时间不可超过 6h。

(3)同一标本的两次测量结果之差不可大于 0.015。

2. 封口　毛细管不能用烧熔的方法密封。

3. 离心　严格控制离心条件,RCF 10 000～15 000g,离心 5min。若 Hct＞0.5,应增加离心时间 5min。

三、参考区间

1. 传统标准(温氏法)　成年男性:0.42～0.49;成年女性:0.37～0.48;新生儿:0.47～0.67。毛细管法较温氏法平均低 1%～2%。

2. 血细胞分析仪法(中华人民共和国卫生行业标准 WS/T405—2012)　成年男性:0.40～0.50;成年女性:0.35～0.45。

四、临 床 意 义

血细胞比容测定的临床意义与红细胞计数的临床意义有共同之处,一般红细胞数增高的患者,其血细胞比容亦增高,反之亦然。所不同的是,由于贫血类型不一,血细胞比容降低的程度与红细胞数的减少不一定平行。

1. 血细胞比容增高

(1)生理性增高:见于红细胞生理性增多的情况,如高原居民、剧烈运动、重体力劳动者以及新生儿。

(2)病理性增高:见于真性红细胞增多症、缺氧所致的红细胞代偿性增高者和各种原因血液浓缩所致的相对性红细胞增高者。

2. 血细胞比容减低　见于各种贫血,包括生理性贫血。随着红细胞数量的减少而有不同程度的减少,由于贫血类型不同,血细胞比容减低与红细胞计数减少的程度不一定平行。

3. 临床补液量的参考　血细胞比容可用于判断血浆容量的多少,从而判断血液浓缩稀释程度,故可作为计算静脉补液量的指标。

4. 计算红细胞平均指数　血细胞比容可用于红细胞平均值中的平均红细胞体积、平均红细胞血红蛋白浓度的计算,从而用于贫血的形态学分类。

5. 血液流变学指标　血液黏度与血细胞比容呈正比,因此血细胞比容可作为判断全血黏度的指标。

第七节　红细胞平均值计算

通过测定红细胞、血红蛋白和血细胞比容,不但可以判断是否存在贫血以及贫血的程度,还可以计算出平均红细胞体积(MCV)、平均红细胞血红蛋白量(MCH)和平均红细胞血红蛋白浓度(MCHC)三个红细胞平均值。MCV、MCH、MCHC常用于贫血的形态分类。

一、平均红细胞体积

【概念】

平均红细胞体积(mean corpuscular volume,MCV)是指每个红细胞的平均体积,以飞升(fl)为单位,$1L=10^{15}fl$。

【计算】

$$MCV(fl)=\frac{每升血液中血细胞比容}{每升血液中红细胞数(个)}\times 10^{15}$$

例如,红细胞 $3.16 \times 10^{12}/L$,血细胞比容 $0.227L/L$。

$$MCV(fl) = \frac{0.227}{3.16 \times 10^{12}} \times 10^{15} = 71.8(fl)$$

二、平均红细胞血红蛋白含量

【概念】

平均红细胞血红蛋白含量(mean corpuscular hemoglobin,MCH)是指每个红细胞内所含血红蛋白的平均值,以皮克(pg)为单位,$1g = 10^{12}pg$。

【计算】

$$MCH(pg) = \frac{每升血液中的血红蛋白浓度(g)}{每升血液中红细胞数(个)} \times 10^{12}$$

例如,红细胞 $3.16 \times 10^{12}/L$,血红蛋白 $70.0g/L$。

$$MCH(pg) = \frac{70}{3.16 \times 10^{12}} \times 10^{12} = 22.2(pg)$$

三、平均红细胞血红蛋白浓度

【概念】

平均红细胞血红蛋白浓度(mean corpuscular hemoglobin concentration,MCHC)是指平均每升红细胞中所含血红蛋白浓度,单位为 g/L。

【计算】

$$MCHC(g/L) = \frac{每升血液中的血红蛋白克数(g/L)}{每升血液中血细胞比容}$$

例如,血红蛋白 $70.0g/L$,血细胞比容 $0.227L/L$。

$$MCHC(g/L) = \frac{70}{0.227} = 308.4(g/L)$$

四、临 床 意 义

由于不同病因引起的贫血可使红细胞的形态发生不同的变化,因此通过检查红细胞形态特点可为临床鉴别诊断、疗效观察提供依据。正常人红细胞平均值和各类型贫血时的变化见表3-3。

表 3-3　正常成人静脉血红细胞平均值的参考区间及其临床意义

贫血类型	MCV/fl	MCH/pg	MCHC/(g·L^{-1})	常见病因或疾病
成年人（WS/T 405-2012）	82～100	27～34	314～354	
1～3 岁	79～104	25～32	280～350	
新生儿	86～120	27～36	250～370	
正常细胞性贫血	正常	正常	正常	急性失血、急性溶血、再生障碍性贫血、白血病等
大细胞性贫血	＞正常	＞正常	正常	叶酸、维生素 B$_{12}$ 缺乏或吸收障碍
单纯小细胞性贫血	＜正常	＜正常	正常	慢性炎症、尿毒症等
小细胞低色素性贫血	＜正常	＜正常	＜正常	铁缺乏、维生素 B$_6$ 缺乏、珠蛋白生成障碍、慢性失血等

第八节　网织红细胞计数

一、概　　述

【概念】

网织红细胞（reticulocyte，Ret）是介于晚幼红细胞和成熟红细胞之间尚未完全成熟的红细胞。因其胞质内残存着数量不等的核糖体、RNA 等嗜碱性物质，用煌焦油蓝或新亚甲蓝染液进行活体染色后，嗜碱性物质凝聚成浅蓝或深蓝色颗粒，出现在胞质中，颗粒多时连缀成线，构成网织状结构，故称为网织红细胞。

活体染色是指细胞未经固定，在保持细胞生物活性的情况下加染料进行染色的方法。

【分形及形态特征】

在正常情况下，网织红细胞需再经过 24～48h 才能发育成完全成熟的红细胞。网织红细胞通常比成熟红细胞稍大，直径为 8～9.5μm，瑞特染色后为嗜多色性红细胞。网织红细胞中所含嗜碱性物质越多，网点状结构越多，表示细胞越幼稚。ICSH 根据网织红细胞的形态特征和成熟程度将其分为 I、II、III、IV四型。

Ⅰ型：丝球型，无核红细胞中央的嗜碱性物质交织成密集的丝团状。

Ⅱ型：网型，无核红细胞中央的丝团状结构开始松散，呈疏松网眼状结构排列。

Ⅲ型：破网型，网织状结构开始减少，形成残破不全的网状。

Ⅳ型：点粒型，只有少数蓝色点状颗粒（2个以上），或极小的网状残余散布于胞质一侧。

正常情况下，外周血中以Ⅳ型为主，Ⅲ型可少量存在，Ⅱ型极少在外周血中见到，Ⅰ型主要存在于骨髓中。网织红细胞形态见图3-12。

二、显微镜计数

网织红细胞计数方法分为显微镜计数法和仪器计数法两大类。本节主要介绍显微镜计数法。

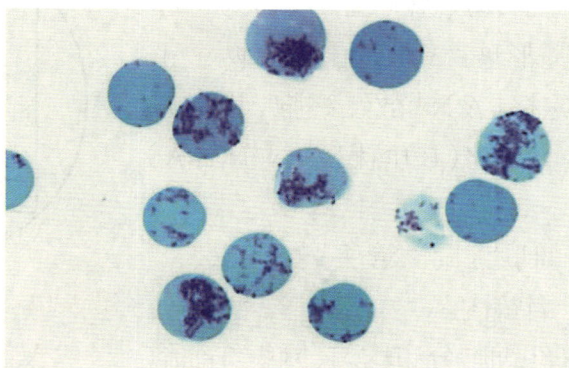

图 3-12　网织红细胞（新亚甲蓝染色）

【原理】

网织红细胞胞质内嗜碱性物质 RNA 的磷酸基带负电荷，能与煌焦油蓝、新亚甲蓝等碱性染料中带正电荷的有色反应基结合，形成 RNA 胶体与碱性染料复合物的多聚体，呈深染颗粒状或网状结构，沉积于胞质中。

【器材】

采血针或注射器、试管、载玻片、推片、镜油、清洁液、显微镜、米勒（Miller）窥盘等。

【试剂】

1. 10g/L 新亚甲蓝（或煌焦油蓝）生理盐水溶液　新亚甲蓝 1.0g，枸橼酸钠 0.4g，氯化钠 0.85g，溶于双蒸馏水 100ml，充分混匀，过滤，储于棕色试剂瓶内备用。

2. 10g/L 新亚甲蓝 ACD 溶液　ACD 保养液 20ml（用 1mol/L NaOH 调制 pH7.5 左右），新亚甲蓝 200mg，溶解后过滤备用。

3. 新亚甲蓝染液　新亚甲蓝 0.1g，枸橼酸钠氯化钠溶液 100ml（为 1 体积 30g/L 枸橼酸钠 +4 体积 9.0g/L 氯化钠溶液的混合液），充分混匀，待染料溶解后过滤，置于清洁棕色瓶中,临用前用滤纸过滤。

【操作】

1. 试管法

（1）在小试管中加 10g/L 新亚甲蓝生理盐水溶液或新亚甲蓝 ACD 染液 2 滴。

（2）加入等量末梢血或 EDTA-K_2 抗凝静脉血,混匀。

（3）置 37℃静置 15～20min 后,取 1 滴制成薄片。

（4）油镜下至少计数 1 000 个红细胞中网织红细胞数。为计数方便,可在目镜中放一中间有孔的圆形纸片。

（5）计算:

$$网织红细胞 = \frac{计数 1 000 个红细胞中的网织红细胞数}{1 000} \times 100\%$$

2. 米勒窥盘计数法　本法为 ICSH 推荐的网织红细胞显微镜计数方法。米勒窥盘(图 3-13)为一厚 1mm、直径为 19mm 的圆形玻片,玻片上刻有两个正方形格子,计数时用小方格(A)计数红细胞,用大方格(B)计数网织红细胞,大方格(B)面积为小方格(A)的 9 倍。

（1）试剂、标本处理、制片:同试管法。

（2）将米勒窥盘置于目镜内。

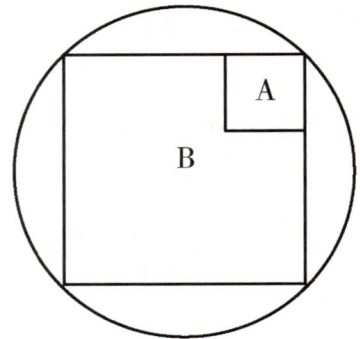

图 3-13　米勒窥盘结构示意图
A 为红细胞计数区;
B+A 为网织红细胞计数区。

（3）在低倍镜下选择红细胞分布均匀、网织红细胞着色较好的部位,按一定顺序移动视野,用油镜计数大方格内的网织红细胞,同时计数小方格内的红细胞数。对于压线细胞,采取压左线上线记入、压右线下线弃去的原则。

（4）当小方格内计数的红细胞达到≥111 时,即相当于至少观察了 1 000 个红细胞,记录在此过程中计数的所有网织红细胞数。

（5）计数:

$$网织红细胞百分数 = \frac{大方格内网织红细胞数}{小方格内红细胞数 \times 9} \times 100$$

【报告方式】

网织红细胞计数可报告百分数(%)或绝对值(/L)。

网织红细胞绝对值:在计数网织红细胞百分数的同时,测定同一标本的红细胞浓度数,然后按下式计算:

网织红细胞绝对值(10^9/L) = 红细胞浓度数(10^{12}/L) × 网织红细胞百分数

有人认为,仅用网织红细胞百分数或绝对值表达还不够确切。对某些贫血患者,骨髓生成的红细胞增多,大量尚未完全成熟的红细胞提前释放入血,而这些网织红细胞在外周血成熟时间需 2 天;正常生理情况下,骨髓释放到外围血的网织红细胞仅 1 天即可成熟。为纠正网织红细胞在外周血成熟时间不一致造成的偏差,Finch 提出在贫血时用网织红细胞生成指数(RPI)报告,表示网织红细胞的生成相当于正常的倍数。

$$RPI = \frac{网织红细胞百分数}{2} \times \frac{患者血细胞比容}{0.45}$$

式中:2 为网织红细胞成熟时间(天);0.45 为正常男性血细胞比容,若女性则为 0.40。

【注意事项】

1. 标本　静脉血标本应于 4h 内检验完毕,若 4℃保存可延至 8h。

2. 染液

(1)网织红细胞必须在活体染色下才能显示。WHO 推荐使用新亚甲蓝染色,其染色力强且稳定。也可采用煌焦油蓝染液,但易产生沉淀。

(2)染液应定期重配,以免变质沉淀,发生沉淀的染液要废弃。

3. 比例　染色时血液与染液的比例约为 1:1,遇贫血或红细胞增多的患者可酌情增加血量或染液量。

4. 染色时间　要充足,染色温度应控制在 37℃,室温染色网织红细胞检出率会降低。

5. 涂片　应薄而均匀,以红细胞不重叠为好,每次最好制片 2 张,每张计数 1 000 个红细胞,特别是采用米勒窥盘计数,如果红细胞分布不均,计数误差较大。网织红细胞体积较大,常在血膜尾部和两侧较多,计数时应兼顾。

6. 计数

(1)网织红细胞偏低时,为了减少计数误差,可增加计数红细胞至 2 000～3 000 个,或按点彩红细胞计数的方法计数。

(2)涂片后应尽快计数,否则因网织物溶解而使结果偏低。

7. 其他　用瑞特染液复染后,可使网织红细胞计数结果偏低,用二甲苯擦血膜亦可使结果偏低。

【临床意义】

1. 参考区间

(1)网织红细胞相对值:成年人、儿童 0.005～0.015;新生儿 0.03～0.06,3 个月后下降至与成年人水平一致。

(2)网织红细胞绝对值:成人($24～84$)$\times 10^9$/L。

2. 临床意义

(1)判断骨髓红细胞系增生情况

1)网织红细胞计数增加:表示骨髓造血功能旺盛,红细胞系统增生明显活跃。

见于各种增生性贫血，如溶血性贫血、急性失血性贫血，网织红细胞增高，其中以溶血性贫血增高尤为显著，网织红细胞可高达 20% 甚至更高。但白血病、肿瘤等病理性因素刺激也可使网织红细胞呈不规则轻度增高，这并不反映骨髓正常造血功能。

2）网织红细胞计数减少：表示骨髓红细胞系统增生减低，见于再生障碍性贫血、某些溶血性贫血发生再生障碍危象、急性白血病、某些化学药物引起的造血功能减低等。

（2）观察贫血疗效的指标：在贫血治疗过程中，如果有效，网织红细胞即可增高，先于红细胞和血红蛋白的增长，因此网织红细胞可作为贫血治疗效果评价的早期指标。

（3）检测骨髓移植术后造血功能：骨髓移植后，外周血细胞持续回升，可提示造血恢复。在外周血各项检测指标中，网织红细胞恢复最早，因此网织红细胞计数可用来估计骨髓移植术后骨髓造血功能的恢复情况。

（4）监测肿瘤放疗、化疗后骨髓抑制及其恢复情况：恶性肿瘤放疗、化疗时可抑制正常造血，网织红细胞先于其他细胞明显降低；在治疗后，由于组织氧化受阻，刺激 EPO 水平增高，网织红细胞迅速增高，早于白细胞和血小板的恢复。因此，网织红细胞计数是骨髓造血受抑制和恢复的较敏感指标之一。

第九节　点彩红细胞检验

点彩红细胞又称嗜碱性点彩红细胞，是未完全成熟的无核红细胞，由于某些病理性原因，胞质中残存的嗜碱性物质 RNA 发生变性沉淀，经碱性染料（如亚甲蓝）染色，在胞质内可见色泽鲜明、大小不等的深染颗粒。在金属中毒和骨髓红系造血功能旺盛时可明显增多。

点彩红细胞与嗜多色性红细胞、网织红细胞都属于未完全成熟的红细胞，但前者是细胞变性的表现，而网织红细胞必须经煌焦油蓝等活体染色才能显示出来。

【原理】

点彩红细胞经碱性染料亚甲蓝染色后，红细胞呈浅蓝绿色，胞质中残存已变性的嗜碱性物质 RNA 染成深蓝色、大小不等的散在颗粒。

【试剂】

碱性亚甲蓝溶液：亚甲蓝 0.5g，碳酸氢钠 3.0g，蒸馏水加至 100ml。此液可保存 2～3 周，如有沉淀应重新配置。

【操作】

1. 制片　常规法推制血涂片，用甲醇固定 3min。
2. 染色　用碱性亚甲蓝溶液染色 1～2min，水洗，待干。

3. 计数　选择红细胞分布均匀的区域，用油镜计数 1 000 个红细胞，将所见点彩红细胞除以 1 000，即为点彩红细胞的百分数；或计数 5 个视野中的红细胞总数和 50 个视野中的点彩红细胞，然后按照下列公式计算点彩红细胞的百分数。

$$点彩红细胞百分数 = \frac{50\ 个视野中点彩红细胞数}{5\ 个视野中红细胞数 \times 10} \times 100\%$$

【临床意义】

1. 参考区间　＜0.03%。

2. 增高

（1）铅、汞、银等金属中毒及硝基苯、苯胺等中毒时显著增高，常用作铅中毒的诊断筛选指标。

（2）溶血性贫血、巨幼细胞贫血、恶性贫血、骨髓纤维化、白血病、恶性肿瘤等也可增高。

第十节　红细胞沉降率测定

红细胞沉降率（erythrocyte sedimentation rate，ESR）简称血沉，是指在一定条件下离体抗凝血中的红细胞在单位时间内沉降的距离，用 mm/h 表示。

一、影响血沉速度的因素

（一）血浆因素

1. 蛋白质　血浆中的大分子蛋白如纤维蛋白原、免疫球蛋白、巨球蛋白等，能促进红细胞缗钱状形成，从而使血沉加快，其中带正电荷的不对称大分子纤维蛋白原的作用最强。清蛋白、糖蛋白等则相反，可使血沉减慢。

2. 脂类　胆固醇、甘油三酯可使血沉加快；卵磷脂可使血沉减慢。

（二）红细胞因素

1. 红细胞数量　数量越多，血沉越慢；反之，血沉越快。

2. 红细胞形态　球形、镰状等异形红细胞不易形成缗钱状，因此血沉减慢。

3. 红细胞的聚集状态　正常状态下，红细胞因细胞膜表面的唾液酸而带负电荷，彼此排斥，形成 25nm 的间距而保持悬浮稳定性，故沉降缓慢。在病理情况下，一些因素可使红细胞表面的负电荷减少，彼此相互聚集成缗钱状，使血沉加快。

二、检　验　方　法

血沉的测定方法有魏氏（Westergren）法、温氏法、潘氏法、自动化法等。血沉自动化仪器有魏氏法自动血沉测定仪和新型全自动血沉测定仪。WHO 和 ICSH 推荐使用魏氏法。

（一）魏氏法

【原理】

将抗凝血加入特制的血沉管中，垂直立于血沉架上，室温下静置 1h，读取红细胞沉降后血浆段的高度（mm），即为血沉，它表示每小时红细胞的沉降速度。

【器材】

1. 魏氏血沉管　为一平头吸管，按 ICSH 规定，管长（300±1.5）mm，内径（2.55±0.15）mm，吸管表面自上而下刻有 0~200 刻度，最小分度值为 1mm（图 3-14）。

2. 血沉架　与血沉管相匹配，由底座、侧板、上横板、血沉管稳固盖等组成，底座上装有橡胶垫，上横板装有血沉管稳固盖，保证血沉管能垂直竖立（图 3-14）。

【试剂】

109mmol/L 枸橼酸钠抗凝剂：与血液按 4∶1 的比例抗凝。

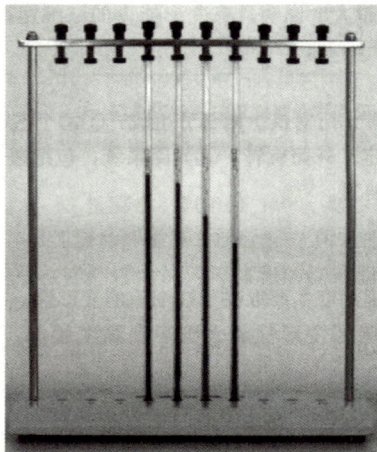

图 3-14　魏氏血沉管与血沉架装置

【操作】

1. 制备抗凝血　取 109mmol/L 枸橼酸钠抗凝剂 0.4ml 加于试管中（抗凝管），再加入静脉血 1.6ml，混匀制成抗凝血。

2. 吸血、立血沉管　取血沉管 1 支，吸取混匀的抗凝血至"0"刻度处，拭去管外附着的余血，将血沉管垂直竖立在血沉架上，室温静置 1h。

3. 读数　于 1h 末读取红细胞下沉后的血浆段高度（mm），即为红细胞沉降率。

4. 报告方式　血沉：XXmm/h。

【注意事项】

1. 器材清洁　所用器材符合要求且清洁、干燥。

2. 抗凝剂　抗凝剂与血液的比例要准确，抗凝剂的用量增加可使血沉减慢。

3. 标本无溶血　血液标本要求无溶血、无凝血及避免脂血。

4. 垂直放置　血沉管置于血沉架上应完全垂直。如果血沉管倾斜，红细胞沿一侧管壁下降，血浆沿另一侧管壁上升，受到阻力减小，血沉可以明显加快。测试时，血沉架要平稳，不受震动。

5. 室温　温度越高，血沉越快。室温低于 18℃时，应将血沉架放在（20±2）℃的恒温箱中测定；室温高于 25℃时，应用 Roger 血沉温差校正表校正结果（图 3-15）。

6. 时间　观察结果必须准确掌握在 1h 末。

7. 标本保存　采血后应尽快测定，室温下保存不应超过 2h，4℃保存不应超过 6h。

（二）自动血沉分析仪测定法

根据红细胞下沉过程中血浆浊度的改变，采用光电比浊法、红外扫描法或摄影法，动态分析红细胞下沉各个时期血浆的透光度，还可绘制不同时期红细胞下沉高度与时间的相关曲线，以计算机记录并打印结果。

【原理】

采用红外线探测技术或其他光电技术定时扫描红细胞与血浆界面位置，数据结果经计算机处理后得出。

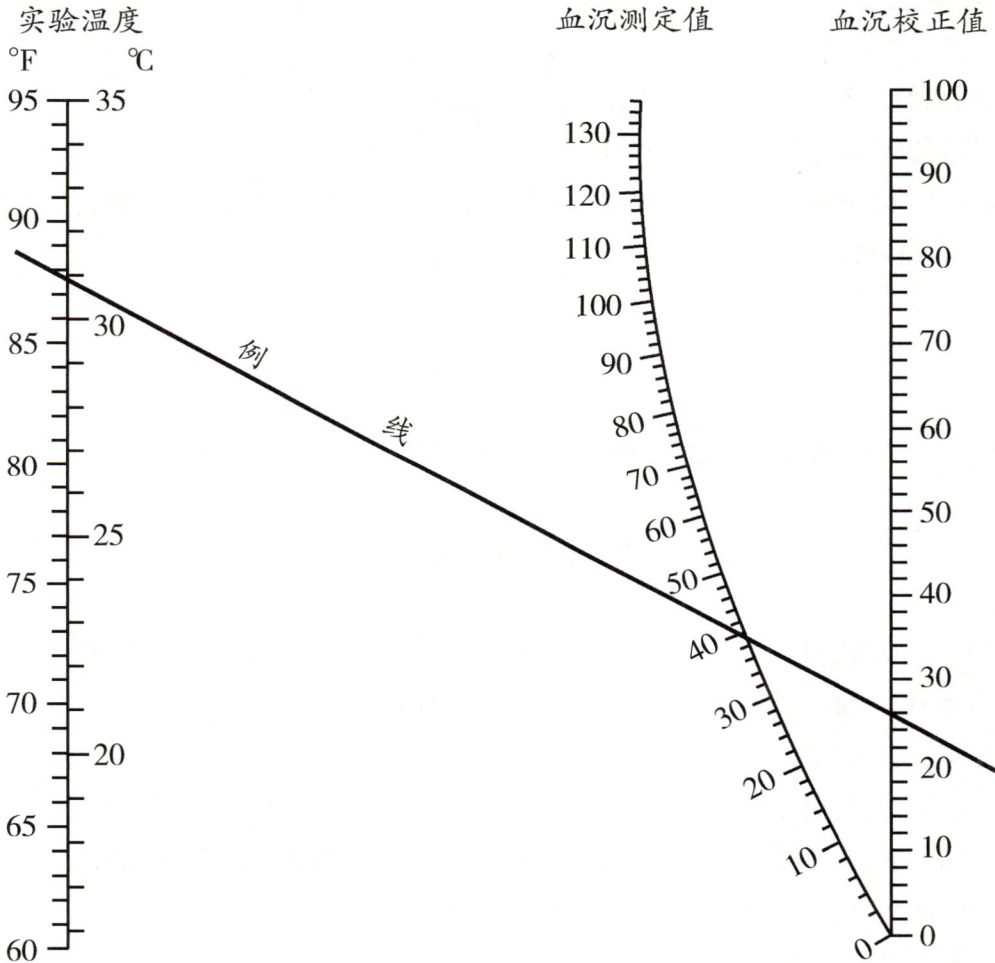

图 3-15　Roger 血沉温差校正表

【器材】

自动血沉仪、一次性专用血沉管（与血沉仪配套使用）、一次性采血针或注射器、试管等。

【试剂】

109mmol/L 枸橼酸钠溶液或 EDTA-K$_2$ 抗凝剂。

【操作】

按仪器操作规程进行。观察时间为 30min 或 20min，甚至更短时间。其简要操作如下：

1. 开机　开启电源，仪器自检后进入待机状态。
2. 程序选择　在菜单面板选择测试时间、标本编号后按"确认"键。
3. 标本检测　充分混匀血液标本后置于检测孔中，按下"开始"键进行测定。
4. 结果报告　结果由计算机自动打印。

【注意事项】

1. 安装时要求连接符合标准的地线。
2. 仪器附近无强的电磁波干扰，无剧烈振动，无腐蚀性气体。
3. 仪器安放在平整稳定的台面上。
4. 保持仪器的清洁特别是检测孔位的清洁最为重要，灰尘太多会影响光源的强度，对结果有一定影响。

三、参 考 区 间

成年男性：0～15mm/h；成年女性：0～20mm/h。

四、临 床 意 义

血沉是一种缺乏特异性的试验，但临床上较为常用，对判断机体有无感染、组织损伤、坏死或疾病活动性、进展状况、肿瘤良恶性等均有一定价值。

1. 生理性血沉加快

（1）血沉加快常见于以下特殊人群：妇女经期、妊娠 3 个月至产后 1 个月、老年人、12 岁以下儿童，因出血、生理性贫血或血浆纤维蛋白原的增高使血沉略有加快。

（2）餐后较空腹血沉快，剧烈运动和热水浴后血沉也可加快。

2. 病理性血沉加快

（1）各种炎症：急性细菌性炎症、慢性炎症活动期可使血沉加快；病情好转时血沉减慢，非活动期血沉可正常。故血沉测定可动态观察疾病的疗效和判断预后。

（2）组织损伤及坏死：较大范围的组织损伤或手术创伤常致血沉加快，若无并发症，一般 2～3 周内恢复正常。

（3）恶性肿瘤：恶性肿瘤患者的血沉常加快，恶性肿瘤切除后或治疗彻底时血沉可趋于正常，复发或转移时又可加快；良性肿瘤时血沉多正常。

（4）高球蛋白血症：各种原因导致的高球蛋白血症均可使血沉加快，如多发性骨髓瘤、巨球蛋白血症、肝硬化等。

　　红细胞检验项目包括红细胞计数、血红蛋白测定、红细胞形态检验、网织红细胞计数、红细胞平均值计算、血细胞比容测定和点彩红细胞计数。主要用于贫血的诊断和鉴别诊断,是临床常用的检验项目。

　　红细胞计数、血红蛋白量、血细胞比容结合红细胞的形态变化是诊断贫血和判断贫血类型的重要指标。红细胞平均指数包括 MCV、MCH 及 MCHC,可以为贫血的形态学分类和鉴别诊断提供重要线索。

　　网织红细胞是一种尚未完全成熟的红细胞,是反映骨髓红系造血状态的灵敏指标,除了有助于贫血的鉴别诊断、疗效判断外,还可用于估计和监测骨髓移植术后造血功能恢复情况,为肿瘤放疗、化疗后骨髓抑制程度与恢复情况的判断提供依据。点彩红细胞计数主要用于铅中毒诊断的筛选指标。血沉测定影响因素较多,有血浆因素、红细胞因素及测定因素等,缺乏特异性,主要用于观察病情的动态变化、某些疾病的鉴别诊断。

（申绯翡　温爱丽）

第四章 ｜ 血细胞分析仪检验及其临床应用

学习目标

1. 掌握：血细胞分析仪检测红细胞、血小板、白细胞的基本原理。
2. 熟悉：血细胞分析仪检测参数、报告方式及临床应用。
3. 了解：血细胞分析仪的类型。

案例

患儿，男性，8岁。面色苍白、乏力1年有余。全自动三分群血细胞分析仪检测结果：RBC 3.5×10^{12}/L，Hb 60g/L，Hct 0.21，MCV 66fl，MCH 14.9pg，MCHC 225g/L，RDW 21%，PLT 613×10^9/L。

请问：

1. 该患儿的诊断应该首先考虑哪种疾病？
2. 该患儿红细胞和血小板直方图会有哪些改变？
3. 引起血小板计数升高最有可能的原因是什么？

血细胞分析仪（blood cell analyzer，BCA）是临床检验常规仪器之一，能够对一定体积全血内血细胞进行分析，之前又称血细胞计数仪、血球仪等。其检测参数主要有：①红细胞、白细胞、血小板计数及其相关参数的计算；②白细胞分类；③扩展参数，包括有核红细胞计数、网织红细胞计数、未成熟粒细胞计数、异常淋巴细胞计数等。

第一节 血细胞分析仪的原理

一、细胞计数原理

（一）电阻抗检测原理

电阻抗检测原理又称库尔特原理，由美国库尔特兄弟在20世纪50年代中期发明。其基本原理：悬浮在电解质溶液中的颗粒，其电阻比电解质溶液大，当颗粒随电解质溶液一起经过小孔时会引起恒流电路电阻的瞬间改变，产生电压脉冲（$I=V/R$），脉冲数即颗粒数，脉冲的幅度反映颗粒的大小（图4-1）。

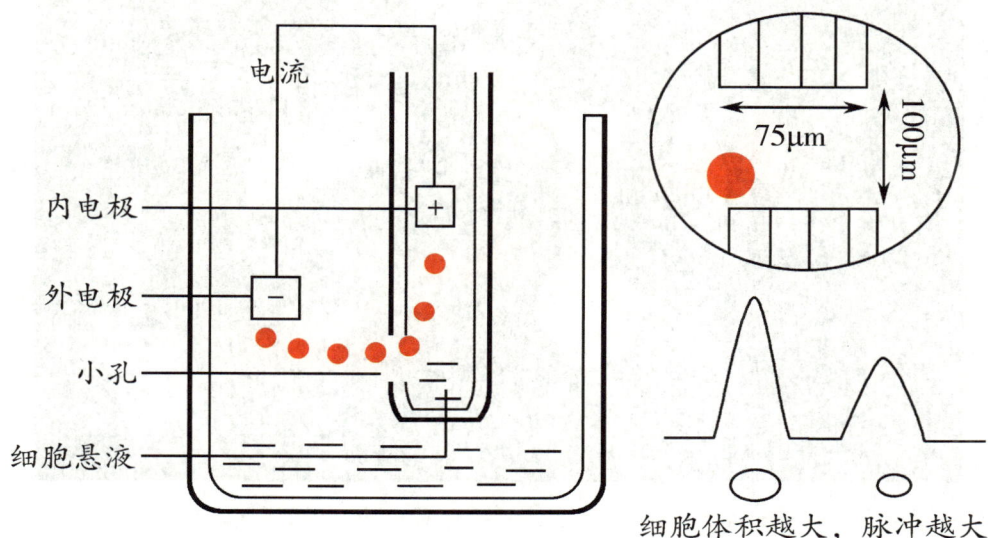

图4-1 电阻抗工作原理示意图

（二）流式细胞术与激光散射法检测原理

当一定量的血样被吸入后，先与试剂作用，再经喷嘴注入流动室，在鞘液的包裹下，细胞形成单个细胞束流过流动室的中央，穿过激光检测区，受到激光束的照射，产生不同角度的光信号，其中低角度前向散射光反映了细胞的大小，高角度前向散射光反映细胞内部精细结构和颗粒物质（图4-2、图4-3）。光电二极管可接受以上光信号并将其转变为电脉冲，依据电脉冲信息可以得到血细胞大小及细胞内部信息。

二、白细胞分类原理

（一）白细胞三分群计数原理

白细胞三分群一般采用电阻抗检测原理，根据所测白细胞体积的大小将白细胞分为三群。①小细胞群：细胞体积范围在35～90fl，主要是淋巴细胞。②中间细胞群：

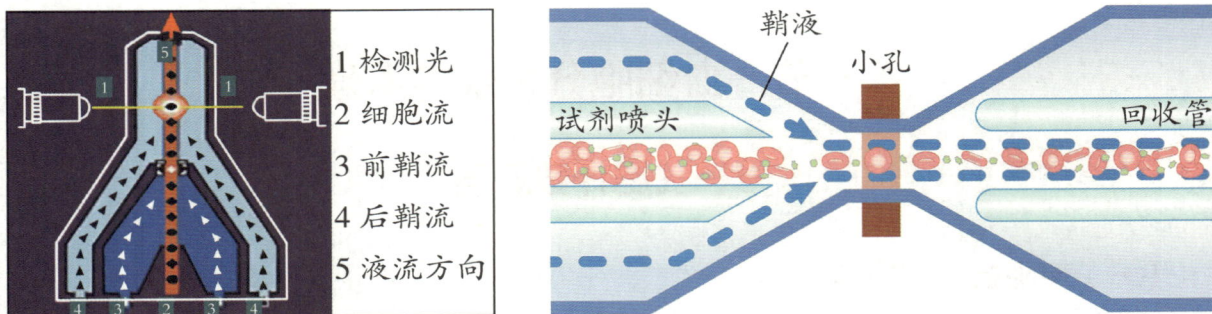

图 4-2　鞘流技术示意图

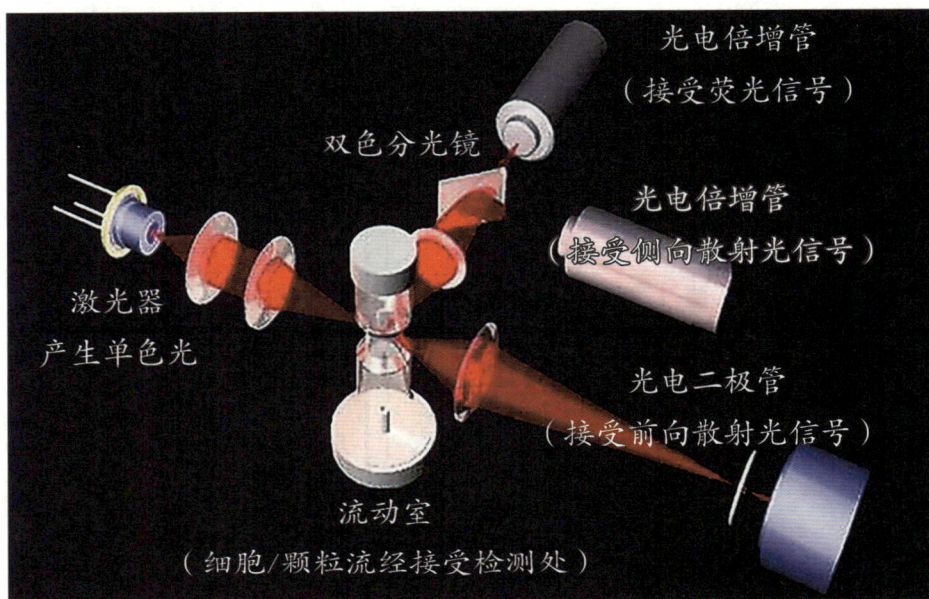

图 4-3　流式细胞术检测通道和光路系统

细胞体积范围在 90～160fl，包括单核细胞、嗜酸性粒细胞、嗜碱性粒细胞、幼稚细胞。③大细胞群：细胞体积范围在 160fl 以上，主要是中性粒细胞。标本检测前需要加入特殊溶血剂，此溶血剂将红细胞溶解的同时，使白细胞膜的通透性发生改变，胞质中的液体成分渗出，仅存胞膜包裹着细胞核和胞质中的颗粒物质，使得所检测的白细胞体积和实际体积产生差别，实际体积较中性粒细胞大的单核细胞被划归为中间细胞群。仪器还可以通过检测不同体积细胞相对频率的分布情况绘制相应的白细胞直方图（图 4-4）。

（二）白细胞五分类计数原理

　　白细胞五分类多采用联合检测原理，用多种检测技术（激光、射频、电导、电阻抗、细胞化学染色等）从不同角度对同一细胞进行分析，以便得到更确切的分类结果。共同特点是均使用了流式细胞术，将通过检测区的细胞重叠现象限制到最低程度。

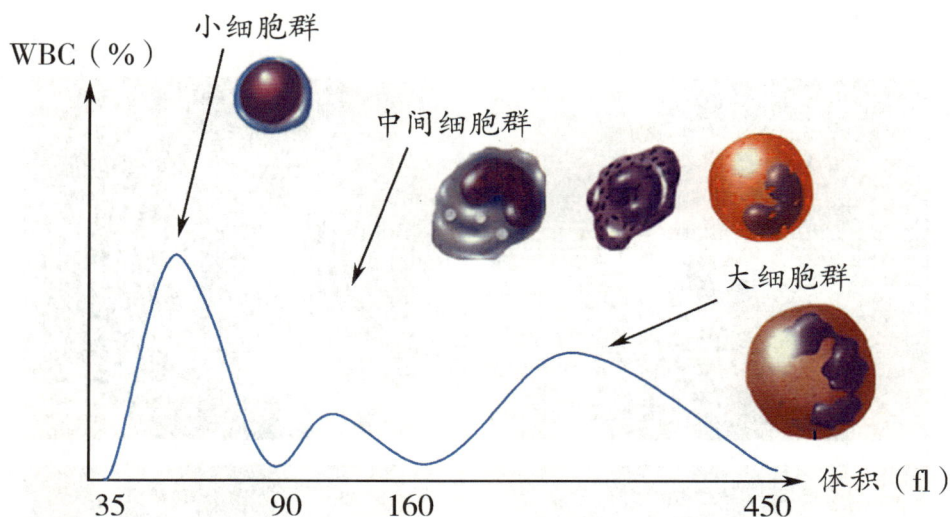
图 4-4　正常白细胞直方图

1. 体积、电导、光散射联合检测技术（VCS）　电阻（R）可以通过电阻抗原理检测细胞的体积；电导（C）可测量细胞内部细胞核大小、核分叶状况、颗粒的大小及密度；光散射（S）对细胞内颗粒的构型及颗粒的质量具有鉴别能力（图 4-5）。通过以上 3 种检测技术的联合，不但可以使体积差别不大的淋巴细胞和嗜碱性粒细胞区分开，还可以将单核细胞与 3 种粒细胞以及 3 种粒细胞之间鉴别开来。标本检测前要先加溶血剂使红细胞溶解，再加白细胞稳定剂中和溶血剂的作用，使白细胞胞膜、胞质、胞体保持稳定不变。检测结束，根据检测结果的综合分析，每个细胞均被定位到以 VCS 为三维坐标的立体散点图中相应的位置，并形成 DF1、DF2、DF3 散点图（图 4-6）。按散点图定位分析细胞类型，按散点密度计算每一类型细胞的相对值。

2. 激光散射与细胞化学染色联合检测技术　此项联合检测技术是通过过氧化物酶（POX）检测通道和白细胞 / 嗜碱性粒细胞（WBC/BASO）检测通道的共同作用来实现对白细胞五分类。

（1）过氧化物酶检测通道：白细胞 POX 活性由大到小依次为嗜酸性粒细胞＞中性粒细胞＞单核细胞，淋巴细胞和嗜碱性粒细胞无 POX 活性。仪器对每一个通过流动计数池的白细胞进行激光照射，细胞对照射光进行吸收以外，还可产生不同强度的散射光，依据以上信息可将不同的白细胞定位于以吸光率（POX 分布强度）为 X 轴、以散射光（细胞体积）为 Y 轴的散点图中，区分出淋巴细胞（含有嗜碱性粒细胞）、单核细胞、中性粒细胞和嗜酸性粒细胞（图 4-7）。

（2）WBC/BASO 检测通道：采用专用溶血剂，此溶血剂不但可以使嗜碱性粒细胞保持原来的形态、红细胞溶解、其他白细胞萎缩近似"裸核"，还可以排除血小板凝集、难溶性红细胞对 WBC 检测的影响，从而得到准确的白细胞及嗜碱性粒细胞计数。经溶血剂作用过的细胞经半导体激光器流式细胞术检测，可以得到 WBC/BASO 散点图（图 4-8）。

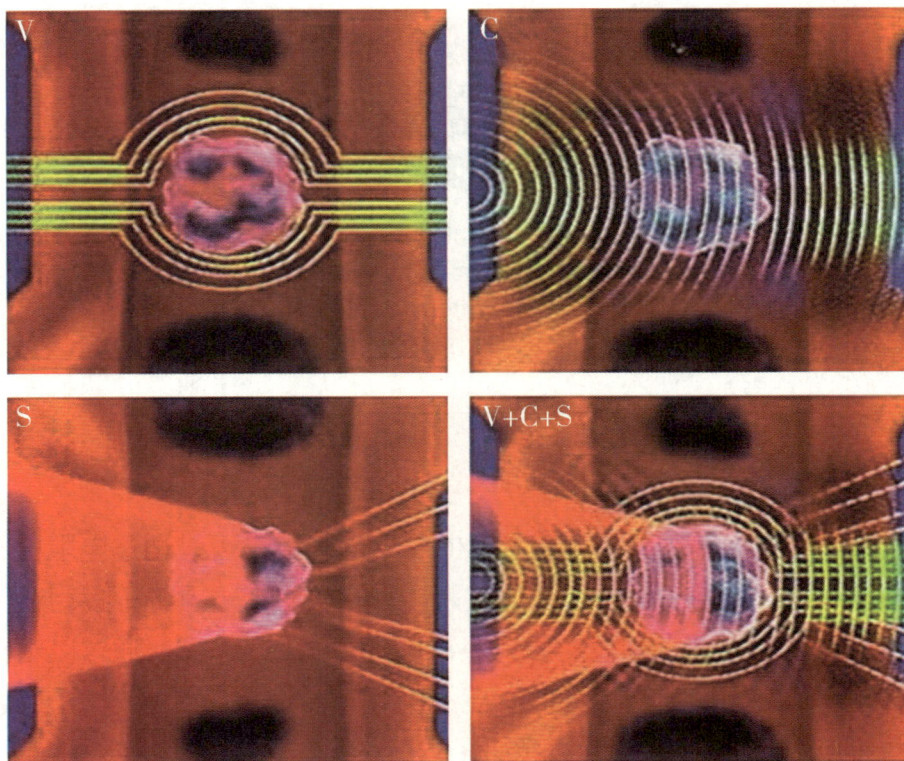

图 4-5　VCS 测定白细胞原理

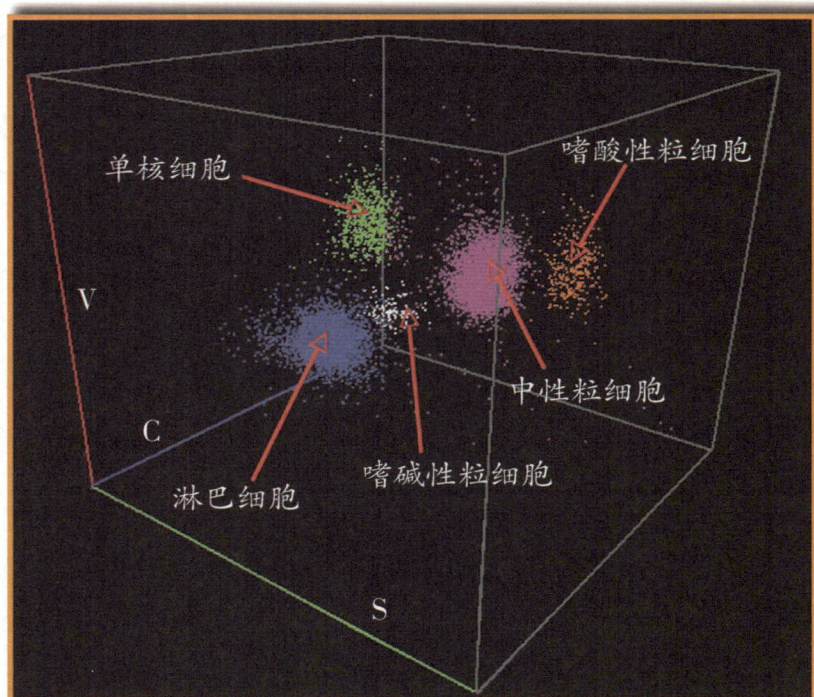

图 4-6　VCS 检测的白细胞三维散点图

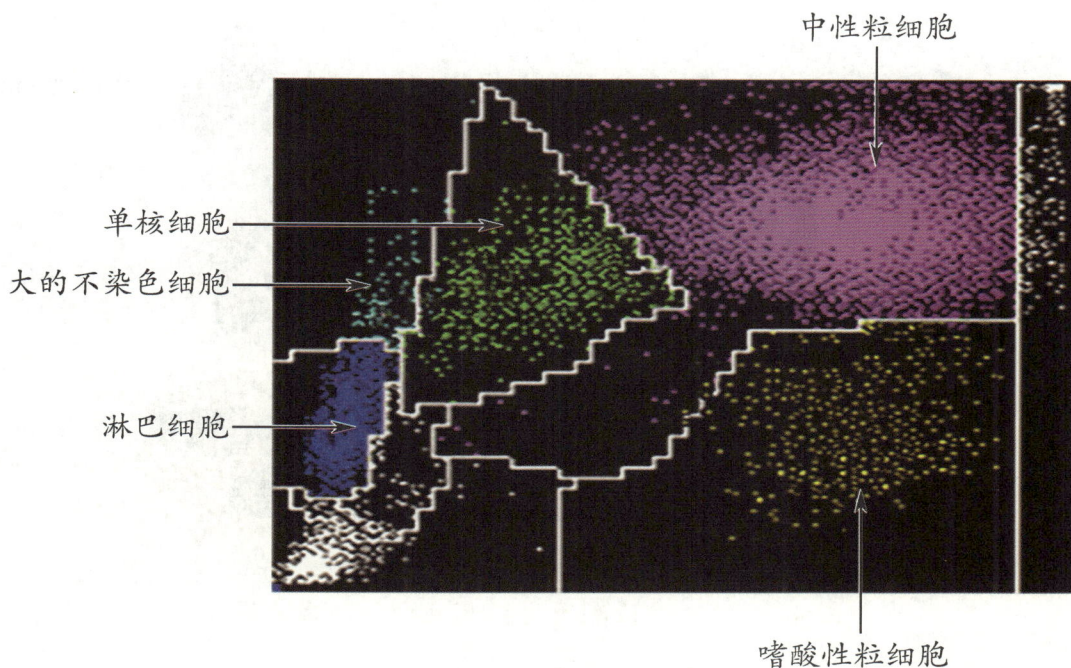

图 4-7　过氧化物酶检测通道检测的白细胞散点图

中性粒细胞

单核细胞

大的不染色细胞

淋巴细胞

嗜酸性粒细胞

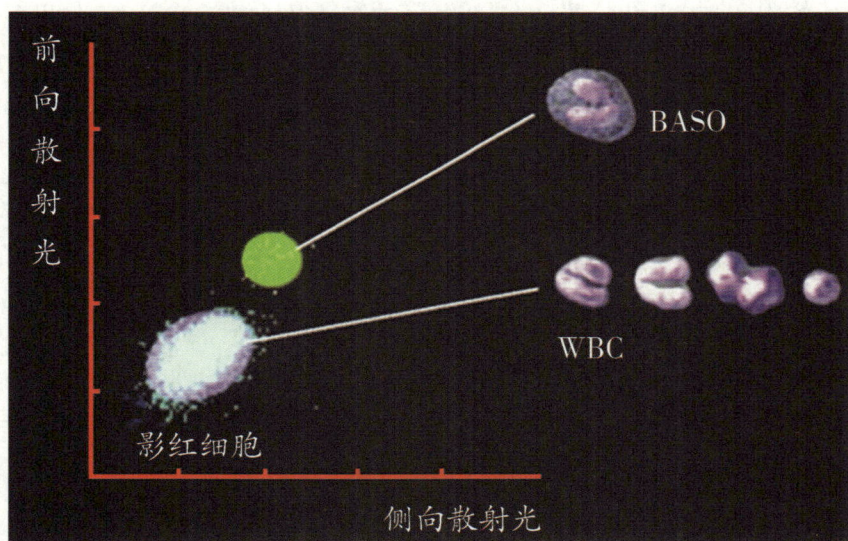

前向散射光

BASO

WBC

影红细胞

侧向散射光

图 4-8　WBC/BASO 检测通道检测散点图

3. 半导体激光流式细胞术与核酸荧光染色联合检测技术

（1）4DIFF 检测通道（白细胞分类通道）：检测标本中加入溶血素和染色液两种试剂。溶血素既可溶解红细胞和血小板，也可对嗜酸性粒细胞颗粒进行特异性染色。染色液可对白细胞的核酸（DNA/RNA）进行荧光染色。处理后的标本采用半导体激光流式细胞术检测，可将淋巴细胞、单核细胞、嗜酸性粒细胞和中性粒细胞（含嗜碱性粒细胞）分开，同时可得到 WBC/DIFF 散点图（图 4-9）。

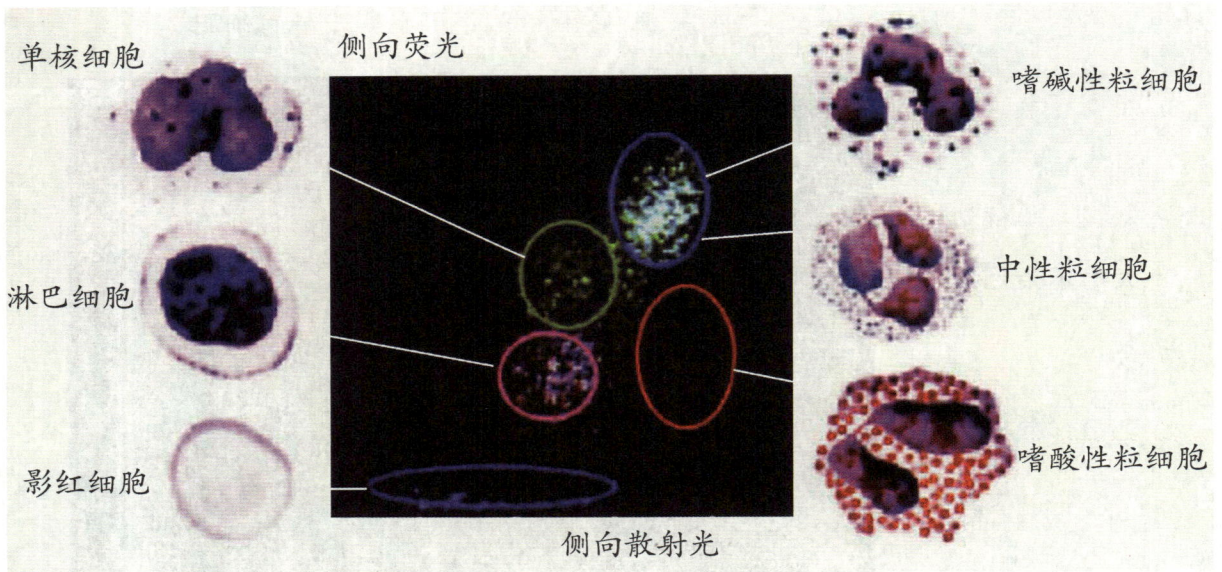

图 4-9　4DIFF 检测通道检测的白细胞散点图

（2）WBC/BASO 检测通道：同激光散射与细胞化学染色联合检测技术。

4. 多角度偏振光检测技术（MAPSS）　通过对激光照射的同一个白细胞四个角度的散射光强度进行检测对白细胞分类。① 0°：前角光散射（1°～3°），反映细胞大小及数量。② 10°：狭角光散射（7°～11°），反映细胞内部结构及核染色质的复杂性。③ 90°：垂直光散射（70°～110°），可测定细胞内部颗粒及核分叶情况。④ −90°：消偏振光散射（70°～110°），主要是将嗜酸性粒细胞区分出来（图 4-10、图 4-11）。

5. 电阻抗与射频法联合检测技术　通过 4 个不同的检测通道实现对白细胞及幼稚细胞进行分类和计数。

（1）嗜酸性粒细胞检测系统：用特殊溶血剂使除嗜酸性粒细胞外的所有细胞溶解或萎缩，采用电阻抗法进行嗜酸性粒细胞计数。

（2）嗜碱性粒细胞检测系统：用特殊溶血剂使除嗜碱性粒细胞外的所有细胞溶解或萎缩，采用电阻抗法进行嗜碱性粒细胞计数。

（3）白细胞分类检测系统：采用电阻抗和射频法将淋巴细胞、单核细胞及粒细胞（中性粒细胞、嗜酸性粒细胞、嗜碱性粒细胞）分开（图 4-12）。测定所用的溶血剂比较温和，白细胞基本保持原有状态。小孔周围有直流和射频两种电流，细胞通过小孔产生两种不同的脉冲信号，分别代表细胞的大小（DC）和核内颗粒的密度（RF），以 DC 为横坐标，以 RF 为纵坐标，可将每一个细胞定位于二维散射图上（图 4-13）。

（4）幼稚细胞检测系统：幼稚细胞膜上脂质较成熟细胞少，在细胞悬液中加入硫化氨基酸，幼稚细胞的结合量多，对溶血剂有抵抗作用而不被破坏，通过电阻抗法可对幼稚细胞进行计数（图 4-14）。

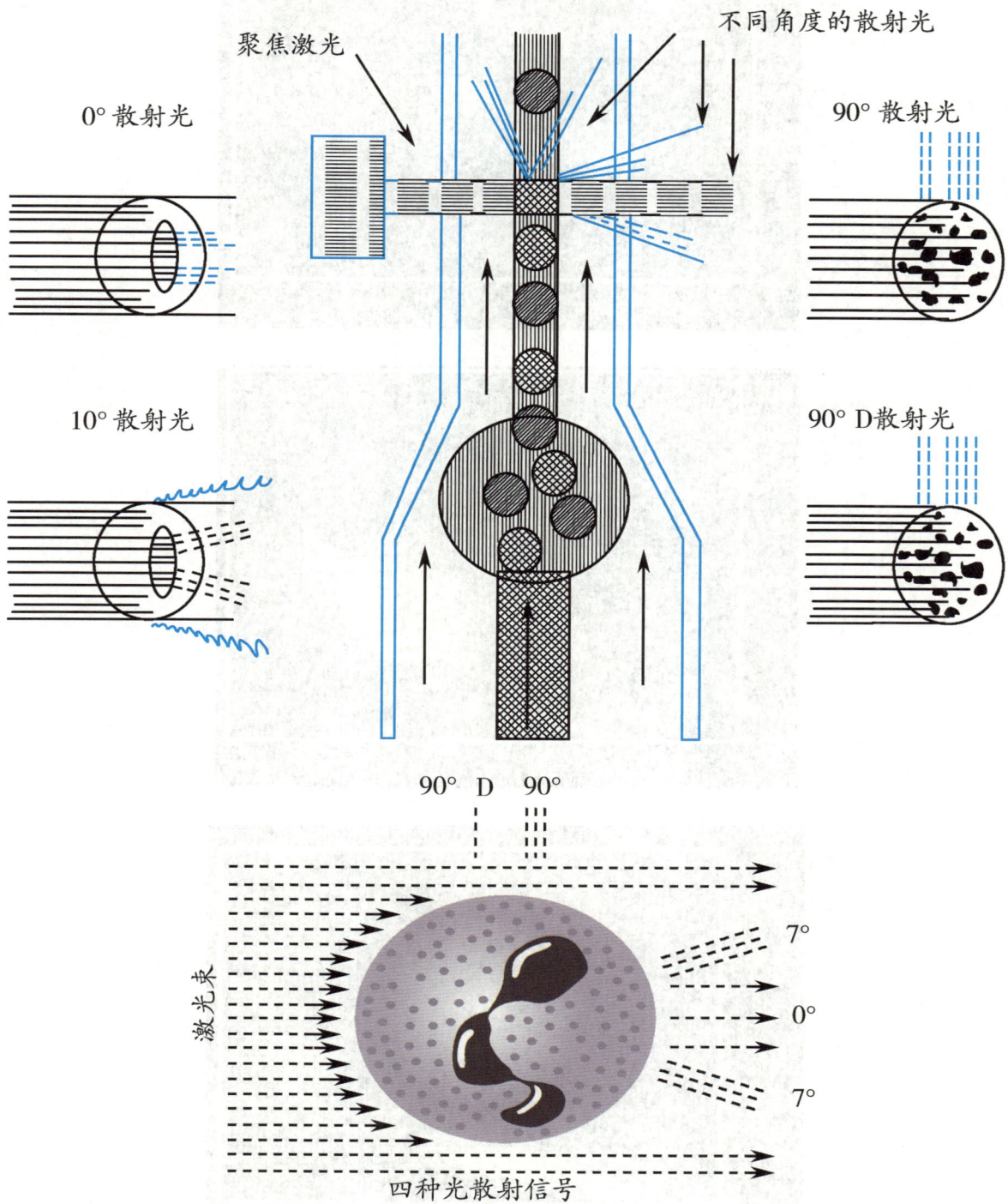

0° 散射光

10° 散射光

聚焦激光

不同角度的散射光

90° 散射光

90° D散射光

90° D 90°

激光束

四种光散射信号

图 4-10　MAPSS 测定原理示意图

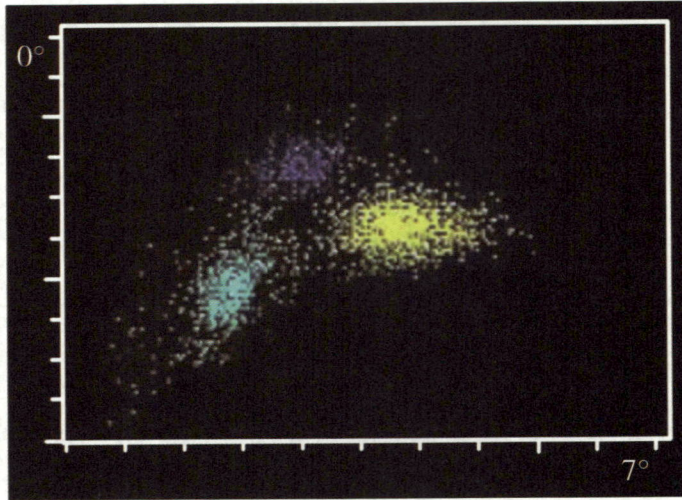

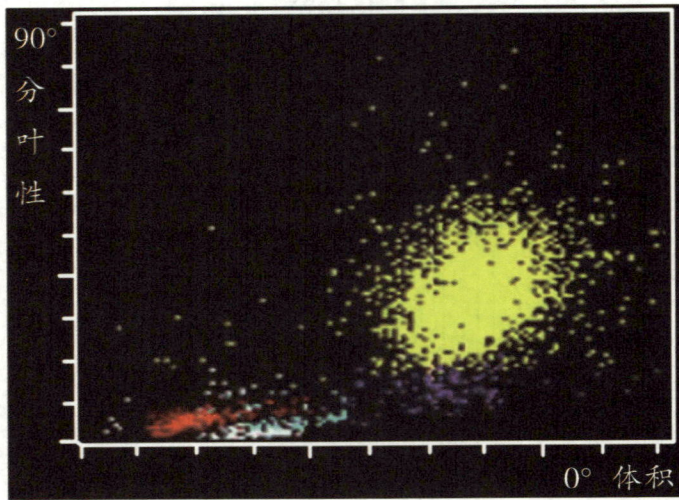

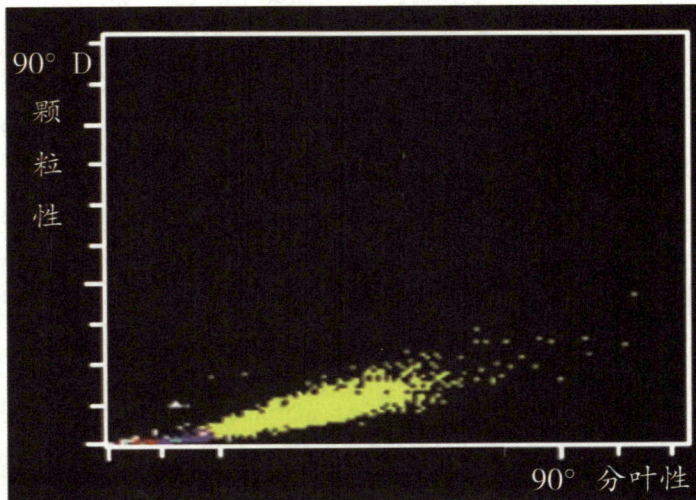

图 4-11　MAPSS 检测的白细胞散点图
黄色：中性粒细胞；紫色：单核细胞；蓝色：淋巴细胞；
白色：嗜碱性粒细胞；绿色：嗜酸性粒细胞；红色：有核细胞。

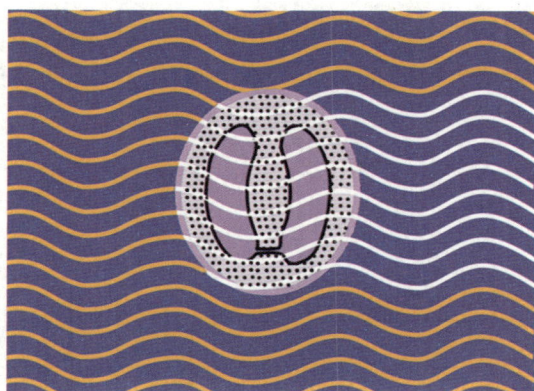

图 4-12　射频法白细胞检测原理示意图

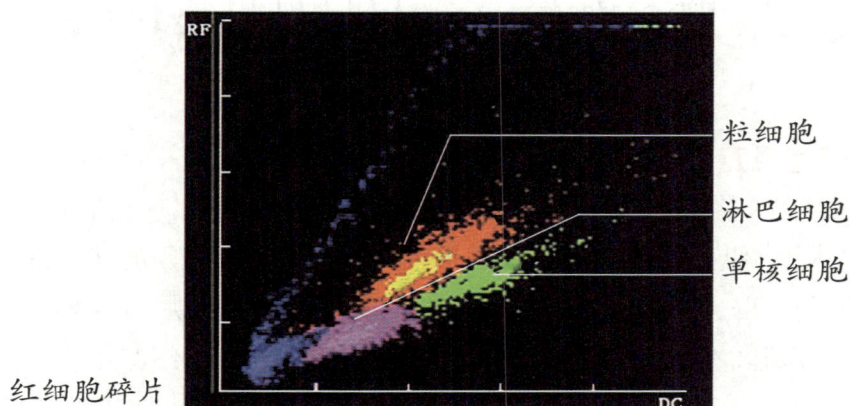

图 4-13　电阻抗与射频法白细胞分类检测散点图

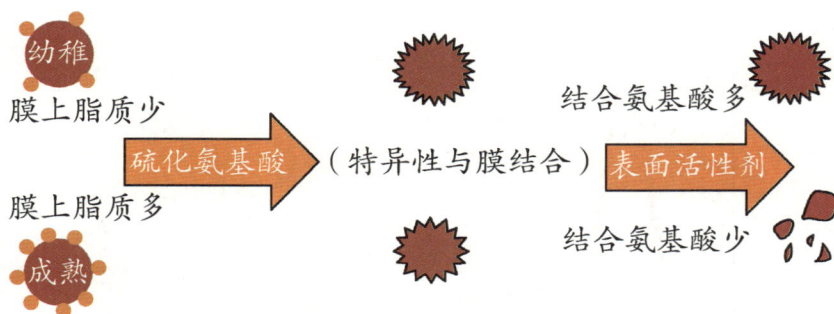

图 4-14　幼稚细胞检测系统检测原理示意图

三、红细胞测定原理

（一）红细胞计数原理

多采用电阻抗法对红细胞／血小板进行计数。该检测单元有一个检测小孔，小孔两侧连有一对连接恒流电源的正负电极，由于红细胞／血小板具有不良导体的特性，当红细胞／血小板在恒定负压的作用下通过小孔的时候，电极间的电阻会发生瞬间的变化，在电极两端形成电压脉冲信号，脉冲的幅度与细胞的体积成正比，脉冲数即细胞数。由于红细胞和血小板体积差异明显,很容易通过设定一个限定阈值将两者同时测得的光电信号分开。迄今为止,血细胞分析仪检测红细胞和血小板均采用同一个分析系统(图4-15)。

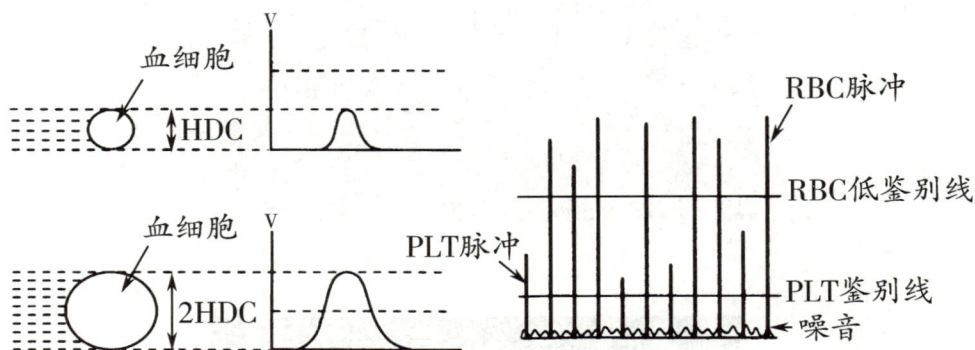

图 4-15　红细胞和血小板计数原理示意图

（二）红细胞直方图

正常红细胞直方图是一条位于 36～360fl 范围内近似正态分布的单峰曲线,横坐标表示红细胞体积,纵坐标表示不同体积红细胞出现的频率。正常红细胞主要分布于 50～200fl,分为两个群,在 50～125fl 区域有一个两侧对称、较狭窄的峰,主要为正细胞正色素性成熟红细胞群,在 125～200fl 区域主要为大红细胞和网织红细胞群(图4-16)。当红细胞体积大小发生变化时,峰左移或右移,或出现双峰。红细胞检测的各参数中均含有白细胞,一般情况下白细胞较少,对红细胞计数的干扰可忽略不计。

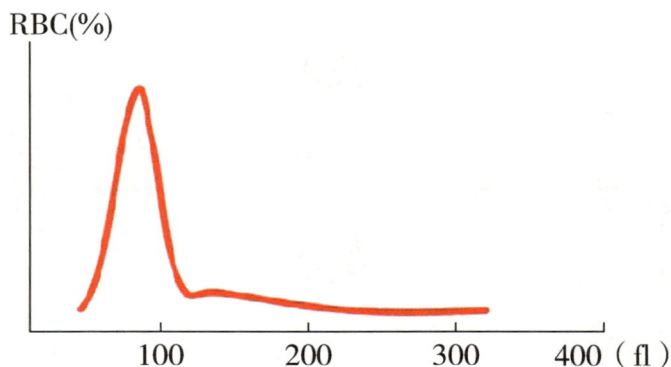

图 4-16　正常红细胞直方图

（三）HGB、HCT 及 RDW 检测

1. HGB 检测　血细胞分析仪采用分光光度法对 HGB 进行测定。在血细胞分析仪的血红蛋白检测通道中,稀释液含有溶血剂,可使红细胞溶解释放出 HGB,HGB 与溶血剂中某些成分结合,形成一种稳定的 HGB 衍生物,在特定波长范围(530～540nm)内比色,根据吸光度得到血红蛋白浓度。

2. HCT 检测　HCT 是指一定体积的全血中红细胞所占体积的相对比例。由红细胞计数和红细胞平均体积导出。Hct=红细胞计数×红细胞平均体积。

3. RDW 检测　红细胞体积分布宽度（red blood cell distribution width，RDW）是描述红细胞体积异质性的参数，即反映红细胞体积大小不均的客观指标。RDW 表示方法有 RDW-CV 和 RDW-s，但 RDW-CV 更为常用。正常参考区间为 RDW-CV：11.5%～14.5%。

（四）红细胞计数的影响因素

1. 可能导致结果降低的因素　红细胞凝集（冷凝集素）、小红细胞及红细胞碎片。

2. 可能导致结果增高的因素　白细胞增加（淋巴细胞＞100 000/μl）、巨大血小板（血小板＞1 000 000/μl）及血小板聚集。

四、血小板测定原理

（一）血小板计数原理

血小板随红细胞一起在同一系统进行检测，由于正常人血小板与红细胞体积有明显差异，血细胞分析仪通过设定阈值就可以将血小板与红细胞区分开，但当血细胞悬液中含有异常血细胞（如小红细胞）时，就会影响血小板计数结果。因此，为了使计数结果更加准确，仪器一般采用浮动界标技术（将血小板计数的上限阈值判定线放在红细胞和血小板直方图交叉部分的最低处）（图 4-17）。

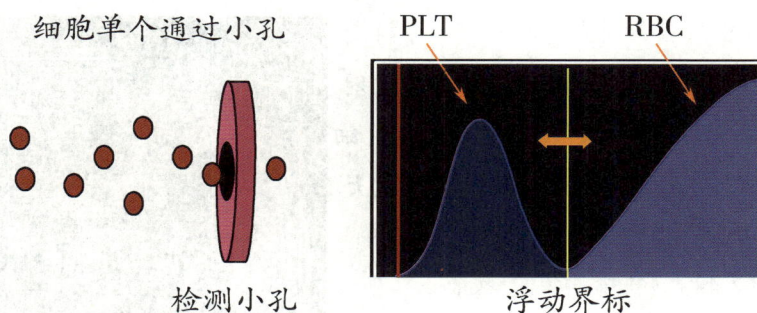

图 4-17　红细胞和血小板体积浮动界标示意图

（二）血小板直方图

血小板直方图横坐标表示血小板体积，纵坐标表示不同体积血小板出现的相对频数。血小板体积分布范围一般是 2～30fl，绝大多数血小板分布于 2～15fl 范围内，呈左偏态分布（图 4-18）。当有大血小板或小红细胞、聚集血小板时，直方图显示异常。

（三）MPV、PCT 及 PDW 的检测

1. 血小板平均体积（mean platelet volume，MPV）　是仪器通过检测各血小板体积直接求出的血小板参数，其参考区间为 6.8～13.6fl。

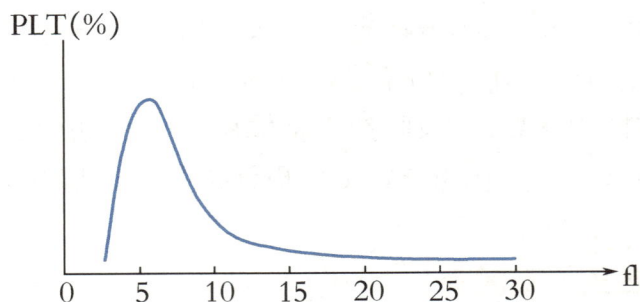

图 4-18　正常血小板直方图

2. 血小板比容（plateletcrit，PCT）　是指一定容积全血中血小板所占的百分比。PCT= 血小板计数 × 血小板平均体积。参考区间为 0.18%～0.22%。

3. 血小板分布宽度（platelet volume distribution width，PDW）　是反映血小板体积大小异质性的参数，结果用 PDW-CV 表示，参考区间为 15.5%～18.1%，计算方法同 RDW。

（四）血小板计数的影响因素

1. 可能导致结果降低的因素　血小板凝集、假性血小板减少、巨型血小板。

2. 可能导致结果增高的因素　小红细胞、碎片红细胞、白细胞碎片、冷凝蛋白及冷球蛋白。

五、网织红细胞检测原理

目前专用的网织红细胞分析仪和一些配置有网织红细胞检测系统的多功能血细胞分析仪均可以对网织红细胞进行检测，其检测原理基本相同，均采用了半导体激光流式细胞术与核酸荧光染色联合检测技术。稀释、染色以后的血液标本利用半导体激光器，通过流式细胞计数法进行检测，收集前向散射光和侧向荧光信号，可以将低荧光强度（LFR）、中荧光强度（MFR）和高荧光强度（HFR）网织红细胞定位于以荧光强度为 X 轴、前向散射光强度为 Y 轴的二维散点图上（图 4-19）。幼稚网织红细胞荧光最强，成熟红细胞极少或没有荧光。

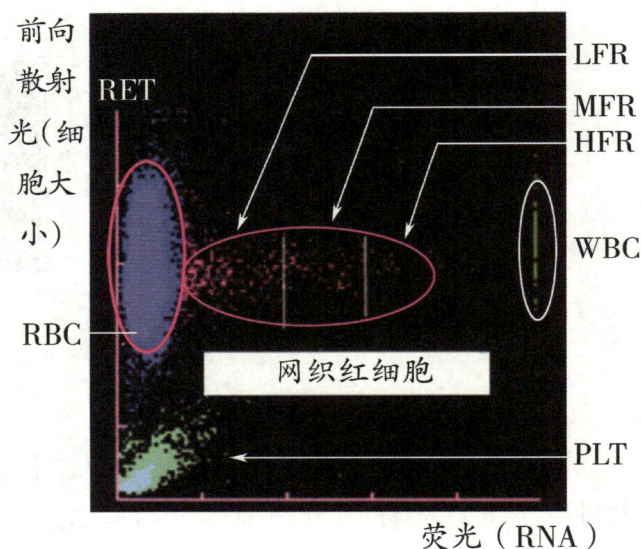

图 4-19　网织红细胞检测散点图

六、血细胞分析仪的工作流程

各类型血细胞分析仪的工作流程之间有一定的差异，但基本相似（图 4-20）。

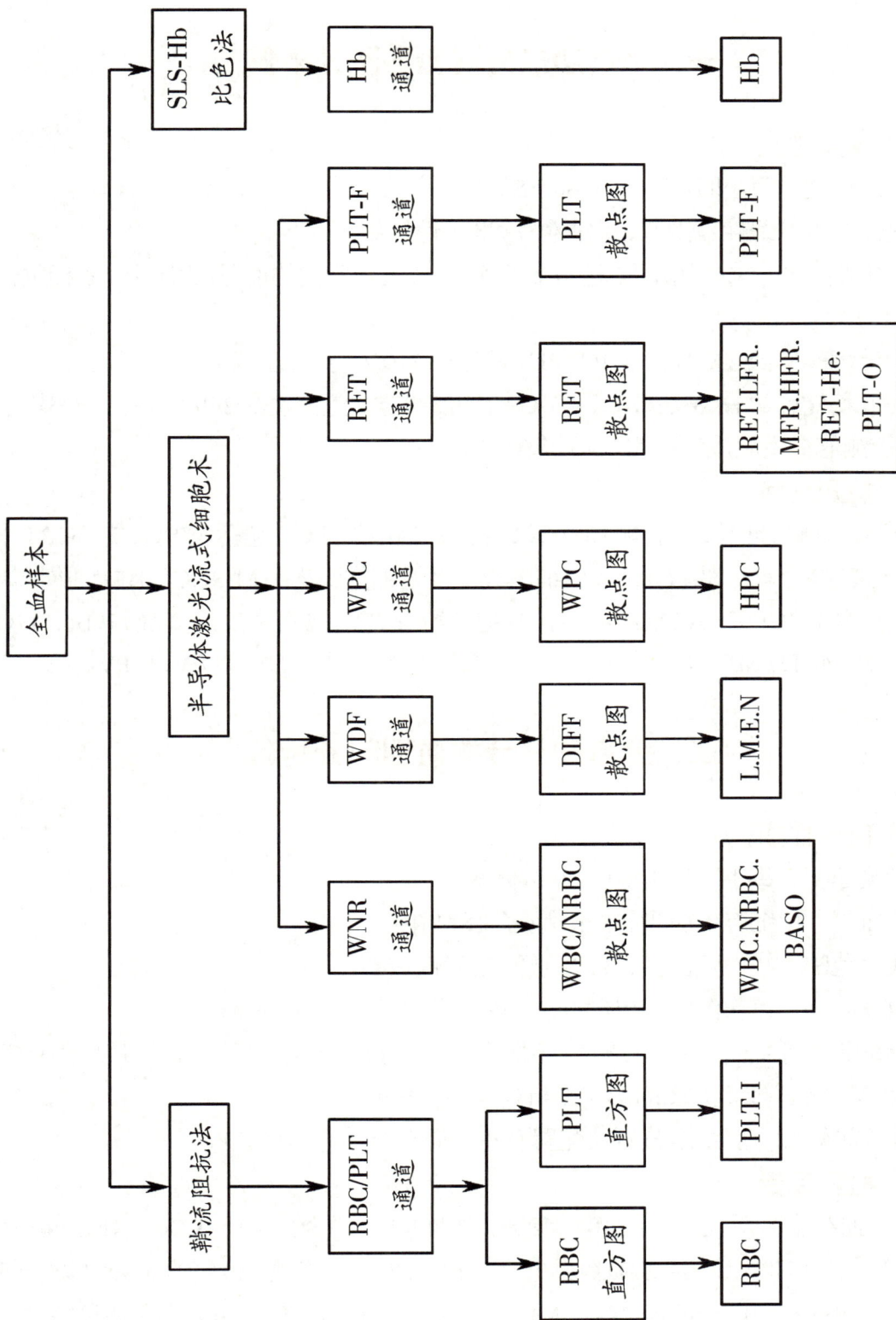

图 4-20　血细胞分析仪工作流程图

第二节　血细胞分析仪的类型

一、半自动二分群血细胞分析仪

（一）仪器性能

1. 检测速度　每小时检测 60～80 份标本。

2. 线性范围　线性范围宽，重复性好，准确性较高。

3. 白细胞分群　仪器检测淋巴细胞百分率与人工分类的淋巴细胞百分率相关性良好（r=0.901）。

4. 携带污染率低　WBC、RBC、PLT 的互染率均小于 1%。

5. 时间稳定性　HGB、RBC、WBC 检测值稳定，室温放置 24h 下降百分率均小于3%；PLT 检测值在室温放置 8h 以内下降值＜5%。

（二）检测项目

二分群血细胞分析仪可检测 15 个参数：白细胞相关参数，包括 WBC、W-SCR（小白细胞或淋巴细胞比率）、W-LCR（大白细胞或中性粒细胞比率）、M-SCC（小白细胞或淋巴细胞计数）、W-LCC（大白细胞或中性粒细胞计数）；红细胞相关参数，包括 RBC、HGB、HCT、MCV、MCH、MCHC、RDW；血小板相关参数，包括 PLT、PDW、MPV。

二、全自动三分群血细胞分析仪

（一）仪器性能

1. 检测速度　每小时检测 60～80 份标本。

2. 溶血素　白细胞溶血素和红细胞溶血素两种。

3. 线性范围　线性范围宽，重复性好，准确性较高。

4. 自动冲洗　每次测定后自动冲洗，减少管道污染和颗粒阻塞。

5. 自动报警系统　结果异常时，仪器可以给出报警信号，报警信号可以通过图形、符号、文字 3 种形式或直方图的形状或特定警报声传递。

6. 计算机管理　血细胞分析仪配置有资料储存及信号转换系统。

（二）检测项目

三分群血细胞分析仪可检测 18 项参数：白细胞相关参数，包括 WBC、NEUT#（中性粒细胞计数）、NEUT%（中性粒细胞百分比）、LYM#（淋巴细胞计数）、LYM%（淋巴细胞百分比）、MONO#（单核细胞计数）、MONO%（单核细胞百分比）；红细胞相关参数，包括 RBC、HGB、HCT、MCV、MCH、MCHC、RDW；血小板相关参数，包括 PLT、PDW、MPV、PCT。

（三）三分群血细胞分析仪报告模式

三分群血细胞分析仪常用报告模式见图4-21。

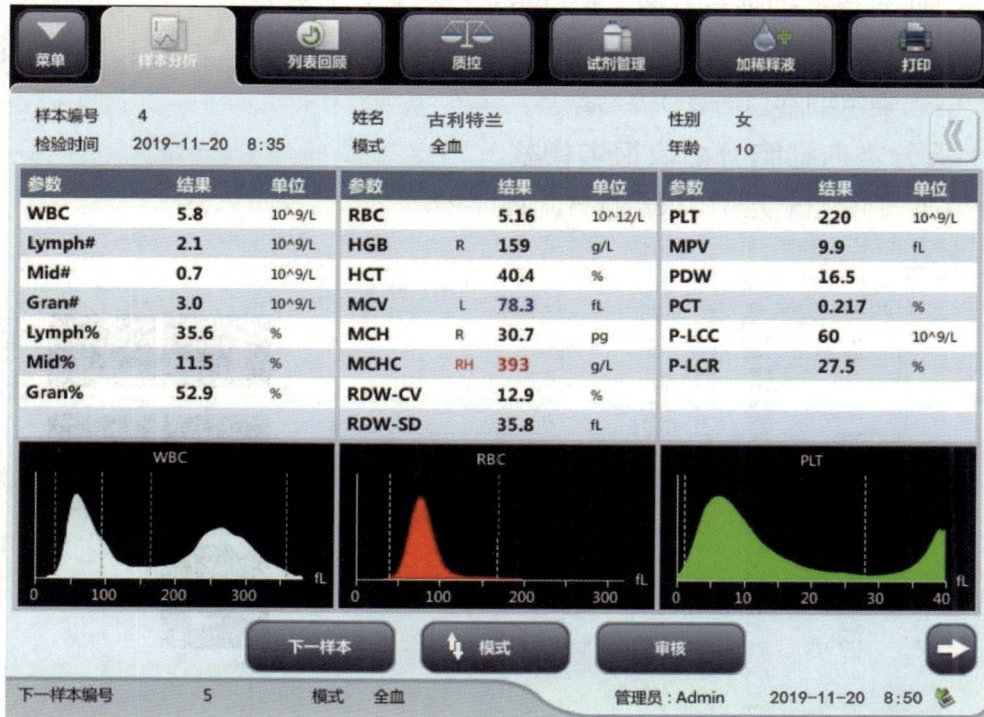

图4-21　三分群血细胞分析仪报告模式

三、全自动五分类血细胞分析仪

（一）仪器性能

1. 速度快　每小时检测80～150份标本。

2. 仪器结构复杂　试剂种类多，用多通道、多种技术联合对白细胞进行检测。

3. 幼稚细胞检测功能　有专用幼稚细胞检测通道和试剂，完成包括幼稚细胞在内的10余种异常细胞检测。

4. 数据处理功能强大　具有高效、自动的标本资料管理系统及强大的工作平台，包括自动质控、实验室质量保证程序、报警分析和事件记录等功能。

5. 自动加样系统　具有穿刺进样、条码识别和双重样本完整性探测器等。

（二）检测项目

五分类血细胞分析仪可以检测22项以上的参数：白细胞相关参数，包括 WBC、NEUT#、NEUT%、LYM#、LYM%、MONO#、MONO%、BASO#（嗜碱性粒细胞计数）、BASO%（嗜碱性粒细胞百分比）、EO#（嗜酸性粒细胞计数）、EO%（嗜酸性粒细胞百分比）；红细胞相关参数，包括 RBC、HGB、HCT、MCV、MCH、MCHC、RDW；血小板相关参数，包括 PLT、PDW、MPV、PCT。以上参数为基本参数，有些血细胞分析仪还可给出 IMG#（未成熟粒细胞计数）、IMG%（未成熟粒细胞百分率）、NRBC#（有核红细胞计数）、NRBC%（有核红细胞百分率）、P-LCR（大血小板比率）、IPF（未成熟血小板比率）、HPC%（造血祖细胞百分率）、HPC#（造血祖细胞计数）、LUC#（大型未染色细胞计数）、LUC%（大型未染色细胞百分率）等参数。

（三）五分类血细胞分析仪报告模式

五分类血细胞分析仪常用报告模式见图 4-22。

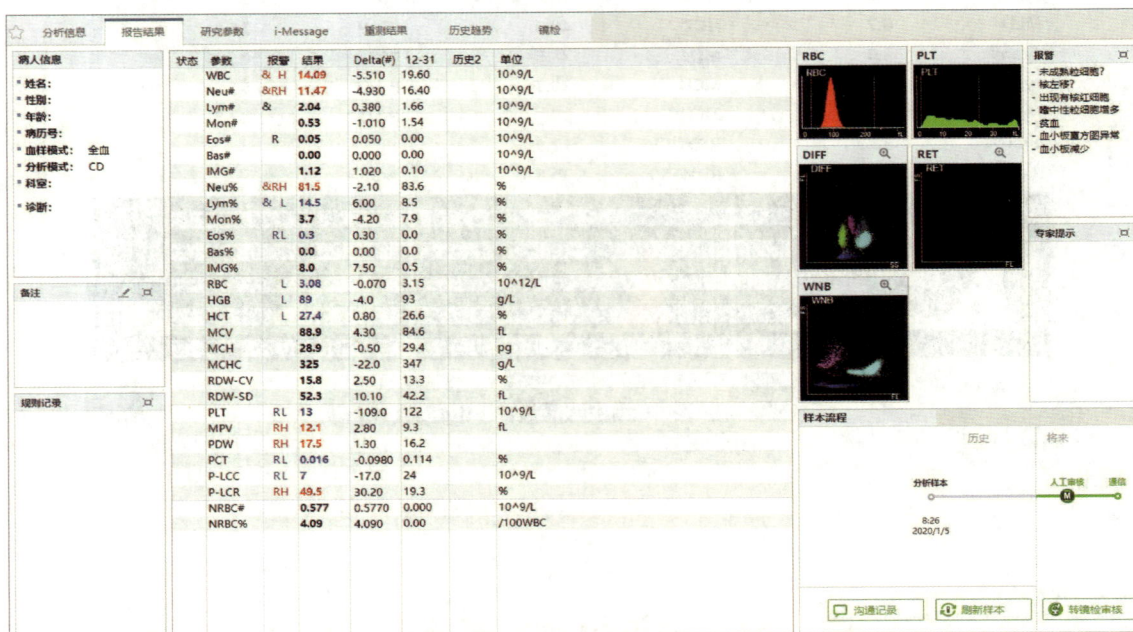

图 4-22　五分类血细胞分析仪报告模式

四、全自动五分类连接网织红细胞分析仪

（一）仪器性能

1. 速度快　全血细胞计数和分类加网织红细胞计数检测速度每小时可达 80 份标本。

2. 仪器结构复杂　包括外周血白细胞五分类检测系统、血红蛋白检测系统、红细胞／血小板检测系统、网织红细胞检测系统。

3. 网织红细胞检测功能　提供 6 项网织红细胞参数的同时，还能进行网织红细胞成熟度的分类。

4. 幼稚细胞检测功能　能进行幼稚细胞定量测定并提供各项异常信息，能有效避免早期白血病的漏检。

5. 检测模式多样　CBC、CBC+DIFF、CBC+DIFF+RET、CBC+RET、RET。

6. 自动加样系统　有全自动闭盖进样、手动闭盖进样、手动开盖进样和末梢血预稀释进样。

（二）检测项目

全自动五分类连接网织红血细胞分析仪所能检测的参数除上述五分类血细胞分析仪可以检测的参数以外，还可以给出 RET#（网织红细胞计数）、RET%（网织红细胞百分率）、LFR%（低荧光强度网织红细胞比率）、MFR%（中荧光强度网织红细胞比率）、HFR%（高荧光强度网织红细胞比率）等参数。

（三）五分类连接网织红细胞分析仪报告方式

五分类及网织红细胞分析仪常用报告模式见图 4-23。

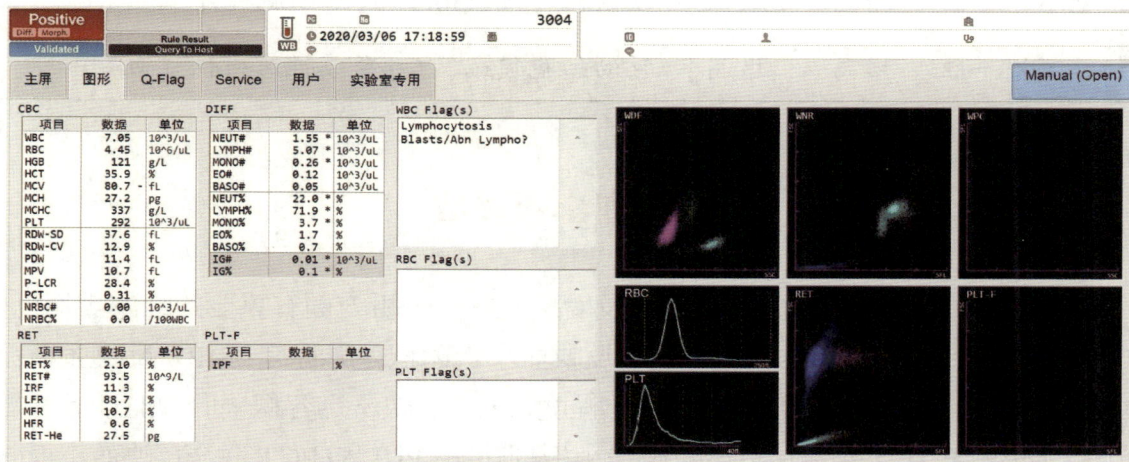

图 4-23　五分类连接网织红细胞分析仪报告模式

第三节　血细胞分析仪各项参数、直方图、散射图的临床意义

一、WBC、RBC、PLT、HCT、MCV、MCHC、MCH

WBC、RBC、PLT、HCT、MCV、MCHC、MCH 的临床意义同第二章、第三章相关章节。

二、RDW

RDW 与 MCV 结合有助于贫血的诊断和鉴别诊断。依据 RDW 和 MCV 对贫血进行分类的方法称为 Bessman 分类法（表 4-1）。

表 4-1 Bessman 分类法

贫血形态学类型	RDW	MCV	病因举例
正细胞均一性	正常	正常	遗传性球形红细胞增多症、急性失血、肝硬化和尿毒症引起的贫血
大细胞均一性	正常	增高	再生障碍性贫血、骨髓增生异常综合征
小细胞均一性	正常	减低	轻型珠蛋白生成障碍性贫血
正细胞不均一性	增高	正常	铁粒幼细胞贫血、骨髓纤维化
小细胞不均一性	增高	减低	缺铁性贫血、HbH 病、红细胞碎片
大细胞不均一性	增高	增高	巨幼细胞贫血、自身免疫性溶血性贫血

三、血小板参数

血小板参数在血小板相关疾病鉴别及发病机制的分析方面有重要的临床实用价值。PLT 反映外周血中血小板的数量；PDW 反映血小板体积差异程度；MPV 反映血小板体积大小；P-LCR 有助于判断血小板的成熟程度；PCT 反映一定容积全血中血小板所占的百分比。MPV、PDW、P-LCR 联合反映血小板的功能；PLT 和 PCT 联合反映血小板破坏和骨髓代偿能力之间的平衡状态。

（一）血小板平均体积（MPV）

1. 鉴别血小板减少的病因　血小板破坏过多，如特发性血小板减少性紫癜、脾功能亢进、系统性红斑狼疮等，MPV 正常或增高；血小板生成减少，如再生障碍性贫血，MPV 正常或减小；血小板增生不良，如骨髓增生异常综合征等，MPV 减小。

2. 评估骨髓造血功能　当白血病化疗和骨髓移植患者的骨髓受抑时，MPV 减小早于 PLT 减少；白血病缓解、骨髓功能恢复时，MPV 增高又早于 PLT 增多 1～2 天。如 MPV 持续减小和 PLT 持续减少，为骨髓造血衰竭征兆。

3. 判断病情变化　是脓毒血症（减低）、新生儿菌血症（增高）、心绞痛（增大，预示血管狭窄的危险性增高）、急性心肌炎（复发的独立危险因素）等疾病过程变化的判断依据之一。

4. MCV、PDW 联合应用　有助于原发性血小板增多症（MPV 增大、PDW 正常或减低）和反应性血小板增多症（MPV 减小、PDW 正常或增大）的鉴别。

（二）未成熟血小板比率（IPF）

未成熟血小板又称网织血小板，胞质中有残存的 RNA。未成熟血小板比率可以反映骨髓增生状态、血小板更新速度和细胞动力学变化。当骨髓造血功能良好时，外周血血小板破坏过多，IPF 增高；当骨髓造血功能抑制或血小板发育不良时，IPF 减低。

（三）血小板分布宽度（PDW）

大血小板比率（P-LCR）与 PDW 联合对于诊断免疫性血小板减少价值较大。

四、血细胞体积直方图及散射图的应用

（一）红细胞直方图

正常红细胞直方图是一条近似正态分布的单峰曲线，当红细胞直方图出现异常时常表现为峰的增高或降低、左移或右移、单峰或双峰、峰底变宽或变窄、曲线起始变高、尾部抬高等变化。分析红细胞直方图的改变有助于贫血的诊断和鉴别诊断，同时对检测结果是否受到干扰因素的影响也起到一定的提示作用（表 4-2 和图 4-24）。

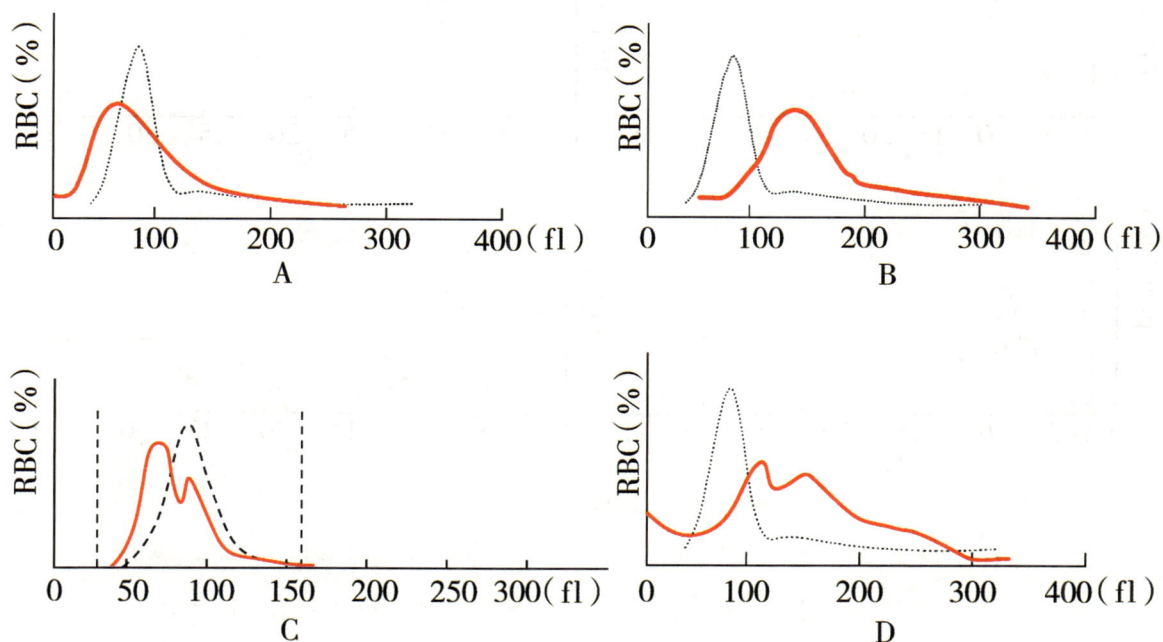

图 4-24 异常红细胞直方图

A.小红细胞且大小不均直方图；B.巨红细胞且大小不均直方图；C.IDA 治疗有效红细胞直方图；D.巨幼细胞贫血治疗有效直方图。

表 4-2 红细胞直方图变化情况归纳

贫血类型	波峰	峰底
正细胞均一性	不变	不变
正细胞不均一性	不变	变宽
小细胞均一性	左移	不变
小细胞不均一性	左移，可有双峰	变宽

贫血类型	波峰	峰底
大细胞均一性	右移	不变
大细胞不均一性	右移,可有双峰	变宽

（二）血小板直方图

正常血小板直方图呈左偏态分布,但是当血标本中出现血小板体积变化、血小板聚集、小红细胞、红细胞碎片时,血小板直方图可出现异常(图4-25)。

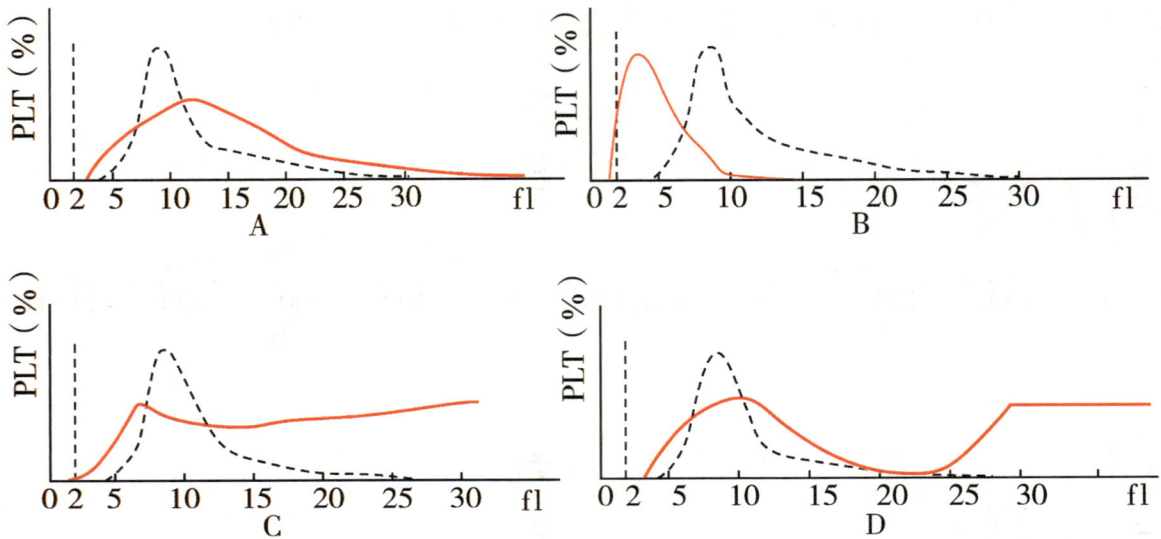

图4-25　异常血小板直方图

A.MPV 增大血小板直方图;B. MPV 下降血小板直方图;C.细胞碎片干扰的血小板直方图;D. 小红细胞干扰的血小板直方图。

（三）白细胞直方图

以电阻抗法进行白细胞计数的血细胞分析仪,在 35～450fl 范围内将白细胞分为三群,绘制出的直方图是一条有三个峰的曲线。由于所用的稀释液和溶血剂不完全相同,不同血细胞分析仪的白细胞直方图形状也有所不同。当某些原因导致白细胞比例及形态发生异常时,白细胞直方图峰的高低、数量和低谷的特征也会随之改变(图4-26)。依据异常的直方图和相应部位的报警信号,可初步判断发生变化的白细胞种类以及是否有异常细胞出现,但对于异常细胞的进一步检查,必须结合血涂片镜检。

常见的白细胞直方图异常及影响因素:①淋巴细胞峰左侧区域异常,可能有血小板聚集、巨大血小板、有核红细胞、未溶解红细胞、白细胞碎片、蛋白质或脂类颗粒。②淋巴细胞峰与单个核细胞峰之间区域异常,可能有异常淋巴细胞、浆细胞、原始细胞、嗜酸性粒细胞、嗜碱性粒细胞增多。③单个核细胞峰与中性粒细胞峰之间区域异常,可能有未成熟中性粒细胞、异常细胞亚群、嗜酸性粒细胞、嗜碱性粒细胞增多或核左移。④中性粒细胞峰右侧区域异常,可能为中性粒细胞绝对增多所致。

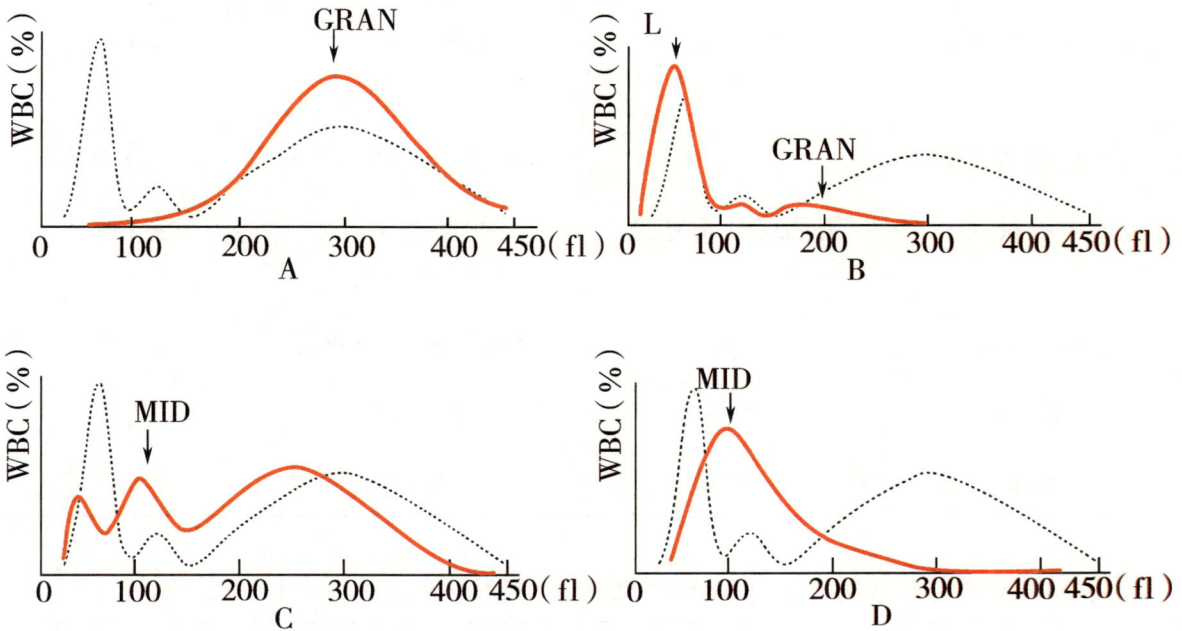

图 4-26　异常白细胞直方图

A.淋巴细胞减少和中性粒细胞增多直方图;B.淋巴细胞增多和中性粒细胞
减少直方图;C.中间细胞(单个核细胞)群增多直方图;
D.原始、幼稚白细胞增多直方图。

(四)散点图

不同型号的血细胞分析仪由于应用不同检测原理,即使对同一种细胞的检测结果其散点图的表示形式也有明显区别。散点图分为平面散点图(二维)和立体散点图(三维)两类。二维散点图包括 X 轴和 Y 轴,分别表示检测原理或一个检测角度的细胞信息。将每一个细胞的检测信息综合考虑,就可以把每一个细胞定位于二维坐标中,形成散点图。观察和分析散点群在坐标中的位置、面积及疏密程度,有助于对某一细胞群体的变化情况进行评估。

第四节　血液分析仪检验复检规则及质量保证

一、血液分析仪检验复检规则

2005 年国际实验室血液学学会(ISLH)提出了显微镜复检的 41 条建议性标准

（表 4-3～表 4-6）。

表 4-3　血细胞分析仪检测结果手工涂片复检真阳性标准

涂片镜检阳性	发现异常形态细胞	涂片镜检阳性	发现异常形态细胞
红细胞形态异常	≥2+ 或发现疟原虫	原始细胞	≥1 个
血小板形态异常	≥2+	晚幼粒细胞	>2 个
血小板凝块	偶见或时而可见	中幼粒/早幼粒细胞	≥1 个
Döhle 小体	≥2+	非典型淋巴细胞	>5 个
中毒颗粒	≥2+	有核红细胞	≥1 个
空泡	≥2+	浆细胞	≥1 个

表 4-4　血细胞分析仪检测结果的显微镜复检规则（全血细胞计数）

编号	参数	复检条件次序：①→②→③	采取措施次序：①→②→③
1	新生儿	①首次标本	①涂片复查
2	WBC、RBC、HGB、PLT、Ret	①超出仪器线性范围	①稀释标本上机再测
3	WBC、PLT	①低于检验室确认的仪器线性范围	①按标准操作程序进行复核
4	WBC、RBC、HGB、PLT	①仪器无法检测结果	①检查标本有无凝块。②再上机检测。③仍异常，换替代计数方法
5	WBC（×10⁹/L）	①<4.0 或>30.0 和②首次检测	①涂片复查
6	WBC（×10⁹/L）	①<4.0 或>30.0 和②测定差值超出预设值和③3 天内	①涂片复查
7	PLT（×10⁹/L）	①<100 或>1 000 和②首次检测	①涂片复查
8	PLT（×10⁹/L）	①任何测定值和②与前次比，PLT 数差值超出限值	①涂片复查

编号	参数	复检条件次序：①→②→③	采取措施次序：①→②→③
9	HGB（g/L）	①<70g/L 或>年龄性别参考区间上限 20g/L 和②首次检测	①涂片复查。②如有提示，确认标本完整性
10	MCV（fl）	①<75fl 或>105fl 和②首次检测和③<24h 标本	①涂片复查
11	MCV（fl）	①>105fl 和②成人和③>24h 标本	①涂片复查大红细胞相关变化。②如未见大红细胞相关变化，取新鲜血再查。③如无新鲜标本，则在报告中注明
12	MCV（fl）	①任何测定值和②与前次比，差值超出限值和③<24h 标本	①验证标本完整性/标本身份
13	MCHC（g/L）	①≥参考区间上限 20g/L	①检查有无脂血、溶血、红细胞凝集、球形红细胞
14	MCHC（g/L）	①<300 和②MCV 正常或增高	①检查可能静脉输液污染或其他特殊原因
15	RDW-CV（%）	①>22 和②首次检测	①涂片复查

表4-5　血细胞分析仪检测结果显微镜复检规则（白细胞分类和网织红细胞）

编号	参数	第1个复检条件	和/或	第2个复检条件	采取措施
16	无分类结果或分类不完全				涂片分类、检查
17	中性粒细胞计数（×10⁹/L）	<1.0 或>20.0	和	首次检测	涂片复查
18	淋巴细胞计数（×10⁹/L）	>5.0（成人）或>7.0（<12 岁）	和	首次检测	涂片复查
19	单核细胞计数（×10⁹/L）	>1.5（成人）或>3.0（<12 岁）	和	首次检测	涂片复查
20	嗜酸性粒细胞计数（×10⁹/L）	>2.0	和	首次检测	涂片复查

编号	参数	第1个复检条件	和/或	第2个复检条件	采取措施
21	嗜碱性粒细胞计数（×10⁹/L）	>5.0	和	首次检测	涂片复查
22	有核红细胞计数（×10⁹/L）	任何值	和	首次检测	涂片复查
23	网织红细胞绝对值（10⁹/L）	大于0.100	和	首次检测	涂片复查

表4-6　血细胞分析仪检测结果的显微镜复检规则（可疑报警）

编号	参数	复检条件次序：①→②→③→④	采取措施次序：①→②→③
24	可疑报警（除IG/杆状核细胞外）	①阳性报警和②首次检测③成人	①涂片复查
25	可疑报警	①阳性报警和②首次检测③儿童	①涂片复查
26	WBC不可信报警	①阳性报警（任何报警）	①验证标本完整性再上机检测。②如仍出现同样报警，检查仪器输出。③如有提示，手工分类涂片复查
27	RBC碎片	①阳性报警（任何报警）	①涂片复查
28	双形型红细胞	①阳性报警。②首次检测	①涂片复查
29	不溶性红细胞	①阳性报警（任何报警）	①复查WBC直方图和散点图。②按标准操作程序验证RET是否有错。③涂片复查有无异常红细胞形态
30	PLT凝集报警	①任何计数值	①检查标本有无凝块。②涂片复查估计血小板数。③如见血小板凝集，则按标准操作程序复核
31	PLT报警	①PLT和MPV报警（除PLT凝块外）	①涂片复查

编号	参数	复检条件次序：①→②→③→④	采取措施次序：①→②→③
32	未成熟粒细胞报警	①阳性报警。②首次检测	①涂片复查
33	未成熟粒细胞报警	①阳性报警。②既往结果明确。③与前次比，白细胞数增高差值高于限值	①涂片复查
34	左移报警	①阳性报警	①按标准操作程序复核
35	非典型/变异淋巴细胞	①阳性报警。②首次检测	①涂片复查
36	非典型/变异淋巴细胞	①阳性报警。②既往结果明确。③与前次比，白细胞数增高差值高于限值	①涂片复查
37	原始细胞报警	①阳性报警。②首次检测	①涂片复查
38	原始细胞报警	①阳性报警。②既往结果明确。③与前次比，白细胞数减低差值未超出限制或低于上次。④3~7天之内	①按标准操作程序复查
39	原始细胞报警	①阳性报警。②既往结果明确。③与前次比，白细胞数增高之差高于限值	①涂片复查
40	NRBC报警	①阳性报警	①涂片。②计数NRBC，校正WBC
41	网织红细胞	①仪器检测结果出现异常类型	①检查输出。②重测。③镜检

二、质量控制

（一）检验前质量控制

1. 检验人员的要求　实验室要建立仪器的标准操作规程（SOP），并按照SOP的要求对操作人员进行正规、严格的岗前培训。操作人员要熟悉仪器的操作步骤、常见干扰因素、校正、质控方法、使用注意事项、常见故障及维护，理解仪器的检测原理、异常报警及结果(数据、直方图、散点图)的含义。

2. 适宜的检验环境　血细胞分析仪是精密的电子仪器,对环境条件的要求较高,要将血细胞分析仪安装在通风良好且避免阳光直接照射的场所,环境温度保持在15~30℃(25℃最佳),相对湿度应在30%~85%,并且要远离离心机、通信设备,以免引起电波干扰。

3. 合格的血细胞分析仪　检测前要确保血细胞分析仪处于一种良好的工作状态。新仪器或每次维修后必须按照ICSH公布的血细胞分析仪评价方法对仪器的技术、性能进行测试、校准和评价,并做好记录和管理工作。已经使用过一段时间的血细胞分析仪要按照要求进行质控、校正,并做好相应的维护。血细胞分析仪最好使用配套的校准品和质控物来确保检验质量和解决结果溯源问题。

4. 检验标本注意事项

(1)标本的类型:最好使用EDTA-K$_2$(1.5~2.0mg/ml)抗凝的静脉血,也可使用末梢血,但是末梢血影响因素多,结果误差大,重复性差。

(2)容器:采用真空采血系统,交叉污染少,易于标准化。

(3)血液贮存:上述抗凝血在室温(18~22℃)下,WBC、RBC、PLT可稳定24h;仪器法白细胞分类可稳定6~8h;血红蛋白可稳定数日。手工法白细胞分类最好在2h以内完成,以最长不要超过5h为宜。因为离体后粒细胞形态稳定性差,2h以后就有变化,根据检测需求可先推制血涂片。如血液标本不能及时检测或转运时,也可放置于4℃条件下来延长血液贮存期。4℃条件下,WBC、RBC可稳定48h,仪器法白细胞分类可稳定8~10h。血小板不宜低温保存,否则会影响PLT和MPV检测结果。

(4)血液标本接收注意事项:严格按照标本接、拒收原则对血液标本进行检查,对于存在错用抗凝剂、标本凝固、血量不足、严重溶血等情况的标本要拒收,以确保检验结果的准确性。

(二)分析中质量控制

1. 仪器启动　每次都要按照血细胞分析仪的SOP要求对仪器进行操作,全面检查电源、试剂以及与各设备的连接后再开机,开机后要进行清洗及空白计数,观察仪器是否报警及计数结果是否符合要求。

2. 室内质量控制　血细胞分析仪每天都要先做室内质量控制,确定整个操作过程是否在控。室内质量控制是通过质控物、质控图及质控规则组成的质控系统来实现的。如果失控,应及时查找失控原因并纠正、记录后才能继续检测。

3. 标本检测　严格按照SOP的要求进行标本检测,检测前要对标本进行混匀。

4. 仪器保养和维护　严格按照仪器保养和维护的SOP操作,认真做好仪器的日常保养,减少仪器故障的出现。如有异常,立即处理,并做好记录。

5. 生物变异及患者状态对检验结果的影响　生物变异为人体的固有变异,不可人为进行控制,如年龄、性别、昼夜节律、月经和妊娠等对检测结果带来的影响。患者的状态如饮食、运动、体位、情绪等对结果的影响是可以通过一定的措施加以避免的。应熟悉不同生理状态下血细胞各项参数的变化,在结果审核及分析的过程中要考虑到由患者生理状态的变化而带来的偏差。

6. 仪器的报警提示

(1)堵孔:仪器会出现异常波形或警报声及指示灯闪烁。

(2)警告信号:检测结果超出参数阈值或出现异常细胞时,仪器会出现报警信号,以提醒对检测结果引起重视或需复查。不同分析仪报警方式有所不同。

7. 病理因素对血细胞分析仪的影响

(1)血液中若含有冷球蛋白(如多发性骨髓瘤等)或冷纤维蛋白(如血栓性疾病、糖尿病等),均可导致血液中非晶体物质凝集,使血细胞计数增高。

(2)血液中白细胞显著增高,影响红细胞计数;血液中出现有核红细胞,影响白细胞计数。

(3)多发性骨髓瘤 M 蛋白增多时,在 pH 低的情况下可与溶血剂发生反应而使检测结果偏高。高脂血症可使 Hb 假性增高。

(4)各种病因引起的血小板聚集、巨大血小板、小红细胞会影响红细胞和血小板计数。

(三)检验后质量控制

1. 检验结果的审核　检验后必须做的第一件事就是对检验结果进行审核,只有审核符合要求的结果才能够发放。发放的结果按照要求除主要操作人员签字外,还必须有另外一名有资格的检验人员核查并签字。

2. 保留标本备查　血液标本检查完毕要置于 2～8℃环境中保存 7 天,以备后续复查。

3. 做好相关咨询服务

(1)患者:解释患者的疑问,帮助患者理解检测结果。

(2)沟通:对于异常结果,检验人员要做好与临床医生的沟通,使医生在及时了解患者情况的同时更有效地利用检验信息。

4. 室间质量评价　定期参加血细胞分析仪检测的室间质量评价,及时发现问题并采取纠正措施,提高检测水平,保证检测质量。

本章小结

　　血细胞分析仪血细胞检测基本原理是电阻抗检测原理,又称库尔特原理。血细胞分析仪主要功能有血细胞计数、白细胞分类、血红蛋白检测及网织红细胞计数。血细胞分析仪按自动化程度分为半自动和全自动血细胞分析仪;按对白细胞分类水平不同分为二分群、三分群、五分类和五分类＋网织红细胞血细胞分析仪。

　　血细胞分析仪因具有重复性好、精确度高、自动化程度高等特点而被临床广泛使用,但在使用过程中要注意做好质量控制,以确保结果的准确性。

（曹　越）

第五章 | 溶血性贫血检验

05章 数字资源

案例

患者，男性，25岁。腹泻2天，自服呋喃唑酮（痢特灵），今日感畏寒、发热、头晕，酱油色尿。实验室检查：外周血 Hb 75g/L，Ret 13%；尿隐血阳性。2年前因发热口服磺胺类药物后有过类似症状，未治疗，1周后自愈。

请问：

1. 该患者最有可能的诊断是什么？
2. 要明确诊断还应进一步做哪些检查？

第一节 概　　述

溶血性贫血（hemolytic anemia，HA）是由于各种原因使红细胞寿命缩短，破坏过多，超过骨髓造血代偿能力所致的一类贫血。骨髓对贫血的刺激有很强的代偿能力，其造血能力可增加6~8倍。若红细胞寿命缩短、破坏加快尚未超过骨髓的代偿能力，临床上不会表现为贫血，称为代偿性溶血性疾病。因此，溶血性贫血是以红细胞破坏增加和红细胞生成活跃并存的一组疾病。

一、溶血性贫血的分类

（一）按溶血的急缓分类

1. 急性溶血性贫血　呈急性发作，持续时间短，多为获得性。
2. 慢性溶血性贫血　呈慢性溶血过程，持续时间长，多为遗传性。

（二）按溶血发生的部位分类

1. 血管外溶血　指红细胞被单核 - 吞噬细胞系统识别并破坏。多为慢性经过，以遗传性多见，常伴有脾大。
2. 血管内溶血　指红细胞直接在血管内被破坏。多为急性发作，脾大不明显，以获得性多见。

临床上有些疾病可同时出现血管内与血管外溶血，如免疫性溶血性贫血等。

（三）按病因和发病机制分类

1. 红细胞内在异常　红细胞在骨髓内生成有缺陷，易被破坏，多为遗传性。又可分为膜缺陷、酶缺陷和血红蛋白异常。
2. 红细胞外在异常　是血液中含有破坏红细胞的抗体，或因感染、物理、化学等因素作用于正常红细胞，使其破坏加速而引起的溶血性贫血。一般为获得性。

上述分类方法在临床应用上各有其优缺点。为了更有利于溶血性贫血的鉴别诊断，最好先将溶血性贫血分为遗传性和获得性两大类，然后再按发病机制进一步分类，以缩小鉴别诊断的范围。具体溶血性贫血的病因学分类见表 5-1。

表 5-1　溶血性贫血的分类

病因		主要疾病	溶血发生部位
遗传性	红细胞膜缺陷	遗传性球形红细胞增多症、遗传性椭圆形红细胞增多症、遗传性口形红细胞增多症	血管外
	红细胞酶缺陷	葡萄糖 -6- 磷酸脱氢酶（G-6-PD）缺乏症、丙酮酸激酶缺乏症、葡萄糖磷酸异构酶缺乏症	血管外
	血红蛋白病	珠蛋白生成障碍性贫血、镰状细胞贫血、不稳定血红蛋白病	血管外
获得性	红细胞膜缺陷	阵发性睡眠性血红蛋白尿症	血管内
	免疫因素	自身免疫性溶血性贫血、药物免疫性溶血性贫血、溶血性输血反应	血管外 / 内

病因		主要疾病	溶血发生部位
获得性		冷凝集素综合征、新生儿免疫性溶血性贫血	血管外
		阵发性冷性血红蛋白尿症	血管内
	物理因素	微血管病性溶血性贫血、心源性溶血性贫血、行军性血红蛋白尿症	血管内
	化学因素	砷化物、硝基苯、苯肼、药物、蛇毒等中毒	血管内 / 外
	感染因素	溶血性链球菌、疟原虫等	血管内
	其他	脾功能亢进	血管外

二、溶血性贫血检验的基本方法

溶血性贫血的检验诊断非常重要。一般来说，溶血性疾病的检验需要解决以下三个问题：①确定是否有溶血；②溶血发生的场所（血管内、血管外）；③溶血的原因。

（一）确定溶血的存在

依据病史，有贫血、黄疸、网织红细胞计数增加，可考虑存在溶血性贫血的可能。确定溶血的检验诊断依据见表 5-2。

表 5-2　确定溶血的检验诊断

类别	检验指标	变化
显示红细胞破坏的指标	总胆红素、间接胆红素	↑↑
	尿胆原、粪胆原	↑
	血浆游离血红蛋白	血管内溶血↑↑
	血清结合珠蛋白	↓
	血红蛋白尿	阳性
	高铁血红素白蛋白	阳性
显示红细胞破坏的指标	尿含铁血黄素试验	阳性
	异形红细胞、破碎红细胞	↑
	红细胞寿命测定（$^{51}Cr\ t_{1/2}$）	缩短

类别	检验指标	变化
显示红细胞代偿性增生指标	外周血网织红细胞、嗜多色红细胞、有核红细胞	↑
	骨髓幼稚红细胞	↑

注：↑表示增高；↑↑表示明显增高；↓表示减低。

（二）确定溶血的场所

血管内溶血多为急性发作，以获得性溶血性贫血多见；血管外溶血为红细胞被单核-吞噬细胞系统清除增加，多为慢性过程，常伴脾大。严重的溶血两者可同时存在。两者鉴别见表5-3。

表5-3　血管内溶血与血管外溶血的鉴别

特征	血管内溶血	血管外溶血
病因	获得性多见	遗传性多见
红细胞主要破坏场所	血管内	单核-吞噬细胞系统
病程	多为急性	常为慢性，急性加重
贫血、黄疸	常见，较重	常见，较轻
肝、脾大	不明显	多显著
红细胞形态	多正常，DIC时异常	多异常
血浆游离血红蛋白	增加	正常或轻度增高
血红蛋白尿	有	一般无
高铁血红素白蛋白	增加	正常
结合珠蛋白	明显减少	轻度减少或正常
尿含铁血黄素	慢性阳性	一般阴性
骨髓再障危象	少见	急性溶血加重时可见
脾切除治疗	无效	可能有效

（三）确定溶血的原因

依据病史找线索，注意病人的年龄、种族、职业、病史、饮食、药物史、家族遗传史、婚姻史、生育史等。体检中应注意贫血的程度、黄疸及肝脾的大小,病人血、尿和粪便常规检验,尤其是外周血红细胞形态的改变。溶血性贫血的检验诊断过程中还要紧密结合本地区常见病、多发病,有目的地选择筛选试验和确诊试验,不同类型溶血性贫血检验项目选择见表5-4。

表5-4　不同类型溶血性贫血检验项目选择

主要溶血部位	疾病	筛选/排除试验	确诊试验
血管外	遗传性球形红细胞增多症	红细胞形态检查	高渗冷溶血试验
	遗传性椭圆形红细胞增多症	渗透脆性试验;酸化甘油溶血试验	膜蛋白电泳分析;膜脂质分析
	遗传性口形红细胞增多症	自身溶血试验;红细胞腺苷三磷酸活性;Coombs试验	膜蛋白基因分析;家系调查
	G-6-PD缺乏症	高铁血红蛋白还原试验;G-6-PD荧光斑点试验;硝基四氮唑蓝试验;Heinz小体生成试验	红细胞G-6-PD活性测定;基因分析
	丙酮酸激酶缺乏症	红细胞形态检查;PK荧光斑点试验	PK活性定量测定;中间代谢产物测定
	嘧啶-5'-核苷酶缺乏症	红细胞形态检查;Ret;嘧啶核苷酸比率	嘧啶-5'-核苷酶活性测定
	珠蛋白生成障碍性贫血	红细胞形态检查;抗碱血红蛋白测定	血红蛋白电泳;珠蛋白肽链分析;基因分析
	血红蛋白病	红细胞包涵体试验;异丙醇沉淀试验;热变性试验;Heinz小体生成试验	红细胞镰变试验;血红蛋白电泳;珠蛋白肽链分析;基因分析;吸收光谱测定
	温抗体型自身免疫性溶血性贫血	红细胞形态检查	Coombs试验

主要溶血部位	疾病	筛选/排除试验	确诊试验
血管外	冷凝集素综合征	红细胞形态检查；Coombs试验	冷凝集素试验
	药物致免疫性溶血性贫血（半抗原型、自身免疫型）	红细胞形态检查；Coombs试验	加药后 IAGT
	新生儿同种免疫性溶血症	红细胞形态检查；Ret；胆红素代谢检查；血型鉴定	Coombs 试验；孕妇产前免疫性抗体检查
	迟发性溶血性输血反应	红细胞形态检查；Ret；进一步的血型鉴定	Coombs 试验；交叉配血试验
血管内	PNH	Rous 试验；尿隐血试验；蔗糖溶血试验	Ham 试验；蛇毒溶血因子试验；补体敏感性试验
	G-6-PD 缺乏症	高铁血红蛋白还原试验；G-6-PD 荧光斑点试验；硝基四氮唑蓝试验；Heinz 小体生成试验	红细胞 G-6-PD 活性测定；基因分析
	阵发性冷性血红蛋白尿症	Rous 试验；Coombs 试验	冷热溶血试验
	药物致免疫性溶血性贫血（奎尼丁型）	Coombs 试验	IAGT 及加药后的 IAGT
	急发性溶血性输血反应	Coombs 试验	血型鉴定及不同方法的交叉配血试验
	微血管病性溶血性贫血	红细胞形态检查；Ret；血小板计数；血浆游离血红蛋白测定等	止血与血栓实验室检查及其他相关检查

第二节　红细胞膜缺陷的检验

正常红细胞寿命约为 120 天，在此期间红细胞在血液循环中约穿行 500km，经受心内涡流约 50 万次的冲击，要穿过比自身直径小的血管和孔隙，红细胞必须具有良好的韧性和变形能力。如果红细胞膜上某种蛋白的量或结构发生变化,红细胞的形态和功能就会出现异常改变,甚至发生溶血性贫血。

一、红细胞膜缺陷性溶血

"液态镶嵌模型"学说认为,膜蛋白镶嵌在脂质双层分子中,膜具有变形性和流动性。膜蛋白分外在蛋白和内在蛋白。红细胞膜外在蛋白附着在膜的外表面或内表面,包括膜收缩蛋白、锚蛋白(2.1 蛋白)、肌动蛋白(5 蛋白)、肌球蛋白、内收蛋白、4.1 蛋白、4.2 蛋白和 4.9 蛋白等;内在蛋白包含 3 蛋白和血型糖蛋白。红细胞膜异常的疾病常见有遗传性球形红细胞增多症(HS)、遗传性椭圆形红细胞增多症(HE)、遗传性口形红细胞增多症、阵发性睡眠性血红蛋白尿症(PNH)等(图 5-1)。

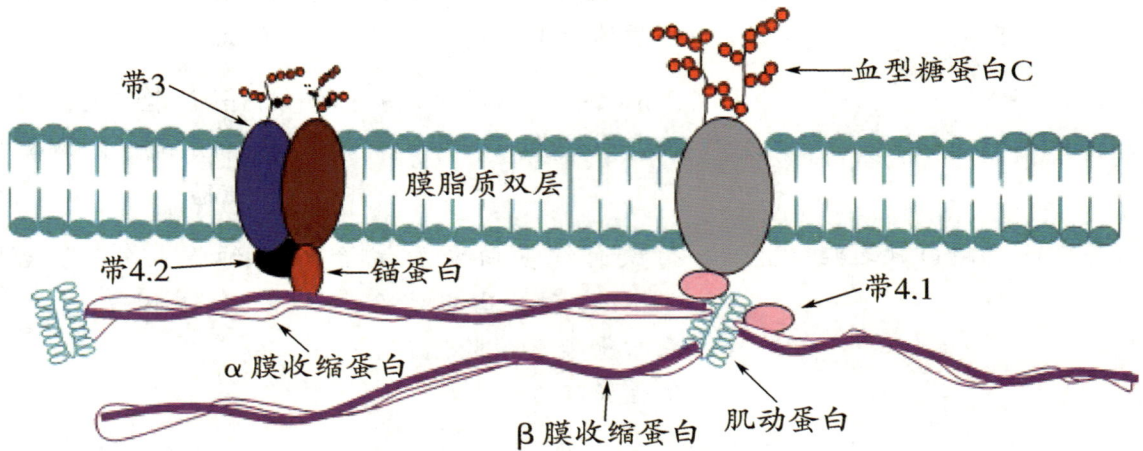

图 5-1　红细胞膜结构示意图

(一)遗传性球形红细胞增多症

遗传性球形红细胞增多症发病原因是基因突变引起锚蛋白合成障碍,造成膜收缩蛋白缺乏锚蛋白的连接和固定而丢失,因红细胞缺少膜收缩蛋白牵拉肿大形成球形红细胞,导致膜结构与功能的异常而发生溶血。

(二)遗传性椭圆形红细胞增多症

遗传性椭圆形红细胞增多症发病原因是膜收缩蛋白 -4.1 蛋白 - 膜收缩蛋白连接异常,造成膜收缩蛋白不能使"二聚体"变成"四聚体",导致膜收缩蛋白牵拉力降低形成椭圆形红细胞而发生溶血。

(三)阵发性睡眠性血红蛋白尿症

阵发性睡眠性血红蛋白尿症发病原因是膜糖化磷脂酰肌醇(GPI)合成障碍,膜通过 GPI 连接补体调节蛋白减少,导致补体对膜敏感性增高而溶血。在睡眠时,呼吸放慢,CO_2、乳酸等骤增,血液酸化,激活补体,诱发阵发性溶血,故得名。

二、红细胞渗透脆性试验

【原理】

采用简易半定量法（Sanford 法），即红细胞在低渗盐水中，水分通过细胞膜进入细胞内，使之膨胀破坏而溶血。本试验是测定红细胞对不同浓度低渗盐水的抵抗力，红细胞对低渗盐水的抵抗力与其表面积和体积的比值有关，比值越大，抵抗力越大，脆性越小；反之，比值越小，抵抗力越小，脆性越大。

【器材】

注射器、6 号针头、华氏管等。

【试剂】

5g/L NaCl 溶液：准确称取经 100℃烘干的 NaCl（AR）0.500g 置于 100ml 容量瓶中，先加入少量蒸馏水溶解，再加蒸馏水至刻度。

【操作】

1. 加试剂　取 14 支清洁干燥的试管置试管架上，按表 5-5 分别加入 5g/L NaCl 溶液和蒸馏水，分别得到不同 NaCl 浓度。

表 5-5　红细胞渗透脆性试验操作表

试管号	1	2	3	4	5	6	7	8	9	10	11	12	13	14
5g/L NaCl/ 滴	25	24	23	22	21	20	19	18	17	16	15	14	13	12
蒸馏水 / 滴	0	1	2	3	4	5	6	7	8	9	10	11	12	13
NaCl/（g·L^{-1}）	5.0	4.8	4.6	4.4	4.2	4.0	3.8	3.6	3.4	3.2	3.0	2.8	2.6	2.4

2. 采血、加血　将试管架带至患者面前，静脉采血 1ml，针尖斜面向上，立即依次向每管加入血液 1 滴（贫血患者可加 2 滴），从低浓度至高浓度逐一轻轻颠倒混匀。

3. 静置　于室温中静置 2h，观察溶血情况。

4. 对照试验　每次试验均应同时作正常对照。

5. 结果判断　上层溶液开始出现透明红色者为开始溶血管；溶血呈透明红色且管底红细胞完全消失的最高浓度管为完全溶血管。报告开始溶血管和完全溶血管的 NaCl 浓度（图 5-2）。

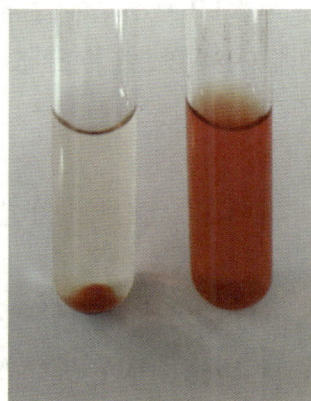

图 5-2　开始溶血管与完全溶血管

【报告方式】

开始溶血：X.Xg/L NaCl 溶液；完全溶血：X.Xg/L NaCl 溶液。

【注意事项】

1. 试剂　NaCl 经 100℃烘干后可保存于干燥器中，称量要准确，NaCl 溶液用前要新鲜配制。

2. 标本　本试验忌用抗凝血，如遇特殊情况可用肝素抗凝。

3. 器材　所用器具要清洁干燥，混匀时不能用力过大，以避免发生人为溶血现象。

4. 加血　持针角度应一致，以保证每管加血量一致。

5. 结果观察　在白色背景下观察结果，结果不易判断时可离心沉淀后观察。

6. 其他　黄疸患者开始溶血不易观察和严重贫血红细胞太少，均可用等渗盐水将红细胞洗涤后配成 50% 的红细胞悬液进行试验。

【参考区间】

开始溶血：4.2～4.6g/L NaCl 溶液；完全溶血：2.8～3.2g/L NaCl 溶液。

【临床意义】

1. 脆性增加　常见于遗传性球形红细胞增多症（HS）、自身免疫性溶血性贫血伴球形红细胞增多者，也可见于遗传性椭圆形红细胞增多症和遗传性口形红细胞增多症。患者比正常对照管高 0.4g/L 即有诊断价值。

2. 脆性减低　见于各型珠蛋白生成障碍性贫血，HbC、HbD、HbE 病，缺铁性贫血，脾切除术后及肝脏疾病等。

三、红细胞温育渗透脆性试验

【原理】

将患者血液置于 37℃温育 24h，使红细胞代谢继续进行。由于能源葡萄糖的消耗、贮备的 ATP 减少，导致需要能量的红细胞膜对阳性离子的主动传递受阻，造成钠离子在红细胞内集聚，细胞膨胀，温育渗透脆性增加。本试验用以检测轻型遗传性球形红细胞增多症。

【器材】

水温箱、离心机、分光光度计等。

【试剂】

pH7.4 氯化钠磷酸盐缓冲液：分别称取干燥 NaCl（AR）9.000g，无结晶水 Na_2HPO_4（AR）1.365g，NaH_2PO_4（AR）0.243g，加蒸馏水至 1 000ml。此氯化钠磷酸盐缓冲液的氯化钠浓度为 9g/L，但渗透压相当于 10g/L 氯化钠溶液。

【操作】

1. 加试剂　取 13 支试管，按表 5-6 将氯化钠磷酸盐缓冲液稀释成不同浓度。

表 5-6　温育渗透脆性试验操作表

试管号	1	2	3	4	5	6	7	8	9	10	11	12	13
NaCl缓冲液/ml	4.25	3.75	3.50	3.25	3.00	2.75	2.50	2.25	2.00	1.75	1.50	1.00	0.50
蒸馏水/ml	0.75	1.25	1.50	1.75	2.00	2.25	2.50	2.75	3.00	3.25	3.50	4.00	4.50
NaCl/$(g \cdot L^{-1})$	8.5	7.5	6.5	6.0	5.5	5.0	4.5	4.0	3.5	3.0	2.5	2.0	1.0

2. 准备标本　取肝素抗凝静脉血 2ml，分为 2 份，1 份立即试验；另一份置于有塞无菌试管内，37℃温育 24h 再做试验。

3. 加标本　每管加入肝素抗凝血 0.05ml，轻轻颠倒混匀。置室温（20℃左右）30min。

4. 离心、比色　分别将各管再混匀 1 次，以 2 000r/min 离心 5min，取上清液，用分光光度计在波长 540nm 处，以 9g/L 氯化钠磷酸盐缓冲液调零，测定各管的吸光度。以完全溶血管（NaCl 浓度为 1.0g/L 管）为 100% 溶血，计算出每管的溶血百分率。

$$溶血百分率（\%）=\frac{测定管吸光度}{完全溶血管吸光度}\times100\%$$

5. 红细胞中间脆性（MCF）　以氯化钠浓度为横坐标、溶血百分率为纵坐标绘制溶血曲线，即为红细胞盐水渗透脆性曲线。从曲线上找出 50% 溶血度对应的氯化钠浓度，即为红细胞中间脆性（图 5-3）。

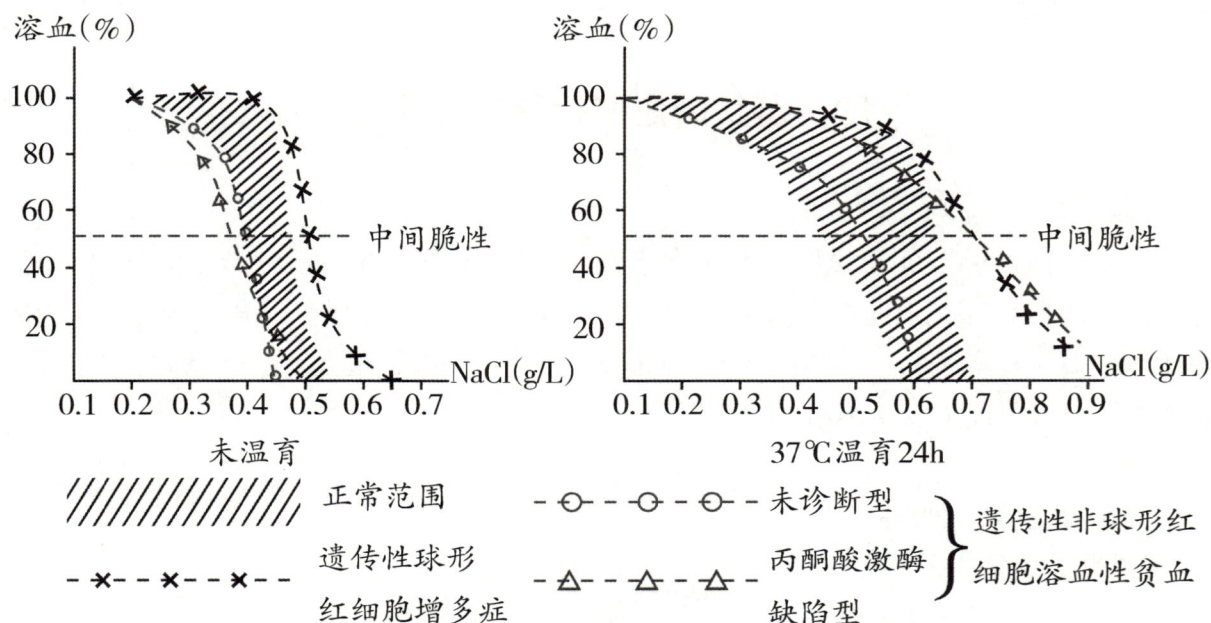

图 5-3　红细胞渗透脆性试验曲线图

6. 对照试验　每次试验应同时做正常对照。

【注意事项】

1. 操作

（1）血液温育时，所用的试剂及试管应先消毒，试管应加塞，操作时应防止污染。如在室温下，应于 2h 内比色结束。

（2）试剂 pH 及温度必须恒定，pH 改变 0.1 或温度改变 5℃，均可使试验结果改变。

2. 试剂

（1）配制氯化钠磷酸盐缓冲液时，注意要尽量使用不含结晶水的成分；如含有结晶水，则应根据含量不同调整用量；氯化钠纯度很重要，杂质可引起溶血。

（2）试剂宜新鲜配制，盐水不超过 3 个月，蒸馏水用前应煮沸，除去 CO_2。

【参考区间】

未温育：50% 溶血为 NaCl $4.00 \sim 4.45$g/L；37℃温育 24h：50% 溶血为 NaCl $4.65 \sim 5.90$g/L。

【临床意义】

正常人红细胞经温育后渗透脆性变化不明显，而有细胞膜缺陷或某些酶缺陷的红细胞，由于其葡萄糖和 ATP 很快被消耗，温育后脆性明显增加。本试验主要用于轻型遗传性球形红细胞增多症和遗传性非球形红细胞溶血性贫血的诊断和鉴别诊断。本法比半定量法敏感性高，脆性增加见于遗传性球形红细胞增多症、遗传性椭圆形红细胞增多症、自身免疫性溶血性贫血和非球形红细胞溶血性贫血等。丙酮酸激酶缺乏症温育前脆性正常，温育后脆性增加。

四、自身溶血试验及纠正试验

【原理】

自身溶血试验及纠正试验是测定患者血液 37℃温育 48h 后自发产生的溶血程度。遗传性非球形红细胞溶血性贫血患者由于红细胞内酶缺陷，糖酵解障碍，导致需要能量的红细胞膜对阳离子的主动转运受阻，不能维持钠平衡，细胞胀大，使患者红细胞在自身血清中经温育后逐渐发生溶血。

【器材】

分光光度计、试管等。

【试剂】

1. 100g/L 葡萄糖（无菌）。

2. 等渗盐水（无菌）。

3. 氰化高铁血红蛋白稀释液。

4. 0.4mol/L 三磷酸腺苷（ATP）生理盐水（无菌） 称取 ATP2.5g，溶于 10ml 无菌生理盐水中，用无菌 14g/L NaHCO₃ 液调节至 pH6.8。

【操作】

1. 准备小试管 取带塞小试管 4 支（每管加 1g/L 肝素 0.02ml，高压灭菌后烘干），编1、2、3、4 号。

2. 加血 取静脉血 4.0ml，以无菌技术分别加 1.0ml 于各试管内。

3. 制备测定血浆 在 1、2、3 号管中按表 5-7 所示加入试剂，置于 37℃温育后分离血浆制备各测定管；4 号管放 4℃冰箱内保存，制备"全溶血对照管"。

4. 比色 将 4 号管血液离心后，取血浆 0.2ml 加 HiCN 稀释液 4.8ml 为空白对照管。分光光度计波长 540nm，用空白对照管调零，读取上述各管吸光度值。

5. 结果计算

$$测定管溶血率(\%)=\frac{测定管吸光度×(1-血细胞比容)}{全溶血对照管吸光度×4}×100\%$$

表 5-7 自身溶血试验及纠正试验操作

管号	1	2	3	4
肝素抗凝血 /ml	1.0	1.0	1.0	1.0
100g/L 葡萄糖 /ml	0.05	—	—	—
0.4mol/L ATP/ml	—	0.05	—	—
等渗盐水 /ml	—	—	0.05	—
1～3 号管加塞于 37℃温育 48h 后测定血细胞比容				4 号管 4℃冷藏
另取 4 支试管	1	2	3	4
温育后血浆 /ml	0.2	0.2	0.2	0.1（全血）
HiCN 稀释液 /ml	4.8	4.8	4.8	9.9

【参考区间】

正常人血液在无菌条件下温育 48h 后，溶血率＜4.0%；加葡萄糖后溶血率＜0.6%，加ATP后溶血率＜0.8%。

【临床意义】

遗传性球形红细胞增多症溶血率增加，加入葡萄糖或 ATP 后可纠正。G-6-PD 缺乏症、戊糖旁路代谢缺陷患者溶血率增加，但能被葡萄糖纠正。丙酮酸激酶缺乏症患者溶血率明显增加，不能被葡萄糖纠正，但能被 ATP 纠正。

五、酸化血清溶血试验

【原理】

酸化血清溶血试验即 Ham 试验，是在 pH 6.4～6.6 的酸化血清中补体易被激活，PNH 患者体内的补体敏感红细胞在此条件下易被破坏而发生溶血，而正常人红细胞不被破坏。将血清加热 56℃ 30min 灭活补体后，因补体被破坏而失去溶血作用。

【器材】

37℃水温箱、离心机、试管等。

【试剂】

1. 0.2mol/L HCl。

2. 8.5g/L NaCl 溶液。

【操作】

1. 脱纤维血的制备　取患者静脉血 5ml，取下针头，注入装有小玻璃珠的小烧瓶内，立即轻轻地摇动，直至纤维蛋白出现并附着于玻璃珠上，将此脱纤维血倒入试管中，低速离心后弃去血清。

2. 50% 洗涤红细胞的配制　将脱纤维血用生理盐水洗涤 3 次，最后取压实的红细胞加入等量生理盐水，配制 50% 红细胞悬液。

3. 制备正常对照血清　取与患者同型（或 AB 型）血 10ml，其中 2ml 按上述方法制备 50% 洗涤红细胞悬液作正常对照，剩余血液置于试管中待其自然凝固后分离血清。取 1/3 量血清于 56℃ 30min 以灭活补体。

4. 操作方法　取试管 6 支，按表 5-8 操作。

表 5-8　酸化血清溶血试验操作方法

试剂与标本	试验管			对照管		
	1	2	3	4	5	6
正常人血清 /ml	0.5	0.5	–	0.5	0.5	–
正常人补体灭活血清 /ml	–	–	0.5	–	–	0.5
0.2mol/L HCl/ml	–	0.05	0.05	–	0.05	0.05
50% 患者红细胞悬液 /ml	0.05	0.05	0.05	–	–	–
50% 正常红细胞悬液 /ml	–	–	–	0.05	0.05	0.05

试剂与标本	试验管			对照管		
	1	2	3	4	5	6
混匀，37℃温育1h(中间轻轻混匀1次)，离心后观察结果						
阳性结果(溶血)	±	3+	−	−	−	−

【注意事项】

1. 标本　本试验不用抗凝血，因抗凝剂会影响pH以阻碍溶血，降低敏感性。正常血清要新鲜，陈旧血清补体易失活而造成假阴性。

2. 器材　必须清洁干燥，以避免人为溶血。

3. 酸化　血清酸化后必须将试管塞紧，否则二氧化碳逸出、血清酸度降低而使溶血程度减弱。

4. 其他　如患者经过多次输血使自身补体敏感红细胞相对减少时，可使结果呈弱阳性或阴性。

【参考区间】

正常人为阴性。

【临床意义】

本试验阳性主要见于PNH。酸化血清溶血试验假阳性和假阴性少见，可作为PNH的诊断依据。某些自身免疫性溶血性贫血患者溶血发作严重时也偶呈阳性。

六、蔗糖溶血试验

【原理】

等渗低离子浓度的蔗糖溶液经温浴后可加强补体成分与红细胞膜的结合，使对补体敏感的红细胞膜形成缺损，导致蔗糖溶液进入红细胞内，引起细胞膜破裂，发生溶血。

【器材】

37℃水温箱、离心机、分光光度计、试管。

【试剂】

1. 10%蔗糖溶液。

2. 与患者同型或AB型健康人新鲜血清。

3. 生理盐水。

【操作】

1. 制备患者50%红细胞悬液　取患者抗凝血经生理盐水洗涤3次后，用0.85%氯化钠溶液配成红细胞悬液。

2. 制备健康人血清混合液　取健康人与患者同型或 AB 型新鲜血清 0.05ml，加入 10% 蔗糖溶液 0.85ml，混匀。

3. 加红细胞悬液　加患者 50% 红细胞悬液 0.1ml，混匀。

4. 温育、观察结果　置 37℃水浴箱 30min 后，取出直接观察或低速离心后观察有无溶血现象。同时做正常对照。

5. 结果判断　溶血为阳性，无溶血现象为阴性。

【注意事项】

1. 抗凝剂　肝素可以抑制本试验，故不宜用肝素作为抗凝剂。

2. 器材　所用器材必须清洁干燥，以免溶血，造成假阳性。

【参考区间】

正常人为阴性。

【临床意义】

1. PNH 的简易过筛试验　PNH 患者部分红细胞结构异常，对补体敏感，本试验为阳性。如为阴性，一般可排除 PNH。

2. 其他　再生障碍性贫血、巨幼细胞贫血和自身免疫性溶血性贫血患者也偶见阳性，故必须作酸化血清试验加以鉴别。

第三节　红细胞酶缺陷检验

红细胞酶缺乏症是指参与红细胞代谢（主要是糖类代谢）的酶由于基因突变导致的酶活性或性质改变所引起的溶血或（和）其他表现的疾病。

红细胞酶缺陷多系遗传性，酶缺乏者常有程度不等的溶血，但并非都引起溶血。与溶血有关的酶缺陷主要有以下 3 类情况：

1. 无氧糖酵解途径的酶缺陷　此途径是红细胞生存所需能量的糖代谢途径。葡萄糖通过糖酵解途径生成 ATP，维持红细胞的正常形态和生理功能。已知此途径与红细胞破坏溶血有关，酶缺乏包括丙酮酸激酶（PK）、己糖激酶（HK）、葡萄糖磷酸异构酶（GPI）等缺陷。PK 缺乏症为常染色体隐性遗传，该酶缺乏导致 ATP 减少，膜泵功能降低，细胞脆性增加，变形性下降，导致红细胞破坏而溶血。

2. 戊糖磷酸旁路途径的酶缺陷　此途径主要形成 NADPH，给红细胞提供还原能力。途径中葡萄糖 -6- 磷酸脱氢酶（G-6-PD）等缺陷可引起溶血。G-6-PD 缺乏症是最常见的遗传性红细胞酶缺陷病。由于 G-6-PD 基因突变，导致该酶活性降低，还原当量减少，血红蛋白易被氧化而形成变性珠蛋白小体沉积于细胞膜上，使红细胞变形性和流动性下降，导致红细胞破坏而溶血。

3. 核苷酸代谢的酶缺陷　红细胞成熟过程中 RNA 被核苷酸酶降解为各种核苷酸。

现发现嘧啶 -5′- 核苷酸酶(P5′N)和腺苷酸激酶(AK)缺陷可引起溶血。

至今已知近 20 种与红细胞糖代谢有关酶缺陷与溶血有关,最常见的为 G-6-PD 缺乏症,其次是 PK 缺乏症。下面仅就其常用试验简要介绍。

一、高铁血红蛋白还原试验

【原理】

正常红细胞的 G-6-PD 能使葡萄糖 -6- 磷酸转变为 6- 磷酸葡萄糖酸,同时使 NADP 变成 NADPH,再由亚甲蓝的递氢作用而使高铁血红蛋白(Fe^{3+})还原成亚铁血红蛋白(Fe^{2+})。当 G-6-PD 缺乏时,高铁血红蛋白还原率下降。高铁血红蛋白在波长 635nm 处有吸收峰,通过比色测定高铁血红蛋白,可反映高铁血红蛋白还原量和 G-6-PD 活性(图5-4)。

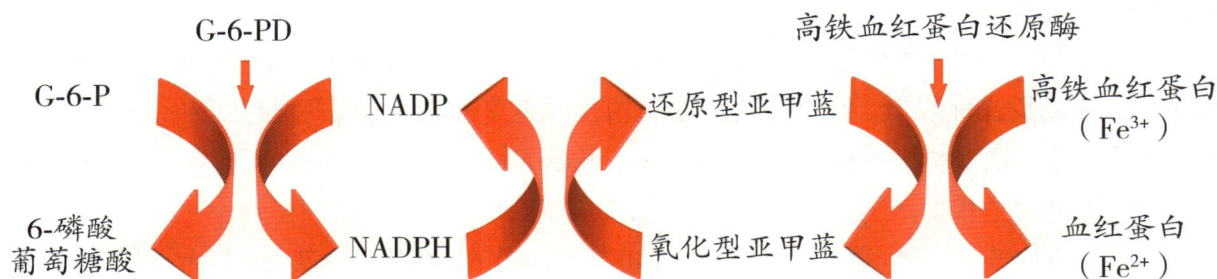

图 5-4　高铁血红蛋白还原试验示意图

【器材】

水浴箱、离心机、分光光度计等。

【试剂】

1. 0.18mol/L 亚硝酸钠 - 葡萄糖溶液　亚硝酸钠 1.25g,葡萄糖 5g,蒸馏水加至 100ml,储存于棕色瓶可保存 1 个月。

2. 0.4mmol/L 亚甲蓝溶液　取亚甲蓝(含 3 个结晶水)15mg,加少量蒸馏水研磨后溶解,再加蒸馏水至 100ml。

3. 0.02mol/L 磷酸盐缓冲液(pH7.4)　取磷酸氢二钠 229.5mg,磷酸二氢钾 52.2mg,加蒸馏水至 100ml。

4. 反应液　0.18mol/L 亚硝酸钠 - 葡萄糖溶液 1 份加 0.4mmol/L 亚甲蓝溶液 1 份,充分混匀。

5. 109mmol/L 枸橼酸钠溶液(32g/L)。

【操作】

1. 标本处理　取枸橼酸钠抗凝血(1∶9)2ml,加入 20mg 葡萄糖,混匀后以 1 500r/min 离心 5min。弃去部分血浆,调整血细胞与血浆比例为 1∶1 后再混匀。

2. 加反应液　取处理后的血标本 1ml，加反应液 0.1ml，颠倒混合 15 次，使之与空气中的氧充分接触。

3. 温育　加塞后 37℃水浴或温育 3h，同时将以上未加反应液的血标本同样放于 37℃水浴或温育 3h。

4. 温育标本比色　温育后混匀，取标本 0.1ml，加入 pH7.4 的磷酸盐缓冲液 10ml，混匀放置 2min 后，以磷酸盐缓冲液调零，波长 635nm 处测定标本吸光度（设为 SA）。

5. 对照标本比色　同样取未加反应液的温育标本 0.1ml，加入 pH7.4 的磷酸盐缓冲液 10ml，混匀放置 2min 后，测吸光度为 B。再加入 0.18mol/L 亚硝酸钠 - 葡萄糖溶液 1 滴，混匀放 5min 后，再测定其吸光度为 St，此为高铁血红蛋白的对照。

6. 结果计算

$$高铁血红蛋白还原率（\%）=\left(1-\frac{SA-B}{St-B}\right)\times100\%$$

【注意事项】

1. 抗凝剂　应选用枸橼酸钠或 ACD 液，标本可保存 1 周左右。抗凝剂比例应适当，如 ACD 量太多，pH 降低，可使高铁血红蛋白还原速度减慢，出现假阳性结果。

2. 混匀　血液温育后应注意充分混匀，再吸取标本加缓冲液进行比色，以免出现大于 100% 的试验结果。

3. 比色波长　测定吸光度时分光光度计的波长应准确，一般 St 应大于 B 的 8 倍以上。

4. 操作　标本不应有凝血或溶血，以免影响结果。离心速度不宜过快、时间不宜过长，以 1 500r/min 离心 5min 为宜，以免造成人为溶血。

5. 其他影响因素

（1）贫血患者应将血细胞比积调整在 0.35 ~ 0.40，比积过低（<0.30）高铁血红蛋白还原率显著降低，可出现假阳性结果。

（2）细菌污染可产生亚硝酸盐而造成结果呈假阳性。

（3）试验的特异性和敏感性不是很理想，不稳定血红蛋白、HbH、高脂血症等均可使结果出现假阳性。标本加入缓冲液后混浊，可影响比色，可离心用上清液比色，以降低结果的不准确性。

【参考区间】

健康人（G-6-PD 活性正常）外周血高铁血红蛋白还原率≥75%；脐带血≥77%。

【临床意义】

G-6-PD 缺乏时，高铁血红蛋白还原率下降。蚕豆病和伯氨喹型药物溶血性贫血等患者均可出现结果下降。G-6-PD 中间缺乏（杂合子）还原率为 31% ~ 74%，脐带血为 41% ~ 76%；G-6-PD 严重缺乏（纯合子）还原率≤30%，脐带血<40%。

二、变性珠蛋白小体生成试验

【原理】

变性珠蛋白小体(Heinz body)试验可作为 G-6-PD 缺乏的筛检试验。G-6-PD 缺乏症患者血样加入乙酰苯肼,于 37℃温育 2～4h,乙酰苯肼可使血红蛋白氧化为高铁血红蛋白,高铁血红蛋白解离成高铁血红素和变性珠蛋白,变性珠蛋白聚合成变性珠蛋白小体,附于红细胞膜上。用煌焦油蓝染色观察红细胞中含变性珠蛋白小体的情况,计算含 5 个及以上珠蛋白小体的红细胞的百分率。

【器材】

显微镜、水浴箱等。

【试剂】

1. 1g/L 乙酰苯肼溶液　乙酰苯肼 2ml,加 pH7.4 PBS 缓冲液 2ml。

2. 10g/L 煌焦油蓝盐水溶液　取 0.4g 煌焦油蓝,溶于 109mmol/L 枸橼酸钠 20ml 中,加生理盐水至 100ml,过滤后储于棕色瓶内。

【操作】

1. 加试剂　取 0.1ml 肝素抗凝血加入 2ml 乙酰苯肼溶液,混匀于 37℃水浴 4h。

2. 染色　取 0.5ml 温育后的红细胞混悬液加 0.5ml 煌焦油蓝盐水溶液,混匀染色 10min。

3. 涂片、观察　取以上标本推片,于油镜下观察红细胞。含变性珠蛋白小体的红细胞是在红细胞内出现多个紫蓝色、大小不均、形状不规则的颗粒。

4. 计数　计数 1 000 个红细胞,计算含 5 个以上变性珠蛋白小体的红细胞的百分率。

5. 正常对照　同时取正常人血标本按以上方法检测作为正常对照。

【注意事项】

1. 阳性细胞　指含 5 个及以上变性珠蛋白小体的红细胞,应仔细识别。

2. 鉴别　不稳定血红蛋白病也可出现变性珠蛋白小体,但其形态呈单一的圆形或椭圆形粗大颗粒,附于红细胞膜或突出在红细胞膜外。

3. 乙酰苯肼液　应于 4℃保存。

【参考区间】

正常人含 5 个及以上珠蛋白小体的红细胞<30%,阳性细胞百分率>30% 有临床意义。

【临床意义】

1. G-6-PD 缺乏症　阳性细胞常高于 45%,随溶血病情的好转,阳性细胞减少甚至消失。

2. 不稳定血红蛋白病　阳性细胞也可大于 30%。

3. 其他　接触硝基苯、苯肼、苯胺等化学物质也可有阳性细胞增加的现象。

第四节　血红蛋白病检验

一、血红蛋白病

　　血红蛋白病是由于生成血红蛋白的珠蛋白肽链结构异常或合成肽链速率的改变所引起的一组血红蛋白功能异常所致的疾病。血红蛋白病多为遗传性：因调节珠蛋白合成速率的遗传基因缺陷所致的珠蛋白生成障碍性贫血，常见为 α 或 β 珠蛋白生成障碍性贫血；因控制遗传的珠蛋白基因所致的结构性血红蛋白病，常见高铁血红蛋白血症（HbM）、不稳定血红蛋白病、镰状细胞贫血（HbS 病）等；也有多种基因异常导致的血红蛋白病，如 HbE、HbConstent Spring、HbLepore 等。另外，也可见获得性血红蛋白病，通常由接触或误服化学药物所致。

二、血红蛋白病的发病机制

（一）珠蛋白生成障碍性贫血

　　珠蛋白生成障碍性贫血过去又称为地中海贫血或海洋性贫血，是由于基因缺陷导致血红蛋白中至少一种珠蛋白合成缺乏或不足而引起的贫血或病理状态，是一组常染色体不完全显性遗传性疾病。因其基因缺陷复杂多样，珠蛋白缺乏的类型、数量及临床症状也表现不一，主要如下：

　　1. β 珠蛋白生成障碍性贫血　是珠蛋白生成障碍性贫血中发病率最高的类型。为第 11 号染色体上控制 β 珠蛋白合成的基因突变，β 珠蛋白链合成受到抑制，导致 HbA 合成不足。正常情况下 α、β 链合成速度大致相同，杂合子患者的 α 链合成速度比 β 链快 $2.0 \sim 2.5$ 倍，纯合子患者则更快，甚至可完全不能合成 β 链。多余的 α 链可自身聚合成不稳定的四聚体（α_4），也可与代偿性合成增多的 δ、γ 链聚合形成 HbA_2 和 HbF 而使之含量增加。不稳定的血红蛋白易在细胞内发生沉淀，形成 α 链包涵体，可使红细胞变成靶形，同时附着于红细胞上的包涵体可使红细胞僵硬受损，导致无效造血。

　　2. α 珠蛋白生成障碍性贫血　正常人 α 链的合成是由第 16 号染色体上两对连锁的 α 珠蛋白基因所控制。一个 α 基因异常患者无血液学异常改变，两个以上 α 基因异常就会使得 α 珠蛋白链合成受到抑制，引起 α 链合成减少，HbA 合成不足，红细胞呈小细胞低色素性改变。由于 α 链大量减少，相对过剩的 β 链形成 HbH（β_4），即 HbH 病。HbH 是一种不稳定血红蛋白，可引起红细胞靶形改变，HbH 包涵体结合在红细胞膜上可引起膜功能受损，导致溶血。如果 4 个 α 基因均异常，则完全没有 α 链合成，可引起胎儿水肿综合征，胎儿期无 HbF（$\alpha_2\gamma_2$），多余的 γ 链聚合成 HbBarts（γ_4），即 HbBarts 病，胎儿难以存活。

（二）异常血红蛋白病

1. 镰状细胞贫血（HbS病）　主要见于非洲裔人群的常染色体显性遗传病。该病是由于HbAβ链第6位上的谷氨酸被缬氨酸替换，形成HbS（$\alpha_2\beta_2^{6\text{谷}\rightarrow\text{缬}}$）。血氧过低时，HbS相互聚集形成纤维状多聚体，引起红细胞发生"镰变"。镰变的红细胞易在血管内外被破坏而溶血。镰变的红细胞也使血液的黏滞度增加，血流缓慢，引起血管堵塞。堵塞的血管加重组织缺氧和酸中毒，导致更多的红细胞镰变，加重溶血，导致组织器官损伤，甚至出现"镰状细胞危象"。

2. 血红蛋白E病（HbE病）　是我国最常见的血红蛋白病，以广西最多见。病变是由于血红蛋白β链第26位上的谷氨酸被赖氨酸取代，形成HbE（$\alpha_2\beta_2^{26\text{谷}\rightarrow\text{赖}}$）。HbE不稳定，在红细胞内形成变性珠蛋白小体，使红细胞膜僵硬，变形能力下降，引起溶血。

3. 不稳定血红蛋白病（UHb）　由于控制基因突变，肽链上某些维持稳定的氨基酸被取代或缺失，导致血红蛋白结构不稳定，在红细胞内形成变性珠蛋白小体（Heinz body），附着于红细胞膜上，使红细胞膜变形能力下降，破坏增多，引起溶血。

三、血红蛋白异常的检验

（一）抗碱血红蛋白检测

【原理】

胎儿血红蛋白（fetal hemoglobin，HbF）及某些异常血红蛋白具有比HbA和HbA₂更强的抗碱作用，在碱性溶液中HbF不易变性沉淀，而HbA变性沉淀，测定其上清液中血红蛋白的含量即为抗碱血红蛋白浓度。本试验检测的抗碱血红蛋白除HbF外，也包含HbBarts和部分HbH，需通过电泳鉴别。

【器材】

分光光度计、漏斗、滤纸、定时钟等。

【试剂】

1. 0.083mol/L氢氧化钠溶液　经标定后置于聚乙烯瓶内，4℃保存，用时倒出少许。

2. 酸性半饱和硫酸铵溶液　取硫酸铵390g，溶于500ml蒸馏水中，加热溶解，冷却后置室温，此为饱和硫酸铵溶液（在容器底部必须有少量硫酸铵结晶）。用前取饱和硫酸铵溶液4ml，加入蒸馏水4ml及10mol/L盐酸液0.02ml。

【操作】

1. 血红蛋白液的制备　取肝素抗凝血3ml，以1 500r/min离心10min，弃去血浆，用生理盐水洗涤红细胞3次（1 000r/min离心10min），再以3 000r/min离心10min，弃上清，在压积红细胞内加入等量的蒸馏水充分振摇，再加入0.5倍体积的四氯化碳，用力振摇，上清液为血红蛋白液。

2. 测定与比色　取 0.083mol/L 氢氧化钠溶液 1.6ml 置于试管内,(25±1)℃水浴放置 10min。加入已制备的血红蛋白液 0.1ml,立即计时并迅速摇动。碱化 1min 时,加入 3.4ml 酸性半饱和硫酸铵溶液终止反应,迅速颠倒混匀 6 次,以蒸馏水调零,在 540nm 波长下测滤液的吸光度(A)。

3. 对照管比色　取 5ml 蒸馏水加入血红蛋白液 0.02ml 为对照管,相同条件测定吸光度(B)。

4. 计算

$$抗碱血红蛋白(\%)=\frac{测定管吸光度(A)}{对照管吸光度(B)}\times\frac{51}{251}\times100\%$$

式中:51 为测定管血红蛋白液的稀释倍数;251 为对照管血红蛋白液的稀释倍数。

【注意事项】

1. 每份标本要重复测定,以提高准确性,每次测定应作正常对照。

2. 碱液浓度和碱化时间、温度应准确,过滤后应 1h 内完成比色。

3. 血红蛋白液应新鲜,当天测定,否则会形成高铁血红蛋白,遇碱变性,测定结果出现假性偏低。

4. 所用器材不能被酸碱污染,滤液必须清澈透明,以免影响比色结果。

【参考区间】

成人 HbF 为 1%～3.1%;新生儿 55%～85%,2～4 个月逐渐下降,1 岁左右接近成人水平。

【临床意义】

HbF 生理性增多见于孕妇和新生儿期。HbF 明显增高见于 β 珠蛋白合成障碍性贫血患者,重型者可达 30%～90%,中间型为 5%～30%,轻型小于 5%。此外,骨髓纤维化、白血病、浆细胞瘤以及再生障碍性贫血、PNH、卟啉病等均可出现 HbF 相对增多。

（二）HbF 酸洗脱试验

【原理】

HbF 具有抗碱和抗酸作用,其抗酸能力比 HbA 强。将血涂片于酸性缓冲液中温育,含 HbF 的红细胞不被酸洗脱,可用伊红染色呈红色,而其他含 HbA 的红细胞被酸洗脱,不能被伊红着色。

【器材】

显微镜、水浴箱等。

【试剂】

1. 80% 乙醇。

2. pH3.3 的酸性缓冲液　取 0.2mol/L 磷酸氢二钠(35.81g $Na_2HPO_4\cdot12H_2O$ 溶于 500ml 蒸馏水)24.6ml,0.1mol/L 枸橼酸(9g 无水枸橼酸溶于 500ml 蒸馏水)75.4ml,混合。

3. 伊红染液　取 10g/L 伊红 Y 溶液 200ml，加入 30μl 冰乙酸。

【操作】

1. 固定　将制备的血涂片自然干燥，用 80% 乙醇固定 5min，用水冲洗后晾干。

2. 酸洗　将血涂片于 37℃浸入 pH3.3 的酸性缓冲液中，准确浸泡 5min，清水冲洗后晾干。

3. 染色　用伊红染液染色 1min，蒸馏水冲洗待干后，于油镜下计数 1 000 个红细胞，计算着色的阳性红细胞百分率。

【注意事项】

1. 标本必须用新鲜或 4℃保存 3 天以内的枸橼酸钠抗凝血。血涂片制成后需 2h 内染色，否则可出现假阳性结果。

2. 应严格掌握缓冲液的 pH、酸洗脱的温度和时间，以保证测定结果的准确。

3. 如观察时难以区分白细胞与红细胞，可先用苏木素染液对白细胞进行染色。

【参考区间】

正常成人血涂片中着色的含 HbF 的红细胞不超过 1%。脐带血几乎所有红细胞呈阳性，新生儿可占 55%～85%，以后逐渐下降。

【临床意义】

β 珠蛋白生成障碍性贫血患者着色细胞增加，重型患者（纯合子）大多数红细胞染成红色，轻型患者（杂合子）可见少数染成红色的细胞。遗传性胎儿血红蛋白持续综合征全部红细胞均染为红色。

（三）血红蛋白电泳检测

【原理】

不同的 Hb 含有的氨基酸不同，具有不同的等电点。在一定 pH 缓冲液中，Hb 的等电点小于缓冲液的 pH 带负电荷，在电场中向阳极泳动；反之，Hb 带正电荷，向阴极泳动。在一定电压下经过一定时间的电泳，不同的 Hb 泳动的方向和速度不同，即可分离出不同的区带，通过比色或扫描，可进行各种 Hb 的定量，以检出和确认各种正常和异常 Hb。最常用的是 pH8.5 的碱性血红蛋白电泳。

【器材】

电泳仪、加样器、离心机等。

【试剂】

1. pH 8.6 TEB 缓冲液　取 Tris 10.29g，EDTA0.6g，硼酸 3.2g，加蒸馏水至 1 000ml。

2. 硼酸盐缓冲液　取硼砂 6.87g，硼酸 5.56g，加蒸馏水至 1 000ml。

3. 染液及漂洗液　可选用以下任一染液进行血红蛋白带的着色。

（1）丽春红 S 染液：丽春红 S 0.1g，二氯乙酸 1.4g，加蒸馏水至 100ml。其漂洗液为 3% 乙酸溶液。

（2）氨基黑染液：氨基黑 10B 1g，磺基水杨酸 10g，冰乙酸 20ml，加蒸馏水至 400ml。

其漂洗液为乙醇45ml、冰乙酸5ml加蒸馏水至100ml。

（3）联苯胺染液：联苯胺0.1g，溶于10ml甲醇中，加入500ml缓冲液（冰乙酸1.2ml，结晶乙酸钠0.8g，加蒸馏水至500ml），混匀4℃保存。临用时，取上述溶液30ml再加入1滴30%过氧化氢溶液和1滴5%硝普钠（亚硝基铁氰化钠）。其固定液为10%磺柳酸溶液，漂洗液为蒸馏水。

【操作】

1. 血红蛋白液的制备　同抗碱血红蛋白检测。

2. 浸膜　将3cm×8cm乙酸纤维素薄膜（乙纤膜）浸入pH8.6 TEB缓冲液，浸透后取出，用滤纸吸去多余缓冲液。

3. 点样　用加样器蘸取血红蛋白液约20μl，距膜一端1.5cm处，垂直点加于乙纤膜（无光泽面）上。

4. 电泳　将硼酸盐缓冲液作为电泳缓冲液倒入电泳槽内，将点样后的乙纤膜放于电泳槽架上，点样端靠近阴极，无光泽面向下。电压200～250V，电泳20～30min。

5. 染色

（1）丽春红染色：取下电泳薄膜，浸入丽春红染液中浸泡10min，移入3%乙酸液中漂洗至背景为无色，贴于玻片上干燥后肉眼观察。此种染色结果便于观察。

（2）联苯胺染色：将电泳后薄膜用10%磺柳酸溶液固定3min，充分水洗后，浸于联苯胺显色液中，至蓝色区带清晰显现取出水洗，观察电泳结果。可证实电泳区带是否为血红蛋白带。

（3）氨基黑染色：将电泳后薄膜浸入氨基黑染液中，染色约30min，移入漂洗液中浸泡漂洗，更换染液数次，至背景无色为止。可用于HbA_2的定量检测。

6. 洗脱　分别剪下HbA、HbA_2和与HbA_2大小相当的空白带，如有异常血红蛋白带（如HbH）也应剪下，将各带放入试管内，再分别加入10ml、2ml和2ml的0.4mol/L NaOH溶液浸泡，不时轻轻震摇，待血红蛋白完全洗脱下后混匀。

7. 比色　将以上各管洗脱液用空白带管调零，在波长600nm处测定吸光度。为避免染色不透的影响，也可不染色，直接剪下各血红蛋白区带，用蒸馏水洗脱，于415nm波长比色。

8. 计算

$$HbA_2(\%) = \frac{HbA_2管吸光度}{HbA管吸光度 \times 5 + HbA_2管吸光度} \times 100\%$$

$$异常Hb管吸光度(\%) = \frac{异常Hb管吸光度}{HbA管吸光度 \times 5 + HbA_2管吸光度 + 异常Hb管吸光度} \times 100\%$$

式中：5为稀释倍数。

【注意事项】

1. 电泳时间不能太长，电泳时乙纤膜不能变干，观察到HbA和HbA_2清晰分开就停止电泳，电泳时间太长区带反而扩散模糊。

2. 点样量不能太多，如血红蛋白液太多，色带易脱落或染色不透，可出现 HbA$_2$ 相对增高的假阳性结果。

3. 避免乙纤膜被蛋白质污染。

4. 电流不应过大，否则血红蛋白分带不明显。

5. 应同时将正常人和必要的已知异常血红蛋白的标本做对照电泳。

6. 染色和漂洗时间与气温有关。温度低时，应延长时间；温度高时，时间不宜过长。

【参考区间】

pH8.6 TEB 缓冲液乙酸纤维素薄膜电泳：HbA＞95%、HbF＜2%、HbA$_2$ 为 1.0%～3.1%（图 5-5、图 5-6）。

【临床意义】

1. 发现异常血红蛋白区带 如 HbH、HbE、HbBarts、HbS 和 HbC 等血红蛋白异常疾病。

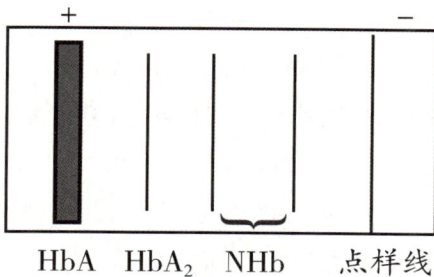

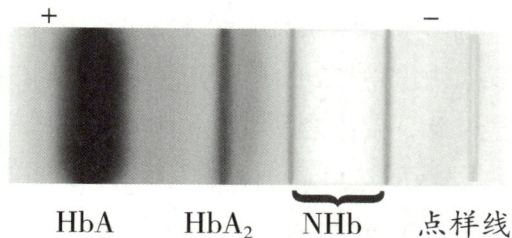

图 5-5 正常血红蛋白电泳区带示意图 图 5-6 乙酸纤维素薄膜电泳正常血红蛋白区带

2. HbA$_2$ 增多 见于 β 珠蛋白合成障碍性贫血，为 β 珠蛋白合成障碍性贫血杂合子的重要检验诊断指标。HbE 病时也有 HbA$_2$ 区带位置处增加，但含量常在 10% 以上。HbA$_2$ 轻度增加还可见于肝病、肿瘤和某些血液病。

四、不稳定血红蛋白检验

（一）异丙醇沉淀试验

【原理】

异丙醇为非极性溶剂，能降低血红蛋白分子内部氢键，不稳定血红蛋白较正常血红蛋白更容易解裂，稳定性下降。当溶血液中含有不稳定血红蛋白时，溶血液在加入异丙醇后很快混浊，并形成絮状沉淀。

【器材】

水浴箱、离心机等。

【试剂】

1. pH 7.4 的 0.1mol/L Tris 缓冲液　取 Tris 1.21g,溶于少量蒸馏水中,滴加 1mol/L 盐酸溶液调节 pH 至 7.4,加蒸馏水至 100ml。

2. 17%(v/v)异丙醇缓冲液　取异丙醇 17ml 加入上述 Tris 缓冲液至 100ml,充分混匀后,加塞于 4℃保存。

【操作】

1. 取抗凝血制备溶血液　方法见抗碱血红蛋白检测。

2. 加试剂、温育　于有塞的试管中加入 17% 异丙醇缓冲液 1ml,在 37℃水浴中预热 20～30min。

3. 加溶血液　加入新鲜制备的 10% 溶血液 0.1ml,混匀,加盖并计时,置于 37℃水浴中,分别于 5min、10min、20min、30min 观察。

4. 结果判断　5min 内出现混浊、20min 内出现絮状沉淀为强阳性(4+),40min 内出现沉淀为阳性(+);5min 清澈、40min 略有混浊为阴性(-)。

【注意事项】

1. 试剂预温时间要足够,并严格控制试验温度。

2. 标本要新鲜配制,久置因血红蛋白可氧化成高铁血红蛋白而出现假阳性。

3. 应用的溶血液浓度应合适(10% 左右),血红蛋白浓度应小于 100g/L,但若血红蛋白浓度过低,可出现假阴性。

4. 异丙醇浓度应严格控制,pH 不能低于 7.2。

5. 每批试验可取正常人血标本和脐血标本作阴性对照和阳性对照。

【参考区间】

正常人血标本为阴性,脐血为阳性,新生儿出生 1 个月后逐渐开始转为阴性,6 个月后为阴性。

【临床意义】

本试验阳性提示存在不稳定 Hb 或 HbH,需作进一步检查。此外,HbF 及高铁 Hb 也可有混浊发生。

（二）热变性试验

【原理】

热变性试验又称为热不稳定试验,是根据不稳定血红蛋白比正常血红蛋白更容易遇热变性的特点,观察血红蛋白液在 50℃时是否出现沉淀,对不稳定血红蛋白进行筛检。

【器材】

离心机、水浴箱、分光光度计等。

【试剂】

1. pH7.4 的 0.1mol/L Tris 缓冲液　取 Tris 1.21g,溶于少量蒸馏水中,滴加 1mol/L 盐

酸溶液调节 pH 至 7.4,加蒸馏水至 100ml。

2. 氰化高铁血红蛋白稀释液　碳酸氢钠 1g,氰化钾 50mg,高铁氰化钾 200mg,加蒸馏水至 1 000ml。

【操作】

1. 制备混合液　取新鲜配制的溶血液(方法见抗碱血红蛋白检测)0.5ml 加入 pH7.4 的 0.1mol/L Tris 缓冲液 5ml,混匀。

2. 50℃水浴　另取试管 2 支,各加上述混合液 2ml。第 1 支试管(对照管)置 4℃,第 2 支试管(测定管)置于 50℃水浴,2h 后将两支试管 3 000r/min 离心 20min。

3. 比色　取上述两试管上清液各 0.1ml,加氰化高铁血红蛋白稀释液 5ml,混匀;以 0.1ml Tris 缓冲液加氰化高铁血红蛋白稀释液 5ml 作空白调零,波长 540nm,用分光光度计测定各管吸光度。

4. 计算

$$不稳定血红蛋白(\%) = \frac{对照管吸光度 - 测定管吸光度}{对照管吸光度} \times 100\%$$

【注意事项】

1. 溶血液应新鲜,以避免假阳性结果。

2. 保温的温度和时间要准确,如温度过高,沉淀出现快,可导致结果出现假阳性。

3. 离心要充分,取上清液时要小心,不能取到变性的蛋白,否则结果减低,甚至可出现负值。

【参考区间】

正常人热沉淀血红蛋白多小于 1%,热沉淀血红蛋白超过 5% 提示不稳定血红蛋白存在。

【临床意义】

血红蛋白沉淀率增加,说明不稳定血红蛋白的存在。

（三）血红蛋白 H 包涵体检查

【原理】

将新鲜血液与氧化还原染料煌焦油蓝在 37℃温育,红细胞内存在的不稳定血红蛋白易氧化变性沉淀形成包涵体,在显微镜下计数含有包涵体红细胞的百分率。

【器材】

水浴箱、显微镜等。

【试剂】

10g/L 煌焦油蓝溶液　煌焦油蓝 1g,枸橼酸钠 0.4g,溶于 100ml 生理盐水中,贮存于棕色瓶中,临用前过滤。

【操作】

1. 取小试管 1 支,加 10g/L 煌焦油蓝溶液 0.5ml,再加新鲜血液 3～4 滴,混匀,加塞,置于 37℃水浴。在 10min 及 1h 用毛细滴管各取 1 滴推成薄片,待干后油镜下观察。

2. 结果判定　HbH 包涵体染色阳性时,在红细胞内出现大小不等、数目不一的墨绿蓝色圆形小体,分布不规则,散在于红细胞内。观察温育 1h 后血涂片中 1 000 个红细胞,报告含有 HbH 包涵体阳性细胞的百分率。

【注意事项】

1. 观察结果时应注意与网织红细胞鉴别,后者一般呈网状或细小点粒状,与煌焦油蓝混合后在 10min 内即显现出来。必要时与温育 10min 时血涂片进行比较分析。

2. HbH 包涵体一般在 10min 后至 1h 内产生。有些不稳定 Hb 用本法染色也可产生珠蛋白变性沉淀,形成变性珠蛋白小体,但需要温育更长时间。

【参考区间】

0～5%。

【临床意义】

HbH 病患者阳性红细胞可达 50% 以上,轻型 α 珠蛋白生成障碍性贫血时可偶见HbH 包涵体。

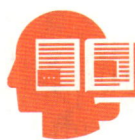

知识前沿

珠蛋白生成障碍性贫血的基因诊断

珠蛋白生成障碍性贫血主要有 α 珠蛋白生成障碍性贫血和 β 珠蛋白生成障碍性贫血。前者多数由于 α 基因缺失所致,少数为点突变或碱基缺失;后者大部分是由于 β 珠蛋白基因突变影响了基因表达和调控所致。临床上常用平均红细胞体积、红细胞脆性试验、血红蛋白电泳作为珠蛋白生成障碍性贫血的筛选试验,但珠蛋白生成障碍性贫血的确定诊断和分型还依赖于基因诊断。α 或 β 珠蛋白基因检查除用于珠蛋白生成障碍性贫血确定诊断外,主要用于婚前检查,为育龄夫妇进行遗传学风险评估和提出合理的建议,也用于产前诊断。

第五节　免疫性溶血性贫血检验

免疫性溶血性贫血是由抗体参与的溶血反应所致的贫血。这类免疫反应是由于红细胞表面抗原,或与外来的抗原(如药物等)相结合,在相应抗体(IgG 或 IgM)作用下,或激活补体的参与,导致红细胞凝集或破坏而发生溶血;或在脾或肝脏内的单核-巨噬细胞的吞噬作用下被破坏。

依据病因不同,可将免疫性溶血性贫血分三类。①自身免疫性溶血性贫血:由于抗体免疫调节功能紊乱产生自身抗体,结合于红细胞表面,被单核-巨噬细胞清除破坏,抗球蛋白试验阳性,如温抗体型自身免疫性溶血性贫血、冷凝集素综合征、阵发性冷性血红蛋白尿症。②同种免疫性溶血性贫血:针对患者红细胞的抗体是从他人转移给患者体内而发生的溶血,如新生儿溶血和血型不合输血。③药物免疫性溶血性贫血:药物性免疫可导致抗体参与的溶血病,包括自身免疫型和药物依赖性抗体免疫。

根据抗体与红细胞发生反应的最适温度不同可分为温性抗体和冷性抗体。前者作用于红细胞的最适温度为37℃,主要为IgG,是不完全抗体,在盐水介质中不能使红细胞凝集,其多吸附于红细胞表面使红细胞致敏;后者在20℃以下作用最活跃,主要为IgM,是完全抗体,在盐水介质中可使红细胞凝集或溶解。同种免疫性和药物免疫性抗体也都是IgG。免疫性溶血性贫血检验的常用试验主要有抗球蛋白试验、冷凝集素试验和冷热溶血试验。

一、抗球蛋白试验

抗球蛋白试验(antiglobulin test)又称Coombs试验,是用于检测自身免疫性溶血性贫血(AIHA)自身抗体(IgG)的试验。其分为检测红细胞表面有无不完全抗体的直接抗球蛋白试验和检测血清中有无不完全抗体的间接抗球蛋白试验。其原理、试剂、操作及注意事项见第八章第四节。

【参考区间】

正常人直接和间接抗球蛋白试验均为阴性。

【临床意义】

AIHA、冷凝集素综合征、新生儿同种免疫性溶血、PNH、药物性免疫性溶血等直接抗球蛋白试验阳性;当抗体与红细胞结合后,有过剩抗体时直接和间接试验均为阳性。其他如结缔组织病、淋巴细胞增殖性疾病、肿瘤、传染性单核细胞增多症、某些慢性肝肾疾病等直接抗球蛋白试验也可出现阳性结果。

二、冷凝集素试验

【原理】

冷凝集素综合征患者血清中存在冷凝集素,为IgM类完全抗体,在低温时可使自身(O型、同型)红细胞发生凝集。凝集反应的高峰在0~4℃,当温度在37℃时凝集消失。

【器材】

干燥、洁净的试管及刻度吸管、一次性静脉采血器具、试管架、恒温水浴箱、离心机、电冰箱等。

【试剂】

生理盐水。

【操作】

1. 标本采集　抽取患者静脉血2ml，置于37℃水浴，凝固后分离出血清。

2. 制备红细胞悬液　取患者(或同型、O型正常人)抗凝血1～2ml，以温生理盐水洗涤红细胞3次，最后配成2%红细胞悬液。

3. 连续倍比稀释　取小试管10支，每管加生理盐水0.2ml，第1管内加受检者血清0.2ml，逐管倍比稀释至第9管，混匀后弃去0.2ml，第10管加生理盐水0.2ml作对照。每管加2%红细胞悬液0.2ml(由此形成1∶4～1∶1 024系列血清滴度)，摇匀，置4℃ 2～4h(表5-9)。

表5-9　冷凝集素试验操作　　　　　　　　　单位：ml

试管号	1	2	3	4	5	6	7	8	9	10
生理盐水	0.2	0.2	0.2	0.2	0.2	0.2	0.2	0.2	0.2	0.2
被检血清	0.2→									
倍比稀释		0.2→	0.2→	0.2→	0.2→	0.2→	0.2→	0.2→	0.2，弃去0.2	0.2（生理盐水）
2%红细胞悬液	0.2	0.2	0.2	0.2	0.2	0.2	0.2	0.2	0.2	0.2

注：表中"0.2→"表示混匀后并吸出液体ml数。

4. 结果判定　冷藏(2～4℃)2h，观察结果，并记录出现凝集的血清的最高稀释度，将试管放入37℃水浴2h，再观察凝集是否消失。

【注意事项】

1. 患者血标本抽取后应立即37℃水浴，不能放入冰箱，以防止冷凝集素被红细胞吸收出现假阴性结果。

2. 除观察凝集外，同时注意有无溶血现象，如发现溶血，应同时报告。

【参考区间】

正常人血清冷凝集素效价（4℃）＜1：16。

【临床意义】

冷凝集素综合征患者为阳性，效价可达 1：1 000 以上。淋巴瘤、支原体肺炎、疟疾、传染性单核细胞增多症等也可出现冷凝集素效价增高。

三、冷热溶血试验

【原理】

阵发性冷性血红蛋白尿（PCH）患者血清中有一种特殊的冷反应抗体（Donath-Landsteiner 抗体，简称 D-L 抗体），该抗体在 37℃时不能与红细胞牢固结合，在 20℃以下（常为 0～4℃）时与红细胞结合，同时吸附补体，但不溶血，当温度再升至 37℃时补体激活，红细胞膜破坏而发生急性血管内溶血。

【器材】

一次性静脉采血器具、玻璃珠（6～8 粒）、三角烧瓶（25～50ml 无菌、无水）、试管、刻度吸管、试管架、离心机、水浴箱、电冰箱等。

【操作】

1. 加血　取受检者静脉血 3ml，加到 3 支已预温至 37℃的小试管中，每管约 1ml，分别标记 A、B、C。

2. 反应　A 管血凝固后静置于 37℃ 1h；B 管凝固后置 4℃ 1h；C 管则先置于 4℃中 30min，再置于 37℃ 1h。各管均不可搅动。

3. 结果观察　如 C 管溶血，A、B 管不溶血，结果为阳性，表明患者可能有 D-L 抗体。

【参考区间】

正常人为阴性（各管均无溶血）。

【临床意义】

阵发性冷性血红蛋白尿患者为阳性，D-L 抗体效价可高于 1：40。某些病毒感染如麻疹、流行性腮腺炎、水痘也可出现阳性反应。

本章小结

溶血性贫血是由于各种原因导致的红细胞寿命缩短、破坏过多或加速，超过了骨髓造血代偿能力所发生的一组疾病。根据病因和发病机制可分为红细胞内在缺陷和红细胞外在缺陷两大类，红细胞内在缺陷又可分为膜缺陷、酶缺陷和血红蛋白病 3 种。有关试验主要包括诊断遗传性球形红细胞增多症的红细胞渗透脆性试验，诊断 PNH 的酸化血清溶血试验、蔗糖溶血试验等，酸化血清溶血试验是 PNH 的确证试验；检测葡萄糖-6-磷酸脱氢酶缺陷的高铁血红蛋白还原试验、变性珠蛋白小体试验等，其中 G-6-PD 活性测定是 G-6-PD 缺乏症的确证试验；检测血红蛋白异常的有血红蛋白电泳检查、抗碱血红蛋白检测、变性珠蛋白小体测定、异丙醇沉淀试验等，其中异丙醇沉淀试验是检测血红蛋白异常的常用筛选试验。免疫性溶血性贫血检查的试验有抗球蛋白试验、冷凝集素试验、冷热溶血试验等，其中抗球蛋白试验是检测不完全抗体的重要试验。

（吴剑威）

第六章 ｜ 血栓与止血的一般检验

学习目标

1. 掌握：血小板计数的原理、方法、注意事项及临床意义。
2. 熟悉：正常止、凝血机制；各种凝血因子检验的方法、注意事项。
3. 了解：血浆中凝血因子的特性。

案例

患儿，男性，12岁。自幼常有鼻出血，外伤后曾有出血不止，本次拟行扁桃体摘除术。术前检查：外周血 WBC 5.5×10^9/L，N 61%，L 35%，E 2%，M 2%，RBC 4.9×10^{12}/L，Hb 152g/L，Plt 213×10^9/L，BT 6.0min（出血时间测定器法），CT 38min（硅管法），APTT 56s（对照31s），PT 12s（对照11s），TT 17s（对照18s）。

请问：

1. 该患儿存在凝血机制障碍吗？若存在，属哪种途径？
2. 最应考虑可能有哪些凝血因子减少或缺乏？

第一节　血栓与止血的基本知识

出血与血栓形成是机体止凝血与抗凝血机制动态平衡失调的一种病理过程。如果止、凝血活性增强或抗凝血活性减弱，便会导致血栓前状态（PTS）或血栓形成，相反则会引起低凝状态或出血症状。由血栓形成所导致的一类疾病统称血栓性疾病，以自发出血或轻微损伤后出血不止为主要临床表现的一类疾病统称出血性疾病。

正常止血主要依赖于血管壁的结构和功能、血浆凝血因子活性、血小板的数量和质量以及健全的神经和体液的调节等。

一、血管壁的止血功能

（一）血管壁结构

完整的血管壁对防止出血和血栓形成有着重要作用。当血管壁的结构发生异常时，便会引起出血或血栓形成。在正常情况下，血管壁具有完整的组织结构，包括内膜层（由单层的内皮细胞组成）、中膜层（包括基底膜、平滑肌、弹力纤维和胶原）、外膜层（主要由结缔组织组成）。

血管壁的内皮细胞之间通过黏合质紧密相连，可防止血液成分渗出；内皮细胞下的平滑肌、弹力纤维在神经和体液的调控下参与血管的收缩舒张反应；结缔组织则能维持血管壁的张力，保证血液畅通无阻。

（二）血管壁的止血功能

血管壁的止血功能主要体现在以下3个方面：

1. 收缩反应　局部血管受损时，血管平滑肌通过交感神经的轴突反射使血管收缩；另外，内皮细胞所产生的内皮素等收缩血管的活性物质也可使血管收缩，致受损血管的伤口缩小、血流减慢或阻断血流。

2. 激活血小板　血管受损后，暴露出的胶原可激活血小板，使血小板发生黏附、聚集和释放反应，从而在损伤的局部形成血小板血栓，堵塞伤口，初步止血。

3. 激活凝血过程　受损的内皮细胞释放组织因子，启动外源性凝血系统；同时，内源凝血系统也被暴露的胶原纤维激活，进一步加强了止血作用。

二、血小板的止血功能

（一）血小板的生成

血小板由骨髓造血组织中成熟巨核细胞的胞质脱落而产生。新生成的血小板先通过脾，约有1/3在此贮存，这种在脾内滞留的血小板称为脾池化。贮存的血小板可与进入循环血中的血小板自由交换，以维持血中的正常量。血小板的寿命为7～14天，每天大约更新总量的1/10，每个巨核细胞每天可释放2 000～7 700个血小板。衰老的血小板大多在脾中被清除。

（二）血小板的形态与结构

1. 血小板的形态　血小板是最小的血细胞，直径为2～4μm，厚0.5～1.5μm，容积为6～8fl，一般为正常红细胞的1/5～1/3，是有折光的扁圆形小体。正常时呈圆盘状，被激活后可伸出伪足。

在瑞特染色的血涂片上，血小板常三五成群分布、大小不一，呈圆形、椭圆形或不规则形，无核，胞质外缘通常染成粉红色，内含紫红色嗜天青颗粒，平均每个油镜视野一般可见5～10个血小板。

2. 血小板的超微结构　电子显微镜下可看到血小板由表面结构、骨架、细胞器和特殊膜系统四部分组成。

（三）血小板的功能

血小板是一种多功能的细胞，主要生理功能是参与止血和血栓形成，并且在动脉粥样硬化、恶性肿瘤转移、炎症反应等过程中起着重要的作用。血小板在生理或病理过程中所起的作用与血小板的黏附、聚集和释放等功能密切相关。

1. 黏附功能　是指血小板黏附于血管内皮下层或其他带负电荷物质表面的特性。参与黏附的成分有：①血管内皮下组织（胶原、基底膜和微纤维等），是血小板黏附的活性中心。②血小板膜糖蛋白 I（GP I b），在黏附过程中起 vWF 的受体作用。③血浆因子Ⅷ相关蛋白（vWF），vWF 不仅在血浆中作为因子Ⅷ：C 的载体，而且与血小板的黏附功能有关。

2. 聚集功能　是指血小板和血小板相互黏附形成血小板聚集体的功能。血小板在诱导剂（如 ADP、肾上腺素、凝血酶等）的作用下，质膜上 GPⅡb-Ⅲa 复合物暴露出配基结合位点，纤维蛋白原等黏附蛋白在 Ca^{2+} 存在下与 GPⅡb-Ⅲa 结合，使血小板相互黏着而形成聚集体，在初期止血中起重要作用。血小板无力症患者因 GPⅡb-Ⅲa 缺陷而不能发生聚集反应。

3. 释放反应　是指血小板在活化过程中将其颗粒内容物释放到细胞外的一种反应。血小板激活后，形态发生变化，致密颗粒、α 颗粒、溶酶体与质膜融合，使其中的生物活性物质从开放小管系统释出而参与凝血。几乎所有血小板聚集的诱导剂均能引起释放反应。血小板释放的活性物质有 β-TG、PF_4、ADP 等多种，通过对血浆中这些血小板释放物质的测定，可以了解血小板的活化功能。

4. 促凝功能　主要是指血小板与血浆凝血蛋白反应的过程。

（1）PF_3（血小板因子 3）的作用：PF_3 即血小板单位膜上的磷脂化合物，是在血小板活化过程中形成的。PF_3 参与因子Ⅸa-Ⅷa-Ca^{2+} 复合物和 Ⅹa-Ⅴa-Ca^{2+} 复合物的形成，这两种复合物分别参与因子 Ⅹ 的活化及凝血酶原激活物的生成。

（2）PF_4（血小板因子 4）的作用：PF_4 又称抗肝素因子，能中和肝素的抗凝性。

（3）血小板内源性凝血因子：血小板表面吸附有各种凝血因子，如纤维蛋白原、凝血酶原、因子Ⅶ、因子Ⅸ、因子Ⅹ等。此外，血小板激活时内含的因子Ⅴ、因子Ⅺ等均可释放到血浆中，参与凝血过程。

5. 血块收缩功能　被激活的血小板具有使血块收缩的功能，主要是通过血小板收缩蛋白的作用来完成的。激活的血小板的多个伪足伸向纤维蛋白网，其前端联结到纤维蛋白束上，当伪足向心性收缩时，纤维蛋白束弯曲，使纤维蛋白丝缩短，存留在血块纤维蛋白网间隙的血清被挤出，血块缩小，有利于生理止血和受损微血管断端的牵引愈合。

（四）血小板的止血机制

在正常的血液循环中，血小板并不与内皮细胞表面或其他细胞发生作用，而是沿着毛细血管内壁排列，维持其完整性。当血管受损时，血小板通过黏附、聚集、释放等参与止血作用。血小板止血过程大致可以分为两个阶段：第一阶段主要是损伤发生后血管收缩，血流缓慢，流经此血管的血小板被血管内皮下组织表面激活，立即黏附于损伤处暴露的胶原纤维和基底膜上，并聚集成团，形成较松软的止血栓子；第二阶段主要是释放促使血液凝固的物质，在血管破裂处加速形成凝血块，并形成坚实的止血栓子。

三、血液的凝固机制

（一）血液凝固

血液由流动状的液体变为胶胨状血块的过程称为血液凝固。血液凝固常发生在外伤出血或血管内膜受损时，是机体的一种自身保护机制。血液凝固包括3个基本的反应：①凝血酶原激活物的形成。②凝血酶原激活物在钙离子的参与下使凝血酶原转变为有活性的凝血酶。③可溶性的纤维蛋白原在凝血酶的作用下转变为不溶性的纤维蛋白。纤维蛋白形如细丝，纵横交错，网罗大量血细胞而形成胶胨状的血块。

（二）血液凝固机制

血液的凝血机制是个复杂的过程，现在人们普遍接受的是瀑布学说。该学说认为，血液凝固过程是一系列血浆凝血因子相继酶解激活的过程，最终结果是生成凝血酶，后者使纤维蛋白原转变成纤维蛋白，形成纤维蛋白凝块。

1. 凝血因子　参与凝血过程的有关因子统称凝血因子。迄今为止，发现参与凝血的因子共有14个，其中用罗马数字编号的有12个（从I-XIII，其中VI是V的活化形式），前4个凝血因子习惯上分别称为纤维蛋白原（因子I）、凝血酶原（因子II）、组织因子（因子III）和钙离子（因子IV）。未编号的是激肽释放酶原（PK）和高分子量激肽原（HMWK）。凝血因子的名称及其主要特征见表6-1。

表6-1　凝血因子及其主要特征

名称	同义词	血浆浓度/($mg \cdot L^{-1}$)	主要合成部位	生化特性	功能	血清	存在情况 Ba₂SO₄吸附血浆	存在情况 贮存血浆
I	纤维蛋白原	2 000～4 000	肝细胞	二聚体	凝块结构	无	有	有
II	凝血酶原	100	肝细胞	SP、VKD	酶原	很少	无	有
III	组织因子	0	内皮、巨核细胞等	因子VII辅因子	细胞辅因子	－	－	－
V	前加速素	5～10	肝、巨核细胞	因子Xa辅因子	血浆辅因子	无	有	无
VII	前转变素	2	肝细胞	SP、VKD	酶原	有	无	有

名称	同义词	血浆浓度/（mg·L⁻¹）	主要合成部位	生化特性	功能	血清	存在情况 Ba₂SO₄吸附血浆	存在情况 贮存血浆
VIII	抗血友病因子（AHF）	<10	肝细胞	因子IXa辅因子	血浆辅因子	有	有	无
IX	血浆凝血激酶成分（PTC）	5	肝细胞	SP、VKD	酶原	有	无	有
X	Stuart因子	10	肝细胞	SP、VKD	酶原	有	无	有
XI	血浆凝血激酶前质（PTA）	5	肝细胞	SP	酶原	有	较少	有
XII	Hageman因子	2.9	肝细胞	SP	酶原	有	有	有
XIII	纤维蛋白稳定因子（FSF）	2.5	肝细胞	四聚体	转酰胺基作用	有	有	有
HK	高分子量激肽原（HMWK）	7	肝、内皮细胞	接触活化反应因子	血浆辅因子	有	有	有
PK	激肽释放酶原	1.5～5.0	肝细胞	与HK形成复合物	酶原	有	有	有

2. 凝血途径　凝血过程通常分为内源性凝血途径、外源性凝血途径和共同凝血途径。

（1）内源性凝血途径：是指参加凝血的凝血因子全部来自血液。其过程是指从因子Ⅻ激活到纤维蛋白原变成纤维蛋白的全过程。

1）因子Ⅻ的激活有两种方式。①固相激活：因子Ⅻ接触到带负电荷的物质表面（在体内常为血管内皮下胶原纤维，体外常为白陶土、玻璃表面等）时，即被激活为Ⅻa。②液相（酶类）激活：少量因子Ⅻa在辅因子HMWK的参与下水解激肽释放酶原（PK），使之被激活为激肽释放酶（K），K又可反馈激活因子Ⅻ，生成大量的Ⅻa。

2）因子Ⅺ的激活：在因子Ⅻa的酶解作用下，因子Ⅺ被激活为因子Ⅺa。

3）因子Ⅸ的激活：在因子Ⅺa的酶解作用下（Ca²⁺参与），使因子Ⅸ被激活为因子

IXa。此外，因子Ⅲ- Ⅶ a-Ca^{2+}复合物也能激活因子Ⅸ。

4）因子Ⅷ：C 的作用：因子Ⅷ：C 可被少量凝血酶激活成因子Ⅷa，因子Ⅷa 与因子Ⅸa、Ca^{2+} 和磷脂（PF_3）结合，形成Ⅸa-PF_3-Ca^{2+}-Ⅷ a 复合物，此复合物激活因子Ⅹ 为Ⅹa。内源性凝血途径这一阶段参与的凝血因子较多，所需时间较长，约数分钟。

（2）外源性凝血途径：参加凝血的因子除来源于血液中的因子外，还有血液外的凝血因子参与止血。这一凝血过程是因组织因子暴露于血液中而启动，包括从因子Ⅲ的释放到纤维蛋白原变成纤维蛋白的全过程。

1）组织因子（因子Ⅲ）：组织因子不仅分布于全身血管内皮细胞内，而且在血液中的单核细胞和恶性肿瘤细胞中也存在。生理情况下组织因子不出现于血液中，但在血管内皮损伤后或上述细胞受到细菌内毒素、免疫复合物、肿瘤坏死因子等因素刺激时即可被激活。

2）因子Ⅶ的激活：组织因子有因子Ⅶ和Ⅶa 的受体，当其与血液接触时即会在 Ca^{2+} 的参与下激活因子Ⅶ，并与Ⅶa 结合。

3）Ⅲ- Ⅶa-Ca^{2+} 复合物形成：组织因子与因子Ⅶa 和 Ca^{2+} 结合形成因子Ⅲ- Ⅶa-Ca^{2+} 复合物，该复合物生成后能迅速激活因子Ⅹ，至此外源性凝血过程被启动。外源性凝血途径参与的凝血因子较少，反应迅速，所需时间短。

目前普遍认为，外源性凝血途径对血管破裂后整个凝血过程的启动有非常重要的作用。体内凝血是由组织因子所启动，组织因子不仅激活因子Ⅶ并与Ⅶa 结合，再激活因子Ⅹ，还可以激活因子Ⅸ，使内源与外源凝血途径相沟通。这不但具有理论意义，而且在生理、病理及指导临床实践方面都有重大意义。

（3）凝血共同途径：从因子Ⅹ被激活后至纤维蛋白形成的过程，内源性和外源性的反应是相同的，是两条凝血途径所共同拥有的通路，故又称共同途径。共同途径主要包括凝血酶形成、纤维蛋白形成两个阶段。

1）凝血酶的生成：因子Ⅹa、因子Ⅴa 在钙离子和磷脂膜的存在下组成凝血酶原复合物，即凝血活酶，其作用是将凝血酶原转变成凝血酶。

2）纤维蛋白形成：纤维蛋白原被凝血酶酶解为纤维蛋白单体（FM），并交联形成稳定的纤维蛋白凝块。这一过程可分为 3 个阶段。①纤维蛋白单体的生成：纤维蛋白原含有 3 对多肽链，凝血酶将其中带负电荷多的纤维蛋白肽 A（FPA）和纤维蛋白肽 B（FPB）水解后除去，转变成纤维蛋白单体。②纤维蛋白单体的聚合：纤维蛋白单体生成后，相互以非共价键结合，形成能溶于尿素或氯乙酸的纤维蛋白多聚体，又称可溶性纤维蛋白。③纤维蛋白的交联：可溶性纤维蛋白生成后，可促使凝血酶对因子ⅩⅢ的激活，在ⅩⅢa 与钙离子的参与下，相邻的纤维蛋白发生快速共价交联，形成不溶的稳定纤维蛋白凝块。

所谓内源性或外源性凝血，并非是绝对独立的，而是互有联系的。如外源性的因子Ⅶa 和Ⅲ可以形成复合物，直接激活内源性因子Ⅸ，部分代替了因子Ⅺ和ⅩⅡa 的功能。另一方面，内源性因子ⅩⅡ的裂解产物和因子Ⅸa 也能激活外源性的因子Ⅶ。这就进一步说明了凝血机制的复杂性。两条凝血途径的主要区别在于启动及参与的凝血因子不同,从而形成两条不同的因子 X 激活通路。两条途径仅在启动阶段至形成 Xa 之间不同,Xa 形成以后的激活途径是相同的(共同途径)。凝血过程见图 6-1。

(三)血液凝固瀑布学说

1964 年麦克法兰(MacFarlane)、戴维(Davie)、拉特诺夫(Rutnoff)分别提出血液凝固瀑布学说。该学说认为,血液凝固过程是一系列凝血因子被相继激活的酶促放大的反应过程,前一步反应的产物成为下一步反应的催化剂(酶),最终使纤维蛋白原转变成纤维蛋白,形成血块。这一连续的不断加速、放大的酶促凝血过程就像"一泻千丈、飞流直下的瀑布",故称为血液凝固瀑布学说。

血液凝固瀑布学说的命名基于两点。①形态似"瀑布":从 XIIa 催化 XI 为 XIa,XIa 催化 IX 为 IXa,IXa 催化 X 为 Xa,Xa 与 Va 及 PF$_3$ 结合,在 Ca^{2+} 作用下形成 Xa-Ca^{2+}-Va/PF$_3$,催化 II 为 IIa,IIa 催化 I 为 Ia,这些反应逐级层层加速,形成貌似层层叠落的瀑布样凝血图。②速度似"瀑布":凝血过程是酶促反应,层层催化加速,速度越来越快,似"瀑布"样高速发展。血液凝固瀑布学说是现代凝血理论的基础。

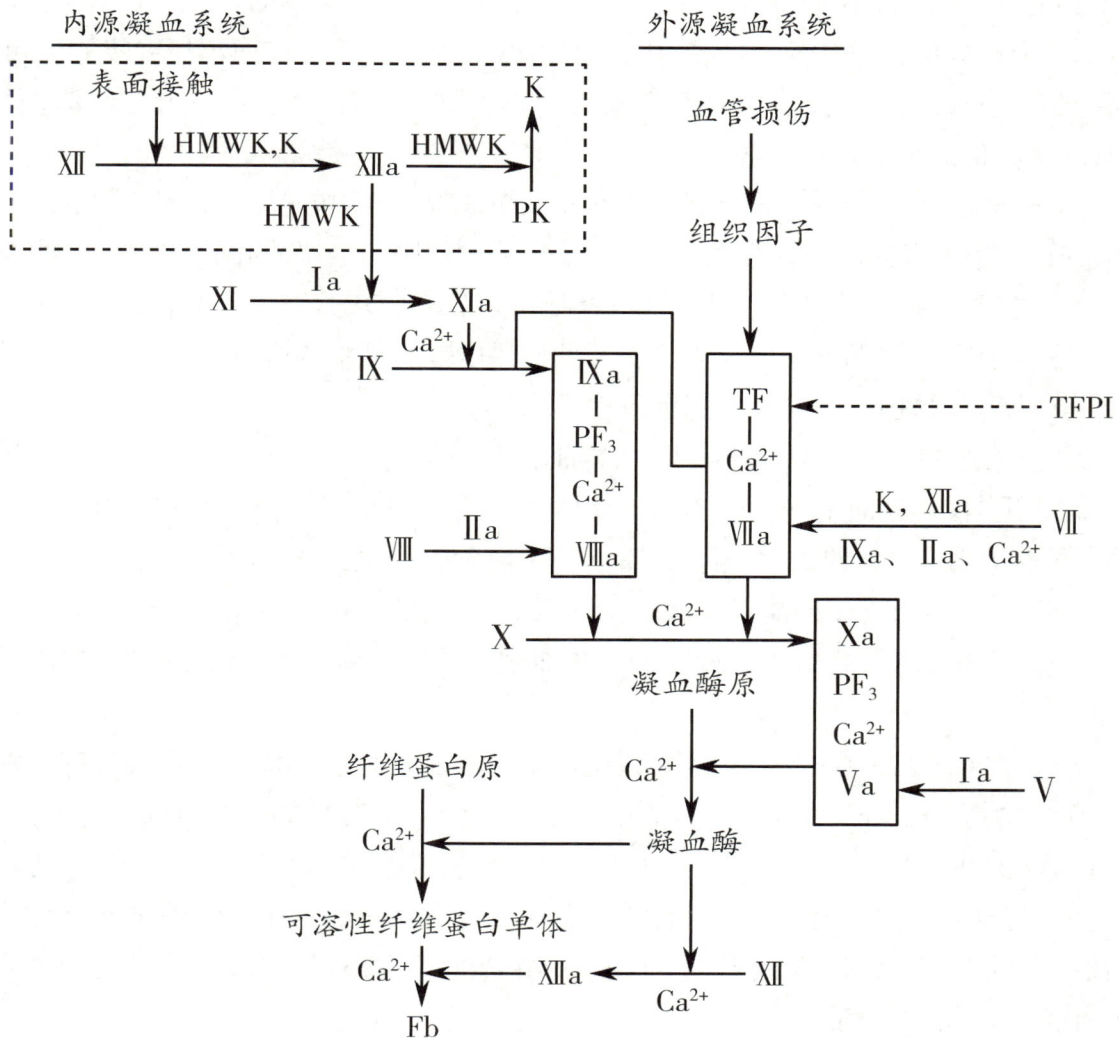

图 6-1　凝血过程示意图

四、抗凝系统和纤维蛋白溶解系统

（一）抗凝系统

正常情况下机体内抗凝系统和纤维蛋白溶解系统与止凝血系统处于动态平衡，所以即使有血管内皮细胞受损或血小板被活化，甚至少量凝血因子被激活或促凝物质进入血液循环，血液也不会凝固。正常的抗凝血机制是由细胞和抗凝因子两方面来完成的。

1. 细胞抗凝作用　细胞抗凝作用主要由单核 - 吞噬细胞系统、血管内皮细胞及肝细胞来完成。由于此种抗凝作用发生在局部细胞水平，故称为细胞抗凝作用。

（1）单核 - 吞噬细胞系统：可以清除进入血液循环中的 TF、凝血酶、纤维蛋白（原）降解产物、内毒素等，抑制血栓形成。当单核 - 吞噬细胞系统功能损伤时，会导致机体凝血功能紊乱而易发生 DIC。

（2）血管内皮细胞：血管内皮细胞能合成和释放前列环素（PGI_2），PGI_2 具有强烈抑制血小板聚集与扩张微血管的功能；内皮细胞膜 ADP 酶能将引起血小板聚集的 ADP 水解而抑制血小板聚集；血管内皮细胞合成和释放纤溶酶原激活物（t-PA），使纤溶酶原转化为纤溶酶，促进纤维蛋白溶解。

（3）肝细胞：肝细胞能合成多种凝血因子及抗凝物质，也能清除激活的凝血因子如因子Ⅸa、Ⅶa 和纤溶物质等，在凝血和抗凝血的平衡中发挥着重要的调节作用。当肝功能严重障碍时，患者体内的凝血和纤溶过程紊乱，极易发生 DIC。

2. 抗凝因子　在抗凝系统中发挥更重要作用的是血液中的抗凝因子，主要有 3 个体系：抗凝血酶Ⅲ、蛋白 C 系统和组织因子途径抑制物。

（1）抗凝血酶Ⅲ（antithrombin Ⅲ，AT-Ⅲ）：是主要的内源性抗凝因子。由肝脏合成，属于 α_2 球蛋白。AT-Ⅲ是依赖肝素的丝氨酸蛋白酶抑制物，具有肝素结合部位，两者结合后，肝素作用于 AT-Ⅲ的赖氨酸残基，可大大增强 AT-Ⅲ的抗凝血活性。AT-Ⅲ的抑酶谱很广，除凝血酶外，还能抑制凝血因子 Xa、Ⅸa、XIa、Ⅶa、激肽释放酶、纤溶酶等。70%～80% 凝血酶的灭活由 AT-Ⅲ完成。AT-Ⅲ缺乏是发生静脉血栓与肺栓塞的常见原因之一。

（2）蛋白 C 系统：蛋白 C 系统包括蛋白 C、蛋白 S、血栓调节蛋白及蛋白 C 抑制物。

1）蛋白 C（protein C，PC）：是由肝脏合成的依赖维生素 K 的生理性抗凝物质。其抗凝机制是：① PC 被活化为 APC。凝血酶与血栓调节蛋白（TM）以 1∶1 比例结合形成复合物，该复合物使 PC 活化生成活化蛋白 C（activated protein C，APC）。② APC 发挥其抗凝活性。APC 可灭活因子 Va 和因子Ⅷa。因 APC 能灭活 Va，故使因子 Xa 与血小板结合发生故障，从而使因子 Xa 活性大大降低。

2）蛋白 S（protein S，PS）：是由肝脏和血管内皮细胞合成的依赖维生素 K 的单链糖蛋白,可以加强和促进 PC 的作用。

3）血栓调节蛋白（thrombomodulin, TM）：由血管内皮细胞合成，与凝血酶结合后可加速 PC 的活化。

4）蛋白 C 抑制物（protein C inhibitor, PCI）：PCI 与 APC 形成复合物，使 APC 失去灭活因子 Va 和Ⅷa 的活性。此外，凝血酶、因子 Xa、t-PA、胰蛋白酶等都受其抑制。

（3）组织因子途径抑制物（tissue factor pathway inhibitor, TFPI）：由血管内皮细胞、巨噬细胞、肝细胞和血小板合成，是组织因子、Ⅶ因子和 X 因子的天然抑制物，在维持正常凝血中发挥关键的生理作用。

除以上三种重要凝血抑制物外，血液中还存在其他抗凝物质和因子，如：①肝素辅因子Ⅱ（HC-Ⅱ）与凝血酶以 1∶1 比例形成复合物，使凝血酶失去活性。在适量肝素存在的情况下，HC-Ⅱ对凝血酶的抑制可加快 1 000 倍。②α_2 巨球蛋白对凝血酶、激肽释放酶、纤溶酶有明显抑制作用。③肝素与 AT-Ⅲ结合，灭活多种以丝氨酸为活性中心的蛋白酶，促进纤溶酶原激活物的释放，增强纤溶活性。④α_1 抗胰蛋白酶能抑制因子 XIa、凝血酶和纤溶酶。

（二）纤维蛋白溶解系统

纤维蛋白溶解系统（fibrinolytic system）简称纤溶系统，是指纤维蛋白溶解酶原（简称纤溶酶原，plasminogen, PLG）转变成纤维蛋白溶解酶（简称纤溶酶，plasmin, PL），纤溶酶降解纤维蛋白（原）和其他蛋白质的过程。与凝血过程一样，纤维蛋白溶解（简称纤溶）也是由一系列因子参与，依次激活并逐级放大的一个过程。其中关键酶是纤溶酶，它是由其前身纤溶酶原活化后生成的。激活纤溶酶原的物质有多种，大致也可分为内源性和外源性两个系统。内源性系统（血液中）包括因子Ⅻ、PK、HMWK 等；外源性系统包括组织型纤溶酶原激活物（t-PA）、尿激酶（UK）、链激酶（SK）等。

纤溶系统是维持止凝血动态平衡的重要因素。纤溶活性亢进易发生出血，活性减低则可导致血栓形成。通过对纤溶系统的组成成分和功能进行测定，可为许多相关疾病的诊断治疗及疗效观察提供帮助。

1. 纤溶系统的组成成分和作用　纤溶系统最主要的成分是纤溶酶原，它在内外活化剂的作用下被激活成为纤溶酶。此外，纤溶系统还包括灭活纤溶酶的成分以及对活化剂的抑制物。纤溶系统的组成成分及其主要作用见表 6-2。

表 6-2　纤溶系统的组成成分及其主要作用

成分		主要作用
激活纤溶酶原的成分	1. 组织型纤溶酶原活化物（t-PA）	活化纤溶酶原，使 PLG 转变为 PL
	2. 尿激酶型纤溶酶原活化物（u-PA）	可使 PLG 转变为 PL

成分		主要作用
激活纤溶酶原的成分	3. 因子XIIa	属于内源凝血系统中的接触凝血因子,纤溶系统中为内激活途径的有关因子
	激肽释放酶(K)	
	高分子量激肽原(HMWK)	
	4. 链激酶(SK)	用于溶栓治疗
	5. 尿激酶(UK)	用于溶栓治疗
	6. 纤溶酶原(PLG)	纤溶酶(PL)的前体,在活化剂作用下转变为PL
	7. 纤溶酶(PL)	降解纤维蛋白原和纤维蛋白
抑制纤溶系统的成分	1. 纤溶酶原激活抑制物(PAI)	抑制纤溶酶原活化剂
	2. α_2-纤溶酶抑制物(α_2-PI)	与PL结合成复合物,使其灭活

（1）组织型纤溶酶原激活物（t-PA）：t-PA是一种丝氨酸蛋白酶，由血管内皮细胞合成。t-PA可特异性结合纤维蛋白形成复合物，继而激活PLG使之转变为PL，促进纤维蛋白溶解。t-PA也能与PAI以1：1的比例结合形成复合物，从而使t-PA失活。

（2）尿激酶型纤溶酶原激活物（u-PA）：u-PA也是一种丝氨酸蛋白酶，由泌尿生殖系统上皮细胞和血管内皮细胞等产生，直接活化PLG而不需要纤维蛋白作为辅因子。

（3）纤溶酶原（PLG）：是主要由肝脏合成的一种单链糖蛋白。PLG的主要功能是在各种纤溶酶原活化剂如t-PA、u-PA的作用下被激活，使纤维蛋白溶解。

（4）纤溶酶（PL）：PL是纤溶酶原在激活物作用下形成的。纤溶酶是一种丝氨酸蛋白酶，具有胰蛋白酶样的作用。主要作用是降解纤维蛋白原和纤维蛋白。此外，PL还可水解多种凝血因子，如因子V、VIII、X、VII、XI、凝血酶等。

（5）纤溶抑制物：①纤溶酶原激活抑制物（PAI），PAI对t-PA、u-PA及肾合成的尿激酶（UK）均有抑制作用，PAI与t-PA、u-PA、UK以1：1的比例结合形成复合物而使其失活。②α_2-纤溶酶抑制物（α_2-PI），α_2-PI是由肝脏合成的单链糖蛋白，可与纤溶酶以1：1的比例形成复合物，而使纤溶酶失去蛋白水解活性。

2. 纤溶系统的激活途径和抑制物　纤溶酶原可通过3条激活途径被激活（图6-2）。

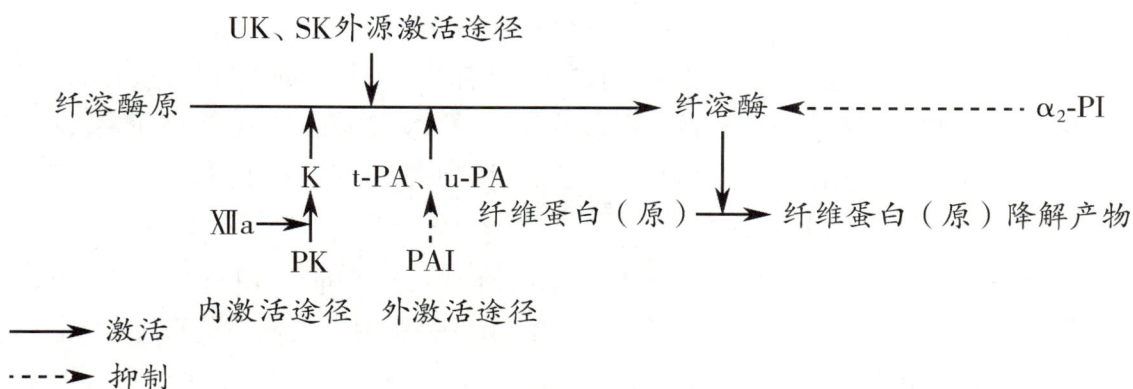

図 6-2 纤溶系统的激活途径

（1）内激活途径：该途径主要是通过内源凝血系统的有关因子而激活，如因子ⅩⅡa、K等能激活纤溶酶原，使之转变为纤溶酶。

（2）外激活途径：主要是 t-PA 和 u-PA 使纤溶酶原转变为纤溶酶。t-PA 和 u-PA 又受纤溶酶原激活抑制物（PAI）的抑制，它们之间相互作用，调节纤溶活性。

（3）外源激活途径：主要是指将激活纤溶系统的制剂如 SK、UK 等注入人体，激活纤溶酶原形成纤溶酶，达到溶栓治疗的目的。

3. 纤维蛋白（原）降解机制 　纤维蛋白（原）降解是指纤维蛋白（原）被纤溶酶裂解后形成纤维蛋白（原）降解产物（fibrin/fibrinogen degradation products，FDP）。纤维蛋白及纤维蛋白原的降解过程相似，分解后形成的多种肽链碎片统称纤维蛋白（原）降解产物。

纤维蛋白（原）降解过程中裂解产生的片段均保留了类似纤维蛋白原与凝血酶作用的部位，故该片段可与纤维蛋白原竞争凝血酶，阻止纤维蛋白单体（FM）形成。而有些片段也有部分与 FM 相似的部位，也可与 FM 形成复合物，故阻止 FM 的聚合或抑制 FM 形成可溶性纤维蛋白，因而起到抗凝作用。

第二节　血栓与止血常用检验

一、血小板计数

血小板计数（platelet count，PLT）的方法分为两大类：一是显微镜计数法，二是用血细胞分析仪进行计数。本节主要介绍显微镜计数法。

【原理】

用稀释液将血液稀释一定倍数并破坏红细胞，混匀后充入计数池内，在显微镜下计数一定体积内的血小板数，经过计算求出每升血液中血小板数量。

【器材】

0.5ml 吸管、乳胶吸头、吸耳球、微量吸管、改良牛鲍计数板、显微镜等。

【试剂】

由于血小板在血细胞中是体积最小的，并且具有黏附、聚集等生理特性，因此对稀释液的性能有一定的要求：①能有效阻止凝血，防止血小板黏附、聚集、变形、碎裂；②有尽快固定血小板形态的作用；③有溶血作用，要求对红细胞破坏完全，但对血小板无损伤，视野应清晰；④组成简单，易于保存。

1. 1% 草酸铵稀释液　分别用少量蒸馏水溶解草酸铵 1.0g 及 EDTA-Na$_2$ 0.012g，合并后加蒸馏水至 100ml，混匀，过滤，保存于 4℃冰箱中备用。没用完的部分 1 周后应重新过滤再用。此溶液对红细胞破坏力较强，血小板形态清晰，加入 EDTA-Na$_2$ 可防止形成草酸钙结晶。

2. 许汝和稀释液（复方尿素稀释液）　分别溶解尿素（AR 级）10.0g、枸橼酸钠 0.5g 于蒸馏水中，合并后加蒸馏水至 100ml，再加 40% 甲醛溶液 0.1ml，混匀，过滤，保存于 4℃冰箱中备用。此稀释液中尿素破坏红细胞，稀释后血小板易被辨认。但尿素易于分解，试剂可因温度升高和保存时间延长而失效，一般只能用 10 天，因此每次配制量不宜太多。

【操作】

1. 加稀释液　准确吸取稀释液 0.38ml，置于清洁小试管中。

2. 采血与稀释　常规末梢采血，待血液自然流出，擦去第 1 滴血，准确取血 20μl，或取已采集 EDTA-K$_2$ 抗凝血 20μl，擦去管外余血，注入上述小试管草酸铵稀释液底部，吸取上层稀释液，冲洗管内余血 2～3 次，立即充分混匀。

3. 充池　取混匀的血小板悬液 1 滴充入改良牛鲍计数板的计数池内，静置 10～15min，使血小板充分下沉。

4. 计数　用高倍镜计数中央大方格的四角和中央共 5 个中方格内血小板数量。

5. 计算　血小板数 /L=$N×5×10×20×10^6$=$N×10^9$/L

式中：N 表示 5 个中方格内计数的血小板数；×5 表示将 5 个中方格血小板数换算成 1 个大方格血小板数；×10 表示将 1 个大方格（容积为 0.1μl）血小板数换算成 1μl 血液内血小板数；×20 表示血液稀释倍数；×10^6 表示由 1μl 换算成 1L。

6. 结果报告　血小板：XXX×10^9/L。

【注意事项】

1. 血小板稀释液配成后应过滤，并防止微粒和细菌污染。试管及吸管应清洁、干燥。

2. 针刺应稍深，使血流通畅。拭去第 1 滴血后，首先采血做血小板计数。操作应迅速，防止血小板聚集、破坏。采取标本后应在 1h 内计数完毕，以免影响结果。

3. 血液加入稀释液后要充分混匀，充入计数池后需静置 10～15min。室温高时应注意保持计数池周围的湿度，以免水分蒸发而影响计数结果。

4. 计数时光线要适中，不可太强，应注意将有折光性的血小板和杂质、灰尘等相区别。一般异物残渣形态大小不定，有的黑暗不透光（尘埃），有的折光性很强（真菌孢子）。

5. 若血小板成簇分布时，应重采标本计数。如遇溶血欠佳的情况，可用200倍稀释法，计数整个红细胞计数区内全部血小板数后，再计算成每升血中的血小板数。

6. 因血小板本身易黏附、聚集和变形，不但识别困难，而且结果难以准确，故应严格遵守操作规程。

【参考区间】

1. 中华人民共和国卫生行业标准（WS/T405-2012）（$125 \sim 350$）$\times 10^9$/L。

2. 传统标准 （$100 \sim 300$）$\times 10^9$/L。

【临床意义】

1. 生理性变化 正常人每天血小板有$6\% \sim 10\%$的波动，表现为：午后略高于早晨；春季较冬季低；平原居民较高原居民低；月经前减低，月经后增高；妊娠中晚期增高，分娩后减低；运动饱餐后增高，休息后恢复。静脉血血小板计数比末梢血高10%。

2. 病理性变化

（1）血小板减少（$<100 \times 10^9$/L） 见于：①血小板生成障碍，如再生障碍性贫血、急性白血病、急性放射病和强烈化疗后等。②血小板破坏增多，如特发性血小板减少性紫癜（ITP）、脾功能亢进等。③血小板消耗过多，如DIC等。④家族性血小板减少，如巨血小板综合征等。血小板$<50 \times 10^9$/L时有出血危险。

（2）血小板增多（$>400 \times 10^9$/L） 见于：①骨髓增生性疾病，如慢性粒细胞白血病、原发性血小板增多症、真性红细胞增多症等。②急性感染、急性失血、急性溶血等。③其他，如脾切除术后。

【质量控制】

血小板计数的质量控制原则：避免血小板的激活和破坏，避免杂物污染。

1. 必须注意整个实验前、中、后各个环节 如实验前采血是否顺利（采血困难，血小板计数可呈假性减低），抗凝是否合适，储存温度是否适当（血小板标本应于室温保存，低温可激活血小板），储存时间是否过久；实验中稀释液是否新鲜、洁净，有无杂物和微生物颗粒的污染，血小板形态辨认是否准确；实验后结果报告是否与临床疾病诊断相一致等。

2. 由经验丰富的检验人员复查核对血小板计数结果 常用方法：①用血小板参考方法作血小板计数的复核。②用同一份血标本制备良好血涂片，观察血小板的数量、形态和分布情况，进行校对，有助于对血小板假性减低的鉴别。

3. 排除非技术因素的干扰 ①血小板假性减低，如血小板冷凝集、异常蛋白血症、巨血小板、血小板卫星现象、高脂血症、EDTA诱导的血小板聚集。②假性血小板增高，可因来自白细胞和红细胞的碎片、小红细胞、冷球蛋白血症、疟疾等影响。③正常血小板具有异质性,如正常血小板大小、形态之间变异较大。

二、出血时间测定

出血时间测定有 3 种方法:Duke 法、IVY 法和出血时间测定器法。Duke 法操作简单,但穿刺深度难以标准化,且受穿刺部位毛细血管分布和血管收缩程度的影响,故试验的敏感性很差,现已被淘汰。IVY 法敏感性较 Duke 法好,但操作繁琐,切口难以标准化,重复性不如在其基础上改进后的出血时间测定器法,目前推荐使用标准化出血时间测定器法。

【原理】

出血时间(bleeding time,BT)是指在一定条件下人为刺破皮肤毛细血管后从血液自行流出到自然停止所需的时间。出血时间测定是反映血管壁的结构和功能、血小板数量和质量以及血小板与毛细血管之间相互作用的试验。

【器材】

血压计、出血时间测定器(双刀片弹簧装置,两把刀片每片长均为 6mm、深为 1mm)、干净滤纸、秒表等。

【操作】

1. 加压　将血压计袖带缚于上臂,加压。成人维持在 40mmHg(5.3kPa),儿童维持在 20mmHg(2.6kPa)。

2. 切口计时　在肘前窝下约 2cm 处常规消毒,轻轻绷紧皮肤,避开血管、瘢痕、水肿等,将出血时间测定器贴于皮肤表面,注意刀片的长度与前臂相平行,按其按钮,使刀片由"测定器"内刺入皮肤,同时启动秒表。

3. 拭血计时　每隔 30s,用干净滤纸吸取流出血液,直至出血自然停止,按停秒表计时。

4. 结果报告　出血时间:X.Xmin。

【注意事项】

1. 刀片长度与前臂平行,以保持伤口与神经、血管走向一致。

2. 滤纸吸去血液时避免与伤口接触,更不能挤压伤口。

3. 患者在测定前 1 周停止服用抗血小板药物如阿司匹林等。

4. 当出血时间大于 20min 时,应停止测定并压迫止血。

【参考区间】

(6.9±2.1)min。

【临床意义】

1. 出血时间延长　见于:①血小板数量减少,如特发性血小板减少性紫癜(血小板<50×10⁹/L)、血栓性血小板减少性紫癜(可因药物、中毒、感染、免疫等原因所致)。

158

②血小板功能异常,如血小板无力症。③血管壁结构异常,如遗传性出血性毛细血管扩张症。④某些凝血因子缺乏,如血管性血友病(vWD)、低(无)纤维蛋白原血症和弥散性血管内凝血(DIC)。

2. 出血时间缩短　主要见于血栓前状态或血栓栓塞性疾病,如心肌梗死、脑血管疾病、DIC 的高凝血期、妊娠高血压综合征、糖尿病伴血管病等,可因血管壁损害、血小板或凝血因子活性过度增强所致。

三、凝血时间测定

静脉血离体后至完全凝固所需的时间称为凝血时间(clotting time,CT),是反映内源性凝血系统各凝血因子活性的筛选试验。CT 测定方法有普通试管法、硅管法(SCT)和活化凝血时间法(ACT)。由于普通试管法重复性差,敏感性低,现已基本淘汰;其他两种方法在检测内源性凝血因子缺陷方面,无论灵敏度或准确性也均有一定的局限性,临床上已基本被活化部分凝血活酶时间测定(APTT)所替代。

(一)硅管法凝血时间测定

【原理】

试管内壁用硅油处理后,可减低血液中凝血因子(XII或XI)与玻璃试管内壁的接触活化作用,减缓内源性凝血系统的启动,由此所测得的离体血液发生凝固所需的时间即硅管法凝血时间(SCT)。

【器材】

硅化玻璃注射器、直径 8mm 玻璃试管、秒表、离心机、水浴箱等。

【试剂】

1. 硅油(二甲基二氯硅烷)。
2. 石油醚(化学纯)。

【操作】

1. 准备试管　将硅油 2ml 与石油醚 98ml 混合,将内径为 8mm 的洁净玻璃试管浸泡于该溶液内,使试管的内壁均匀涂上硅油后倒置于试管架上晾干。再置 200～250℃烘箱内 2h,冷却后用蒸馏水冲净,烘干即为硅管。通常只能用 2～3 次。

2. 编号　取硅化玻璃试管 3 支,按 1、2、3 顺序编号。

3. 加血　常规静脉采血,自血液流入注射器时开始计时,采集静脉血 3ml,立即取下针头,分别于 3 支试管中沿试管壁缓慢注入约 1ml 血液,置 37℃水浴中。

4. 观察　3min 后,每隔 30s 倾斜(约 30°)1 号试管 1 次,并观察管内血液流动情况,直至血液凝固。同法依次观察 2 号和 3 号试管,当 3 号试管血液凝固时立即停止计时,记录从血液流入注射器开始至第 3 号试管血液凝固所需时间,即为 SCT。

5. 结果报告　凝血时间(硅管法):XXmin。

【注意事项】

1. 器材　所用器材应清洁、干燥。应使用硅化玻璃注射器和硅化玻璃试管。因试管内径越大，凝血时间越长，故试管内径要固定且一致。

2. 采血　采血应快、顺利、一针见血（30s 内完成），最好不扎压脉带。应避免组织液和空气混入。本实验不能使用溶血标本。

3. 温度　水浴温度应控制在（37±0.5）℃。温度过高 CT 时间缩短，过低则 CT 时间延长。

4. 观察计时　观察血液凝固情况时倾斜试管动作要轻，每次倾斜幅度以 30° 为宜，以减少血液与试管壁的接触面积。要求在明亮处观察血液流动，以血液流动减慢或出现混浊的初期凝固为计时终点。

（二）活化凝血时间测定

【原理】

在全血中加入白陶土 - 脑磷脂悬液，其中白陶土可充分激活凝血因子Ⅻ、Ⅺ，启动内源性凝血系统；脑磷脂为凝血反应提供丰富的催化表面，促进凝血过程，提高试验灵敏度，由此所检测的血液凝固时间即为活化凝血时间（activated clotting time，ACT）。

【器材】

无菌硅化玻璃注射器、直径 8mm 玻璃试管、秒表、水浴箱等。

【试剂】

1. 脑磷脂　商品试剂，按说明书要求使用。

2. 40g/L 白陶土悬液　白陶土 2g 加入 50ml 生理盐水中，室温保存，用前摇匀。

3. 巴比妥缓冲液　巴比妥钠 11.75g，氯化钠 14.67g，0.1mol/L HCl 430ml，加蒸馏水至 2 000ml。此缓冲液 pH 应为 7.3，否则影响试验的稳定性。

4. 40g/L 白陶土 - 脑磷脂悬液　将脑磷脂用巴比妥缓冲液作 1∶50 稀释后，再加等量 40g/L 白陶土悬液混合而成。4℃可保存 3 天，用时充分混匀。

【操作】

1. 加试剂　取直径 8mm 玻璃试管 2 支，分别加入 4% 白陶土 - 脑磷脂悬液 0.2ml。

2. 加血　静脉采血 1ml，立即取下针头，于上述试管中各加血液 0.5ml，立即混匀，同时启动秒表计时，置 37℃水浴中。

3. 观察记录　每隔 10s 轻摇试管 1 次，同时注意观察试管内血液流动情况，直至血液凝固，停止计时。记录血液凝固所需时间，即为 ACT。以 2 支试管血液凝固时间的平均值作为 ACT 值。

4. 结果报告　活化凝血时间：X.Xmin。

【注意事项】

1. 器材、采血及水浴温度控制等同 SCT。

2. 采用激活剂的种类不同,如白陶土、硅藻土,血液凝固的时间不同,最常采用硅藻土作为激活剂。白陶土有抵抗抑肽酶(为抗纤溶因子药物,可减轻外科手术后出血过多)的作用,不宜用于使用此类药物的患者测定。

3. 本试验也可采用自动血凝仪法进行测定。不同仪器因检测原理不同(如机械法、光学法或磁场法等),检测结果也不同,应与标准方法比较,并结合临床进行综合分析。

【参考区间】

硅管法凝血时间:15～32min;活化凝血时间:1.1～2.1min。

【临床意义】

1. 凝血时间延长　见于:①较明显的因子Ⅷ、Ⅸ减少的血友病 A 和血友病 B,凝血因子Ⅺ缺乏症。②严重的纤维蛋白原和凝血酶原缺乏、因子Ⅴ和因子Ⅹ缺乏,如先天性纤维蛋白原缺乏症、重症肝病、阻塞性黄疸、新生儿出血症等。③应用肝素等抗凝药物。④循环血液中存在病理性抗凝物,如抗因子Ⅷ抗体或抗因子Ⅸ抗体、狼疮样抗凝物质等。

2. 凝血时间缩短　见于:①血液呈高凝状态时,如 DIC 早期(高凝期)。②血栓性疾病,如心肌梗死、不稳定型心绞痛、脑血管疾病、糖尿病血管病变、深静脉血栓形成、妊娠期高血压综合征、肾病综合征等。

3. 其他　本试验(特别是 ACT 法)是监护体外循环肝素用量的较好指标之一。

四、血块收缩试验

(一)全血定量法

【原理】

血液凝固后,血小板收缩蛋白使血小板伸出伪足,附着于纤维蛋白束上。当伪足向心性收缩,使纤维蛋白网眼缩小,将网隙中的血清挤出。计算在一定条件下析出的血清量占原有血量的百分数,表示血块收缩程度;可间接反映血小板的功能。本试验为血小板功能诊断的筛选试验。

【器材】

5ml 刻度离心管、软木塞(中央部位插有一根长 14cm、下端呈槌形玻璃棒)、离心机、水浴箱等。

【操作】

1. 取血　常规消毒皮肤后,采静脉血 5ml,拔去针头,沿管壁徐徐注入 5ml 离心管。

2. 温育　插入玻璃棒,使槌形下端插入血中,将软木塞盖好管口,置 37℃水浴(或温育箱)中温育。

3. 分离　当血液完全凝固后 1h，将血块轻轻分离，使其脱离管壁，并将血块提起，弃去。

4. 离心　将离心管经 RCF 1 600g（3 000r/min）离心 10min 后，观察析出的血清量和有形成分体积。

5. 计算

$$血块收缩率（\%）=\frac{血清量（ml）}{全血量（5ml）\times 血浆比容}\times 100\%$$

（血浆比容 =100%- 血细胞比容 %）

6. 结果报告　血块收缩试验（全血定量法）：XX%。

【参考区间】

48%～64%。

【临床意义】

1. 血块收缩减退　血块收缩＜40% 表明收缩不良，见于血小板无力症、血小板减少症；血块收缩显著减退，见于严重凝血因子缺乏和凝血障碍、纤维蛋白原或凝血酶原严重减少、红细胞增多症（因血块内红细胞多、体积大，血块收缩受限）等。

2. 血块收缩过度　见于先天性凝血因子Ⅷ缺乏症、严重贫血。

（二）血浆定量法

【原理】

在富含血小板的血浆中加入氯化钙或凝血酶，使血浆凝固形成凝块，测定析出血清的体积可反映血小板收缩功能。

【器材】

刻度小试管、玻璃棒、离心机、水浴箱等。

【试剂】

1. 0.05mol/L 氯化钙溶液或 20U/ml 凝血酶溶液。

2. 109mmol/L 枸橼酸钠抗凝剂。

【操作】

1. 取血　常规法静脉采血 1.8ml，以 109mmol/L 枸橼酸钠溶液 0.2ml 抗凝（血液与抗凝剂之比为 9∶1）。

2. 离心　以 RCF 177g（1 000r/min）离心 10min，制备富含血小板血浆（PRP）。

3. 加试剂　吸取 PRP 0.6ml 加入刻度小试管内，置 37℃水浴中温育 3min 后，加入 0.05mol/L CaCl$_2$ 0.2ml 或 20U/ml 凝血酶 0.2ml。

4. 温育　混匀后，置 37℃水浴中温育 2h。用玻璃棒将血浆凝块轻轻弃除，观察析出血清的体积。

5. 计算

$$血块收缩率（\%）=\frac{析出血清体积}{PRP（富血小板血浆）}\times 100\%$$

6. 结果报告　血块收缩试验（血浆定量法）：XX%。

【参考区间】

血块收缩率＞40%。

【临床意义】

同全血定量法。

五、血浆凝血酶原时间测定

凝血酶原时间（prothrombin time，PT）测定方法有试管法（手工法）和仪器法，下面主要介绍手工法。

【原理】

采用 Quick 一步凝固法：37℃条件下，在待检血浆中加入过量的组织凝血活酶（兔脑、人脑、基因重组等）浸出液和 Ca^{2+}，使凝血酶原转变为凝血酶，后者使纤维蛋白原转变为纤维蛋白，观察血浆凝固所需时间即血浆凝血酶原时间（PT）。该试验不仅反映凝血酶原水平，也反映因子Ⅴ、纤维蛋白原在血浆中的水平，是临床上常用的外源性凝血系统的筛选试验。

【器材】

恒温水浴箱、小试管、离心机、秒表等。

【试剂】

1. 组织凝血活酶浸出液　常用人或兔脑粉浸出液。

2. 0.025mol/L 氯化钙溶液。

3. 109mmol/L 枸橼酸钠溶液。

【操作】

1. 分离乏血小板血浆　常规静脉采血 1.8ml，加入含有 109mmol/L 枸橼酸钠抗凝剂 0.2ml 的试管中充分混匀，以 RCF 1 600g（3 000r/min）离心 10min，分离乏血小板血浆待检。

2. 温育计时　取小试管 1 支，加入待测血浆和组织凝血活酶浸出液各 0.1ml，37℃预温，再加入已在 37℃水浴中预温的 0.025mol/L 氯化钙溶液 0.1ml，立即开启秒表，不断轻轻倾斜试管，记录至液体停止流动所需要的时间。重复以上操作 2～3 次，取平均值即为 PT。

3. 对照　同时按上述步骤测定正常对照。

4. 结果计算与报告

（1）以直接测定的时间（PT）报告：XX s；同时报告正常对照血浆 PT。

（2）以 PT 比值（PTR）报告：PTR＝待检血浆 PT/ 正常参比血浆 PT。

（3）以国际标准化比值（international normalized ratio，INR）报告：INR＝PTR^{ISI}。

1. 国际血液学标准化委员会推荐,用于止凝血试验的抗凝剂为 0.109mol/L 枸橼酸钠(有利于稳定 V 和 Ⅷ 因子)。在血细胞比容(Hct)<20% 或 >55% 时,抗凝剂与血液的比例须按公式:抗凝剂量(ml)= 拟采血量(ml)×(100- 患者 Hct)×0.001 85 调整。

2. 抽血要顺利,抗凝要充分,不可有凝块或溶血,否则会影响凝血酶原的准确性。采血管应加盖,以防血浆 pH 变化而使凝血因子不稳定。

3. 采血后要在 1～2h 内完成试验,置 4℃冰箱保存不能超过 4h,-20℃下可放置 2 周。

4. 市场上供应的组织凝血活酶制剂应注明 ISI 值,宜选用 ISI<2.0 的组织凝血活酶。

5. 测定标本时,每份标本作双份测定,严格按标准操作程序(SOP)要求进行测定。水浴温度应稳定控制在(37±1)℃,过高或过低均会影响检验结果。

6. PT 是外源性凝血系统最常用的筛查试验。由于不同来源、不同制备方法的组织凝血活酶对结果影响很大,造成结果的可比性很差,特别影响判断治疗效果。WHO 提出以人脑凝血活酶 67/40 批号作为标准品,并以国际敏感度指数(international sensitivity index, ISI)表示各种制剂与 67/40 之间相互关系。67/40 为原始参考品,定 ISI 为 1.0。因此,各种制剂必须标以 ISI 值。不同敏感度的试剂检测的正常参考区间不同。有必要使用正常对照值,以便对异常结果作出判读。PT 对于高凝状态的检出不敏感。

【参考区间】

每个实验室必须建立相应的参考区间。① PT:成人 11～13s,新生儿延长 2～3s。超过正常对照值 3s 为异常。② PTR:成人 0.85～1.15。③ INR:依 ISI 不同而异。

【临床意义】

1. PT 延长或 PTR 增加　见于先天性因子 Ⅱ、V、Ⅶ、X 缺乏症和低(无)纤维蛋白原血症;获得性凝血因子缺乏见于 DIC、原发性纤维蛋白溶解症、维生素 K 缺乏症、血循环中有抗凝物质如口服抗凝剂、肝素和 FDP 存在。

2. PT 缩短或 PTR 降低　见于先天性因子 V 增多症、口服避孕药、高凝状态和血栓病等。

3. 监测口服抗凝剂的用量　中国人 INR 以 1.8～2.5 为宜,一般不超过 3.0。

六、活化部分凝血活酶时间测定

活化部分凝血活酶时间(activated partial thromboplastin time, APTT)测定方法有试管法(手工法)和仪器法,下面主要介绍手工法。

【原理】

在37℃条件下以白陶土激活因子Ⅻ和Ⅺ，以脑磷脂（部分凝血活酶）代替血小板，以提供凝血的催化表面，在Ca^{2+}参与下，观察乏血小板血浆凝固所需时间即为APTT，是内源性凝血系统较敏感和常用的筛选试验。

【器材】

水浴箱、试管、离心机、秒表等。

【试剂】

1. APTT试剂（含白陶土或脑磷脂） 商品试剂，按说明书要求使用。

2. 109mmol/L枸橼酸钠溶液。

3. 0.025mol/L氯化钙溶液。

4. 正常人冻干血浆 商品试剂，按说明书要求使用。

【操作】

1. 分离乏血小板血浆 同PT测定。

2. 平衡温度 取待检血浆0.1ml于小试管中，加APTT试剂0.1ml混匀，置37℃水浴3min，其间轻轻振摇数次。

3. 待检血浆APTT测定 加入经37℃预温的0.025mol/L氯化钙溶液0.1ml，立即开启秒表，置水浴中不断振摇，约30s时取出试管，并倾斜试管观察，至出现纤维蛋白丝时停止计时，重复2次取平均值。

4. 对照测定 同时按上法测定正常对照。

5. 结果报告 待检血浆APTT：XX s；正常参比血浆APTT：XX s。

【注意事项】

1. 静脉采血应顺利完成，血液与抗凝剂要充分混匀，避免产生微小凝块。

2. 抽血后应在2h内完成。

3. 血液离心速度和时间应达到要求，以尽可能除去血小板。

4. 若正常对照APTT延长，提示APTT试剂质量不佳，应重新配制。

【参考区间】

每个实验室应建立与所用测定方法相应的参考区间。通常为25.0～35.0s，超过正常对照10s以上有临床意义。

【临床意义】

1. APTT延长 见于：①因子Ⅷ、Ⅸ、Ⅺ和Ⅻ血浆水平减低，如血友病A、B及凝血因子Ⅺ、Ⅻ缺乏症；因子Ⅷ减少还见于部分血管性血友病（vWD）患者。②严重的凝血酶原、因子Ⅴ、Ⅹ和纤维蛋白原缺乏，如肝脏疾病、阻塞性黄疸、新生儿出血病、纤维蛋白原缺乏症、口服抗凝剂及应用肝素等。③纤溶活性增强，如继发性和原发性纤溶亢进及循环血液中有纤维蛋白（原）降解产物（FDP）。④血循环中有异常抗凝物质，如抗因子Ⅷ或Ⅸ抗体、狼疮抗凝物质等。

2. APTT 缩短　见于：①高凝状态，如 DIC 高凝血期、促凝物质进入血流以及凝血因子的活性增强等。②血栓性疾病，如心肌梗死、不稳定型心绞痛、脑血管病变、糖尿病伴血管病变、肺梗死、深静脉血栓形成、妊娠高血压综合征和肾病综合征以及严重灼伤等。

3. 肝素治疗的监测　在使用肝素治疗期间可用 APTT 监测药物用量。一般以 APTT 值维持在正常对照的 1.5～3.0 倍为宜，但要注意 APTT 测定结果必须与肝素治疗范围的血浆浓度呈线性关系，事先检测所用部分凝血活酶试剂对肝素是否敏感，即在正常人血浆中分别加入不同量肝素（0.12～1.0U/ml），观察其 APTT 是否相应延长。

七、血浆凝血酶时间测定

凝血酶时间（thrombin time，TT）测定方法有试管法（手工法）和仪器法，下面主要介绍手工法。

【原理】

于待检血浆中加入标准化的凝血酶溶液后，在凝血酶的作用下使纤维蛋白原转变为纤维蛋白，观察血浆凝固所需的时间即为 TT。当待检血浆中抗凝物质增多时，TT 延长。

【器材】

水浴箱、试管、离心机、秒表等。

【试剂】

1. 109mmol/L 枸橼酸钠。

2. 凝血酶溶液　可将浓凝血酶溶液加生理盐水稀释，以能使正常对照血浆的凝血酶时间在 16～18s 为标准。

【操作】

1. 分离乏血小板血浆　同 PT 测定。

2. 温育　取待检血浆 0.1ml 置于小试管内，于 37℃ 水浴中温育 5min。

3. 待检血浆 TT 测定　加入凝血酶溶液 0.1ml，同时启动秒表计时。不断小角度（约 30°）倾斜试管，观察到试管内液体出现凝固时，停止计时，记录时间。重复上述操作 2～3 次，取均值。

4. 对照　同时做正常血浆对照。

5. 结果报告　待测血浆 TT：XX.X s；正常对照血浆 TT：XX.X s。

【注意事项】

1. 分离血浆后最好立即测定，室温下放置时间不得超过 3h。

2. 不宜用 EDTA 盐和肝素作抗凝剂。

3. 加凝血酶溶液前要充分混匀。

【参考区间】

16～18s。比正常对照延长 3s 以上为异常。

【临床意义】

1. 凝血酶时间延长　见于血中 AT-Ⅲ 活性明显增高或血中有肝素和类肝素物质存在,如肝素治疗中、肝病、系统性红斑狼疮等。

2. DIC 纤溶亢进期　因纤维蛋白原减少及 FDP 增加可导致凝血酶时间延长,其他原因导致低(无)纤维蛋白原血症及异常纤维蛋白原血症时亦可导致 TT 结果延长。

3. 监测肝素治疗用量　TT 可用于粗略监测肝素抗凝治疗患者血浆中的肝素用量。应用肝素治疗后 TT 可延长,一般需控制在参考区间的 4 倍以内(64～72s)。

八、血浆纤维蛋白原测定

纤维蛋白原(fibrinogen,Fg)由肝脏合成,是血浆中浓度最高的凝血因子。Fg 浓度或功能异常均可导致凝血障碍,因此 Fg 是出血性疾病与血栓性疾病诊治中常用的筛检指标之一。血浆 Fg 检测方法有多种,目前常用的方法有 Clauss 法(凝血酶法)、PT 衍生法等,本节主要介绍凝血酶法。

【原理】

在待检稀释的血浆中加入足量的凝血酶,使血浆中的 Fg 转变成纤维蛋白,血浆凝固,其血浆凝固时间与 Fg 含量呈负相关;以含一定 Fg 量的国际标准品为参比血浆,测定其对应的凝固时间,制作标准曲线;通过标准曲线,可以得到待检血浆中的 Fg 含量。

【器材】

硅化玻璃试管或塑料管、试管架、离心机、加样枪、吸头、秒表、恒温水浴箱等。

【试剂】

1. 109mmol/L 枸橼酸钠溶液或 109mmol/L 枸橼酸钠抗凝管。

2. 蒸馏水。

3. Fg 试剂(含凝血酶)　多为干粉试剂。

4. Fg 参比血浆　为正常人混合冻干血浆。

5. 配套质控品　为冻干血浆,分正常值、低值两种。

6. 巴比妥缓冲液(BBS)　取巴比妥钠 5.875g、氯化钠 7.335g 溶于 750ml 蒸馏水中,加入 0.1mol/L 盐酸 215ml,调节 pH 至 7.35,再加蒸馏水至 1 000ml。

【操作】

1. 采血并分离血浆　同 PT 测定。

2. 溶解 Fg 试剂及冻干血浆　从冰箱取出干粉试剂、参比血浆、质控品血浆,平衡至室温 20～25℃,按照说明书的要求加入蒸馏水溶解,混匀,室温静置 15min。

3. 制备标准曲线

(1)稀释参比血浆:用 BBS 将溶解后的参比血浆分别按 1∶5、1∶10、1∶15、1∶20、

1：40 稀释,计算出各稀释倍数的 Fg 浓度(g/L)。

（2）加标本并温育：取不同浓度的参比血浆 0.2ml 于试管中,置 37℃水浴中温育 2min。

（3）加试剂并计时：于试管中加入 Fg 试剂 0.1ml,混匀并立即计时。

（4）结果观察：不断小角度(约 30°)倾斜试管,观察到试管内液体出现凝固时,停止计时,记录时间。

（5）复检：重复测定 1 次,取其平均值。

（6）绘制标准曲线：以各稀释倍数的 Fg 浓度(g/L)为横坐标,凝固时间(s)为纵坐标,在双对数坐标纸上绘出标准曲线。

4. 检测待检血浆

（1）稀释待检血浆：将待检血浆用 BBS 进行 10 倍稀释。

（2）加标本并温育：取 0.2ml 已稀释待检血浆于试管中,置 37℃水浴中温育 2min。

（3）加试剂并计时：于试管中加入 Fg 试剂 0.1ml,混匀并立即计时。

（4）观察结果：不断小角度(约 30°)倾斜试管,观察到试管内液体出现凝固时,停止计时,记录时间。

（5）复检：重复测定 1 次,取其平均值。

（6）读取 Fg 浓度：根据凝固时间查标准曲线,可获得待检血浆 Fg 浓度。

5. 结果报告　Fg: X.XX g/L。

【注意事项】

1. 试剂　①从冰箱取出干粉试剂、冻干血浆,温度应先平衡至室温,加入蒸馏水的量要准确,溶解要充分。②Fg 试剂复溶后,置于 4～8℃环境中可保存 2 天;使用不同批号的 Fg 试剂,应该重新制备标准曲线。③凝血酶法对参比血浆要求高,必须保证冻干参比血浆的质量。

2. 操作　①乏血小板血浆制备：按照离心条件分离血浆,务必除去血小板。②标本稀释：稀释倍数必须准确。③参比血浆：必须与待检血浆平行测定,以保证测定结果的可靠性。④结果观察：正确倾斜试管并准确判断血浆凝固终点(纤维蛋白形成)是记录凝固时间的关键。⑤重复测定：若 2 次测定,其凝固时间相差>0.5 秒,则需要再测定 1 次,取 3 次结果的平均值。⑥重新测定的标本：当 Clauss 法测定结果超出其检测线性时,必须改变稀释度并重新测定,才能保证其结果的准确性。如 Fg>5.00g/L 时,可将原来设定的稀释度 1：10 改变为 1：20,结果乘以 2。

3. 结果分析　①当标本中存在异常纤维蛋白原、纤维蛋白(原)降解产物(FDP)、肝素和类肝素抗凝物质时,Clauss 法测定的 Fg 浓度可假性减低或测不出,此时需用 PT 衍生法复查。②PT 衍生法检验结果可疑时(如结果过高或过低),则采用 Clauss 法复查。

【参考区间】

成人：2.00～4.00g/L;新生儿：1.25～3.00g/L。

【临床意义】

1. Fg 增高 Fg 是一种急性时相反应蛋白，其增高往往是机体的一种非特异性反应。常见于：①感染，如毒血症、肺炎、亚急性细菌性心内膜炎等。②无菌性炎症，如肾病综合征、风湿热、风湿性关节炎等。③血栓前状态与血栓性疾病，如糖尿病、急性心肌梗死等。④恶性肿瘤。⑤外伤、烧伤、外科手术后、放射治疗后。⑥其他，如妊娠晚期、妊娠期高血压综合征等。

2. Fg 减低 见于：①原发性纤维蛋白原减少或结构异常，如低或无纤维蛋白原血症、异常纤维蛋白原血症。②继发性纤维蛋白原减少，如 DIC 晚期、纤溶亢进、重症肝炎和肝硬化等。

九、血浆纤维蛋白（原）降解产物测定

临床上通过检测纤溶降解产物来推测纤溶活性，目前常用且简易可行的纤维蛋白（原）降解产物的测定方法有以下 3 种。

（一）血浆硫酸鱼精蛋白副凝固试验（3P 试验，凝固法）

【原理】

在凝血酶的作用下，纤维蛋白原释放出纤维蛋白肽 A、B 后转变为纤维蛋白单体（FM），FM 与纤维蛋白降解产物（FDP）形成可溶性复合物。硫酸鱼精蛋白可使该复合物中的 FM 游离出来，后者又自行聚合，呈肉眼可见的纤维状、絮状或胶胨状，这种不需要凝血酶而发生凝固的现象称为血浆硫酸鱼精蛋白副凝固试验，简称 3P 试验。本试验是判断纤溶的简易筛选试验。

【器材】

离心机、试管、水浴箱等。

【试剂】

1. 109mmol/L 枸橼酸钠溶液。

2. 10g/L 鱼精蛋白溶液（pH6.5） 分装于小管，置 20℃中备用。

【操作】

1. 分离乏血小板血浆 同 PT 测定。

2. 温育血浆 取 0.5ml 乏血小板的枸橼酸钠抗凝血浆（PPP）加入试管中，置 37℃水浴中 3min。

3. 加试剂温育 检查血浆确系完全清晰时，加 10g/L 硫酸鱼精蛋白溶液 0.05ml 混匀，置 37℃水浴 15min，立即在光亮处倾斜试管，观察结果。

4. 结果判断

（1）强阳性：有明显的纤维蛋白丝、絮状或呈胶胨状。

（2）阳性：血浆中有细或粗颗粒状沉淀出现。

（3）阴性：血浆清晰不变，无不溶解物产生。

5. 结果报告　3P试验：阴性或阳性。

【注意事项】

1. 本试验不能用草酸盐、肝素或EDTA盐等作抗凝剂，只能用枸橼酸钠作抗凝剂。因为纤维蛋白含量增高时能在草酸盐血浆中出现沉淀，干扰反应。肝素能与硫酸鱼精蛋白形成稳定的盐而使硫酸鱼精蛋白失去作用。

2. 抽血不顺利、抗凝不完全、严重贫血、标本保存于冰箱、未能立即观察结果等均可出现假阳性结果。

3. 若水浴温度太低或纤维蛋白原的含量过低都可出现假阴性结果。

【参考区间】

阴性。

【临床意义】

1. 3P阳性　见于DIC早期或中期。但在大出血，如创伤、手术、咯血时，或样本置冰箱后，可使结果呈假阳性。败血症、恶性肿瘤等也可出现阳性。

2. 3P阴性　见于DIC晚期和原发性纤维蛋白溶解症。

（二）FDP胶乳颗粒凝集试验

【原理】

用特异性纤维蛋白（原）的D、E碎片抗体标记胶乳颗粒，此抗体-胶乳颗粒结合物与待检血清混合，如血清中含有纤维蛋白（原）降解产物，特别是D、E碎片，则发生抗原抗体反应，使胶乳颗粒凝集。

【器材】

胶乳反应板、试管、刻度吸管、搅拌棒、微量加样器、离心机等。

【试剂】

1. 109mmol/L枸橼酸钠溶液。

2. 甘氨酸缓冲液。

3. 胶乳试剂　鼠抗人FDP单抗包被的胶乳颗粒悬浮液（市售）。

4. FDP阴性、阳性对照液。

【操作】

1. 制备血浆　取待检者静脉血1.8ml加入含有109mmol/L枸橼酸钠抗凝剂0.2ml的试管中混匀，经RCF 1 600g（3 000r/min）离心15min分离血浆。

2. 稀释血浆　待测样本需先作1：2（血浆50μl加甘氨酸缓冲液50μl）、1：8（血浆50μl加甘氨酸缓冲液350μl）两个稀释度。

3. 测定　取上述稀释血浆、阴性和阳性对照液各20μl于胶乳反应板上，再各滴加摇匀的单抗胶乳悬液20μl，用搅拌棒充分混合，轻轻摇动胶乳反应板3min后观察结果。

4. 结果观察　胶乳凝集为阳性，无凝集为阴性。

5. 结果判断　待测样本与阳性、阴性对照比较，若两个稀释度均与阴性对照一样不产生凝集，则 FDP 值小于 5mg/L；若 1 : 2 出现凝集而 1 : 8 不凝集，则 FDP 在 5～20mg/L；若两个稀释度均与阳性对照一样产生凝集，则 FDP 值大于 20mg/L。

6. 结果报告　FDP 胶乳颗粒凝集试验：XX mg/L。

【注意事项】

1. 试剂储存于 2～8℃，用前取出置于室温中。

2. 包被抗体的乳胶悬液，每次用前需处于充分混悬状态。

3. 待测血浆用 109mmol/L 枸橼酸钠抗凝，以 3 000r/min 离心 15min。保存时间：20℃ 8h，2～8℃ 24h，−20℃ 1 个月。

4. 当类风湿因子强阳性存在时，可产生假阳性反应。

【参考区间】

＜5mg/L。

【临床意义】

1. 原发性纤溶亢进时，FDP 含量可明显增高。

2. 高凝状态、弥散性血管内凝血、肺栓塞、器官移植术后排斥反应、妊娠期高血压综合征、恶性肿瘤，心、肝、肾疾病及静脉血栓、溶栓治疗等所致的继发性纤溶亢进时，FDP 含量升高。

（三）D- 二聚体定性试验

当机体发生凝血时，在凝血酶的作用下最终形成交联纤维蛋白，同时激活纤溶系统，在纤溶酶作用下降解交联纤维蛋白，形成各种碎片，由于 γ 链的交联把 2 个含 D 片断的碎片连接起来即形成 D- 二聚体碎片（纤维蛋白原和可溶性纤维蛋白均不存在 γ 链的交联）。故 D- 二聚体（D-Dimer）是交联纤维蛋白分子降解的碎片，具有抗原性。D- 二聚体定性试验包括胶乳凝集试验和酶联免疫分析方法，下面主要介绍胶乳凝集试验。

【原理】

以抗 D- 二聚体单克隆抗体标记固相载体胶乳颗粒，在此胶乳颗粒抗体结合物中加入待检血浆，如血浆中的 D- 二聚体含量＞0.5μg/ml 时，则胶乳颗粒发生凝集反应。

【器材】

胶乳反应板、试管、刻度吸管、搅拌棒、微量加样器、离心机等。

【试剂】

1. D- 二聚体胶乳抗体试剂盒（市售）。

2. 109mmol/L 枸橼酸钠抗凝剂。

3. D- 二聚体阴性、阳性对照血浆。

4. pH8.2 的甘氨酸缓冲液。

【操作】

1. 制备血浆 取待检者静脉血 1.8ml 加入含有 109mmol/L 枸橼酸钠抗凝剂 0.2ml 的试管中混匀,经 RCF 1 600g(3 000r/min)离心 5min 分离血浆。

2. 测定 按说明书将待检血浆、阴性和阳性对照血浆各 20μl 于胶乳反应板上,再各加抗 D- 二聚体胶乳颗粒结合物 20μl,用搅拌棒充分混匀,室温下轻轻摇动胶乳反应板 3~5min。

3. 结果观察 在较强光线下观察,阴性、阳性对照和待检血浆对照比较,若待检血浆、阴性对照无凝集,则待检血浆 D- 二聚体为阴性(D- 二聚体 <500μg/L);若待检血浆和阳性对照有凝集,阴性对照无凝集,则待检血浆 D- 二聚体为阳性(D- 二聚体 >500μg/L)。若阳性,则根据凝集程度,进一步将待检血浆用缓冲液作 1:2、1:4、1:8、1:16 等倍比稀释,再作测定,以发生凝集反应最高稀释度为最终结果。

4. 结果报告 本法临界检出阈值为 500μg/L。如待检血浆最高稀释度 1:4 为阳性时,则其 D- 二聚体含量为 500×4=2 000μg/L。

【注意事项】

1. 采血要迅速,分离血浆后 1h 内测定完毕,或置 -20℃保存不超过 1 周。

2. 该法操作快速简便,结果易于观察,无需特殊设备,但只是半定量,敏感性稍低,还不能完全起到筛选的作用。不同厂家的 D- 二聚体胶乳凝集法的参考区间可能有误差。

【参考区间】

阴性(<500μg/L)。

【临床意义】

1. 阳性 见于 DIC 早期、活动性深静脉血栓形成与肺栓塞时,以及动脉血栓性疾病如冠心病、动脉硬化等。恶性肿瘤、重症肝炎、心肌梗死、肺栓塞、脑梗死、深静脉血栓形成等疾病血浆 D- 二聚体也可增高。

2. 鉴别继发性纤溶和原发性纤溶 继发性纤溶时呈阳性,而原发性纤溶时为阴性。

3. 溶栓治疗疗效的观察指标 深静脉血栓的溶栓治疗有效后,血浆 D- 二聚体在溶栓后的 2 天内增高,其增高幅度可达溶栓前的 2~3 倍。急性脑梗死溶栓治疗有效后,血浆 D- 二聚体在 4~6h 升高至溶栓前的 2~3 倍,以后逐渐下降;到 7 天时,D- 二聚体一般已低于溶栓前水平。

十、自动血凝仪的应用

(一)自动血凝仪的检测方法及原理

1. 生物学方法 凝固法源于生物学方法,即将凝血因子活化剂加入待检血浆中,使血浆发生凝固,血凝仪连续记录血浆凝固过程中的一系列变化(如光、电、机械运动等),

并将这些变化信号转变成数据，用计算机收集并进行数据处理后得到检验结果。该法可分成3类：光学法、黏度法、电流法。

（1）光学法：是目前血凝仪使用最多的一种检测方法。当血浆在样品杯中逐渐凝固时，纤维蛋白原转变成纤维蛋白，其物理性状也随之变化；当一束光通过样品杯时，其透射光和散射光的强度也随之变化。

（2）黏度法：又称磁珠法，仪器的检测部分有独立的线圈产生所需的电磁场，检测时在待测标本中加入小磁珠，利用变化的磁场使小磁珠产生运动，随着血浆的凝固，血浆的黏稠度增加，小磁珠摆幅逐渐减小，仪器内的电磁传感器测定小磁珠的不同震荡幅度，计算出血浆的凝固时间。

（3）电流法：是利用血浆标本中纤维蛋白具有的导电性，将电极插入标本中，利用两电极之间电流的通、断来判断纤维蛋白是否形成，以此确定凝固终点。

2. 其他方法

（1）免疫学方法：是以被检物质作为抗原与相对应的抗体发生特异性结合反应，从而对被检物进行定量的方法。血凝仪多采用免疫比浊法（透射比浊法、散射比浊法）。

（2）生物化学方法：是通过测定产色物质的吸光度来推算所测定物质的含量，包括酶的检测、酶原的检测、酶抑制物的检测。

（二）血凝仪的种类

自动血凝仪从自动化程度上可分为半自动、全自动两种。半自动血凝仪需用手工加样，检测方法和检测速度有限，但其具有操作简便、价格便宜等特点。全自动血凝仪的加样、预温、检测及报告结果全部自动化，其特点：①测定速度快、灵敏度高、结果准确，可同时检测多份标本。②检测成本低，取血量少。③针对不同浓度的血标本可进行自动稀释。④检测项目的任意组合和检测随机性。⑤采用多参数鉴定质控和多次质量控制能力。

（三）自动血凝仪的临床应用

临床应用主要有：①血小板功能检测。②凝血因子缺乏的筛选试验及确诊试验。③凝血因子含量测定。④抗凝和纤溶相关的检验。⑤其他参数测定，包括凝血因子分析（Ⅱ、Ⅴ、Ⅷ、Ⅸ、Ⅹ、Ⅺ、Ⅻ）；蛋白 C 及活性蛋白；狼疮抗凝物；蛋白 C 和 S 抗凝物等。

第三节　血栓与止血检验的质量控制

由于血栓和止血的检测受多种因素干扰，加强实验的全面质量控制和方法的标准化对血栓和止血试验尤为重要。血栓与止血的质量控制包括分析前、分析中和分析后质量控制。

一、分析前质量控制

1. 实验方法的选择　血栓性疾病病理变化呈现动态变化,应根据患者临床表现和病理变化选择适宜的实验项目和方法。

2. 标本的采取与保存　采血前应详细了解病史,患者应处于平静与空腹状态,避免因情绪紧张、剧烈运动和饱食油腻食物等因素激活和干扰血小板、凝血因子和纤溶成分的检测结果。采血用具应选择一次性塑料注射器,大号针头,塑料试管或硅化管,最好加盖。止血带不要扎得太紧,时间不超过1min。抽血要顺利。

标本送到实验室后应尽快检验,否则应分离血浆置−20℃保存。冷冻血浆溶化需在37℃水浴中轻轻摇动,使其迅速溶化并立即检测,否则凝血因子、抗凝蛋白易被破坏。

3. 抗凝剂的应用　血栓与止血一般检查的常用抗凝剂为109mmol/L枸橼酸钠溶液,它能有效阻止凝血因子Ⅴ、Ⅷ降解。

4. 仪器的校正与监控　新仪器在测定标本前要建立标准曲线,更换不同批号试剂或仪器维修后应重新建立标准曲线。定时对仪器的主要性能参数进行评价。

5. 药物影响　有些药物可影响血栓与止血检验的检验结果。如口服避孕药会使血小板黏附功能、血小板的聚集功能和纤维蛋白原、凝血酶原及凝血因子Ⅶ、Ⅷ、Ⅸ、Ⅹ、Ⅺ等活性明显增高;雌激素、肝素、香豆素类药物可影响APTT测定。检测前应停药1周以上。

二、分析中质量控制

1. 操作者素质　实验室检测人员必须具备较好的专业知识,具备熟练的操作技能及严肃、认真、一丝不苟的工作态度和良好的职业道德素质。

2. 操作规范化　严格按照标准操作规程进行规范化操作,包括操作顺序、试剂加入量、预温时间、测定温度和测定时间等,并按要求做正常或阴、阳性对照。每次均应按要求做好室内质控,积极参加室间质量评价。

3. 建立适当的参考区间　每个检测项目应根据本实验室的具体情况建立自己实验室的参考范围。

三、分析后质量控制

1. 加强实验室与临床的信息交流　检测结果可因受检者的生理变化、环境因素、饮食改变和服用药物等引起变化,检验人员应多与临床医生联系,以保证检验结果的可靠性。

2. 检测结果的评价　对检测结果的临床价值应结合不同的实验结果和临床表现作出综合判断。目前诊断血栓和止血试验的参考区间均有较大的生理波动范围，个体之间差异亦较大，某些原发病也影响凝血指标。某些患者第一次检验结果对群体来说是在正常范围，但对该患者已是有明显变化的异常值，所以有些检验项目一次检验结果不能轻率定论，动态观察可能更早发现病情，这对 DIC 的早期诊断尤为重要。

本章小结

　　正常止血主要依赖于血管壁的结构和功能、血浆凝血因子活性、血小板的数量和质量以及健全的神经和体液调节等。用于血栓与止血临床诊断的试验大致分为两部分，即筛选试验和确诊试验。①筛选试验是较简易、快速、费用低廉的试验，根据检测结果初步分析血栓的形成或出血病因。②确诊试验是根据初筛试验结果进一步探讨病因和病理变化的试验。

　　血栓与止血筛检试验能够为血栓与出血性疾病的诊断和治疗提供必要依据。血小板计数就是测定单位体积血液中血小板的数量。由于血小板易黏附、聚集以致破坏，且血小板体积小，尽管计数方法很多，但结果都不甚理想。目前临床常用的血小板计数的方法有普通光学显微镜计数法和血细胞分析仪计数法。PT、APTT、TT 及 Fg 等试验对于血栓及出血性疾病的初始评估十分重要，而 FDP 和 D-二聚体等试验主要用于纤溶活性检查及溶栓疗效的监测。

（杨　拓）

第七章 ｜ 血液流变学检验

07章 数字资源

学习目标

1. 掌握：血液的流变特性。
2. 熟悉：血液流变学检验的临床应用。
3. 了解：影响血液流变学测定的因素。

案例

患者，男性，66岁。患高血压30年，因头晕来医院检查。常规检验：血、尿、粪均无异常。血生化检验：TC 5.3mmol/L，TG 3.2mmol/L，其余无异常。血液流变学检验：全血黏度高切6.88mPa·s、中切9.51mPa·s、低切14.64mPa·s，血浆黏度1.93mPa·s，血细胞压积0.47，红细胞变形指数0.99，血沉（mm/h）11，血沉方程K值50.66。

请问：

1. 该患者检验结果表示存在什么情况？
2. 该患者应注意的事项有哪些？

血液流变学（hemorheology）是研究血液流动性与变形性及其临床应用的一门学科，是生物流变学的一个分支。血液流变学应用血液黏度分析仪对抗凝全血或血浆标本进行检查，可以测定出不同切变率条件下的全血黏度，并据此计算出红细胞刚性指数和红细胞聚集指数等相关血液流变学参数。通过检查全血、血浆及血液有形成分（红细胞、白细胞、血小板）的流动性、变形性和聚集性的变化规律，判断血管内血液循环状况，为血流特性监测及治疗效果评估提供客观依据。

第一节　血液流变学的基本知识

一、血液流变学的基本概念

（一）牛顿液体与非牛顿液体的概念

流体是液体和气体的总称，凡具有变形和流动特性的物体统称为流体，如水、酒精、牛奶、血浆等。流变学就是研究物体流动和变形的学科。研究血液及其有形成分的流动与变形规律的学科称为血液流变学。

目前血液流变学的研究内容十分广泛，包括血管壁的流变性、血液流动性、血细胞的流变学（变形性、聚集性和黏附性等）。当流体做层流运动时，由于各层流体的流速不同，相邻的两个流层间会出现相对运动较快的流层给较慢的流层以拉力，同时较慢的流层给较快的流层以阻力。这对大小相等、方向相反的力称为流体的内摩擦力（或黏滞力）。由于这对拉和阻力的方向平行于两流层相对运动的方向，即力学中的剪切方向，且这对力是引起流体变形的力，故又称切变力（或剪切力）。单位面积上的切变力称为切应力，用 τ 表示，单位为帕斯卡（Pa）。各层流体流速的变化率（或速度梯度）称为切变率，即相邻的两个流层的流速差与流层间的距离差之比（$\Delta v/\Delta y$），用 γ 表示，单位为秒$^{-1}$（s^{-1}）。

物质的流动性与它的黏稠程度有很大关系，衡量物质黏稠程度的物理量为黏度，用 η 表示，单位为帕·秒（Pa·s），1Pa·s=1 000mPa·s。根据黏度是否随切变率变化而改变的特性，液体分为牛顿液体和非牛顿液体。牛顿液体（newtonian fluid）是指在受力后极易变形，且在一定温度下切应力与切变率成正比的低黏性流体，黏度不随切变率变化而改变的液体，如水、酒精、血浆、轻质油、低分子化合物溶液等。

牛顿液体的流变方程是：

$$\tau=\eta\gamma$$

式中：τ 为所加的切应力，γ 为切变率，η 为黏度。

黏度随切变率的变化而改变的液体称为非牛顿液体（non-newtonian fluid），如血液、淋巴液、高分子聚合物的浓溶液和悬浮液等。对于非牛顿液体，η 值不为常数，可用 η_a 表示，称为表观黏度。η_a 的变化规律随流体的性质不同而存在差异。

血液流变学的研究内容包括：①宏观血液流变学，研究全血在各切变率下的表观黏度、血浆黏度等。②微观血液流变学，又称细胞流变学，研究血液中有形成分的流变特性，如红细胞聚集性、变形性、表面电荷，血小板黏附性、聚集性，及白细胞的流变性等。③分子血液流变学，从分子水平研究血液成分的流变特性，如红细胞膜中骨架蛋白、膜磷脂对红细胞流变性的影响，血浆分子成分对血浆黏度的影响等。

（二）血液在血管内的流动形式

1. 层流　血液是流体，它在血管中流动的驱动力是心脏的收缩压力。由于血管壁的摩擦阻滞作用，血液在血管内呈层流运动。所谓层流，就是血液流动时血流横截面上分为许多极薄的环状层，每层的流速不同。如图 7-1 所示，在血管轴线处的中心层，其流速最快（v_{max}）；从中心到管壁，各层流速依次递减，紧贴血管壁的血液层流速为零（$v_0=0$）。

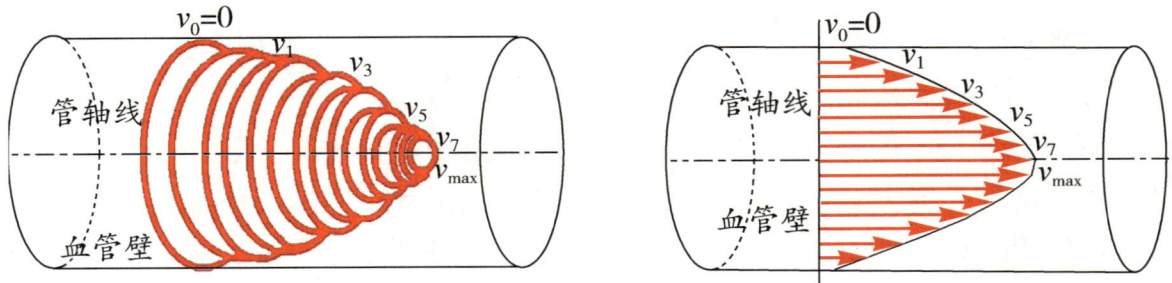

图 7-1　血液在血管内的层流和流速

2. 轴流　血液在血管中流动时，血液中的有形成分如红细胞等有向血管轴线集中的趋向，该现象称为轴流。同时，血浆有沿边缘流动的趋向。轴流可以最大限度地减少血细胞与血管壁的接触机会，从而降低血液流动阻力，减少血细胞黏附、聚集的概率。

（三）血液的流变特性

1. 血液黏度　血液在血管内流动时，黏度对血液的流动状态有很大影响，是形成血流阻力的重要因素之一。全血是由血细胞和血浆组成的悬浮液，为非牛顿液体，其表观黏度随切变率的增大而减小。全血黏度与血浆黏度、血细胞比容、红细胞的变形性、聚集性、弹性程度等有关，其中血细胞比容对全血黏度影响最大。当血细胞比容在 0.10～0.80 时，全血黏度与血细胞比容呈正相关，血细胞比容越大，黏度越高。血浆为牛顿液体，血浆黏度与血浆组成成分有关，尤其受纤维蛋白原影响较大。在低切变率下，切应力必须达到某一临界值，血液才能流动，这个切应力的临界值称为屈服应力。血液的屈服应力大小主要取决于血细胞比容和血浆纤维蛋白原的含量。

2. 红细胞的变形性　红细胞的变形性是指红细胞在外力作用下改变自身形态的能力，是影响血液表观黏度和体内微循环有效灌注的重要因素之一。正常人的红细胞具有良好的变形性，在微循环系统红细胞随血液的流动被拉伸成椭圆形，其纵轴与流向一致，变形的大小和趋向随切变率的增加而增加，从而使全血黏度降低，血流阻力降低。当红细胞变形性降低时，会使全血黏度特别是高切变率下的全血黏度增高，影响微循环血流和红细胞寿命。

3. 红细胞的聚集性　红细胞聚集性反映的是红细胞结合在一起的能力。影响红细胞聚集性的因素主要有以下几个方面。①大分子的桥联力：红细胞间的结合不可能是红细胞膜间的直接粘连，在细胞间必须有大分子"架桥"并在钙离子等的参与下才能形成细胞的聚集。血浆中纤维蛋白原的桥联作用最强，其次是球蛋白。桥联物质的浓度、分子的大小、形状和电荷对红细胞的聚集都有影响。②静电排斥力：红细胞表面均带有负电荷，使红细胞之间相互排斥，对红细胞的聚集起抑制作用。③切应力的大小：正常人的红细胞在切变率很低或血液静止时会形成聚集体，红细胞聚集是引起低切变率下血液黏度升高的主要因素之一。当流场中的切变率增大时，作用在红细胞上的切应力也随之增大，切应力足够大时，会使聚集体解聚。④红细胞的形态：正常红细胞的双面凹圆盘状结构使细胞间有较大的接触面积，细胞间容易聚集。当红细胞变形为球形或椭圆形时，细胞接触面积变小，聚集力减弱。

二、血液流变学检验的临床应用

血液流变特征的变化与疾病的发生、发展有着密切的关系。血液流变学在疾病的预测、预防、诊断、治疗及预后判断等方面都发挥了重要作用。

1. 为疾病的预防、早期诊断提供帮助　如心脑血管疾病（卒中、冠心病、心肌梗死等）在出现明显的临床症状之前往往已经出现血液流变学指标的异常。血液流变学检测可为某些疾病提供预报，有效预防疾病的发生和发展。

2. 用于疾病的诊断和鉴别诊断　血液流变学检验是目前诊断脑卒中、冠心病、高血压、高脂血症、动脉粥样硬化等心脑血管疾病不可缺少的项目。另外，血液流变学检验可用于缺血性脑卒中和出血性脑卒中的鉴别，缺血性脑卒中患者全血黏度增高，而出血性脑卒中患者全血黏度降低或接近正常。

3. 用于疗效的观察　无论是缺血性脑卒中还是冠心病或其他血黏度异常疾病，在治疗过程中可通过观察血液流变学各项指标的变化，来判断药物疗效及疾病预后。

4. 为疾病的治疗提供新的途径　如对某些心脑血管疾病采用容量血液稀释疗法、降低纤维蛋白原、降低血小板聚集性的药物疗法等。

血液流变性的异常改变是非特异性的，并不能确定这种改变的诱因及原发部位，因此应结合其他检查才能确诊。

第二节　标本的采集和处理

血液标本的正确采集和处理是保证血液流变学检验结果准确的重要前提。

一、采血前的注意事项

1. 饮食影响　一般以早晨空腹采血为宜。因血液黏度一般在上午 11 时及下午 8 时黏度最高,故应避开这段时间采血。

2. 药物影响　采血前3天停用溶栓抗凝的药物、降脂药物和活血化瘀类中药等。

3. 女性生理周期影响　血液流变学指标受月经周期的影响,采血时应避开月经期。

4. 精神状态影响　采血前应安静休息,以免因紧张、焦虑等造成血液流变性异常。

二、血液标本的采集

1. 抗凝剂的选择　选用肝素或 EDTA 盐抗凝,以肝素最为常用。

2. 采血部位　一般选择肘前静脉。采血时不应在输液、输血侧肢体采血。

3. 体位　全血黏度、血浆黏度及血细胞比容等指标易受体位的影响,一般取坐位采血,尤其对需要进行疗效观察的病人,应统一采血体位。

4. 采血器具　建议用玻璃、塑料注射器或真空管采血,采血针内径宜大不宜小,一般用 7 号以上较粗针头。所用采血器具必须清洁、干燥。

5. 采血时的技术要求　采血过程要顺利,避免各种原因引起的溶血。采血时应尽可能缩短压脉带的压迫时间。采血结束后,应立即将血液与抗凝剂充分混匀。

三、血液标本的处理和保存

血液标本的贮存时间和温度对血液黏度测定结果有重要影响。一般于室温(15～25℃)下存放标本,采血后应静置 20min 再检验为宜,否则血液黏度值会偏低,但时间不能超过 4h。如特殊情况需延长存放时间,应置于 4℃存放,保存时间不应超过 24h。

第三节　血液流变学常见参数测定

一、血液黏度测定

血液黏度主要通过黏度计来测定。目前常用的黏度计有两种:毛细管黏度计和旋转式黏度计。全血为非牛顿液体,因此全血黏度测定一般选用切变率范围较宽的旋转式黏度计;血浆为牛顿液体,血浆黏度测定一般选用毛细管黏度计。

(一)全血黏度测定

测定全血黏度常用的旋转式黏度计有同轴锥板式和同轴圆筒式两种。

【原理】

以锥板式黏度计为例(图 7-2)。锥板式黏度计的测试系统是由一个圆锥体和圆形平板组成,圆锥体顶和平板中心在同一轴线上,形成一个小的夹角。当血液填充于圆锥和平板之间狭窄的间隙中,通过电机控制平板以一定的速度旋转时,由于血液的黏稠性,在圆锥产生一个复原扭矩,血液黏度的大小与复原扭矩呈正相关,复原扭矩通过一个测力传感器检测并经计算机处理后,将表观黏度值在仪器上显示出来。

流体黏滞系数(简称黏度)的定义是切应力与切变率之比,即:

$$\eta(\text{mPa·s}) = \frac{\tau}{r} = \frac{450T\sin\theta}{\pi^2 r^3 n}$$

由于黏度计各零件的几何参数和物理参数在仪器出厂时已固定,故上式又可变为:

$$\eta(\text{mPa·s}) = \frac{KT}{n}$$

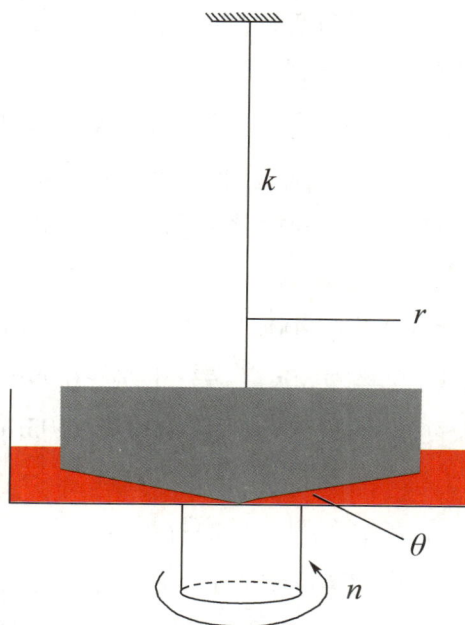

图7-2 锥板式黏度计示意图

式中:T 为平板转动时所受的阻力矩(N·m);r 为锥体半径;n 为平板的转速(r/min);θ 为圆锥体与平板之间的夹角;K 为仪器常数,其值在仪器出厂时已标定,为已知值。

由于血液是非牛顿流体,其黏度随切变率变化而变化,所以应按要求分别取高、中、低3个不同的切变率来测定全血表观黏度,即高切 $200s^{-1}$(指每秒转200转),中切 $50s^{-1}$,低切 $5s^{-1}$。

【器材】

血液黏度分析仪。

【试剂】

肝素抗凝剂。

【操作】

1. 制备抗凝血 取患者静脉血 6ml,以肝素抗凝,每 1ml 全血含 10～20U 肝素。

2. 仪器预温 打开仪器预热,使恒温系统达到测试温度37℃。

3. 加样本 将待检样本在测试温度下恒温 5min 后,充分混匀,放入检查盘的相应检查通道。

4. 测量 对待检样本进行编号,点击确定开始检查,切变率按由低至高的顺序进行测量。检查完毕后,执行关机前清洗程序、关机程序。

【注意事项】

1. 红细胞聚集性 低切变率时血液黏度主要受红细胞聚集性的影响,当切变率 $<50s^{-1}$ 时,红细胞聚集性对黏度影响显著。切变率越低,聚集性越大,黏度越高。

2. 红细胞变形性　红细胞变形的大小和趋向随切变率的增加而增加,而使全血黏度降低,血流阻力降低。

3. 血浆黏度　血浆黏度增高,全血黏度也增高。

4. 温度　温度升高会使血浆黏度下降,红细胞变形性下降,红细胞聚集性增强。因此,测定全血和血浆黏度时应将温度控制在(37±0.5)℃。

【参考区间】

切变率为200s^{-1}　男:3.84~5.30mPa·s;女:3.39~4.41mPa·s。

切变率为50s^{-1}　男:4.94~6.99mPa·s;女:4.16~5.62mPa·s。

切变率为5s^{-1}　男:8.80~16.05mPa·s;女:6.56~11.99mPa·s。

【临床意义】

血液黏度测定是血栓性疾病预防的一项前瞻性指标。

1. 血液黏度增高　主要见于心脑血管疾病如脑血栓、脑供血不足、心肌梗死和心绞痛,还可见于高血压及肺心病、恶性肿瘤、血液病、异常血红蛋白病等。

2. 血液黏度降低　见于各种原因的贫血。

(二)血浆黏度测定

血浆黏度是血液最基本的流变学特性参数,其黏度与切变率变化无关,故采用毛细管黏度计测定。毛细管黏度计是测定牛顿液体黏度最常用的仪器,具有经济、简便等优点。

【原理】

毛细管黏度计测定流体黏度的基本原理是泊肃叶(Poiseuille)定律,即一定体积的受检血浆流经一定半径和长度的毛细管所需的时间,与该管两端压力差计算血浆黏度值,公式为:

$$Q=\frac{\pi R^4 \Delta P}{8L\eta}$$

式中:Q为流体的流量,即单位时间内流过的液体体积;R为毛细管半径;L为毛细管长度;ΔP为毛细管两端压力差;η为流体的黏度。

设一定体积(V)的液体流过毛细管的时间为t,则:

$$\eta=\frac{\pi R^4 \Delta P}{8LV}\times t$$

由上述公式可见,在毛细管半径、长度及驱动压差ΔP恒定时,一定体积的流体流经毛细管所需的时间t与流体的表观黏度η成正比,即流体的黏度越大,通过毛细管所需的时间越长。同体积的血浆和生理盐水通过毛细管所需的时间之比称为该血浆的比黏度,实际结果用血浆比黏度表示。

【器材】

血液黏度分析仪。

【试剂】

肝素抗凝剂。

【操作】

1. 制备血浆　取患者静脉血 6ml，以肝素抗凝，将血液以 4 500r/min 离心 10min，取血浆待用。

2. 测量　检测步骤同全血黏度的检测步骤。

【注意事项】

1. 温度与血浆黏度呈负相关，测定血浆黏度应保持 37℃恒温。

2. 纤维蛋白对血浆黏度影响较大，因此血液离心应彻底，不能残留纤维蛋白成分。

【参考区间】

男：1.72～1.80mPa·s；女：1.72～1.84mPa·s。

【临床意义】

1. 血浆黏度增高　见于：①心脑血管疾病、高血压、血液病、恶性肿瘤等。②血液浓缩时。③异常免疫球蛋白血症、高球蛋白血症、多发性骨髓瘤、巨球蛋白血症等。

2. 血浆黏度降低　无明显临床意义。

二、红细胞变形性测定

红细胞变形性是指红细胞在外力作用下形状发生改变的能力，与红细胞寿命相关，是微循环有效灌注的必要条件。主要检验方法有微孔滤过法、激光衍射法和黏度法。

（一）微孔滤过法

【原理】

在一定负压作用下，红细胞悬液能够通过直径为 3～5μm 的微孔，根据红细胞悬液滤过的时间判断红细胞的变形性。本法目前应用最广泛。

【器材】

红细胞滤过仪，主要由滤膜、负压发生系统和控温三个系统组成（图 7-3）。阀门 A 右边为负压系统：关闭 A，打开 B，从抽气口将瓶内气体抽出而产生负压。阀门 A 的左边为微孔滤过装置，所用滤膜孔径为 3μm 或 5μm。

【试剂】

EDTA-K$_2$ 抗凝剂，PBS 缓冲液。

【操作】

1. 制备 10% 红细胞悬液　取 EDTA-K$_2$ 抗凝血，以 2 000r/min 离心 10min，弃去血浆和白细胞层，用 PBS 缓冲液或 Tris-HCl 缓冲液洗涤 3 次，每次洗后以 2 000r/min 离心 5min，弃去上清液。将压紧的红细胞用 PBS 配成 10% 红细胞悬液，37℃预温。

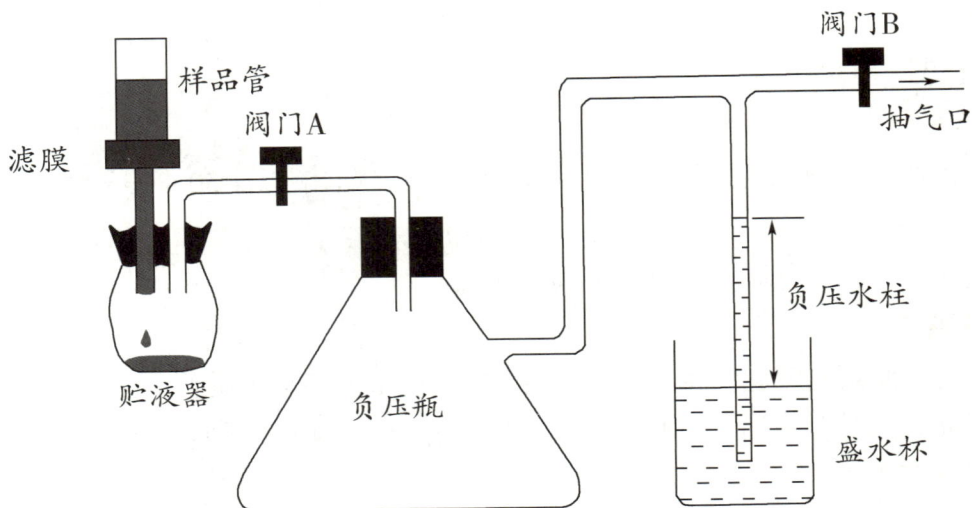

图7-3　恒负压微孔滤膜测量仪原理图

2. 测量滤过时间　在储气瓶内保持0.98kPa或1.96kPa负压状态下，先后在样品管内加入等体积的红细胞悬液和PBS缓冲液，分别测量两种液体在负压作用下流过微孔滤膜的时间t_1、t_2。

3. 测定血细胞比容　测定抗凝血标本的血细胞比容（Hct）。

4. 计算　红细胞滤过指数（IF）：

$$IF = \frac{t_1 - t_2}{t_2} \times \frac{100}{Hct}$$

红细胞变形性越差，通过膜孔越困难，其悬液滤过的时间t_1越长，IF越大。

（二）激光衍射法

【原理】

在两个圆筒间隙加入红细胞悬液，当激光束垂直射入红细胞悬液时，红细胞会对激光产生衍射效应，在衍射记录装置上可获得红细胞衍射图像（图7-4）。利用光电转换装置，将光信号与衍射图像的吸光度直接联系起来，以衍射环中心为坐标原点，比较衍射图横轴和纵轴等距离A、B两点的光强度I_A、I_B，计算红细胞变形指数（deformation index, DI），公式如下：

$$DI = \frac{I_A - I_B}{I_A + I_B}$$

红细胞静止时（无切应力作用），圆盘形红细胞的衍射图呈圆形，横、纵轴等长，$I_A = I_B$，DI=0；当外筒旋转时，红细胞在流体切应力的作用下变为椭圆形，横、纵轴不等长，$I_A > I_B$，DI>0。DI越大，说明具有变形能力的红细胞越多。此法反映的是红细胞的平均变形性。

【器材】

激光衍射仪，由四部分组成：①两个透明的同轴圆筒，内、外筒的间隙为0.5mm，内筒固定，外筒旋转。②光路系统，包括激光器和三棱镜。③摄像系统，记录衍射图。④控温装置。

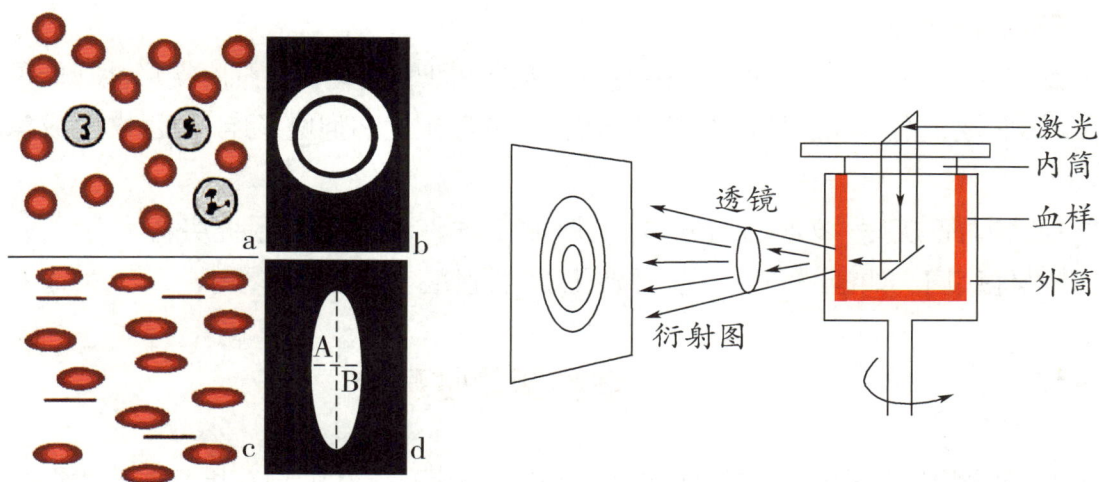

图 7-4　激光衍射原理及红细胞衍射图

【试剂】

EDTA-K$_2$ 抗凝剂，PBS 缓冲液。

【操作】

参照仪器使用说明书操作。

（三）黏度法

【原理】

高切变率下的血液表观黏度主要取决于红细胞的变形性。在相同的血细胞比容、介质黏度和切变率下，红细胞的变形性越大，则表观黏度越低。红细胞刚性指数（IR）计算公式为：

$$IR = \frac{\eta_b - \eta_p}{\eta_p} \times \frac{1}{Hct}$$

式中：η_b 为血液在高切变率下的表观黏度；η_p 为血浆黏度；Hct 为血细胞比容。η_b 越大，IR 值越大，则刚性指数越大，红细胞变形性越差。

【器材】

旋转式或毛细管黏度计。

【试剂】

肝素抗凝剂。

【操作】

参照仪器使用说明书操作。

（四）参考区间

1. 微孔滤过法　全血滤过法：0.29±0.10；红细胞悬浮液滤过法：0.98±0.08。

2. 激光衍射法　DI：500s^{-1}＞49%，800s^{-1}＞56%（以 15% 聚乙烯吡咯烷酮为悬浮介质）。

3. 黏度法　180s^{-1}＜1.00。

（五）临床意义

红细胞变形性异常可以是某些疾病的病因或特征性变化。红细胞变形性降低见于：

1. 溶血性贫血　如遗传性球形红细胞增多症、镰状细胞增多症、珠蛋白生成障碍性贫血等。

2. 心脑血管疾病　如脑血栓形成、心肌梗死、冠心病等循环系统疾病。

3. 其他疾病　如糖尿病、休克、肝硬化、恶性肿瘤、慢性肾衰竭等。

三、红细胞聚集性测定

红细胞聚集性是指当血液的切变力降低到一定程度，红细胞互相叠连形成缗钱状聚集的能力。主要检验方法有红细胞沉降率法和黏度测定法。

（一）红细胞沉降率法

【原理】

血沉（ESR）在一定程度上可以反映红细胞的聚集性，但血沉测定的影响因素比较多且复杂，除受血浆中不对称大分子物质增多或红细胞数量与形态变化导致红细胞表面电荷、血浆黏度等诸多因素影响外，还与血细胞比容密切相关。为使血沉更客观地反映红细胞的聚集性，须将血沉转换成一个不依赖于血细胞比容的参数，即血沉方程 K 值。血沉方程 K 值就是用方程式的形式表达血沉和血细胞比容的关系。血沉方程为：

$$ESR = K[-(1 - Hct + ln\ Hct)]$$

式中：K 为血沉方程 K 值，ln 为自然对数（以 2.718 为底的对数），Hct 为血细胞比容。

设：$R = -(1 - Hct + ln\ Hct)$，则 $K = ESR/R$。

K 值不受 Hct 影响，主要受红细胞聚集性影响，因此 K 值能更好地反映红细胞的聚集性。K 值愈大，表示红细胞聚集性愈高。

【参考区间】

K 值的均值为 53 ± 20。

【临床意义】

血沉方程 K 值排除了血细胞比容对血沉的影响，故无论 ESR 是否加快，K 值增大都反映红细胞的聚集性增强。但 K 值的使用有一定范围，当 Hct<0.20 时则不适用。①若 ESR 加快，K 值增大，说明红细胞聚集性增强；K 值正常，说明 ESR 加快是由 Hct 减低引起的，红细胞聚集性并不增强。②若 ESR 正常，K 值增大，说明红细胞聚集性增强；K 值正常，说明红细胞聚集性正常。

（二）黏度测定法

【原理】

正常人的红细胞在血液静止或者切变率很低时会形成聚集体，红细胞聚集是引起低切变率下血液黏度升高的主要因素，血液黏度升高的程度与红细胞的聚集程度呈正相关。由于低切变率时红细胞聚集体大量形成，表观黏度很高，在高切变率时红细胞解聚，表观黏度降低，因此可利用低切变率下的表观黏度（η_L）与高切变率下的表观黏度（η_H）之比作为红细胞聚集指数（aggregation index，AI）。即：

$$AI=\frac{\eta_L}{\eta_H}$$

AI 值越高，表示红细胞聚集性越强。

【操作】

参照仪器使用说明书操作。

【参考区间】

男：2.32～3.34；女：1.85～2.90。

【临床意义】

红细胞聚集性增高见于多发性骨髓瘤、异常蛋白血症、胶原病、某些炎症、恶性肿瘤、微血管障碍性糖尿病、心肌梗死、手术、外伤、烧伤等。

本章小结

血液流变学是研究血液及其有形成分的流动与形态变化规律的学科。血液在血管中的流动形式为层流，越靠近血管中心流速越快，越靠近管壁流速越慢。红细胞的变形性主要影响高切变率下的血液黏度，其降低可使全血黏度特别是高切变率下的表观黏度增高。血液流变学检验主要参数有全血黏度、血浆黏度、血细胞比容、红细胞变形性、与红细胞聚集性相关的参数（红细胞沉降率、血沉方程 K 值、红细胞电泳、低切变率下血液相对黏度）等，这些参数的检测对心脑血管疾病具有重要的临床意义。

（温爱丽）

1. 掌握：ABO 和 Rh 血型鉴定、交叉配血试验的原理、方法。
2. 熟悉：ABO、Rh 血型系统基本理论。
3. 了解：临床采血、供血程序及要求。

案例

　　某孕妇足月产一婴儿，婴儿脐血血红蛋白 116g/L，总胆红素 90.8μmol/L。出生 12h后检验：婴儿外周血总胆红素为 208.4μmol/L，血型为 O 型、Rh 阳性，直接、间接抗球蛋白试验均为阳性；母亲血型为 B 型、Rh 阴性，抗 D 抗体阳性。

请问：

1. 该患儿可能的诊断是什么？为什么？
2. "熊猫血"是什么血？

　　血型（blood groups）是指血液有形成分（红细胞、白细胞、血小板等）表面的抗原类型，是血液各种成分抗原的遗传性状。随着免疫学和分子生物学的进展，对人类血型本质的认识不断深入，免疫学新技术丰富和修正了传统的血型血清学实验技术，血型定型也开始应用血型分析仪及基因检测技术等。血型的研究和应用不仅与输血有密切的关系，也与器官移植、骨髓移植、溶血性疾病、法医鉴定及考古等有关。

　　输血（blood transfusion）是将血液或血液的某种成分输给患者的一种补充治疗方法，是抢救危重患者的一种重要治疗手段。1914 年修斯廷（Hustin）发现枸橼酸钠具有抗凝作用，为血液体外保存提供了基础，推动了输血的发展，输血治疗开始应用于临床。近年来随着血液的体外保存技术和成分输血的发展、病毒抗原抗体的检测，进一步提高了输血质量和安全性。

知识链接

血型的发现

1900 年，奥地利医生兼化学家兰德斯坦纳（Karl Landsteiner）用 22 位同事的正常血液交叉混合，发现有些人的血浆能促使另一些人的红细胞发生凝集，有些则不发生凝集。他对这一现象进一步研究发现，人血液按红细胞与血清中所含的抗原和抗体不同而分为许多类型，分别定为 A、B、O 血型，1902 年又确定了 AB 血型。在 1927 年国际会议上，兰德斯坦纳以字母 A、B、O、AB 命名血型得到认可，确定血型有 A、B、O、AB 四种类型。以后又陆续发现了 Rh 血型等。

第一节　红细胞血型系统

红细胞血型系统较为复杂，包括 ABO、Rh、Diego、Duffy、MNSs、P、Lewis 等多个系统，其中 ABO 血型系统发现最早、应用最广，与临床输血关系最为密切，其次是 Rh 血型系统。

一、红细胞血型分类及命名

（一）红细胞血型分类

国际输血协会（International Society of Blood Transfusion，ISBT）红细胞表面抗原命名专业组将红细胞抗原分成 30 个血型系统、6 个血型集合和 2 个血型系列。血型系统（blood group systems）是由一个或数个基因编码的一个或多个抗原所组成；血型集合（blood group collection）是指在血清学、生物学或遗传学特征方面有相关性，但达不到血型系统命名标准且与血型系统无关的血型抗原；血型系列是指目前不能归类于血型系统和血型集合的血型抗原，即低频抗原（在人群中抗原出现的频率小于 1%）和高频抗原（在人群中抗原出现的频率在 99% 以上）。

（二）红细胞血型命名

对红细胞血型及抗原的命名，长期以来没有统一规定，习惯上有的血型抗原用大写英文字母表示，如 ABO 血型系统的 A、B 抗原；有的以大、小写字母混合组成，如 Lewis 系统的 Lea、Leb 抗原；有的则以字母加数字来表示，如 Duffy 系统的 Fy_3、Fy_5。为了便于自动化数据处理和阅读，1996 年 ISBT 发表了红细胞血型和抗原的命名方法：一种为 6 位数字命名法，即 6 位数字的前 3 位表示某一血型系统，后 3 位表示该血型抗原的特异性，如 001001 表示 ABO 血型系统的 A 抗原，004001 表示 Rh 血型的 D 抗原；另一种则为字母／数字命名法，即血型系统符号用 2～5 个大写字母表示，血型抗原用字母加数字表示，

如 RH_1 表示 Rh 血型系统 D 抗原。

二、ABO 血型系统

ABO 血型系统在人类血型系统中抗原免疫原性最强。根据红细胞上是否存在 A、B 抗原，血清中是否存在抗 A、抗 B 抗体，将 ABO 血型分为 A、B、O、AB 四种血型表型（表8-1）。

表8-1　ABO 血型系统（基因型、表现型）

血型（表现型）	红细胞表面的抗原	血清中的抗体	基因型
A	A	抗 B	AA 或 AO
B	B	抗 A	BB 或 BO
AB	A、B	—	AB
O	—（H）	抗 A、抗 B 或（和）抗 AB	OO

注："—"表示无抗原或抗体。

（一）ABO 血型系统抗原

1. ABO 抗原的遗传　1924 年，Bernstein 提出 ABO 血型遗传的基因座上有 A、B、O 3 个等位基因，ABO 遗传座位于第 9 号染色体的长臂 3 区 4 带，A 和 B 基因对于 O 基因而言为显性基因，O 基因为隐性基因。父母双方如各遗传给子代一个基因，则 ABO 血型系统有 6 种基因型，4 种表现型（表8-2）。

表8-2　ABO 血型的遗传

父母表型	父母基因型	子女可能表型（基因型）
A×A	AA×AA	A（AA）
	AA×AO	A（AA 或 AO）
	AO×AO	A（AA 或 AO）或 O（OO）
B×B	BB×BB	B（BB）
	BB×BO	B（BB 或 BO）
	BO×BO	B（BB 或 BO）或 O（OO）
AB×AB	AB×AB	AB（AB）或 A（AA）或 B（BB）

父母表型	父母基因型	子女可能表型（基因型）
O×O	OO×OO	O（OO）
A×B	AA×BB	AB（AB）
	AO×BB	AB（AB）或B（BO）
	AA×BO	AB（AB）或A（AO）
	AO×BO	AB（AB）或A（AO）或B（BO）或O（OO）

2. 抗原的生化合成及结构 ABO血型系统的A、B和H基因编码连接糖所需的特异性转移酶（A酶和B酶），这些酶能使糖分子与A、B抗原的前身H物质连接，进而形成寡糖性质ABO抗原。H物质的合成先于A或B抗原。

（1）H物质：在H基因编码产生的岩藻糖基转移酶的作用下，把一个岩藻糖链接在其前身物质（即红细胞膜上寡糖链的半乳糖）上形成H物质。如果缺失H基因，则无H物质，也不能形成A或B抗原，如Oh型（孟买型）。O基因为无效基因，不会产生转移酶，O型个体只有高浓度的H抗原。H物质抗原性较弱，血清中一般没有抗H抗体。

（2）A酶（N-乙酰半乳糖氨基转移酶）：在A基因编码产生的A酶作用下，把一个N-乙酰半乳糖胺连接到H物质的D-半乳糖结构上，形成A抗原。

（3）B酶（半乳糖氨基转移酶）：在B基因编码产生的B酶作用下，把一个D-半乳糖分子连接到H物质的半乳糖结构上形成B抗原（图8-1）。

3. 红细胞血型抗原分类 根据红细胞上的生化性质分为两类。一类红细胞抗原决定簇（又称表位）为糖分子的血型抗原，也称组织血型抗原或糖抗原，如ABO、Lewis、P及I等属于复合糖。它们广泛地分布于人体除中枢神经细胞外的各种组织细胞及体液、分泌液中。另一类红细胞抗原决定簇为多肽，也称器官血型抗原或蛋白抗原，如Rh、MNSs、Kell、Kidd等。它们绝大多数只分布于人类红细胞或其他血细胞膜上。

4. 抗原的产生及存在部位 37天胎儿可产生ABH抗原，5～6周胎儿红细胞上就可检出ABH抗原，出生时其抗原性仅为成人的20%，以后逐渐加强，至20岁左右时达高峰，老年时抗原性有所下降。

ABH抗原除存在于红细胞和其他组织细胞表面外，还广泛存在于体液和分泌液中，以唾液中含量最丰富，其次为血清、胃液、精液、羊水、汗液、尿液、泪液、胆汁及乳汁，脑脊液中不存在ABH抗原。凡体液中存在可溶性抗原（血型物质）者称为分泌型，不存在可溶性抗原者为非分泌型。血型物质存在意义主要有：①测定唾液、羊水血型物质，分别可辅助鉴定血型和预测胎儿血型。②中和ABO血型系统的IgM类抗体，有助于鉴别抗体的性质等。

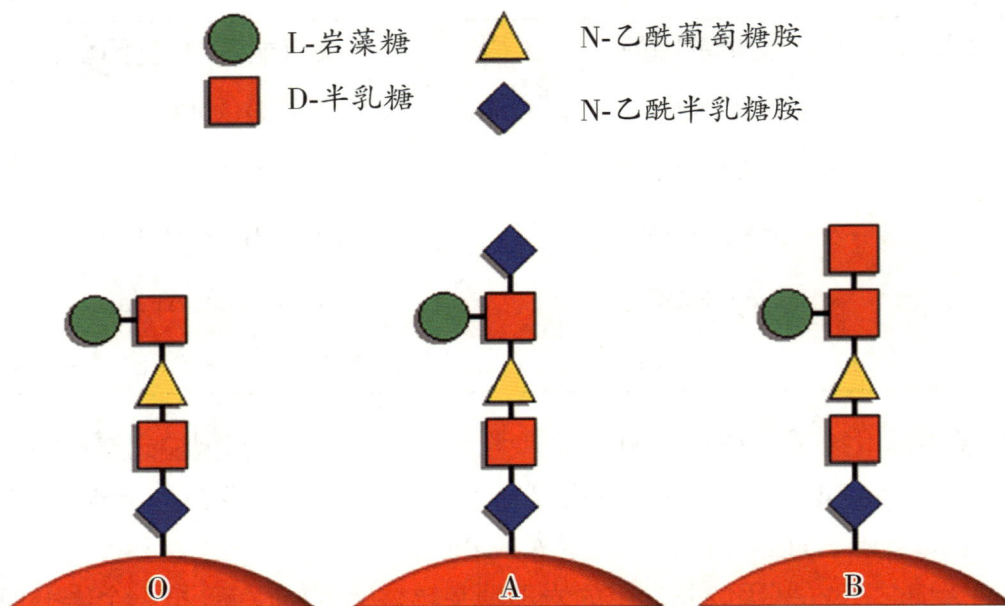

图 8-1　H、A、B 抗原糖基结构

（二）ABO 血型系统抗体

1. 抗体的类别　分为天然抗体与免疫性抗体。"天然抗体"主要由自然界中与 A、B 抗原类似的物质在无觉察的免疫刺激下产生，以 IgM 为主，为完全抗体。"免疫性抗体"主要是由母婴血型不合的妊娠及血型不合的输血产生，以 IgG 为主。两种抗体的主要区别见表 8-3。

表 8-3　"天然抗体"与"免疫性抗体"的特征及区别

特性	天然抗体（IgM）	免疫性抗体（IgG）
抗原刺激	无察觉	有（妊娠、输血）
分子量	100 万	16 万
与红细胞反应的最适温度	4～25℃	37℃
被血型物质中和	能	不能
溶血素效价	较低	较高
耐热性（70℃）	不耐热（冷抗体）	耐热（温抗体）
在盐水中与相应红细胞发生肉眼可见凝集	能	不能
对酶处理红细胞的反应	变化不大	能反应
通过胎盘	不能	能
与二巯基乙醇或二硫苏糖醇的反应	灭活	不被灭活

事实上这种"天然抗体"与"免疫性抗体"的区分是不确切的，因为人的 IgM 与 IgG 抗体常常是同时存在的，只是"天然抗体"以 IgM 为主，"免疫性抗体"以 IgG 为主。

2. 抗体的产生及存在部位　ABO 血型系统的抗体一般在出生后 3～6 个月开始出现，5～10 岁时达高峰。产生抗体的功能可一直延续到生命的晚期，但成人后其效价随年龄增长而逐渐降低。由于新生儿血型抗原位点少，抗体效价低，为此检测血型时应十分慎重，可因抗原少或抗体效价低而凝集不明显，导致误定血型。

（三）ABO 血型系统的亚型

亚型是指属于同一血型抗原，但抗原结构和性能或抗原位点数有一定差异。

1. A_1、A_2 亚型　A_1 亚型的红细胞上具有 A_1 和 A 抗原，其血清中含有抗 B 抗体；A_2 亚型的红细胞上只有 A 抗原，其血清中除含抗 B 抗体外，还有少量抗 A_1 抗体。在直接凝集反应中，A_1、A_2 亚型两种红细胞的 A_1 与 A 抗原均能与抗 A 试剂发生凝集反应。值得注意的是，抗 A_1 不仅存在于 A_2 亚型，还存在于在 B 型和 O 型个体的血清中，所以可从 B 型人血清中获取抗 A_1 试剂。

2. B 亚型　B 亚型较 A 亚型少见，主要有 B_2、B_3、Bm 等，具有与抗 B 血清凝集较弱的特点，定型时易被误认为 O 型。

ABO 各亚型的抗原、抗体及其与抗血清的反应见表 8-4。

表 8-4　ABO 各亚型的抗原、抗体及其与抗血清的反应

血型	红细胞上的抗原	血清抗 A、抗 B 抗体	与抗血清反应			
			抗 A	抗 B	抗 A_1	抗 H
A_1	A、A_1、H	抗 B	+	−	+	+
A_2	A、H	抗 B、抗 A_1（1%～8%）	+	−	−	+
A_1B	A、A_1、B、H	−	+	+	+	+
A_2B	A、B、H	抗 A_1（22%～35%）	+	+	−	+
B	B、H	抗 A、抗 A_1（少见）	−	+	−	+
O	H	抗 A、抗 B 或（和）抗 AB、抗 A_1（少见）	−	−	−	+

三、Rh 血型系统

Rh 血型系统是红细胞血型中最复杂的一个系统，其重要性仅次于 ABO 血型系统。1940 年 Landsteiner 和 Wiener 用恒河猴（Rhesus monkey）的红细胞免疫家兔，获得的抗血

清能与 85% 白种人的红细胞发生凝集反应，认为呈阳性反应的人的红细胞含有与恒河猴红细胞相同的抗原，于是取 Rhesus 的前两个字母 "Rh" 作为这种抗原名称。

（一）Rh 血型系统的遗传和命名

Rh 遗传基因位于第 1 号染色体的短臂上，由 RHD 和 RHCE 两个紧密连锁的基因构成，分别编码 D 抗原和 CE 抗原。RHD 和 RHCE 的遗传物质较易交换而出现新的杂交基因，产生新的 Rh 抗原。

Rh 血型系统的命名较为复杂，主要有 Fisher-Race 命名法（CDE 命名法）和数字命名法。CDE 命名法用抗 C、抗 c、抗 D、抗 E、抗 e 5 种抗体进行 Rh 血型分型，被检红细胞与某种抗体凝集，就用与该抗体相同的符号标记，弱、不凝集则用其大小写相反的符号标记。

（二）Rh 血型系统抗原

到目前为止已发现 50 个 Rh 抗原，但与临床关系最为密切的有 5 种，按其抗原性强弱依次为 D、E、c、C、e。临床上习惯将红细胞上含有 D 抗原者都称 Rh 阳性，红细胞上不含 D 抗原者称 Rh 阴性。

（三）Rh 血型系统抗体

1. Rh 抗体的产生　Rh 抗体仅少数是天然抗体，绝大多数是通过 Rh 血型不合输血或妊娠产生的免疫性抗体，这些抗体均为 IgG，但在免疫应答早期也有部分 IgM。

2. Rh 抗体的种类　Rh 血型系统抗体主要有 5 种，即抗 D、抗 E、抗 C、抗 c、抗 e，其中最常见的是抗 D。目前已研制出单克隆抗 D，可用于 Rh 血型鉴定。

知识链接

"熊猫血"

"熊猫血"是指 Rh 阴性血。在中国人群中 Rh 血型系统中以 Rh 阳性者居多，其中汉族和其他大部分民族的人 Rh 阳性者约占 99%，Rh 阴性者占 1% 左右。但有些民族的人 Rh 阴性者较多，如塔塔尔族为 15.8%，苗族为 12.3%，布依族和乌孜别克族为 8.7% 等。因 Rh 阴性血属稀有血型，如果同时考虑 ABO 和 Rh 血型系统，在汉族人群中寻找 AB 型 Rh 阴性同型人的机会不到万分之三，故俗称为"熊猫血"。

四、红细胞其他血型系统

（一）MNS 血型系统

1927 年 Landsteiner 和 Levine 发现了 M 和 N 抗原，Race 等发现了与 MN 密切相关的 S 和 s 抗原，是继 ABO 血型之后第二个被发现的血型系统。因 MN 抗原性较弱，由输血引起的免疫抗体较少见。抗 M 抗体只有在 37℃盐水介质或间接抗球蛋白阳性才具有意义。抗 N 抗体一般是天然的冷抗体，在输血时较为少见。抗 S、抗 s 通常是在输血后免疫产生的，偶尔可引起明显的溶血性输血反应和新生儿溶血病。

（二）P 血型系统

1927 年 Landsteiner 等发现 P 血型，是第三个被发现的血型系统。已鉴定清楚可能存在 5 种表型，为 P_1、P_2、P^k、P、p。P 血型系统只包括 1 个抗原，即 P_1；P_1 抗原阴性时称为 P_2；P_1、P、P^k 抗原均缺失时为 p。多数 P_2 型人血清中天然产生的 IgM 型抗 P_1 是一种冷凝集素，一般不引起新生儿溶血病及溶血性输血反应。

（三）Kell 血型系统

1946 年 Coombs 发现 Kell 血型系统。Kell 血型系统比较复杂，但主要抗原为 K 和 k。在我国汉族人中，k 抗原几乎 100% 阳性，而 K 抗原 100% 阴性。再者，K 抗原的免疫原性较强，抗 K 多为 IgG，是次于 Rh 系统最为常见的抗体，可引起新生儿溶血病及溶血性输血反应。抗 k 较少见，也可能与新生儿溶血病及溶血性输血反应有关。

（四）Duffy 血型系统

1950 年发现 Duffy 血型系统，两个主要抗原为 Fya、Fyb，亚洲人约 100% 为 Fya。抗 Fya、Fyb 有 IgM 与 IgG 型，临床有 IgG 抗 Fya 引起新生儿溶血病及溶血性输血反应的报道。Fyb 抗原性较弱，抗 Fyb 少见。

第二节　其他血型系统

一、人类白细胞抗原与抗体

人类白细胞上有 3 类抗原，分别为红细胞血型抗原、白细胞特有的抗原以及与其他组织共有的也是最强的同种抗原，即人类白细胞抗原（human leucocyte antigen，HLA）。

（一）HLA

1. 概述　HLA 是糖蛋白抗原，又被称为组织相容性抗原、移植抗原和组织抗原。该抗原由一系列紧密连锁的基因编码，这些基因被称为组织相容性复合物（MHC），也称为 HLA 基因。其定位在第 6 号染色体短臂上，共有 6 个座位，至少含 4 个与移植有关的基因区：HLA-A、HLA-B、HLA-C 和 HLA-D。HLA-D 又分为 HLA-DR、HLA-DQ、HLA-DP 亚区。HLA-A、HLA-B、HLA-C 基因编码的抗原称Ⅰ类抗原。HLA-DR、HLA-DQ、HLA-DP 基因编码的抗原称Ⅱ类抗原。

2. HLA 的特性　HLA-Ⅰ类和 HLA-Ⅱ类抗原均为糖蛋白。HLA-Ⅰ类抗原分布广泛，几乎存在于所有有核细胞膜上，以淋巴细胞上密度最高，肝细胞和心肌细胞上极少，Ⅰ类抗原是组织排斥反应的主要抗原。HLA-Ⅱ类抗原分布范围较窄，主要表达在 B 淋巴细胞、激活的 T 淋巴细胞、巨噬细胞、精子和血管内皮细胞等细胞膜表面，参与免疫应答和免疫调节。

（二）HLA 抗体

HLA 抗体由复杂的球蛋白构成，含有许多抗原位点，大部分是 IgG，少数为 IgM。HLA 抗体产生途径有：①通过妊娠、输血、同种器官移植等免疫作用产生 HLA 同种抗体，其中以胎母免疫的抗体最为常见。②使用纯化的 HLA 免疫动物产生 HLA 异种抗体。③使用杂交瘤技术制备单克隆抗体。④在未受到可察觉的免疫个体中也可发现 IgM 抗体，但极为少见。

（三）HLA 检测的临床意义

1. 器官移植　HLA 配型能改善移植物的存活率。

2. 输血　HLA 同型输血能提高疗效。

3. 亲子鉴定　血型可以作为一种遗传标志用于亲子鉴定。

4. 疾病诊断　一些疾病与 HLA 有关。例如，检查 HLA-B27 抗原对强直性脊柱炎有辅助诊断意义。

二、血小板血型系统

（一）血小板抗原

1. ABO 血型系统抗原　研究发现，血小板表面存在 ABO 血型系统的 A 抗原和 B 抗原，虽然其抗原量较红细胞少，但输注 ABO 血型不合的血小板可使血小板寿命缩短，甚至引起溶血性输血反应，因此需要时常进行 ABO 同型血小板输血。

2. HLA 血型系统抗原　研究证明，血小板膜上存在 HLA-A 和 HLA-B 抗原。

3. 血小板特异性抗原　为一组存在于血小板表面的抗原，与人类红、白细胞同种抗原无关。按 ICSH 和 ISBT 的命名，在系统前冠以 HPA，即人类血小板抗原的英文缩写。

（二）血小板抗体

血小板抗体包括同种抗体和自身抗体。血小板同种抗体是由输血、输血小板或妊娠等同种免疫产生。当再次输入血小板后，可使输入的血小板破坏或降低输注血小板的存活，导致血小板输注无效或发生输血后紫癜。血小板自身抗体多在特发性血小板减少性紫癜患者血清中检出，绝大多数为 IgG，极少数为 IgM 或 IgA，在血清中可结合补体，也可与巨核细胞结合，导致血小板的破坏，还可影响血小板的生成。

（三）血小板抗原、抗体检测方法及评价

1. 血清学检测方法　目前我国常用的是简易致敏红细胞血小板血清学试验。本试验可用于鉴定血小板抗原，检测血小板同种、自身和血小板相关抗体。该法操作简单，重复性、特异性和敏感性均较理想，应用较广泛。

2. 分子生物学技术　常采用聚合酶链反应（PCR）技术。该法可用于测定血小板抗原，也可用于血小板血型基因的分型，不需要特异性抗体和血小板，目前应用较为广泛。

（四）血小板血型鉴定临床意义

1. 提高血小板输注疗效　主要是针对血小板特异性抗原和 HLA，避免产生血小板同种抗体，提高再次输注血小板后治疗效果。

2. 诊断新生儿同种免疫性血小板减少性紫癜　该病是由于母婴血小板血型不合所致，死亡率极高，主要通过检查血小板抗原和血小板抗体进行诊断。

3. 诊断特发性血小板减少性紫癜（idiopathic thrombocytopenic purpura，ITP）　ITP 表现为患者体内存在抗血小板自身抗体，使血小板大量破坏而出现出血症状。检测血小板抗体是诊断 ITP 的一种手段。

三、血清蛋白抗原

血清蛋白抗原按其性质可分为免疫球蛋白、血清酶、血清蛋白及补体等，这些蛋白具有抗原特异性和刺激同种不同的个体产生抗体的特性。通常与输血反应有关的血清蛋白抗原主要是免疫球蛋白。免疫球蛋白具有两重性，一方面是具有抗体活性的蛋白分子，另一方面对另一种系的动物或同一种系不同个体来说又是抗原。临床上可见输注血浆引起的速发型超敏反应。为了防止输血不良反应，对有此反应的患者应尽量避免输注血浆，必要时可用人工代血浆。

第三节　ABO 血型鉴定

一、血型鉴定标本的采集和保存

采血 3～5ml，抗凝或不抗凝。及时送检，一般 2h 内完成试验。认真核对申请单上的受检者信息与标本标签，审查标本采集时间、标本量、标本类型是否符合要求。试验完毕，将标本置 4℃保存 7 天，以备复查。

二、红细胞悬液的制备

经离心或红细胞自然沉降后取试管下层的红细胞 2 滴于小试管中，加入生理盐水 2ml 并充分混匀，2 500r/min 离心 3min 后弃去上清液。重复洗涤 3 次后，吸取 1 滴压积红细胞加入 19 滴生理盐水混匀，即为 5% 红细胞生理盐水悬液。

三、标准血清的制备和要求

标准血清包括抗 A、抗 B 和抗 AB（O 型血型）。其来源有两种途径，一是从健康人血

清中获取,二是采用单克隆抗体。目前标准血清基本上都采用单克隆的抗 A、抗 B 试剂。标准血清应符合以下要求:

1. 特异性　抗 A 抗体只凝集含 A 抗原红细胞,抗 B 抗体只凝集含 B 抗原红细胞。

2. 效价　抗 A、抗 B 均应不低于 1:128。

3. 亲和性　开始出现凝集时间小于 15s,3min 内凝块 > $1mm^2$。

4. 稳定性　单克隆抗体一般没有人血清抗体稳定,应严格筛选单抗和选择合适的稳定剂。

5. 其他　无菌,灭活补体,无冷凝集素。

四、标准红细胞悬液的制备

为了防止红细胞敏感性不一致,可随机采取 3 个以上的健康人血液,按 A、B、O 型分别混合后,经生理盐水洗涤 3 次,配成 5% 红细胞悬液。

五、ABO 血型鉴定方法

(一)盐水介质试管法

【原理】

ABO 血型鉴定是根据红细胞表面的 A、B 抗原与相应的抗 B、抗 A 抗体发生特异性结合,使红细胞出现凝集,通过正、反定型来鉴定 ABO 血型。正定型是指用标准血清来测定红细胞表面有无 A 或(和)B 抗原,反定型是指用标准红细胞来测定血清中有无抗 A 或(和)B 抗体。

【器材】

离心机、显微镜、采血器材、试管及试管架等。

【试剂】

1. 标准抗 A、抗 B 血清。

2. 5%A、B、O 型标准红细胞悬液。

3. 受检者血清。

4. 受检者 5% 红细胞悬液。

5. 生理盐水。

【操作】

1. 正定型　取小试管 3 支,分别标明抗 A、抗 B,滴加相应的抗 A、抗 B 标准血清各 1 滴,再分别滴加受检者 5% 红细胞悬液 1 滴,轻轻混匀。

2. 反定型　取小试管 3 支,分别标明 A、B、O 型红细胞,分别加入受检者血清 1 滴,再分别滴加 5% 标准红细胞悬液 1 滴,轻轻混匀。

3. 离心　立刻以 1 000r/min 离心 1min。

4. 结果观察　取出试管，先观察上清液有无溶血，再轻弹试管，使沉于管底的红细胞浮起，观察有无凝集。用低倍镜观察凝集现象和凝集强度（图 8-2）。凝集强度判断标准见表 8-5。

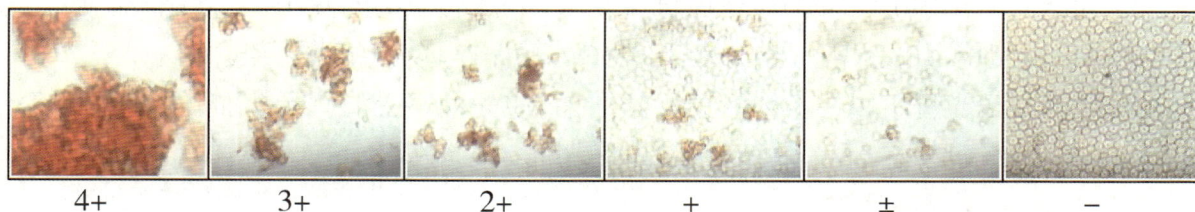

| 4+ | 3+ | 2+ | + | ± | − |

图 8-2　红细胞凝集现象

表 8-5　显微镜下红细胞凝集强度判断标准

显微镜下凝集现象	结果判断
红细胞凝集成一大块，血清清晰透明，几乎没有游离的红细胞	4+
红细胞凝集成数小块，血清尚清晰，可见极少量（约占 1/4）游离红细胞	3+
红细胞凝集成数小块，血清尚清晰，可见少量（约占 1/2）游离红细胞	2+
红细胞凝块更细小，周围有较多（约占 3/4）游离红细胞	+
可见数个红细胞凝集在一起，其余均为游离红细胞	±
未见凝集，红细胞均匀分布	−

5. 结果判断　结合正反定型结果，受检者红细胞 ABO 血型判断标准见表 8-6。

表 8-6　ABO 血型正反定型结果判定

抗体 + 受检者红细胞（正定型）		受检者血型	受检者血清（血浆）+ 标准红细胞（反定型）		
抗 A	抗 B		A	B	O
+	−	A	−	+	−
−	+	B	+	−	−
−	−	O	+	+	−
+	+	AB	−	−	−

注："+"为凝集或溶血；"−"为不凝集。

6. 结果报告　红细胞 ABO 血型鉴定：XX 型（盐水介质试管法）。

【注意事项】

1. 标本应新鲜,防止细菌污染,不能使用溶血标本,红细胞悬液浓度应适当。

2. 所有器材必须清洁干燥,试管、滴管等要专用,防止交叉污染。所用滴管口径及加样时的倾斜度应一致。

3. 标准血清和标准红细胞质量应符合要求,并在有效期内使用,从冰箱取出后应平衡至室温后再使用,用完后应立即放回2~8℃冰箱保存,防止细菌污染。

4. 最好在日光灯下以白色为背景观察结果,应先观察上清有无溶血,再轻弹试管观察有无凝集。

(二)盐水介质玻片法

【原理】

同盐水介质试管法。

【器材】

离心机、显微镜、采血器材、载玻片等。

【试剂】

同盐水介质试管法。

【操作】

1. 正定型 在玻片上用蜡笔画出圆圈,分别标明抗A、抗B,分别滴加相应的标准血清各1滴,再分别滴加受检者5%红细胞悬液1滴。

2. 反定型 在另一玻片上,用蜡笔画出圆圈,分别标明A、B、O,分别加受检者血清1滴,再分别滴加5%标准红细胞悬液1滴。

3. 结果观察 轻转玻片,充分混匀,1~5min后肉眼和显微镜观察有无凝集。

4. 结果判断 同盐水介质试管法。

5. 结果报告 红细胞ABO血型鉴定:XX型(盐水介质玻片法)。

【注意事项】

1. 结果观察 应注意悬液是否干涸,避免将玻片边缘干涸的红细胞聚集误认为凝集。

2. 其他 同试管法。

(三)微柱凝胶介质血型定型检测卡法

该法1986年由Lappierre发明,是红细胞抗原与相应抗体在透明塑料卡微柱凝胶介质中发生凝集反应的免疫学方法。根据不同需要,在微柱中分别添加中性胶、特异性胶和抗球蛋白胶作为抗原抗体反应的介质。

【原理】

在微柱凝胶介质中红细胞抗原与相应的抗体结合,形成红细胞凝集块,经低速离心处理,凝集块不能通过凝胶间隙,悬浮在凝胶的上层或中层,呈阳性反应;而未和抗体结合的游离红细胞离心时可以通过凝胶间隙,沉于微柱管的底部,呈阴性反应。

【器材】

微量加样器、一次性吸头、微柱凝胶专用水平离心机、记号笔等。

【试剂】

特异性凝胶微卡（两孔分别含特异性抗A、抗B抗体），抗A、抗B分型血清，2%～3%A型、B型试剂红细胞生理盐水悬液，生理盐水。

【操作】

1. 配制红细胞悬液　按试剂说明书要求，配制要求浓度的红细胞悬液。

2. 标记、加红细胞悬液　用记号笔在微柱血型卡上标记标本号；按试剂卡说明书要求，用微量加样器在标有抗A、抗B的微柱反应腔中央加一定量待检红细胞悬液（正定型）；在标有A、B型红细胞的微柱反应腔中央分别加一定量的A、B型红细胞悬液试剂（反定型）。在质控管中加一定量待检的红细胞悬液。

3. 加血浆、离心　按试剂卡说明书要求，在标有A、B型红细胞的微柱反应腔中央加一定量的待检血浆（反定型）；按试剂卡说明书要求在专用离心机水平离心。

4. 结果观察　取出凝胶微柱卡，肉眼观察。①阳性：对照管细胞沉淀在管底，检测管凝集块在胶上或胶中。②阴性：质控管和检测管的红细胞均沉淀在管底。③试验失败：质控管红细胞在胶上或胶中，应重新试验。凝集强度判断见表8-7和图8-3。

表 8-7　红细胞凝集反应微柱凝集反应凝集强度结果判断

判断标准	凝集强度
红细胞全部在柱的上面凝集，并形成一个环形带	4+
发生凝集的大部分红细胞位于凝胶柱上半部分，少部分位于凝胶中部	3+
发生凝集的大部分红细胞位于凝胶柱中部，柱的底部也可见到少量红细胞	2+
发生凝集的大部分红细胞位于凝胶柱下半部分，柱的底部也可见到一些红细胞	1+
大部分凝集红细胞在柱的底部形成一个粗制而非平整的红细胞的凝集带，凝集带上方有少量红细胞	±
少数凝集的红细胞位于柱上面，而绝大多数红细胞沉于柱底部	混合凝集
凝胶柱中液体出现清澈透明红色	溶血反应
所有红细胞穿过凝胶颗粒间隙，沉积在柱的底部	阴性

5. 结果判断　按表8-6判断血型结果。

6. 结果报告　红细胞ABO血型鉴定：XX型（微柱凝胶介质血型卡法）。

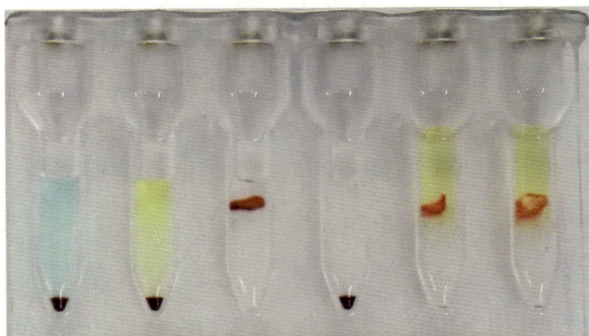

图 8-3　微柱凝胶血型定型检测卡（O 型血）

【注意事项】

1. 标本应新鲜,血清标本应完全去除纤维蛋白,血浆标本建议用 EDTA-K$_2$ 或枸橼酸盐抗凝。

2. 中性凝胶卡可用于 ABO 血型正、反定型,特异性凝胶卡只能用于正定型。为避免试剂卡产生气泡,卡从冰箱取出后应平衡至室温方可使用;试验前检查凝胶卡封口是否完整,凝胶卡液面是否干涸(液面低于凝胶),凝胶中是否有气泡,如有上述情况则不能使用。

3. 加样时动作要轻,不要破坏凝胶面,抗体试剂或血浆要加在红细胞液面上。

六、ABO 血型鉴定的临床意义

1. 输血　鉴定受血者与供血者的血型,选择同型血,交叉配血相符后才能输血。

2. 器官移植　受血者与供血者 ABO 血型相符才能移植,血型不合极易引起排斥反应。

3. 其他　新生儿溶血、法医学鉴定、亲子鉴定及某些疾病的相关调查等。

第四节　Rh 血型鉴定

在临床上,Rh 血型鉴定主要用抗 D 血清来检测红细胞表面是否含有 D 抗原。红细胞上含有 D 抗原者称为 Rh 阳性,不含有 D 抗原者称为 Rh 阴性。根据 Rh 抗体的不同选择不同的鉴定方法,若是单克隆的 IgM 类抗体,可以选用盐水介质法;若是 IgG 类抗体,多采用酶介质法、聚凝胺法和抗球蛋白法等。

一、Rh 血型鉴定方法

（一）盐水介质法

【原理】

人源盐水介质 IgM 类抗 D 试剂能与红细胞上的 D 抗原结合,在盐水介质中出现肉眼可见的红细胞凝集。

【器材】

小试管、记号笔、离心机等。

【试剂】

生理盐水,单克隆IgM抗D试剂,RhD阳性、阴性红细胞。

【操作】

1. 标记　取试管3支,分别标记受检者、阳性对照、阴性对照。

2. 加抗D　每支试管加入抗D标准血清1滴。

3. 加红细胞悬液　按标记分别加入受检者、阳性对照、阴性对照的5%红细胞悬液各1滴。

4. 离心　将各管混匀后,以1 000r/min离心1min。

5. 结果观察　轻摇试管,肉眼或显微镜下观察红细胞有无凝集。

6. 结果判断　先观察对照管,如阳性对照管凝集,阴性对照管不凝集,说明结果可信。再观察受检管,若凝集为Rh阳性,若不凝集为Rh阴性。

7. 结果报告　红细胞Rh血型鉴定D抗原:XX(盐水介质法)。

【注意事项】

1. 待检者红细胞要用生理盐水充分洗涤,避免血清蛋白的干扰。

2. Rh抗原抗体反应时凝块比较脆弱,结果观察时应轻轻摇动试管,不可用力振摇。

3. 每次试验均需做阳性和阴性对照。

(二)酶介质法

【原理】

木瓜蛋白酶(或菠萝蛋白酶)可破坏红细胞表面的唾液酸,降低其表面负电荷,减少红细胞间的排斥力,红细胞之间的距离接近,使IgG类抗体与含相应抗原的红细胞结合,出现肉眼可见的凝集。

【器材】

试管、尖滴管、水浴箱、离心机、显微镜等。

【试剂】

1. IgG类抗D标准血清。

2. 1%木瓜蛋白酶(或菠萝蛋白酶)溶液。

3. 磷酸盐缓冲液。

【操作】

1. 标记　取3支试管,分别标记受检者、阳性对照、阴性对照。

2. 抗D　分别加抗D标准血清1滴。

3. 加红细胞悬液　分别加入受检者、Rh阳性和Rh阴性的5%红细胞悬液各1滴。

4. 加酶　每支试管加入1%菠萝蛋白酶各1滴,混匀。

5. 水浴、离心　置37℃水浴30min后,以1 000r/min离心1min。

6. 结果观察　同盐水介质法。

7. 结果报告　红细胞 Rh 血型鉴定 D 抗原：XX（酶介质法）。

【注意事项】

1. 酶试剂易失效，每批试剂要分装冻存，融化后一次使用。酶试剂的量应准确，量过少可能导致假阴性，量过多会导致红细胞自发凝集而产生假阳性。

2. 水浴的温度以 37℃为最佳，水浴温度太高可导致酶失活和红细胞直接发生溶血。

（三）其他方法

1. 抗球蛋白试验（AGT）　红细胞与相应不完全抗体在盐水介质中结合，但不出现凝集，称为致敏红细胞。加入抗球蛋白抗体试剂后，致敏红细胞表面的不完全抗体与抗球蛋白抗体发生特异性结合，出现肉眼可见的凝集反应。

2. 低离子-强度溶液试验（LISS）　低离子强度溶液介质的离子强度降低，可减少红细胞外围的阴离子，从而促进带正电荷的 IgG 抗体与带负电荷的红细胞发生凝集反应。

二、Rh 血型鉴定的临床意义

1. 输血前的检查　正常人血清中一般不存在 Rh 抗体，故在第一次输血时往往不会发生 Rh 血型不合。Rh 阴性的受血者若反复接受 Rh 阳性血液有可能出现溶血性输血反应。如果将含 Rh 抗体的血液输给一个 Rh 阳性的人，也可以致敏受血者的红细胞而产生溶血。

2. 新生儿溶血病诊断　由于 IgG 类的 Rh 抗体易通过胎盘，从而破坏胎儿含相应抗原的红细胞，可引起严重的新生儿溶血病。

3. 协助治疗　试验证实，有少量 Rh 阳性红细胞进入 Rh 阴性受血者的血循环时，可用大剂量 Rh 免疫球蛋白来防止 Rh 阳性红细胞的免疫作用。

第五节　交叉配血试验

交叉配血试验是输血前必须进行的血型配合性试验，以确定受血者或供血者血液是否含有不相配合的抗原和抗体成分，包括主侧和次侧配血。主侧是受血者血清与供血者红细胞的反应，次侧是受血者红细胞和供血者血清的反应，观察两者是否出现凝集或溶血，只有主侧与次侧均不凝集或溶血才能输血，否则应进一步查找原因。

一、交叉配血试验方法

（一）盐水介质交叉配血试验

【原理】

IgM 类血型抗体在盐水介质中可与含相应抗原的红细胞结合，出现肉眼可见的凝集,通过观察主、次侧配血结果,可判断供、受血者之间是否存在不相合的 IgM 类血型抗体。

【器材】

离心机、显微镜、小试管、记号笔、尖滴管等。

【试剂】

生理盐水。

【操作】

1. 准备受血者标本

(1)制备受血者血清:取受血者标本以 2 500r/min 离心 5min,分离血清,标记为 PS。

(2)配制受血者红细胞生理盐水悬液:配制受血者 2% 红细胞生理盐水悬液,标记为 PC。

2. 准备供血者标本

(1)制备供血者血清:取供血者标本以 2 500r/min 离心 5min,分离血清,标记为 DS。

(2)配制供血者红细胞生理盐水悬液:配制供血者 2% 红细胞生理盐水悬液,标记为 DC。

3. 交叉配血

(1)标记试管:取小试管 2 支,分别标明主、次,即主侧配血管和次侧配血管。

(2)加血清:在主侧配血管加 PS 1 滴,在次侧配血管加 DS 1 滴。

(3)加红细胞盐水悬液:在主侧配血管加 DC 1 滴,在次侧配血管加 PC 1 滴,混匀。

(4)离心:以 1 000r/min 离心 1min。

4. 结果观察　先观察试管上层液有无溶血,再斜持试管轻轻摇动,观察管底反应物有无凝集(必要时使用显微镜观察)。

5. 结果判断

(1)凝集结果判断:判断标准同 ABO 血型正定型试管法。

(2)配血是否相合判断标准:① ABO 同型配血,主侧、次侧均无溶血及凝集,血型相合,可以输血;主、次侧任何一管发生溶血或凝集,不可输血,应查找原因。②异型配血时(指 O 型输给 A、B、AB 型,或 A、B 型输给 AB 型),主侧无凝集无溶血,次侧有凝集无溶血,可以输少量血;如主侧、次侧均不凝集或主侧凝集,不能输血,需查找原因。

6. 结果报告

交叉配血试验(XX 法)

受血者姓名:XXX,ABO 血型:XX,Rh 血型:XX。

供血者姓名:XXX,ABO 血型:XX,Rh 血型:XX。

受血者血清 + 供血者红细胞:XX 凝集,XX 溶血。

供血者血清 + 受血者红细胞：XX 凝集，XX 溶血。

结论：受血者 XXX 与供血者 XXX 配血：XX。

【注意事项】

1. 血液标本应无污染，且无凝血、溶血。

2. 实验器材应清洁干燥，防止交叉污染，试管、滴管均应一次性使用。

3. 本法仅用于检查 ABO 血型系统 IgM 血型抗体与抗原是否相配合。宜用试管法进行交叉配血，不能采用玻片法。

4. 结果观察要仔细，必要时借助显微镜检查证实。发生溶血或凝集现象是配血不合的反应，首先应考虑受血者与供血者的 ABO 和 Rh 血型鉴定是否有错，须重新鉴定血型，必要时可进行抗体筛检。

5. 如果患者在 48h 内输入 1 600～2 000ml 以上的血液，需要多个供血者，除了患者与供血者需进行交叉配血外，供血者之间也应进行交叉配血，防止供血者之间血型不合。

（二）抗球蛋白介质交叉配血试验

抗球蛋白试验是一种检查不完全抗体的敏感方法，又称 Coombs 试验。

【原理】

抗球蛋白可与红细胞上吸附的不完全抗体结合，将致敏红细胞连接，发生肉眼可见的凝集。该试验又分为直接抗球蛋白试验（direct antiglobulin test，DAT）和间接抗球蛋白试验（indirect antiglobulin test，IAT）。

【器材】

离心机、显微镜、37℃水浴箱、小试管、记号笔、滴管等。

【试剂】

生理盐水、多特异性抗球蛋白血清（IgG，C3d）、5% 不完全抗 D 致敏的 Rh 阳性红细胞生理盐水悬液、5% O 型红细胞悬液。

【操作】

1. 准备受血者标本　同盐水介质配血法。

2. 准备供血者标本　同盐水介质配血法。

3. 标记试管　取小试管 6 支，分别标明主侧、次侧、阳性对照、阴性对照、盐水对照（2 支）。

4. 加血清和红细胞　主侧管加受血者血清 1 滴和供血者 5% 红细胞生理盐水悬液 1 滴，次侧管加供血者血清 1 滴和受血者 5% 红细胞生理盐水悬液 1 滴。

5. 致敏并洗涤红细胞　混匀，置 37℃水浴箱致敏 1h 后，取出用生理盐水离心洗涤 3 次，弃去上清液。

6. 加抗球蛋白血清　加抗球蛋白血清 1 滴，混匀。

7. 离心　以 1 000r/min 离心 1min。

8. 设置对照

（1）阳性对照管：加 5% 不完全抗体致敏的 Rh 阳性红细胞生理盐水悬液 1 滴，再加抗球蛋白血清 1 滴，以 1 000r/min 离心 1min，观察结果。

（2）阴性对照管：加 5% O 型红细胞生理盐水悬液 1 滴，再加抗球蛋白血清 1 滴，以 1 000r/min 离心 1min，观察结果。

（3）盐水对照管：盐水对照 1 管加供血者 5% 红细胞生理盐水悬液 1 滴，再加生理盐水 1 滴；盐水对照 2 管加受血者 5% 红细胞生理盐水悬液 1 滴，再加生理盐水 1 滴。两管以 1 000r/min 离心 1min，观察结果。

9. 结果观察　先用肉眼观察结果，再用低倍镜确证。

10. 结果判断　如阳性对照管凝集，阴性对照管和盐水对照管不凝集，主、次侧管均不凝集，表明配血相合，可以输血。

11. 结果报告　同盐水介质配血法。

【注意事项】

1. 试剂应质量合格，有效期内使用，严防细菌污染，使用后应置冰箱保存。

2. 本方法适用于有输血史和妊娠史、血液中可能产生免疫性抗体的患者使用。有输血史或妊娠史的患者，应抽取 48h 内的标本。

（三）低离子聚凝胺介质交叉配血试验

【原理】

聚凝胺是一种高价阳离子季铵盐多聚物，溶解后产生正电荷，可以中和红细胞表面带有的负电荷，减少红细胞间排斥力，使红细胞发生非特异性凝聚。正常红细胞非特异性凝集是可逆的，如果是抗体致敏红细胞被聚凝胺凝集，则是特异性不可逆的凝集。低离子强度溶液介质的离子强度降低，可减少红细胞外围的阴离子，从而促进带正电荷的 IgG 类抗体与带负电荷的红细胞发生凝集反应。

【器材】

小试管、记号笔、尖滴管、离心机、显微镜等。

【试剂】

聚凝胺试剂盒（商品试剂）由三部分组成：①低离子强度溶液（LISS 液）；②聚凝胺液；③解聚液。

【操作】

1. 准备受血者标本　同盐水介质配血法。

2. 准备供血者标本　同盐水介质配血法。

3. 交叉配血　同盐水介质配血法。

4. 加 LISS 液和聚凝胺液并离心　在上述已加好反应物的试管中各加入 LISS 液 0.6ml（约 12 滴），混匀后再加聚凝胺 2 滴，混匀，15s 后以 1 000r/min 离心 1min 弃上清液，观察管底红细胞凝集情况。若各试管中的反应物全部出现凝集，说明试剂有效。

5. 加解聚液并离心　向各管中分别加入解聚液 2 滴,混匀,以 1 000r/min 离心 1min。

6. 结果观察　同盐水介质交叉配血法。

7. 结果判断　加入解聚液后若散开,则为非特异性凝集,表明配血相容,可以输血。加入解聚液后若凝集不散开,则为抗原抗体特异性凝集,表明配血不相容,不能输血。

8. 结果报告　同盐水介质交叉配血法。

【注意事项】

1. 血液标本不能使用枸橼酸钠和肝素抗凝,可选择 EDTA-K$_2$ 抗凝。用血清做试验效果更好。

2. 聚凝胺只能使正常红细胞发生凝集,对缺乏唾液酸的细胞(如 T 及 Tn 细胞)无作用。

3. 本法对 Kell 血型系统的抗体检测不理想;主要用于急诊抢救患者的交叉配血试验。

（四）微柱凝胶介质配血法

【原理】

将适量供血者红细胞和受血者血清、受血者红细胞和供血者血清加入微柱凝胶孔内,经 37℃ 温育后离心,若红细胞上的抗原与相应的抗体发生凝集,体积大,不能通过凝胶,离心后红细胞凝集在凝胶表面或胶中;若红细胞上的抗原与相应的抗体未发生凝集,体积小,能通过凝胶,离心后红细胞沉于微柱的底部。

【器材】

微量吸样枪、一次性吸头、微柱凝胶专用水平离心机、记号笔等。

【试剂】

特异性微柱凝胶检测卡(每管除含凝胶外,已加抗球蛋白抗体),生理盐水。

【操作】

1. 制备血清或血浆　取受血者和供血者的血液标本,以 2 500r/min 离心 5min,分离受、供血者血清或血浆。

2. 制备红细胞生理盐水悬液　将受血者和供血者红细胞(不用洗涤)制备成 2% 红细胞生理盐水悬液。

3. 标记微管　将微柱凝胶卡的微管做好标记,分别标明主侧和次侧。

4. 加血清(或血浆)和红细胞生理盐水悬液　在主侧管中加入 2% 供血者红细胞生理盐水悬液 2 滴和受血者血清或血浆 1 滴;在次侧管中加入 2% 受血者红细胞生理盐水悬液 2 滴和供血者血清或血浆 1 滴。

5. 水浴　加样后的微柱凝胶卡置 37℃ 微柱凝胶温育器中温育 15min。

6. 离心　将卡放入微柱凝胶离心机中,以 1 000r/min 离心 10min。

7. 结果观察　取出微柱凝胶卡后肉眼观察结果(图 8-4)。

8. 结果判断　同微柱凝胶卡法血型鉴定。

9. 结果报告　同盐水介质配血法。

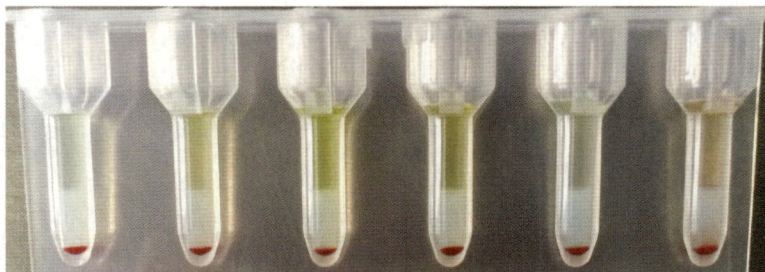

图 8-4　微柱凝胶卡交叉配血结果

二、交叉配血的临床意义

1. 进一步验证受血者与供血者血型鉴定是否正确，发现 ABO 血型的不规则抗体以及 ABO 血型以外的配血不合，以避免血型鉴定错误而导致的输血后严重溶血反应。

2. 发现亚型配血不合的情况，如 A_2 亚型一部分人含有抗 A_1 抗体，与 A_1 型红细胞配血时可出现凝集。

3. 发现其他血型抗体或不规则抗体。受、供血者如果 ABO 血型相同，但其他血型如 Rh、MN、P 等不同，在交叉配血时也可出现凝集，为避免异型血输入后的溶血反应，在当前许多实验室都不能进行这些稀有血型鉴定的情况下，交叉配血试验可以发现这些血型的不同及免疫性抗体的存在。

三、血型鉴定交叉配血异常及解决方法

（一）责任性错误

输血前检查的内容至少包括以下几方面：①申请单和标本等的检查、核对与处理。必须确认申请单的信息与血液标本试管标签上的信息一致，受血者标本一般要求不超过48h。②受血者与供血者 ABO、Rh 血型鉴定结果。③交叉配血试验。④准确无误核对、登记、报告鉴定结果。⑤发血，密切联系临床。

血型鉴定与交叉配血技术并不复杂，出现错误的原因大多是由于不严格执行操作规程。为杜绝此类错误，应熟悉操作规程并严格执行。

（二）假阴性反应

应出现凝集而未凝集，称为假阴性反应。

1. 标准血清不符合要求

（1）原因：保存方法不当或试剂已经过期导致效价降低。易将 A_2 型和 A_2B 分别误定为 O 型或 B 型。

（2）解决方法：设置阴、阳性对照。

2. 被检红细胞抗原性弱

（1）原因：A_2 型、老年人、新生儿、肿瘤患者等抗原性弱，与相应的抗血清反应时可能出现无凝集或混合外观，造成定型错误。

（2）解决方法：采用试管法鉴定血型；正、反定型结果相对照。

3. 红细胞悬液浓度不当

（1）原因：红细胞悬液过浓或过淡，可使凝集显现不明显或不出现凝集。

（2）解决方法：应按规定配置适当浓度的红细胞悬液。

4. 将溶血反应误认为无凝集

（1）原因：标本已溶血；所用盐水不等渗；血清含补体；红细胞表面存在补体。

（2）解决方法：拒收溶血标本；检查盐水是否等渗；洗涤红细胞；配血溶血按不符合处理。

5. 血型物质的中和作用

（1）原因：血清中的血型物质过多，中和相应抗体。

（2）解决方法：用洗涤后的红细胞配置悬液。

（三）假阳性反应

无抗原抗体反应，本不该发生凝集却出现了凝集现象，称为假阳性反应。

1. 红细胞呈缗钱状排列

（1）原因：高球蛋白血症；输注高分子物质如左旋糖苷或静脉造影剂等药物；试验时间过长、温度过高引起水分蒸发、血清浓缩；新生儿或脐带血中含华通胶等。

（2）解决方法：洗涤红细胞；加入 1 滴生理盐水，混匀后在显微镜下观察结果。

2. 冷凝集

（1）原因：冷凝集素在 $0 \sim 5 ℃$ 活性最强，可凝集自身红细胞，在 20℃ 以上失去活性。正常人血清中的冷凝集素效价一般不高，多在 1：16 以下。部分自身免疫性溶血性贫血、肝硬化等患者，血清中冷凝集素效价较高，室温下可凝集自身红细胞。

（2）解决方法：在 37℃ 下用盐水洗涤红细胞，患者可输注 30℃ 预温的血液。

3. 全凝集与多凝集

（1）全凝集与多凝集红细胞

1）原因：红细胞受到细菌污染时，表面的唾液酸被消化，暴露出 T 抗原，可与多数人血清中含有的抗 T 抗体反应，出现凝集。若此种红细胞与所有人的血清凝集，称为全凝集红细胞；与大多数人的血清凝集，称为多凝集红细胞。该现象称为 T 凝集。

2）解决方法：用 AB 型血清加以鉴定；血液细菌培养；重新采集标本。

（2）全凝集血清

1）原因：血清受到细菌污染后，出现抗 H 抗体，可与各型红细胞（孟买型除外）表面含有的 H 抗原反应，使红细胞出现凝集。这种血清称为全凝集血清。

2）解决方法：用 O 型红细胞加以鉴定，防止污染。

4. 类 B 抗原

（1）原因：O 型或 A 型患者，因肠道疾病（肠癌、革兰氏阴性细菌感染等）导致红细胞表面获得类 B 抗原，使其红细胞能被抗 B 血清凝集，而患者血清中还含有正常的抗 B 抗体，在血型鉴定时易被误判为 B 型或 AB 型。类 B 抗原是获得性的，患者肠道病情好转时，红细胞表面的"类 B"就消失，并且患者唾液中无相应的血型物质。

（2）解决方法：可通过检查血型物质，判断患者真实的血型。

5. 自身免疫性温性抗体

（1）原因：自身免疫性溶血性贫血患者血清中存在一种温性自身抗体，能凝集自身红细胞。

（2）解决方法：用递增温度的盐水洗涤红细胞后再进行试验。

第六节　自动化血型分析仪

一、自动化血型分析仪的原理

1. 微柱凝胶（玻璃珠）法　在微柱凝胶介质（或细小玻璃珠）中，利用凝胶颗粒间隙的分子筛作用，经低速离心后，与抗体结合而发生凝集的红细胞将悬浮在凝胶的上层或胶中，而未和抗体结合的红细胞则沉于凝胶底部，从而形成不同的反应谱。通过对反应谱的判断，完成血型分析。

2. 微板法　采用 96 孔 U 型微量反应板、全自动加样器处理样品和试剂，通过温育、离心、悬浮等步骤，再联合自动酶标仪和血型判读软件对反应板进行扫描判读结果。本法可使血型检测批量化、自动化。

3. 全自动血型分析仪检测法　本法使用专门的梯度式 V 形微孔板进行抗原抗体凝集反应。被检测标本离心后放置在标本夹内，机器自动按条形码标签编号标本信息并储存，同时由 6 支样品探针分别定量吸取血浆和红细胞，加至装有样品稀释液的样品杯内，稀释的样品由样品探针加入相应的反应孔内，试剂探针分别将试剂加入到相应的反应孔内，然后传送到振荡仪上，振荡混匀后将反应板传送到恒温（37℃）反应槽内温育 30min，最后扫描判读结果。

二、自动化血型分析仪的主要特点

1. 采用自动化加样，加样量准确、迅速，操作规范、标准和简便。

2. 结果自动判读，自动打印，直观、稳定、可靠、清晰、易保存。

3. 自动离心、沉淀、振荡，灵敏度高，准确性好。

4. 有利于数据管理。

三、自动化血型分析仪的临床应用

1. ABO 血型鉴定。
2. Rh 血型鉴定。
3. 交叉配血。
4. 抗体筛选。
5. 抗体鉴别。

第七节　新生儿溶血病的检验诊断

一、发病机制与临床表现

（一）发病机制

新生儿免疫溶血性疾病（HDN）是发生在胎儿或新生儿时期的疾病，主要原因为母婴血型不合时，当少量胎儿红细胞进入母体时即可刺激母亲产生相应的 IgG 抗体，IgG 类抗体能通过胎盘作用于胎儿红细胞，使之产生不同程度的新生儿黄疸、贫血、水肿、肝脾大等溶血病的症状，严重者可致胎儿死亡。如果胎儿存活，出生后来自母体的抗体还可能继续造成新生儿溶血，严重时可发展为核黄疸甚至死亡。

1. ABO 血型不合　新生儿 ABO 溶血病远较 Rh 溶血病多见，但一般较 Rh 溶血病情轻。ABO 溶血病 90% 以上发生于 O 型母亲孕育了 A 型或 B 型胎儿，与 A 型或 B 型抗原物质刺激后产生的免疫性抗体效价较高有关，这种 IgG 类抗体通过胎盘进入胎儿体内导致 HDN。

2. Rh 血型不合　Rh 血型不合溶血病中，以 D 抗原不合最为多见，临床表现也最严重。Rh 不合的新生儿溶血病一般发生在第二胎，且多为 Rh 阴性的母亲孕育了 Rh 阳性的胎儿引起。分娩时，胎儿带有的一定数量的 Rh 抗原阳性红细胞进入母体，即可刺激母体产生抗 Rh 的抗体。此抗体可以通过胎盘进入胎儿体内，与胎儿红细胞表面抗原结合引起溶血。第一胎时因产生的抗 Rh 抗体较晚较少，故极少发生溶血，当第二次妊娠后，若母体再次受到 Rh 阳性抗原的刺激，产生的抗体多而快，极易引起严重的 HDN。故 Rh 所致新生儿溶血病多发生在第二胎及其以后的妊娠，但若孕妇曾有输 Rh 阳性血液或第一胎妊娠前有流产史，则第一胎也可发病。

（二）临床表现

1. ABO 血型不合　病情大多较轻，黄疸多于出生后 48h 内出现，少数重症可在 24h 内出现，血清胆红素在 255～340μmol/L，贫血、肝脾大程度较轻，偶见胎儿水肿。

2. Rh 血型不合　一般溶血病情较重。①胎儿水肿：主要见于病情严重者。②黄疸：在出生后 24h 内开始出现并迅速加重，3～4 天达高峰，血清胆红素常超过 340μmol/L。③贫血：脐血 Hb，轻度＞140g/L，中度＜140g/L，重度＜80g/L。④肝脾大：由于贫血使器官组织缺氧，导致代偿性肝脾大。⑤出血倾向：见于重症 Rh 溶血病，少数患儿可发生 DIC。

二、检验诊断

（一）产前检验

产前检验的目的是预测胎儿是否患有 HDN 的危险性。在妊娠期间应对孕妇定期进行过筛试验，估计发病的程度，以确定最佳分娩时间，确保优生优育。

1. 血型鉴定　包括夫妇的 ABO、Rh 血型鉴定，以确定夫妇血型是否配合。

2. 效价检验　检查母亲血清中有无 IgG 性质的抗体，并检测 IgG 抗 A（B）效价，若 IgG 抗 A（B）≥1：64，则发生 ABO-HDN 的可能性增大。

3. 羊水分析　①检查胎儿血型物质，确定胎儿血型。②测定胆红素含量，判断胎儿子宫内溶血情况。③检测羊水中卵磷脂／鞘磷脂比值，预测胎儿肺成熟度，判断胎儿成熟度和早产胎儿的存活状况。

（二）产后患儿血标本检验

1. 直接抗球蛋白试验　如果患儿红细胞已被 IgG 抗体所致敏，结果为阳性。

2. 间接抗球蛋白试验　如血清有与其红细胞不符合的 IgG 类抗体，结果为阳性。

3. 红细胞抗体放散试验　利用抗原与抗体结合的可逆性，改变某些物理条件，使抗体从结合的红细胞上解脱。常用热放散试验和乙醚放散试验。

4. 血清胆红素测定　提供 HDN 严重程度的指标，以便决定是否需要换血。Rh-HDN 黄疸出现的时间一般较 ABO-HDN 早，且血清胆红素浓度也较高。

第八节　采血、贮血与输血

一、采　血

（一）献血员的选择

为了确保血液的质量，保证献血者健康和受血者的安全，献血者在献血前必须进行体格检查和血液检验。

1. 体格检查　我国献血者体格检查项目的合格标准如下。①年龄：18～55 岁。②体重：男≥50kg，女≥45kg。③血压：收缩压 12.0～18.7kPa（90～140mmHg），舒张压 8.0～12.0kPa（60～90mmHg）。④脉搏：60～100 次／min。⑤体温：正常。⑥其他：皮肤、五官、四肢、心、肺、腹部体检正常。

2. 血液检查　我国献血者血液初筛合格标准如下。①血型：ABO 血型（正、反定型）、Rh（D）。②血红蛋白（仪器法）：男≥120g/L；女≥110g/L。③ALT：≤40单位（干化学法）。④传染病标志物：HBsAg阴性（金标法）；抗HCV阴性（金标法）；抗HIV阴性（金标法）；梅毒试验阴性（金标法）。

（二）血液采集

1. 采血容器　采用一次性密闭多联塑料血袋系统，一般选用3联（或4联）血袋，包含一个含有全血保养液的首袋，一个含有红细胞添加液的袋子及一个或两个以上空的转移袋。

2. 采血程序

（1）封闭式重力采血法：是利用静脉压和血液本身的重力使血液流入到采血袋内的方法。血液采集同一般静脉采血，将采血袋放在低于献血员手臂30cm的采血天平上，并不断摇动，血液流入采血袋后，与抗凝剂轻轻混合，采血完毕后用热合器密封采血管，将采血管内的血液封闭成3段，留作配血标本。

（2）血细胞分离机采血法：又称单采术。因其采血过程完全密封，可减少污染，是成分采血最理想的方法。

二、贮　　血

血液及其成分的贮存对保证质量十分重要。但即使把血液贮存在血液保存液中，红细胞也会发生一系列生物化学与结构上的改变，这些变化统称为红细胞贮存损伤。为了尽量提高贮存血的质量，选择恰当的血液保存液及贮存温度十分重要。

（一）血液保存

血液保存液应具备抗凝、保护细胞生存能力及功能的作用。

1. ACD保存液　由枸橼酸-枸橼酸盐-葡萄糖组成，用于全血抗凝及血液保存。枸橼酸钠起抗凝作用，葡萄糖为红细胞代谢的必需营养成分。加入枸橼酸使溶液略酸化，防止葡萄糖高温灭菌时焦化。保存时间通常为21天。

2. CPD保存液　由枸橼酸盐-磷酸盐-葡萄糖组成，用于全血抗凝及血液保存。在ACD保存液中加入磷酸二氢钠，使pH升高为5.63，防止红细胞破坏，从而使有效保存期提高到28天。在CPD保存液中加腺嘌呤即为CPDA-1保存液，腺嘌呤能改善红细胞中ATP的水平，提高贮存红细胞的存活率，使红细胞保存时间延长至35天。

（二）贮存温度与时间

低温可以减慢红细胞糖酵解，使葡萄糖不致迅速被消耗，同时还可将进入血液中的细菌繁殖率减少到最低程度，利于血细胞的保存。但冷冻会导致细胞破坏。

1. 全血和各种红细胞制剂　贮存于2~6℃，保存时间根据保存液的不同或是否有添加剂而定。ACD保存液红细胞保存期为21天，CPDA-1为35天，洗涤红细胞为

24h。

2. 浓缩血小板　保存在20~24℃环境中,在振荡条件下保存。保存时间视其贮存的塑料袋特性而定,普通袋可保存24h,特殊专用袋可保存5天。

3. 浓缩粒细胞　保存于20~24℃环境中,最多可贮存24h。贮存8h后粒细胞即开始降低循环和移向感染灶的能力,虽然规定可贮存24h,但尽可能采集后立即输用。

4. 新鲜冷冻血浆、冷冻血浆、冷沉淀　保存于低于-30℃环境中,保存期为1年。

5. 低温冷冻保存红细胞　在聚氯乙烯容器中,红细胞中加浓度为40%甘油冷冻保护剂,可在-65℃或更低温度下贮存,一般用于稀有血型血液的贮存。

三、输　血

输血是临床上一种重要的治疗措施,在输血治疗过程中应做到规范、科学、合理用血,并确保输血安全。

(一)全血输注

全血是指将献血员的血液采集到含有抗凝保存液的血袋中,不做任何加工的血液制品。全血的有效成分主要是红细胞、血浆蛋白、凝血因子,主要功能是载氧和维持血浆渗透压。因全血输注疗效差、不良反应多,目前全血主要用于分离血液成分,成分输血已基本取代全血输注。

(二)成分输血

成分输血(blood component transfusion)是指用物理或化学方法将血液各种有效成分分离,分别制成高纯度或浓度的制剂,然后根据患者的病情,补充患者所需血液成分的输血方法。血液成分包括血细胞和血浆。各种细胞成分可以用塑料袋离心沉降方法分离,也可利用细胞单采机器获得。

成分输血的优点:①疗效高,患者需要什么成分就补充什么成分。②反应少,成分血不良反应大大减少。③合理,不同的成分供不同目的应用。④经济,既节省血液,又减少患者经济负担。

1. 红细胞输注　将不同红细胞制剂输注给患者即为红细胞输注。临床上输血的患者约80%以上需要补充红细胞。

(1)浓缩红细胞(concentrated red blood cell):全血经离心分离血浆后剩余的部分为浓缩红细胞,其血细胞比容为70%±5%。输注方法一般是直接输注,也可加入适量的生理盐水后输注。

(2)悬浮红细胞(suspended red blood cell):又称添加剂红细胞,是将全血中大部分血浆分离并加入红细胞添加剂制成的红细胞成分血。悬浮红细胞使用方便,是临床广泛使用的红细胞制剂。

（3）少白细胞红细胞：是全血或浓缩红细胞通过特制白细胞过滤器过滤，除去约99%的白细胞而成。除去白细胞可减少由白细胞引起的不良反应。

（4）洗涤红细胞：将已移去大部分血浆的高浓缩的红细胞在严格无菌条件下用生理盐水反复洗涤3次或使用自动连续离心法，尽可能地移去血液内的白细胞、血小板、残余血浆、细胞碎屑、代谢产物及抗凝剂等，再用生理盐水配制而成。洗涤红细胞常用于因输血而发生严重过敏的患者。

（5）冷冻红细胞：浓缩红细胞添加低温保护剂（甘油、二甲亚砜）混匀，在低温（-80℃）或超低温（-196℃）条件下保存，其代谢活动几乎处于停止状态，长期保存仍有比较高的代谢及存活能力。冷冻红细胞主要适用于自身输血和稀有血型血液长期保存。

（6）辐照红细胞：对各种红细胞制品进行辐照处理，灭杀有免疫活性的淋巴细胞，达到预防输血相关性移植物抗宿主病的目的。辐照红细胞适用于免疫缺乏或免疫抑制患者。

2. 粒细胞和单个核细胞输注

（1）粒细胞输注：临床上输白细胞主要是指粒细胞，可以通过全血离心分离获得，现多采用血细胞单采机分离而制备。应用浓缩白细胞应十分慎重，因其可引起输血反应。输注白细胞主要适应证如下。①治疗：患者白细胞少于$0.5 \times 10^9/L$，有严重细菌感染而经抗生素治疗24～48h无效时，可输注大剂量白细胞。另外，对新生儿败血症，白细胞输注治疗可明显降低其死亡率。②预防：白血病或骨髓移植引起的粒细胞缺乏症时，输白细胞可能降低合并严重感染的危险。由于不良反应较大，一般不主张采取这种预防措施。

（2）单个核细胞输注：单个核细胞主要包括淋巴细胞、单核细胞及造血干细胞，可采用单采机分离或用密度梯度离心法分离纯化得到。①淋巴细胞主要用于病毒感染、肿瘤及白血病等患者的治疗。②造血干细胞适用于自体骨髓移植、肿瘤化疗后造血细胞减少及白血病骨髓移植后造血重建的患者等。

3. 血小板输注　血小板制剂主要有富含血小板血浆、浓缩血小板、少白细胞血小板。一般情况下要求同型输注。输注血小板适应于：①血小板数量减少，一般用于血小板$<20 \times 10^9/L$合并出血者。②血小板功能异常者。③体外循环患者，其血液通过体外循环机时血小板可能受损，此时如血小板计数较低或有出血倾向时应输血小板。影响血小板输注疗效的因素有脾大、严重感染、DIC、免疫因素。

4. 血浆及血浆蛋白制剂　常用的血浆包括两种，即新鲜冷冻血浆和普通冷冻血浆。①新鲜冷冻血浆：全血采集后6h内制备的血浆，于-30℃进行低温快速冷冻保存期1年，-20℃冷冻保存期3个月。它能有效保存各种凝血因子（包括不稳定的Ⅴ因子和Ⅷ因子），但缺乏血小板。适应于一种或多种凝血因子缺乏的疾病，如DIC、肝功能衰竭伴有出血倾向、口服抗凝剂过量等。②普通冷冻血浆：新鲜冷冻血浆保存期超过1年后继续保存，或新鲜冷冻血浆分离出冷沉淀物，或从过期5天以内的全血分离出的血浆贮存于-20℃。它含有各种稳定的凝集因子，不稳定的凝血因子含量很少，适应证基本上同新鲜冷冻血浆,但不适用于缺乏不稳定凝血因子的患者。

(三)自身输血

自身输血(autotransfusion)是采用患者自身的血液或血液成分,以满足本人手术或紧急情况需要的一种输血治疗方法,分为稀释式、贮存式和回收式3类。优点:①避免了输血传染的疾病,如艾滋病、乙型肝炎、丙型肝炎等。②避免由血型抗原、抗体等引起的同种免疫反应,如溶血、发热、过敏、移植物抗宿主等。③自身输血者由于反复放血,可刺激红细胞再生。④为无条件供血的地区提供血源。⑤为稀有血型患者解决了输血困难。

输注方式如下。①贮存式自身输血:在手术前数周或某些疾病缓解期采集自身血液保存,以备必要时用。适用于稀有血型配血有困难或曾有过严重输血反应的患者。②稀释式自身输血:在手术开始前采集一定量的血液,同时输注晶体或胶体液,使血液稀释,而血容量维持正常,这样手术中丢失的是稀释血液,当手术出血达一定程度时再回输新鲜自身血液。③手术中回收自身输血:吸取手术中所失的血液,经处理后再给予回输。

(四)输血反应

1. 输血反应的分类　输血反应是指输血过程中或输血后受血者出现了用原来疾病不能解释的新症状或体征。发生于输血24h之内的称为急性反应,发生于出血24h后的称为迟发反应。按有无免疫因素参与分为免疫性和非免疫性两大类(表8-8)。无论发生了什么样的输血反应,都应立即中止输血并做相应的处理。

表8-8　输血不良反应分类(按时间与免疫状态)

种类	免疫性	非免疫性
急性反应	非溶血性发热反应	细菌污染
	过敏反应	循环负荷过重
	溶血反应	空气栓塞
	输血相关肺损伤	出血倾向
		非免疫性溶血反应
		电解质紊乱
		枸橼酸中毒
迟发反应	溶血反应	含铁血黄素沉着症
	移植物抗宿主病	血栓性静脉炎
	输血后紫癜	输血传播性疾病
	血细胞或血浆蛋白的同种(异体)免疫	

2. 输血反应发生后检查　根据《临床输血技术规范》，输血反应发生后应做以下核对检查：①核对用血申请单、血袋标签、交叉配血试验记录。②核对受血者及供血者ABO血型、Rh（D）血型，核查保存于冰箱中的受血者与供血者血样、新采集的受血者血样、血袋中血样，重新检测ABO血型、Rh（D）血型、不规则抗体筛选及交叉配血试验（包括盐水介质和非盐水介质试验）。③立即抽取受血者血液加肝素抗凝剂，分离血浆，观察血浆颜色，测定血浆游离血红蛋白含量。④立即抽取受血者血液，检测血清胆红素含量、血浆游离血红蛋白含量、血浆结合珠蛋白测定、直接抗球蛋白试验，并检测相关抗体效价，如发现特殊抗体，应做进一步鉴定。⑤如怀疑细菌污染性输血反应，抽取血袋中血液做细菌学试验。⑥尽早检测血常规、尿常规及尿血红蛋白。⑦必要时，溶血反应发生后5～7h测血清胆红素含量。

（五）输血传播性疾病

输血传播性疾病是指供血者的传染性病原如细菌、病毒、寄生虫等可通过输血或血液制剂进入受血者体内引起的疾病。输血或成分输血均有传播疾病的危险，其中以肝炎、艾滋病危害性最大。常见的输血传播性疾病如下：

1. 肝炎　主要是乙型和丙型肝炎，尽管采用了比较灵敏的试剂使乙肝和丙肝的传播率明显降低，但仍不能避免其发生，尤其是使用混合血浆制剂时可能性更大。

2. 艾滋病　人类免疫缺陷病毒（HIV）可存在于血浆中，也可存在于细胞中，所以输全血或成分血均能传播艾滋病。

3. 巨细胞病毒　巨细胞病毒存活时间较短，所以输库存血比新鲜血传播巨细胞病毒可能性小。

4. 疟疾　输血传播疟疾较少见。排除疟原虫感染的献血者是最有效的预防措施。

5. 梅毒　献血者患梅毒并处于梅毒螺旋体血症阶段，可以传播梅毒，因此梅毒为献血者必须检查的项目之一。

6. 其他　当献血者患有EB病毒、黑热病、丝虫病、回归热及弓形体等感染性疾病时，均有可能通过输血传播。

四、采血、贮血与输血质量管理

医院输血科主要任务是为临床提供合格、安全的血液及血液制品，以满足临床需要。血液从采血、贮血到输注经历多个环节，每个环节的质量都直接影响血液的安全性和输血的疗效。

（一）建立健全输血科质量管理体系

为保证血液安全，医院输血科应建立质量管理体系，做到科学化、规范化、制度化、系统化，确立与其工作相配套的质量手册、程序文件、管理制度、操作规程（作业指导书）、质量记录，为临床输血治疗提供安全保障。

根据相关法规，二级以上医院应成立输血科（血库）并设立临床输血委员会，负责临床用血的规范管理和技术指导，开展临床合理用血、科学用血的教育和培训。在输血治疗中对临床输血管理的要求如下：

（1）输血前医生要逐项填写完整、准确的临床输血申请单，连同受血者血样于预定输血日期前送输血科备血。

（2）输血科只接受完整、准确和清晰的临床输血申请单。

（3）决定输血治疗前，签订输血治疗同意书并写入病历，让患者了解经输血感染传染病的可能性，履行医务工作者的告知责任和尊重患者的知情权。

（4）详细记录血型鉴定、交叉配血试验结果，粘贴好血袋条形码。

（5）发血时输血科工作人员和护士必须共同进行"三查"（即查血制品的有效期、血制品的质量及输血装置是否完好）、"八对"（即核对患者的床号、姓名、住院号、血袋号、血型、交叉配血试验结果、血制品种类和剂量）。

（6）建立临床输血微机网络管理系统，记录从血液的入库、储存到供应的全过程，建立和实施针对信息管理系统瘫痪等意外事件的应急预案和恢复程序，以保证血液供应。

（二）建立输血科人员培训制度

输血科工作人员应取得血库人员上岗资格证书，做到持证上岗。医院主管领导和输血科主任应为全体员工提供培训机会，只有经过良好培训，才能确保临床输血安全、有效。

（三）指导临床合理使用成分血

输血科应积极指导临床医生有针对性合理使用成分血，积极推广自体输血。成分输血率的高低不仅反映医务人员的技术水平，也是衡量国家、地区、医院医疗管理水平的重要标志之一。

本章小结

血细胞血型主要包括红细胞血型系统、白细胞抗原系统和血小板血型系统。其中红细胞 ABO 和 Rh（D）血型系统与临床输血密切相关。在输血前要进行 ABO 血型和 D 抗原鉴定，不完全抗体筛查、鉴定和交叉配血试验。血型鉴定及交叉配血试验方法主要有盐水介质法、微柱凝胶介质血型卡法、酶介质及抗球蛋白介质等。

成分血制备主要在中心血站和血液中心进行，有手工离心和血细胞分离机采集两种制备方法。成分血获得流程主要有献血者健康检查、全血采集、血液检查、成分血制备及保存等，其中全血保存需要加 ACD 或 CPD 等保存液。

二级甲等以上医院应成立输血科，根据患者需要和适应证输注相应成分血，提倡自身输血。与血型相关的疾病有新生儿溶血病和自身免疫性溶血性贫血。输血可能引起不良反应和输血传播的疾病，因此成分血制备前要进行严格的检查，确保输血安全和成分血质量。

（姜世君）

第九章 ｜ 尿 液 检 验

09章 数字资源

案例

患者，女性，71 岁。15 年前因输尿管肿瘤施左侧肾脏输尿管切除术，因尿频、尿混浊就诊。尿液分析仪干化学试带法检验结果：GLU（－），PRO（－），KET（－），BLD（±），pH（5.0），BIL（－），URO（±），SG（1.005），NIT（＋），LEU（＋）；尿沉渣显微镜检验：RBC 0～1/HP，WBC 12～31/HP，鳞状上皮细胞 1～4/HP。

请问：

1. 该患者最可能的诊断是什么？
2. 干化学试带法 LEU 与尿沉渣显微镜 WBC 检验结果两者不相符，为什么？

第一节 概　　述

一、尿液的生成

肾是生成尿液的器官。血浆通过肾小球滤过膜滤过形成原尿，经肾小管、集合管的选择性重吸收和排泄作用后形成终尿，通过输尿管、膀胱、尿道排出体外。尿液的生成与排出基于泌尿系统结构与功能的完整性，受神经、体液及内分泌系统的调节。机体通过尿液排出代谢废物、异物与毒素等，并调节水、电解质及酸碱平衡，维持内环境相对稳定。

二、尿液检验的临床意义

1. 泌尿系统疾病的筛查与鉴别　泌尿系统炎症、损伤、肿瘤、结石等疾病可直接引起尿液异常，尿液检验结果可提供诊断及鉴别诊断依据。

2. 其他系统疾病的辅助诊断与疗效观察　尿液来自血液，凡引起血浆成分改变的疾病，如糖尿病、急性胰腺炎、急性黄疸型肝炎等，均能引起尿液成分的变化。尿液分析有助于诊断与鉴别，动态检验有助于疗效观察。

3. 安全用药监测　某些药物，如庆大霉素、多黏菌素 B、磺胺类药物、中药马兜铃等，可引起肾的损害，故用药前及用药过程中需观察尿液的变化，以确保用药安全。

4. 中毒和职业病防护　汞和四氯化碳中毒，慢性铅、镉、铋、铬等中毒，均可引起肾损害，在尿中可出现异常改变。

5. 健康评估　已列入体检项目，可早发现泌尿系统或全身性疾病如糖尿病等，做到早治疗。

三、标本的收集、保存与处理

（一）尿液标本收集

1. 容器　收集尿液的容器由一次性可降解的透明塑料制成，容积 50ml 以上，清洁干燥、口径较大（＞4cm），底部宽阔、稳固，收集细菌培养的尿标本应选用无菌容器。

2. 患者准备　医务人员应向受检者说明标本采集的注意事项，如空腹、停用药物、留尿时间、留尿方法等。女性应避免经血、白带混入，瘫痪或昏迷患者需由医务人员辅助采集。

3. 标本种类及留取方法

（1）晨尿（first morning urine）：清晨起床后未进食和运动之前的第一次尿液。尿液在膀胱内贮存浓缩且稳定，有利于异常成分的检出。多用于住院患者，适用于糖尿病的筛查、泌尿系统疾病的诊断、疗效观察等。

（2）随机尿：随时留取任意时间的尿液。适用于门诊或急诊患者，采集方便，但检验结果易受饮食、运动、药物等多种因素影响，导致检验结果不准。

（3）定时尿：收集特定时间内的尿液标本。①餐后尿：通常收集午餐后 2～4h 的尿液，有利于检出病理性尿糖、尿蛋白或尿胆原，有助于肝胆疾病、肾疾病、糖尿病等诊断。②3h尿：一般收集上午6：00～9：00时段内的尿液，多用于尿液有形成分排泄率的检验，如1h尿细胞排泄率检验等。③12h尿：收集晚上8时到次日上午8时的全部尿液，用于微量清蛋白、球蛋白排泄率测定。④24h尿：患者在上午8：00排空膀胱，收集此后每次排出至次日上午8：00最后一次排出的尿液，用于对尿液中肌酐、儿茶酚胺、17-羟类固醇、17-酮类固醇、蛋白质、电解质等成分定量分析，也用于肾功能检查等。

（4）微生物学检验用尿：①清洁中段尿，患者清洗外阴后，用无菌容器收集中段尿液，密封送检。②导尿或耻骨上膀胱穿刺尿：由临床医护人员按无菌操作采集。

（5）尿三杯试验尿：分别采集前段尿、中段尿、末段尿，分装于3个尿杯中，用于泌尿系统出血及尿路感染的初步定位判断。

4. 标本验收与拒收　检验人员对符合要求的标本必须接收并按照操作规程进行预处理。对不符合要求的标本，如标本采集日期有误、标本类型错误、有污染、放置时间过长、采集方法错误、标本量不足、容器不符合要求等情况，均有权拒收。

（二）尿液标本的保存

尿液排出体外后易发生物理和化学变化，如尿胆素原、胆红素见光后易氧化变质；细菌繁殖会消耗葡萄糖，造成假阴性；非致病菌产生亚硝酸盐，造成假阳性；细菌分解尿素产生氨，导致尿pH升高，进而破坏细胞、管型及其他有形成分。因此，尿标本采集后应立即检验（2h内），若不能及时检验应妥善保存。

1. 冷藏或冷冻

（1）冷藏：适用于电解质、肌酐、葡萄糖、总蛋白、促卵泡激素、雌三醇等检查。4℃温度一般可保存6h，但有些标本冷藏时可析出盐类结晶，影响镜检。

（2）冷冻：可较好保存尿中的酶类、激素等，应先将标本离心后密封保存上清液。

2. 化学防腐

（1）甲醛溶液（400g/L）：按1L尿加5ml甲醛的比例，适用于管型、细胞检查的防腐。但甲醛作为一种还原剂，会造成班氏法尿糖定性呈假阳性，与尿素作用产生沉淀影响镜检。

（2）甲苯：按1L尿液加5ml甲苯的比例，滴在尿标本表面形成薄层，阻止标本与空气接触，常用于尿糖定量及尿蛋白定量测定。

（3）浓盐酸或冰乙酸：按1L尿液加入10ml浓盐酸或25ml冰乙酸，用于保存尿中的钙、磷、17-酮类固醇、17-羟类固醇、儿茶酚胺等成分。

（4）麝香草酚：1L尿液加入1g麝香草酚，用于尿中化学成分、细胞等的防腐。

（5）氟化钠：1%氟化钠可阻止葡萄糖酵解，适用于尿糖测定。

（三）尿液标本检验后处理

检验后的残余标本和所用器械必须按照《临床实验室废物处理原则》的要求进行消毒处理。残余标本可用含 1 000mg/L 有效氯消毒剂处理后排入下水道；实验器材可置含 1 000mg/L 有效氯消毒液中浸泡 2h，再用清水洗净、晾干待用；使用后的一次性尿杯先消毒再统一做焚化处理。

第二节　尿液一般性状检验

一、尿　　量

尿量是指 24h 内排出体外的尿液总量。正常情况下，尿量受多种因素如饮食、气温、年龄等影响，变化较大。

送检尿量常不是全量，一般不作为报告的检验项目。在需要测定尿量时，可使用有精确刻度的玻璃容器准确测量，24h 尿量的误差不应超过 20ml。

【参考区间】

健康成人：1～2L/24h，儿童按千克体重计算为成年人 3～4 倍。

【临床意义】

1. 少尿（oliguria）　尿量＜0.4L/24h 或尿量＜17ml/h 称为少尿，尿量＜100ml/24h 或 12h 内无尿液排出称为无尿。生理性少尿见于缺水或多汗。病理性少尿按发生原因分为：①肾前性少尿，如休克、高热、呕吐、腹泻、烧伤及心功能不全等。②肾性少尿，如各种急性肾炎、肾衰竭等。③肾后性少尿，如输尿管结石、肿瘤及前列腺增生等导致尿路阻塞。

2. 多尿（polyuria）　尿量＞2.5L/24h 称为多尿。生理性多尿见于饮水多、摄入利尿食物、静脉输液多、精神紧张等。病理性多尿的原因有：①溶质性利尿，如糖尿病或使用利尿剂等。②垂体病变，如尿崩症。③肾浓缩功能障碍，如慢性肾炎、肾盂肾炎晚期、急性肾衰竭多尿期、肾移植术后等。

二、颜　　色

正常新鲜尿液含有尿色素等而呈淡黄色或黄色，随尿量多少而深浅不一，受饮食、药物等因素影响。

尿液颜色主要靠肉眼观察，以红色、淡黄色、深黄色、乳白色或咖啡色等文字描述方式报告。

【临床意义】

生理情况下，影响尿液颜色的主要代谢产物是尿色素、尿胆素、尿胆原及尿卟啉等，其中以尿色素的含量影响最大。大量饮水，尿量多，则尿液颜色淡；饮水少或运动、出汗，尿量少，则尿液颜色深。此外，尿液颜色也受食物、药物以及女性月经血污染等影响。病理情况下，因异常成分的出现使尿液发生颜色变化。

1. 红色　血尿。尿内含有一定量的红细胞时称为血尿（hematuria）。当尿含血量超过 1ml/L 即可出现淡红色，称为肉眼血尿。若外观正常，但离心尿镜检每高倍视野均见 3 个以上红细胞时，称为镜下血尿。血尿多见于泌尿系统感染、结核、结石、肿瘤、外伤、过敏性紫癜和特发性血小板减少性紫癜等。

2. 棕褐色或浓茶色　血红蛋白尿。见于血管内溶血，如阵发性睡眠性血红蛋白尿、免疫性溶血性贫血及血型不合输血反应等。

3. 粉红色或暗红色　肌红蛋白尿。见于肌肉组织广泛损伤，如大面积烧伤、创伤及急性心肌梗死等。

4. 深黄色　胆红素尿。多见于阻塞性黄疸和肝细胞黄疸。另外，服用核黄素、呋喃唑酮、维生素 B_2、利福平、小檗碱、熊胆粉、牛黄等药物后，尿液亦可呈黄色。

5. 白色　①乳白色，见于乳糜尿，多由丝虫病引起，也可由结核、肿瘤、创伤或手术引起。②黄白色，见于脓尿，尿液中含大量白细胞、细菌等炎症成分。③白色，见于结晶尿，因食物代谢因素，尿中产生尿酸等结晶所致。

6. 蓝绿色　见于铜绿假单胞菌引起的泌尿系统感染。

7. 无色　见于尿崩症、糖尿病等。

三、透　明　度

正常人排出的新鲜尿液多清晰透明，放置后可出现少量絮状沉淀。尿液中细胞、细菌、盐类结晶等增多，可引起尿液混浊。尿液透明度一般可按透明、轻度混浊（雾状）、混浊（云雾状）、明显混浊 4 个等级报告。

对于混浊尿的鉴别，显微镜检查是简单有效的方法，必要时辅以物理、化学试验进行鉴别。混浊尿的鉴别步骤为：①加热，混浊消失，为尿酸盐结晶。②加入冰乙酸数滴，混浊消失且产生气泡，为碳酸盐结晶；混浊消失但不产生气泡，为磷酸盐结晶。③加入 2% 盐酸数滴，混浊消失，为草酸盐结晶。④加入 10% 氢氧化钠数滴，混浊消失，为尿酸结晶；呈胶状，为脓尿。⑤在 1 份尿液中加入乙醚 1 份和乙醇 2 份，振荡，混浊消失，为乳糜尿。⑥尿液经上述处理方法后仍混浊，多为菌尿。

四、气　　味

正常新鲜尿液具有微弱芳香气味，系源自尿液中的酯类及挥发性酸。尿液放置过久，因尿素分解，出现氨臭味。如新鲜尿液即呈氨味，提示有慢性膀胱炎或尿潴留；烂苹果样气味,多见于糖尿病酮症酸中毒或饥饿时;腐败腥臭味,常见于膀胱炎及化脓性肾盂肾炎;粪臭味,见于膀胱结肠瘘患者;鼠尿臭味,见于苯丙酮尿症;刺激性蒜臭味,见于有机磷中毒。进食葱、蒜等食物,或服用二巯基丙醇等药物时,尿液也可出现特殊气味。

五、比　重

尿比重(specific gravity,SG)又称尿比密,是指尿液在4℃时与同体积纯水重量之比。尿比重是尿中溶质浓度指标,与尿中溶质(氯化钠等盐类、尿素)的浓度成正比。

（一）检验方法

检验方法有干化学试带法和折射仪法等。

1. 干化学试带法

【原理】

试带模块中含有多聚电解质、酸碱指示剂(溴麝香草酚蓝)及缓冲物。尿液离子浓度与经过处理的多聚电解质pKa改变相关,根据颜色变化换算成尿液电解质浓度,以电解质浓度再换算成比重。有目测法和仪器分析法。

【器材】

一次性尿杯、一次性塑料试管、吸水纸、尿液干化学分析仪、尿液干化学试带条、标准色板、人工尿质控液、质控试带。

【操作】

（1）按说明书要求进行。

（2）结果判读:①目视比色,与配套尿干化学试带标准色板比对,肉眼进行定性或半定量结果判读。②仪器比色,将试带条置于检测槽中,按下测试键,仪器完成检测后自动打印出结果。

（3）报告方式:尿比重1.XXX。

【注意事项】

（1）试带:密封、干燥、避光,尿分析仪法所用试带应与仪器配套。

（2）高比重:当比重＞1.030时,将标本稀释2倍后重新测定,测定值末两位数 ×2。

（3）严格控制反应时间。

（4）校正pH及蛋白质干扰:① pH6.5～8.0时,测定值应加0.005;pH＞8.0时,测定值应加0.010。②尿蛋白每增加10g/L,测定值应减去0.006。

2. 折射仪法

【原理】

入射角90°光线进入另一种光密介质时被折射的角度称为临界角。在终端观察时,依据临界角的大小，可见到明暗视场的改变，进而求出该介质对空气的相对折射率。通过换算直接读取尿比重。

【器材】

临床折射仪或手提式折射仪、一次性尿杯、滴管、乳胶吸头、吸水纸。

【操作】

按照仪器说明书进行。

（二）参考区间

成人晨尿：>1.020；随机尿：1.003～1.030。新生儿：1.002～1.004。

（三）临床意义

1. SG 增高　见于少尿或无尿，如脱水、休克、糖尿病、急性肾炎及大量出汗等。

2. SG 减低　当 SG<1.015 时，称为低比重尿。当 SG 持续在 1.007～1.013 时，称为等渗尿，提示肾脏浓缩和稀释功能严重受损，见于慢性肾炎、慢性肾盂肾炎、急性肾衰竭多尿期、尿崩症及大量饮水等。

知识链接

比重计法尿比重测定

比重计法又称浮标法，是最早测定尿比重的方法，操作简便，无需特殊设备。但因标本用量大，受温度及尿液内容物（蛋白质、葡萄糖、造影剂等）的影响较大，结果准确性和精密度均较差，误差大。目前美国临床实验室标准化协会（CLSI）已建议不再使用该方法。

六、尿液渗透浓度测定

尿液渗透浓度简称尿渗量，是指尿液中具有渗透活性的全部溶质微粒的总数量。尿液渗透浓度与粒子大小及电荷无关，用质量毫渗摩尔浓度（mOsm/kg·H_2O）表示。它反映溶质和水的排泄速度，是评价肾脏浓缩功能的指标。尿渗量测定多采用冰点下降法。

【原理】

纯水的冰点为 0℃，1 个 Osm 浓度可使 1kg 纯水的冰点下降 1.858℃，测定尿液的冰点即可计算尿液渗透浓度（Uosm）。尿渗量（Osm/kg·H_2O）= 尿冰点下降度数（℃）/1.858。

【器材】

一次性尿杯、冰点渗量计、滴管、乳胶吸头、特制试管、离心机、肝素等。

【操作】

按照说明书要求进行。

【参考区间】

随机尿：$600 \sim 1\,000 \text{mOsm/kg} \cdot H_2O$；尿渗量/血浆渗量（Uosm/Posm）：$3.0 ： 1 \sim 4.5 ： 1$（血浆渗量：$275 \sim 315 \text{mOsm/kg} \cdot H_2O$）。

【临床意义】

1. 评价肾脏浓缩稀释功能　①若 Uosm 及 Uosm/Posm 均正常，表明为高渗尿，浓缩稀释功能正常。②若 Uosm/Posm 等于或接近于 1，为等渗尿，为肾脏浓缩功能接近完全丧失的表现。③ $Uosm < 200 \text{mOsm/kg} \cdot H_2O$，$Uosm/Posm < 1$，为低渗尿，提示肾脏浓缩功能丧失，稀释功能仍存在。等渗尿和低渗尿可见于慢性肾盂肾炎、慢性肾小球肾炎。

2. 鉴别肾前性少尿与肾性少尿　肾前性少尿时肾功能正常，尿渗量较高，常 $> 450 \text{mOsm/kg} \cdot H_2O$；肾性少尿时因肾小管浓缩功能减低，尿渗量常 $< 350 \text{mOsm/kg} \cdot H_2O$。

第三节　尿液显微镜检验

尿液显微镜检验是指用显微镜对尿液中的细胞、管型、结晶、病原微生物及寄生虫等有形成分进行识别与计数的检验方法，可弥补一般性状检验、化学检验等难以发现的异常变化，对减少漏诊、误诊有重要价值。

一、检 验 方 法

尿液有形成分显微镜检验方法分为未离心尿和离心尿两类，其中又分为染色与未染色检验。目前国内临床上多采用未染色显微镜检验。

（一）未离心尿直接涂片镜检法

【原理】

将未离心的尿液直接涂片后，分别在低倍镜、高倍镜下观察并计数一定视野内的各类有形成分的数量并报告。

【器材】

载玻片、盖玻片（18mm×18mm）、吸管、显微镜等。

【操作】

1. 涂片　取混匀尿液1滴(15~20μl)滴于载玻片中央,加盖玻片覆盖尿液。

2. 低倍镜观察　观察20个视野(可用高倍镜鉴别)内的管型数量和种类。

3. 高倍镜观察　观察10个视野的细胞数量和种类。

4. 其他成分观察　如细菌、原虫、真菌、病毒包涵体等。

5. 报告方式　细胞:最低数~最高数/HP;管型:最低数~最高数/LP;结晶、细菌、真菌、寄生虫:按高倍镜视野中分布范围估计报告,常用"+"表示,其判断标准见表9-1。

表9-1　尿结晶、细菌、真菌、原虫、寄生虫及寄生虫卵的结果判断标准

成分	±	1+	2+	3+	4+
结晶		占视野1/4	占视野1/2	占视野3/4	满视野
细菌及真菌	少量散在于数个视野	各个视野均可见	数量多或呈团块状聚集	难于计数	满视野
原虫、寄生虫及寄生虫卵		1~4/HP	5~9/HP	10/HP	满视野

（二）离心尿直接涂片镜检法

【原理】

尿液经离心沉淀后,取尿沉渣(有形成分)涂片,分别在低倍镜、高倍镜下观察并计数一定视野内的各类有形成分的数量并报告。

【器材】

刻度离心管、水平式离心机、载玻片、盖玻片(18mm×18mm)、吸管、显微镜。

【操作】

1. 离心　取混匀尿液10ml于刻度离心管中,采用水平式离心机1 500r/min(RCF 400g)离心5min。

2. 涂片　弃上层尿液,留沉渣0.2ml。混匀后取沉渣1滴(约20μl)于载玻片中央,加盖玻片覆盖。

3. 观察、计数　同未离心尿直接涂片镜检法。

4. 报告方式　同未离心尿直接涂片镜检法,但须注明"离心尿直接涂片镜检法"。

（三）标准化定量计数板法

【原理】

将尿液离心,取混匀的尿沉渣(15~20μl)充入尿液标准化定量计数板中,显

微镜下计数一定区域的有形成分数量，经过换算即可得到 1μl 尿液中细胞和管型数量。

【器材】

刻度离心管、水平式离心机、吸管、显微镜、尿液有形成分定量计数板等。

尿液标准化定量计数板（图 9-1）由硬质塑料制成，在计数板计数室一侧有大的长方格计数区，内含 10 个中方格。每个中方格面积为 $1mm^2$，深 0.1mm，容积为 $0.1mm^3$，即 0.1μl。每个中方格又细分为 9 个小方格。

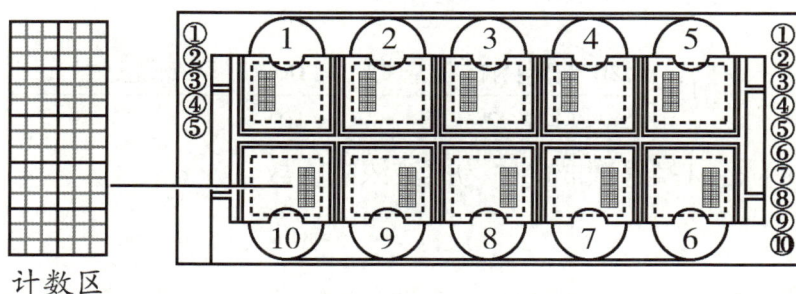

图 9-1　尿液标准化定量计数板示意图

【操作】

1. 离心　同离心尿直接涂片镜检法。

2. 弃上层液　将离心后的上层尿液弃去，留沉渣 0.2ml。

3. 充池　取混匀的尿沉渣 1 滴（15～20μl）充入标准化尿液标准化定量计数板中。

4. 镜检、计数　静置片刻后低倍镜下计数 10 个中方格内的管型数量，高倍镜下计数 10 个中方格内的细胞数量。

5. 计算　将计数的管型数、细胞数分别 ×10 换算成每 μl 尿液中的管型和细胞数。

6. 报告方式　细胞、管型：个数 /μl；结晶、细菌、真菌、寄生虫等：同直接涂片法。

（四）1h 尿有形成分排泄率

【原理】

准确留取上午 6：00～9：00 时 3h 内的全部尿液，取混匀尿液离心，将混匀后的尿沉渣充入血细胞计数池，计数一定体积尿沉渣中的红细胞、白细胞及管型数，然后换算为 1h 尿液中相应的细胞、管型数量。

【器材】

量筒、水平式离心机、刻度离心管、吸管、改良牛鲍计数板、显微镜等。

【操作】

1. 收集标本　收集上午 6：00～9：00 时 3h 内的全部尿液。

2. 记录尿量　用量筒准确测量 3h 内的全部尿量（精确至 ml），并记录。

3. 离心　取混匀的尿液 10ml，置于刻度离心管内，1 500r/min 离心 5min。

4. 弃上层液　弃去上层尿液 9ml，留取离心管底部尿沉渣 1ml。

5. 充池、计数　取混匀的尿沉渣 1 滴充入改良牛鲍计数板计数池中，静置片刻，待有形成分下沉后，高倍镜下计数 10 个大方格中的各种细胞数，低倍镜下计数 20 个大方格的管型数。

6. 结果计算　按下列公式计算 1h 细胞（管型）排泄率。

$$1h 细胞数 = 10 大格内细胞总数 \times \frac{1\,000}{10} \times \frac{3h 尿总量（ml）}{3}$$

$$1h 管型数 = \frac{20 大格内管型总数}{2} \times \frac{1\,000}{10} \times \frac{3h 尿总量（ml）}{3}$$

式中：1 000 为将 μl 换算成 ml；10 为尿液浓缩倍数。

知识链接

Addis（爱迪）计数

1948 年，Addis 建立了 12h 尿沉渣计数，简称 Addis 计数，即测定晚间 8∶00 时（先排空膀胱中的尿液）至次日晨 8∶00 时的全部尿液（夜间 12h 浓缩尿液）内的管型、红细胞、白细胞及小圆上皮细胞，是尿沉渣计数的经典方法。由于该法操作费时、误差大，故目前临床上已很少应用，逐渐被 1h 尿有形成分排泄率替代。

（五）染色检查法

当直接镜检有形成分辨认困难时，为防止某些病理成分遗漏和误认，确定某些特殊成分如肿瘤细胞、异形细胞和管型等，可将尿液标本染色后进行显微镜检验。

1. 结晶紫-沙黄（S-M）染色法

【原理】

S-M 染液的主要染料有结晶紫和沙黄，两者均为碱性染料。尿液细胞、管型等有形成分的内容物化学性质不同，对染料的着色能力也不同，经 S-M 染色后各呈现特定的颜色，且形态清晰、易于识别。

【器材】

同未染色显微镜检验法。

【试剂】

（1）S-M 染色贮存液。A 液：结晶紫 3.0g、草酸铵 0.8g，先溶于 95% 乙醇 20.0ml 中，

再加蒸馏水 80.0ml,冷藏保存。B 液:沙黄(safranin)0.25g,先溶于 95% 乙醇 10.0ml 中,再加蒸馏水 100ml。

(2)S-M 染色应用液。A 液:B 液按 3∶97 的比例混合,过滤后贮存于棕色瓶中,室温下可保存 3 个月。

【操作】

(1)离心:取混匀尿液 10ml 于刻度离心管中,采用水平式离心机 1 500r/min(RCF 400g)离心 5min。

(2)弃上层液:将离心后的上层尿液弃去,留沉渣 0.2ml。

(3)染色:取 S-M 染色应用液 50µl,加入 0.2ml 混匀的尿沉渣中,染色 3min。

(4)涂片、镜检:取 1 滴混匀染色后的尿沉渣涂片、镜检。也可将染色的尿沉渣充入尿液有形成分定量计数板,进行定量计数。

(5)其他:若标本中有形成分含量较多,也可采用未离心尿标本直接染色。

(6)染色结果:①红细胞,呈淡紫色,细胞轮廓清晰,便于识别。②多形核白细胞,胞核染成橙红色,胞质内可见颗粒。③上皮细胞,胞核染紫红色,胞质淡染。④管型,透明管型染淡红色或淡紫色,颗粒管型染淡紫色或紫蓝色,细胞管型为深紫色。⑤其他,滴虫染蓝色或紫色。

(7)报告方式:同未染色显微镜检验法。

2. Sternheimer 活体染色法(S 染色)

【原理】

阿利新蓝可将细胞核和管型基质染成蓝色,哌若宁能将胞质及核糖核酸染成红色。染色后的红细胞、白细胞和上皮细胞结构清晰,管型结构容易辨认和鉴别,有助于管型分类和细胞(如白细胞和肾小管上皮细胞)鉴别。

【器材】

同未染色显微镜检验法。

【试剂】

A 液:2% 阿利新蓝水溶液;B 液:1.5% 哌若宁水溶液。将 A、B 两液分别过滤后,按 2∶1 比例混合配成应用液,可用数月。

【操作】

(1)离心、弃上层液:同 S-M 染色法。

(2)加染液:在 0.2ml 沉渣中加入 1~2 滴 S 染色应用液。

(3)镜检:混合 5~10min 后镜检。或在 2 滴沉渣中加入 1 滴 S 染色应用液混合后镜检。

(4)染色结果:①红细胞,粉红或红色,有时不着色。②多形核白细胞,胞核呈蓝色,胞质呈红色。③管型,管型的基面染蓝色。透明管型中只有少许红色颗粒;颗粒管型有粗大的紫红色颗粒;细胞管型中胞核染成淡蓝色或深蓝色,胞质染红色;蜡样管型呈红色或紫色；脂肪管型为无色或黄色。④其他，鳞状上皮细胞染成淡粉红色或紫红色，移行上皮细胞、肾小管上皮细胞染成紫红色。

（5）报告方式：同未染色显微镜检验法。

3. 固定染色法　将尿沉渣制成薄涂片后，先固定再染色检查，常用的方法有瑞-吉染色法、HE染色法、巴氏染色法、苏丹Ⅲ染色法等。

二、参 考 区 间

尿液有形成分检验的参考区间见表9-2。

表9-2　尿液有形成分检验的参考区间

方法	红细胞	白细胞	透明管型	上皮细胞
未离心直接涂片法	0～偶见/HP	0～3个/HP	0～偶见/LP	少见
离心直接涂片法	0～3个/HP	0～5个/HP	0～1个/LP	少见
标准化定量计数板法	男：0～4个/μl 女：0～9个/μl	男：0～5个/μl 女：0～12个/μl	—	—
1h尿有形成分排泄率	男＜30 000/h 女＜40 000/h	男＜70 000/h 女＜140 000/h	＜3 400/h	—

三、尿液有形成分形态及临床意义

（一）细胞

1. 红细胞

（1）形态：新鲜等渗尿中，红细胞为淡黄色，双凹圆盘形，有弱折光性；在高渗尿中，红细胞由于脱水呈皱缩状；在低渗尿中，红细胞因吸水胀大，颜色较浅，甚至血红蛋白从红细胞中溢出成为大小不等的环状形态，称为影红细胞。红细胞形态因尿pH、渗透压、留置时间不同会出现多种异常形态，常见的有：①环状红细胞，因血红蛋白大量溢出变成空心环状；②棘状红细胞，因细胞膜损伤，细胞质非对称性外溢所致；③红细胞大小不等，红细胞大小可相差3～4倍；④破碎红细胞；⑤其他，如细胞出现芽状小泡等。

尿中红细胞与酵母菌、脂肪球、球形草酸钙结晶易混淆，应注意鉴别（表9-3）。

表 9-3　红细胞与酵母菌、脂肪球、球形草酸钙结晶的鉴别

	红细胞	酵母菌	脂肪球	球形草酸钙结晶
大小	基本一致	不一致	相差悬殊	较大，不等
形态	圆盘形，淡黄色	椭圆形，无色	椭圆形，无色	圆形或椭圆形
排列	无规律	出芽状	出芽状	无规律
折光	较弱	较强	较强	强
特性	溶于乙酸	不溶于乙酸或皂苷	苏丹Ⅲ染红色	不溶于乙酸

（2）血尿分类：根据镜下红细胞形态，可将血尿分为 3 种类型。①均一性血尿（图 9-2）：多为非肾小球性血尿，红细胞形态及大小正常，形态异常类型不超过 2 种，见于肾小球以下部位出血。②非均一性血尿（图 9-2）：又称变形红细胞血尿，多为肾小球性血尿，红细胞形态在 2 种以上。③混合性血尿：为形态正常和异常的红细胞并存的血尿。

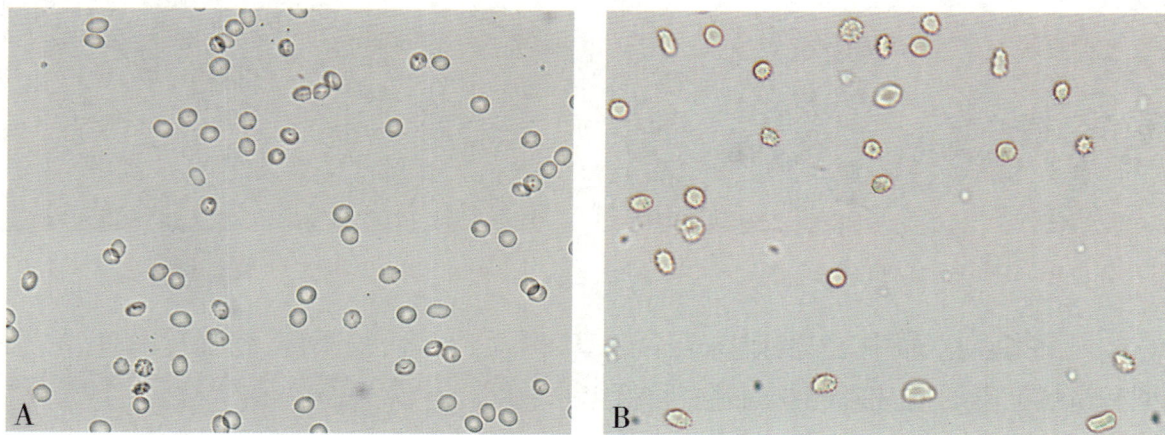

图 9-2　血尿红细胞（未染色，×400）

A. 均一性血尿红细胞；B. 非均一性血尿红细胞。

【临床意义】

正常人尿中红细胞在 100 万 /24h 以下，随机尿离心镜检偶见。≥3 个 /HP 为镜下血尿。尿中红细胞增多见于：①肾脏疾病，如急慢性肾小球肾炎、肾盂肾炎、狼疮性肾炎、肾肿瘤、肾结核、肾静脉栓塞、肾盂积水、多囊肾等。②下尿道疾病，如膀胱炎、膀胱结石、膀胱癌、尿道狭窄、膀胱出血等。③肾外疾病，如急慢性胰腺炎、输卵管炎等。

2. 白细胞　尿中白细胞主要是中性粒细胞，偶见单核细胞和淋巴细胞。在新鲜

尿液中，白细胞外形与外周血中白细胞形态结构相似（图9-3）；在陈旧尿液中，变性死亡的中性粒细胞结构模糊，胞质内充满粗大颗粒，胞核不清楚，胞体常粘连成团，称为脓细胞；在低渗尿中，因中性粒细胞发生肿胀，胞质内颗粒呈布朗运动，有光折射性而呈现"闪光"现象，称为"闪光细胞"；在高渗及酸性尿液中，白细胞常出现皱缩现象。

【临床意义】

中性粒细胞增多常见于泌尿系统炎症，如肾盂肾炎、膀胱炎、前列腺炎、尿道炎等；"闪光细胞"常见于肾盂肾炎、膀胱炎；淋巴细胞和单核细胞增多见于肾移植术后排斥反应等；嗜酸性粒细胞增多见于间质性肾炎、泌尿系统变态反应性炎症。

小吞噬细胞由中性粒细胞演变而来，主要吞噬细菌。大吞噬细胞来自单核细胞，为单核细胞的2～3倍，边缘不整齐；胞核呈肾形，稍偏位，染色质细致，胞质丰富（图9-4）。泌尿道炎症时可见吞噬细胞，同时伴有白细胞及细菌，如急性肾盂肾炎等。

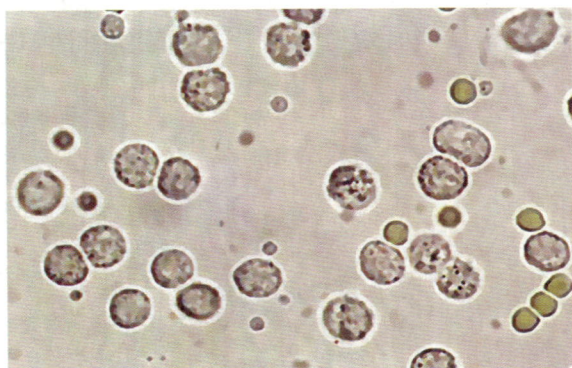

图9-3　尿液中白细胞（未染色，×400）

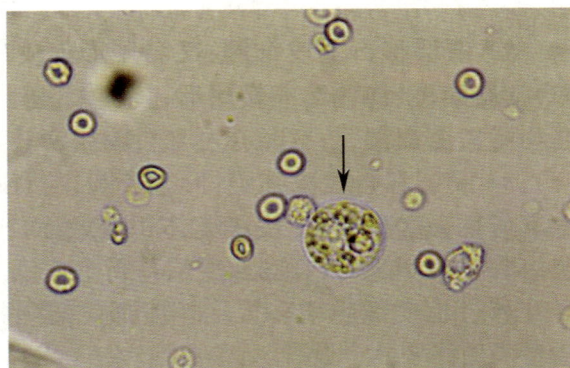

图9-4　尿中吞噬细胞（未染色，×400）

3. 上皮细胞　尿中上皮细胞来自肾小管、肾盂、肾盏、输尿管、膀胱及尿道，常见的类型有鳞状上皮细胞、柱状上皮细胞、移行上皮细胞、肾小管上皮细胞等。

（1）鳞状上皮细胞：来自尿道前段，尿中可少见。如有明显增多并伴有白细胞增多时，提示有尿道炎症。成年女性尿中混有阴道分泌物时，可见较多鳞状上皮细胞（图9-5）。

（2）柱状上皮细胞：来自尿道中段、尿道腺或前列腺、精囊等处，尿中几乎不见。如较多出现，则提示有慢性尿道炎或慢性前列腺炎、慢性膀胱炎等。

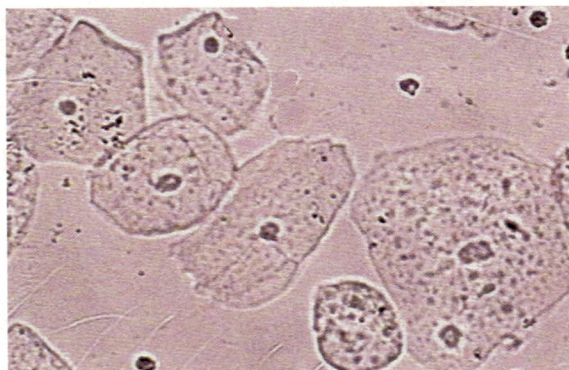

图9-5　鳞状上皮细胞（未染色，×400）

（3）移行上皮细胞（图 9-6）：被覆于肾盂、输尿管、膀胱及尿道近膀胱段等处，其形态随腔内尿量而变化。①表层移行上皮细胞：器官充盈时脱落的细胞胞体较大，约为白细胞的 4～5 倍，呈不规则圆形，胞核小、居中；器官收缩时胞体较小，为白细胞的 2～3 倍，呈圆形。表层移行上皮细胞又称大圆上皮细胞，正常尿液中偶见，膀胱炎时增多。②中层移行上皮细胞：大小不一，圆形或椭圆形，呈梨形、纺锤形或带尾形，又称肾盂上皮细胞。③底层移行上皮细胞：形态与肾小管上皮细胞相近，但胞核较小。此类细胞在正常尿中不易见到，在肾盂、输尿管或膀胱颈部有炎症时可大量出现，并伴有白细胞和红细胞增多。

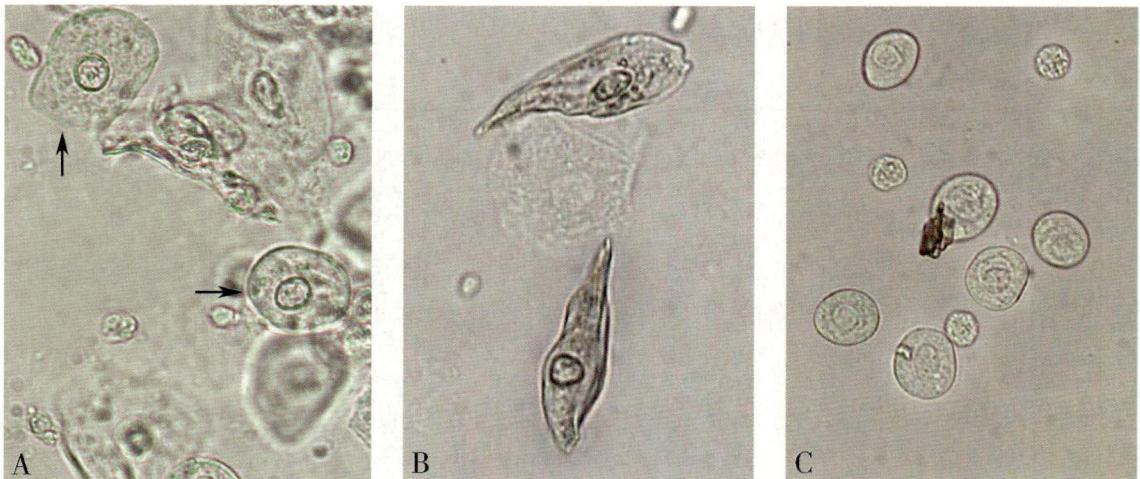

图 9-6　移行上皮细胞（未染色，×400）

A.表层移行上皮细胞；B.中层移行上皮细胞；C.底层移行上皮细胞。

（4）肾小管上皮细胞：也称肾上皮细胞，正常尿中很少见。出现或增多，提示肾小管有病变；如成堆出现，常提示有肾小管坏死，多见于急性肾小球肾炎。某些慢性肾病，肾小管上皮细胞可发生脂肪变性，胞质内充满脂肪颗粒，甚至将胞核覆盖，称为复粒细胞或脂肪颗粒细胞。慢性肾出血时，肾小管上皮细胞内可含有含铁血黄素颗粒（图 9-7）。

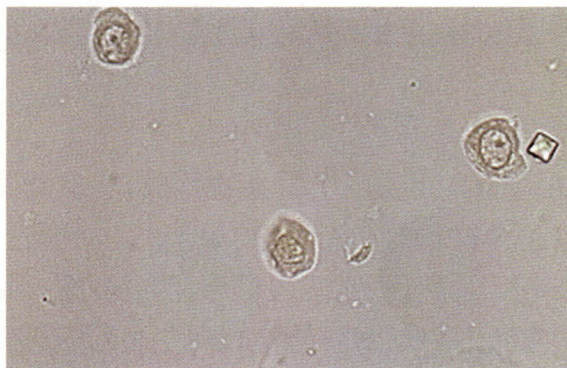

图 9-7　肾小管上皮细胞（未染色，×400）

尿中脓细胞、肾小管上皮细胞与底层移行上皮细胞相似，应注意鉴别（表9-4）。

表9-4　脓细胞、肾小管上皮细胞与底层移行上皮细胞的形态鉴别

鉴别点	脓细胞	肾小管上皮细胞	底层移行上皮细胞
直径	$10 \sim 12 \mu m$	比脓细胞略大	比肾小管上皮细胞略大
形态	圆形，边缘不整	不规则或呈多边形	圆形或卵圆形
细胞核	分叶核结构紧密成块	大而圆，结构细致	圆形，较肾小管上皮细胞核稍小
胞质及颗粒	胞质多，加酸后颗粒消失	胞质少，含不规则颗粒	胞质多，一般无颗粒
POX染色	阳性	阴性	阴性

4. 吞噬细胞　比白细胞大2～3倍，圆形、卵圆形或不规则形；有一个较大而明显的卵圆形凹陷核，偏于一侧；胞质中有较多颗粒和吞噬物，常有空泡。

正常尿液中无吞噬细胞。尿液出现吞噬细胞见于泌尿系统的急性炎症，如急性肾盂肾炎、膀胱炎、尿道炎等，且常伴白细胞增多，其数量的多少与炎症程度密切相关。

（二）管型

管型（cast）是尿中蛋白质、细胞、肾小管分泌物及其他成分在远端肾小管和集合管内凝集、塑形而成的长条形圆柱状凝聚体。其典型形状是两边平行、两端钝圆，长短粗细取决于形成部位肾小管的直径与条件。

1. 管型形成的机制　管型形成必须具备三个条件：①原尿中含有一定量的蛋白质，特别是来自肾小管分泌的Tamm-Horsfall（T-H）糖蛋白，这是形成管型的基础。②肾远端小管曲部有使尿液浓缩和酸化的能力。③有可供交替使用的肾单位和一过性尿积滞。

肾小球病变时，基底膜通透性增大，肾小管内蛋白质含量增高。远端小管曲部受炎症、缺氧或其他因素刺激分泌T-H蛋白增多，细胞渗出。T-H蛋白与血浆蛋白和细胞结合，在远端小管曲部浓缩和酸化，由溶胶状变成凝胶状，滞留于休眠肾单位，经足够时间停滞后，蛋白质和细胞得以浓缩、沉析、凝聚成管型，当形成管型的肾单位重新排尿时，管型便随尿排出。

2. 常见管型种类及临床意义

（1）透明管型（hyaline cast）：主要由T-H蛋白构成，也有清蛋白及氯化钠参与，是其他所有管型的基础，在碱性尿液中或稀释时可溶解消失。透明管型呈无色透明或半透明状，质地菲薄，长短、粗细相差悬殊，通常两边平行，两端钝圆，偶可附有少量细小颗粒和细胞（图9-8）。因其透明度大，易被忽略，镜检时需在弱光下观察，或者使用相差显微镜检查，由于此种显微镜视野中明暗反差大，可清晰辨别普通光学显微镜下不易辨别的透明管型。

正常人尿液中一般无透明管型,老年人晨尿中偶见(0~1/LP)。当肾脏有轻度或一过性功能损害时,如剧烈运动、持续发热、心功能不全、使用麻醉药或利尿剂后,可见少量透明管型。透明管型持续明显增多见于肾实质病变,如急慢性肾小球肾炎、肾病综合征、急性肾盂肾炎、肾淤血等,也见于充血性心力衰竭及恶性高血压等。

(2)细胞管型:管型基质中含有细胞的量占管型体积的1/3以上称为细胞管型。按细胞类别可分为红细胞管型、白细胞管型、上皮细胞管型及混合细胞管型等。

1)红细胞管型(red cell cast):管型基质中嵌入不同数量的红细胞,红细胞通常已破损,呈棕黄色或红色(图9-9)。若管型中红细胞已全部溶解,则成为棕红色均质性的血红蛋白管型。红细胞管型常因肾小球或肾小管出血所致,见于急性肾小球肾炎、慢性肾小球肾炎急性发作期、肾出血及肾移植术后的急性排斥反应等。

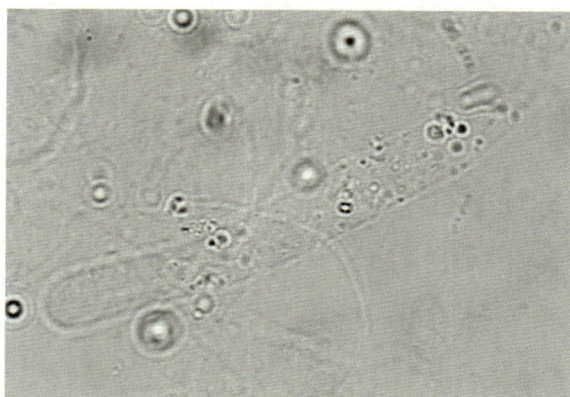

图9-8　透明管型(未染色,×400)　　　图9-9　红细胞管型(未染色,×400)

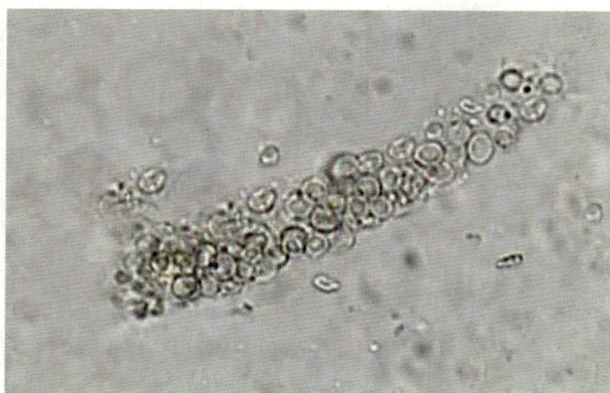

2)白细胞管型(white cell cast):管型基质内含有较多的白细胞,呈球形,常聚集成块状(图9-10)。常见于急性化脓性炎症如急性肾盂肾炎,亦见于非感染性炎症(如狼疮性肾炎)、肾病综合征及肾小球肾炎等。

3)肾小管上皮细胞管型:管型基质中嵌有大量肾小管上皮细胞,又称上皮细胞管型(epithelial cell cast)。上皮细胞比白细胞略大,常呈叠瓦状排列(图9-11)。细胞变性后,胞

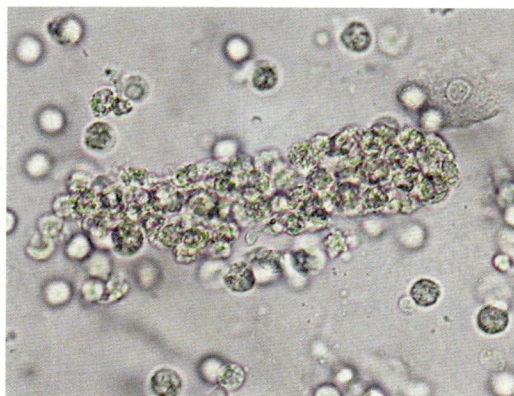

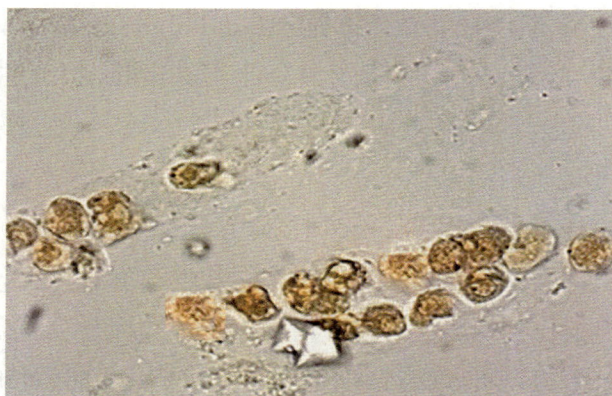

图9-10　白细胞管型(未染色,×400)　　图9-11　肾小管上皮细胞管型(未染色,×400)

核形态模糊,胞体大小不定,可用加酸法使其胞核形态清楚,或用组化染色后进行鉴别。常见于急性肾小管坏死、急性肾炎、肾淀粉样变性、间质性肾炎、重金属中毒或药物中毒等,亦可见于阻塞性黄疸、肾移植术后排斥反应等。

4)混合细胞管型:为两种以上细胞同时存在的细胞管型,主要见于活动性肾小球肾炎、缺血性肾小球坏死、肾梗死及肾病综合征等疾病。

（3）颗粒管型(granular cast):管型基质中颗粒量占管型体积1/3以上时称为颗粒管型,由细胞分解产物和血浆蛋白质及其他物质聚集而成,分粗颗粒管型和细颗粒管型(图9-12)。颗粒管型出现提示肾有实质性病变,多见于急慢性肾小球肾炎、肾盂肾炎、肾小管硬化症、肾病综合征、慢性铅中毒及肾移植术后急性排斥反应等。

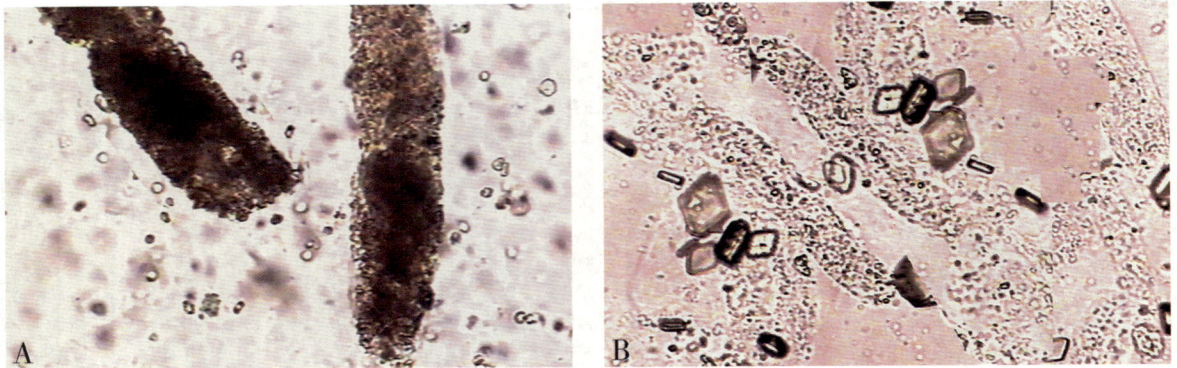

图9-12　颗粒管型(未染色,×400)

A.粗颗粒管型;B.细颗粒管型。

（4）蜡样管型(waxy cast):由细颗粒管型衍化或肾小管上皮细胞发生淀粉样变性溶解而形成。管型质地均匀厚实,不含细胞及颗粒,外形宽大,易折断,呈浅灰色或淡黄色,有蜡烛样高度折光性(图9-13)。正常尿中无蜡样管型,出现提示局部肾单位有长期阻塞,有少尿或无尿现象存在,说明肾脏病变严重,见于慢性肾小球肾炎的晚期、肾功能不全及肾淀粉样变等。

（5）脂肪管型(fatty cast):管型中脂肪滴占管型体积1/3以上时称为脂肪管型,由肾小管损伤后,上皮细胞发生脂肪变性、溶解,大量脂肪滴进入管型内而形成。管型呈灰色或灰蓝色,脂肪滴大小不等,圆形,折光性强(图9-14)。正常尿中无脂肪管型,出现多见于肾病综合征、亚急性肾小球肾炎、慢性肾小球肾炎、肾小管中毒及类脂性肾病等。

（6）宽大管型(broad cast):来自严重扩张的肾小管、集合管或乳头管,多由蜡样管型或颗粒管型演变而成,其宽度可达50μm以上,为一般管型的3~6倍,形状宽大、粗长、不规则,易折断,常见于肾衰竭时,又称肾衰竭管型(图9-15)。

（7）其他管型:①血红蛋白管型,由血管内溶血时大量血红蛋白进入肾小管而形成,见于急性血管内溶血。②细菌管型,管型中充满细菌,表示肾实质受细菌感染,常见于肾化脓性感染。③真菌管型,管型中含有多量的真菌孢子及菌丝,如念珠菌等,表示肾脏受真菌感染。

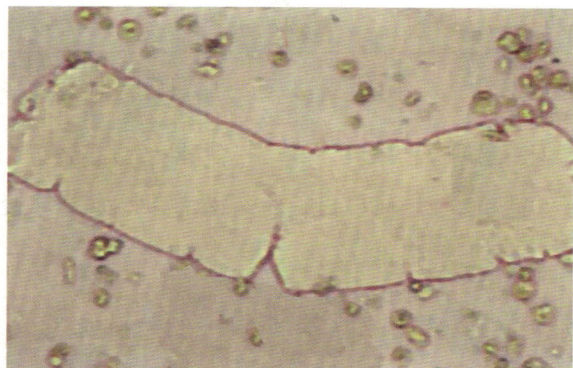

图 9-13 蜡样管型(未染色,×400)

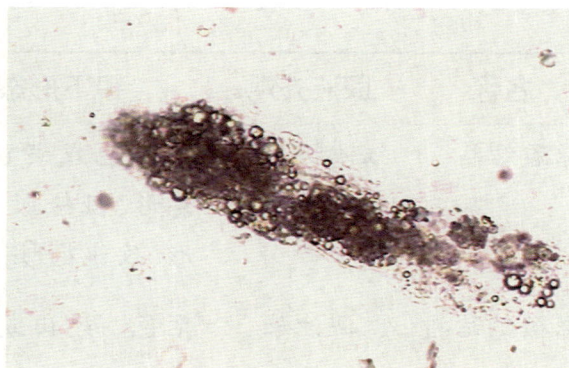

图 9-14 脂肪管型(未染色,×400)

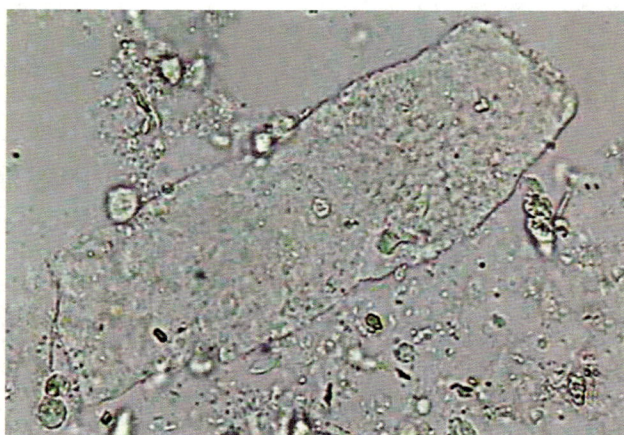

图 9-15 宽大管型(未染色,×400)

（8）类似管型和易误判为管型的物体:①类圆柱体,形似透明管型,一端或两端尖细,呈螺旋形卷曲,是尚未完全形成的透明管型,常和透明管型同时存在,多见于肾血液循环障碍或肾受刺激时。②黏液丝,似透明管型,长线条状、不规则、粗细不等,边缘不清晰,末端尖细卷曲分支,可见于正常尿中,尤其女性尿中多见,大量出现提示尿道受刺激或有炎症反应。③假管型,为非结晶性尿酸盐、磷酸盐等附着于黏液性纤维上形成的圆柱体,外形似颗粒管型但无基质,边缘不齐、粗细不等、两端破碎、颗粒密集、色泽发暗、无折光性,加热、加酸、加碱后消失。④混合细胞团,红细胞、白细胞、肾小管上皮细胞或细菌堆积在一起有时类似管型,但排列松散,边缘不整,两端不圆。⑤标本污染,各种纤维(如丝、毛、麻等)污染标本,应注意鉴别。

（三）结晶

结晶多来源于食物或盐类代谢,一般分为生理性结晶和病理性结晶两大类。

1. 生理性结晶　多为食物代谢后酸性物质与金属离子结合生成的无机盐或有机盐,

故又称代谢性盐类结晶，一般无临床意义，但应结合具体情况进行报告。常见结晶特征及意义见表9-5，形态见图9-16～图9-18。

表9-5　常见代谢性盐类结晶

名称	尿液外观	镜下形态	特征	临床意义
尿酸结晶	红沙状沉淀	棕红色或黄色，呈菱形、哑铃形、斜方形、玫瑰花形	加热、加酸不溶，溶于NaOH，多见于强酸尿	急性痛风症、儿童急性发热、慢性间质性肾炎等
尿酸钠结晶	混浊尿	无色，针状或成束扇状	强酸尿中容易析出，加热、加NaOH溶解	一般无临床意义
非结晶性尿酸盐	砖红色沉淀	不定形细颗粒	加热、加碱消失，加乙酸变为尿酸结晶	一般无临床意义
草酸钙结晶	白色混浊尿	无色方形、八面体或信封样，有时呈菱形，偶见哑铃形或饼状	溶于盐酸，但不溶于乙酸和NaOH	伴有红细胞并有肾区疼痛或膀胱刺激症状时，应考虑可能存在草酸钙尿结石
尿酸铵结晶	褐色混浊尿	树杈状、蝎子形状等	加乙酸后溶解，形成尿酸结晶	多见于膀胱炎时
碳酸钙结晶	白色混浊尿	无色，球形或哑铃形	加乙酸溶解并产气泡	一般无临床意义

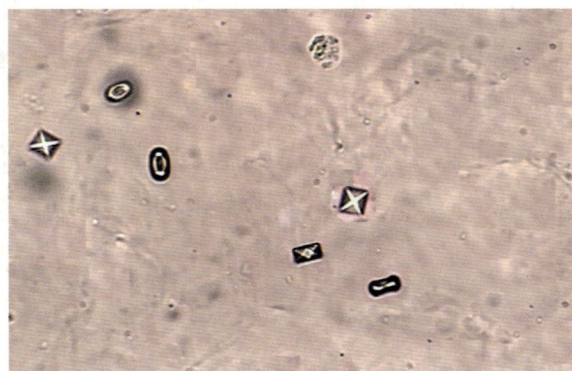

图9-16　草酸钙结晶（未染色，×400）

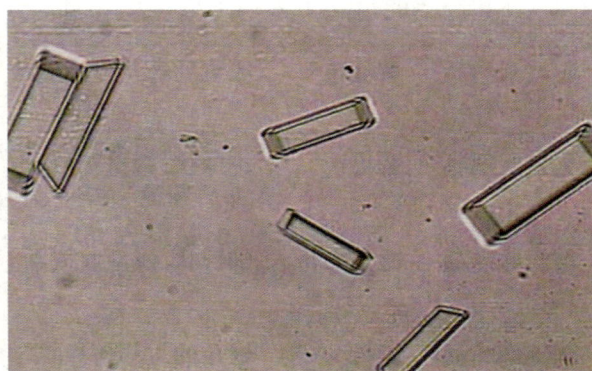

图9-17　磷酸铵镁结晶（未染色，×400）

2. 病理性结晶　为因各种疾病因素或某种药物在体内代谢异常而引起的结晶。

（1）胆红素结晶：为成束的针状或小块状橘红色结晶（图9-19）。由于氧化，有时呈非结晶体色素颗粒，加硝酸后氧化成胆绿素而呈绿色，可溶于氢氧化钠或氯仿中。

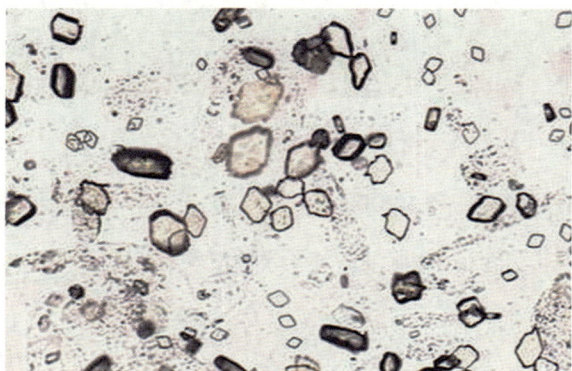

图9-18　尿酸结晶（未染色，×400）

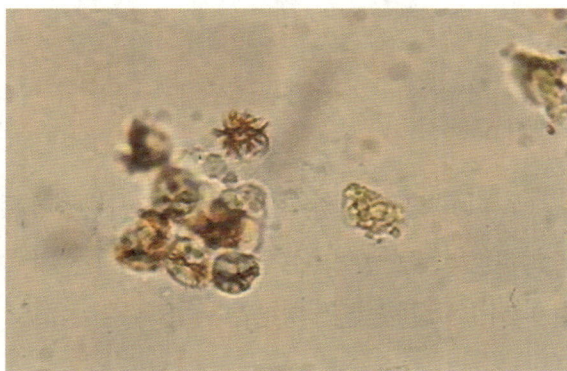

图9-19　胆红素结晶（未染色，×400）

（2）胱氨酸结晶：胱氨酸为蛋白质分解产物，结晶为无色、六边形、边缘清晰、折光性强的薄片状结晶（图9-20），不溶于乙酸而溶于盐酸，能迅速溶解于氨水中，再加乙酸后结晶可重新出现，胱氨酸试验呈蓝色或绿色反应。

（3）亮氨酸结晶：亮氨酸为蛋白质分解产物，结晶呈淡黄色或褐色小球形或油滴状，并有密集辐射状条纹，折光性强（图9-21）。不溶于盐酸而溶于乙酸，亮氨酸试验呈蓝色反应，加热不还原，见于组织大量坏死性疾病。

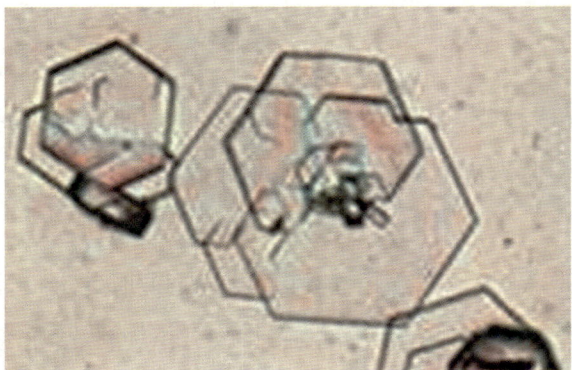

图9-20　胱氨酸结晶（未染色，×400）

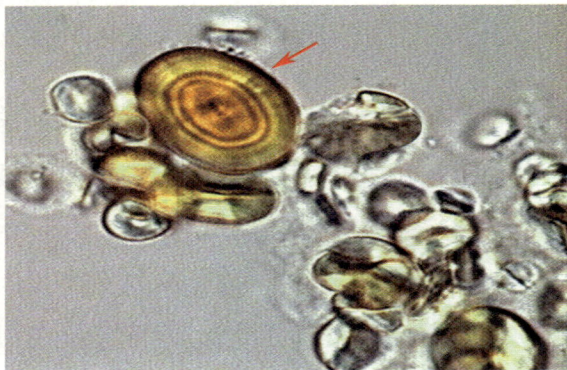

图9-21　亮氨酸结晶（未染色，×400）

（4）酪氨酸结晶：酪氨酸为蛋白质分解产物，结晶为略带黑色的细针状、成束状或羽毛状（图9-22），溶于氢氧化铵而不溶于乙酸，见于组织大量坏死性疾病。

（5）胆固醇结晶：无色透明，呈缺角的长方形或方形薄片状，常浮于尿液的表面（图9-23），可溶于氯仿、乙醚。

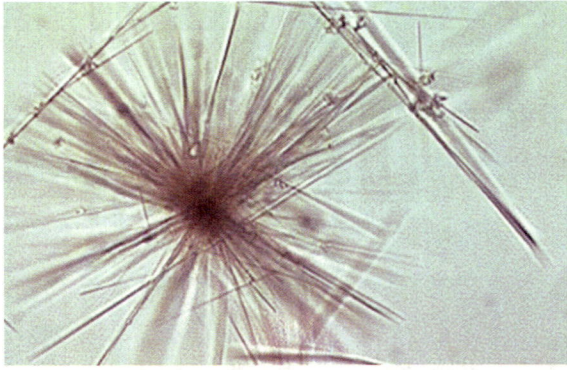

图 9-22　酪氨酸结晶（未染色，×400）　　图 9-23　胆固醇结晶（未染色，×400）

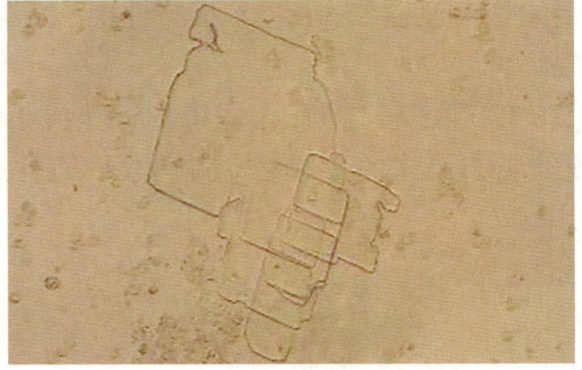

（6）磺胺类药物结晶：如磺胺甲基异噁唑结晶呈无色透明的长方形或正方形的六面体，厚度大，有立体感，散在或集中呈"十"字排列；磺胺嘧啶呈不对称麦秆束状或球状（图9-24）。磺胺类药物结晶可溶解于丙酮。

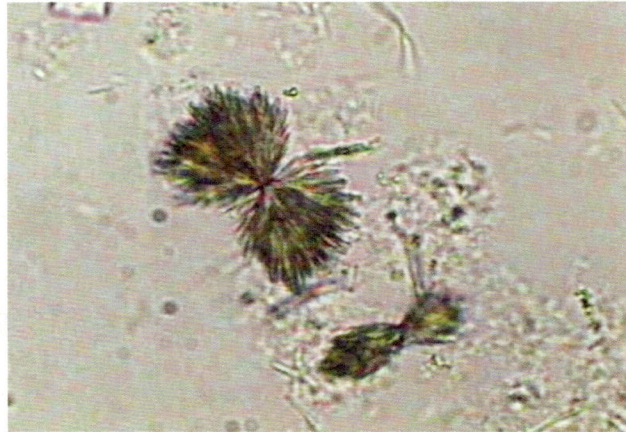

图 9-24　磺胺类药物结晶（未染色，×400）

（7）造影剂结晶：使用放射造影剂后，尿中泛影酸结晶呈规则的平行四边形；碘番酸结晶呈球形，轮廓不清，边缘模糊；泛影葡胺结晶呈细针形，辐射状排列。

（四）其他成分

1. 脂肪滴　又称脂肪颗粒或脂肪球，为大小不等、折光性很强的球形小滴，可被苏丹Ⅲ染成红色。由肾上皮细胞及白细胞发生脂肪变性溶解所致，多见于肾病综合征。

2. 细菌　正常人尿液中无细菌，尿路细菌感染时尿中可检出细菌。

3. 真菌　尿液真菌来自泌尿系统或生殖道，主要为酵母样真菌。多见于糖尿病患者（图9-25）。

4. 精子　多见于遗精后及患有前列腺炎的男性尿中，也见于性交后尿中，通常无活动能力。

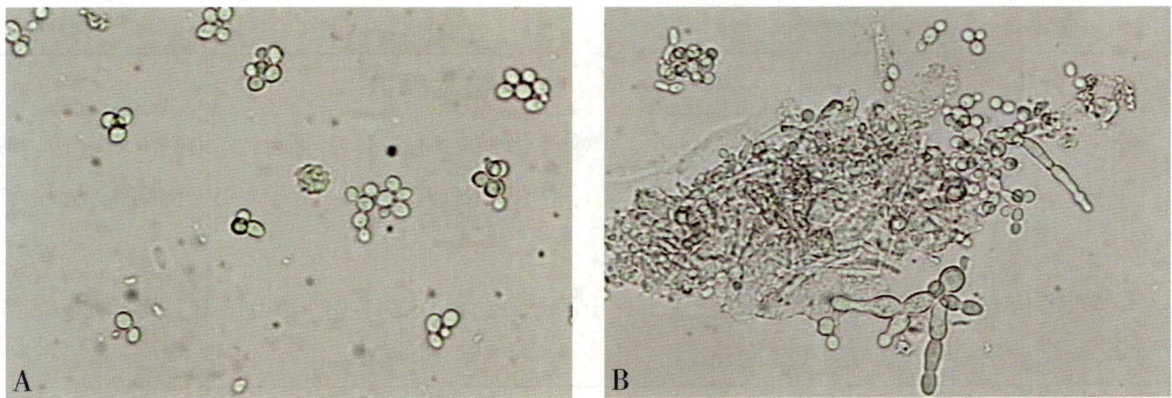

图 9-25　酵母样真菌（未染色，×400）

A.酵母样孢子；B.酵母样孢子和假菌丝。

四、尿沉渣分析仪检验

2000 年开始自动化尿沉渣分析仪应用于临床，目前主要有流式全自动尿有形成分分析仪和影像式尿有形成分分析仪。

（一）流式全自动尿有形成分分析仪

1. 工作原理　该类型仪器采用流式细胞术和电阻抗的原理。

（1）染色：采用荧光染料对尿沉渣染色，着色成分发出的荧光强度与染料的结合程度成正相关。采用的荧光染料有：①菲啶，与 DNA 结合，在 480nm 处激发橙黄色荧光，用于区分有核细胞和无核细胞，如白细胞与红细胞、透明管型与细胞管型等。②羧花氰，使细胞膜、核膜及线粒体等脂质着色，在 460nm 处激发绿色荧光，用于区分细胞的大小，如上皮细胞与白细胞等。

（2）检测：尿液经荧光染料染色后，在鞘流液的作用下形成细胞流，呈单个纵列快速通过氩激光检测区，接受来自荧光、散射光和电阻分析的检测，即每个尿液颗粒可表达为荧光、前向散射光和电阻抗 3 类信号。对各种信号进行甄别、分析和计算，得到相应细胞的大小、长度、体积和染色质长度等资料，并做出红细胞、白细胞、细菌、真菌、管型（不能作准确分型）等的散点图、直方图及定量分析报告。

2. 项目及参数　可提供多个检验参数，分为定量参数、标记参数和其他参数（表 9-6），同时仪器会给出测定结果的散点图和直方图信息。各检验参数在散点图中的分布见图 9-26。

表 9-6　流式全自动尿有形成分分析仪的检验参数

分类	检验参数
分析参数（5 个）	红细胞（RBC）、白细胞（WBC）、上皮细胞（EC）、管型（CAST）、细菌（BACT）

分类	检验参数
研究参数（7个）	结晶（X'TAL）、类酵母细胞（YLC）、小圆上皮细胞（SRC）、病理性管型（P.CAST）、黏液（MUCUS）、精子（SPERM）、电导率（Cond）
研究信息	红细胞信息（RBC-Info）、电导率信息（Cond-Info）、尿路感染信息（UTI-Info）

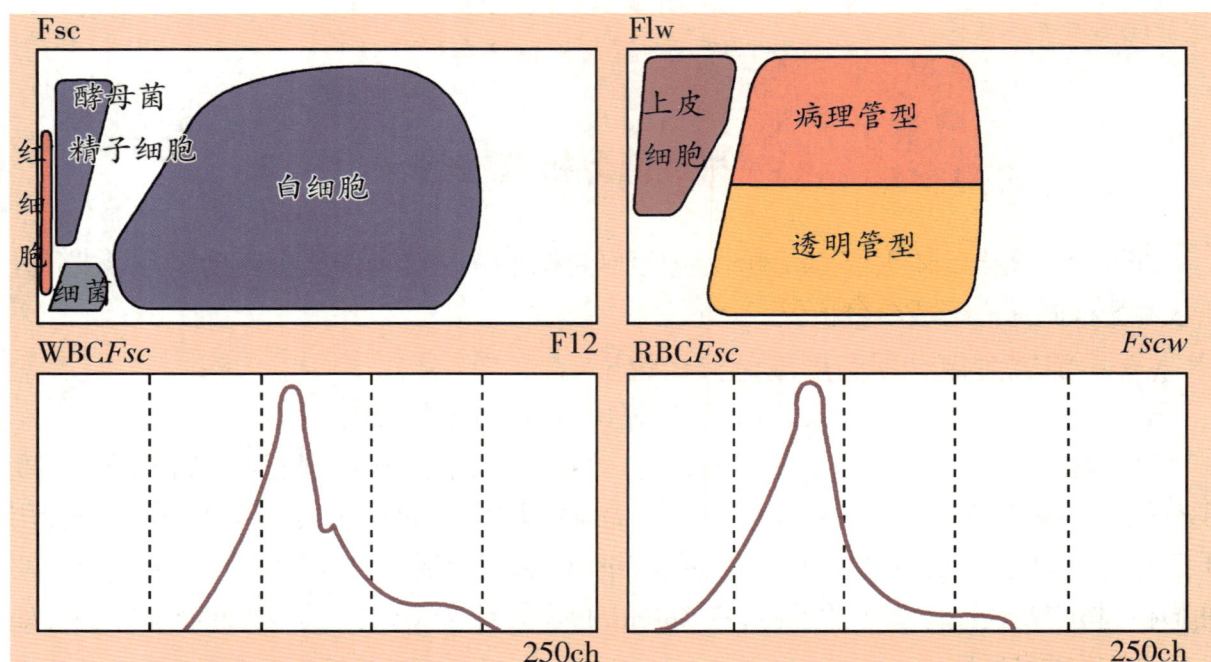

图 9-26　尿有形成分各参数在散点图中的分布模式图

（二）影像式尿液有形成分分析仪

1. 工作原理　仪器对标本经过定时定速离心后，留取定量的尿沉渣，在相差显微镜下用摄像系统对每个层流经过的标本摄像，计算机进行图像分析，提取尿有形成分的大小、形状等特征，运用形态识别软件进行分辨和分类，得出定量分析结果。

2. 检测项目　显示尿中12种形态，包括红细胞、白细胞、白细胞凝集、透明管型、未分类管型、鳞状上皮细胞、非鳞状上皮细胞、细菌、酵母菌、结晶、黏液和精子等。

（三）尿液有形成分定量分析工作站

1. 工作原理　仪器是由显微摄像系统、尿液有形成分定量计数板及计算机辅助图像分析系统三个系统组成，经离心沉淀和染色后的尿标本由蠕动泵自动吸入，悬浮在标准定量流动计数室，在屏幕上显示出来，进行识别、计数并计算出有形成分的浓度。

2. 仪器特点 ①自动快速：进样、染色、稀释、排液、数据处理等均为自动完成，操作简便快捷。②数据精准：仪器精密度高，结果可靠。③高效安全：在封闭管路中检测，减少了各种有害污染与生物传播危险。

第四节　尿液常用的化学检验

一、尿pH测定

尿pH是指尿液的酸碱度，简称尿酸碱度。尿酸碱度取决于尿中酸性磷酸盐（主要是$H_2PO_4^-$）和碱性磷酸盐（主要是HPO_4^{2-}）的相对含量，受饮食、药物和疾病影响。测定尿pH可间接反映肾小管的功能，方法有干化学试带法、精密pH试纸法、广泛pH试纸法、指示剂法、滴定法和pH计法（电极法）等，但干化学试带法简便、快速，为目前临床上的常规检验方法。

【原理】

采用双指示剂法。干化学试带的测试模块区含有甲基红（pH4.4～6.2）和溴麝香草酚蓝（pH6.0～7.6），当与待测标本接触后，试带即发生颜色变化，由仪器判读或与对照标准色板目测对比判断结果。

【器材】

洁净试管或尿杯、标准色板、尿液干化学分析仪、多联化学试带等。

【操作】

1. 按说明书要求进行。

2. 结果判断与报告　根据比对结果或仪器显示结果读取读数，报告尿pH X.X。

【注意事项】

1. 标本与容器　标本宜新鲜，及时测定，防止细菌污染。放置过久因挥发性酸丧失或细菌生长分解尿素产生氨，使尿pH偏高。容器应清洁，避免污染。

2. 试带　应避光、密封、干燥保存，远离酸碱性物质，有效期内使用，使用与仪器配套的试带，定期用标准质控带或标准质控液进行检测。

3. 操作　试带测试区应全部浸入尿液中；按试带说明书严格控制试带与尿液反应时间。

【参考区间】

pH5.5～6.5，平均pH6.0；随机尿pH4.6～8.0。

【临床意义】

1. 生理性变化　尿液pH测定结果受饮食、运动、生理状况和药物的影响较大。①餐后尿pH一过性增高。②肉食使尿pH减低；素食使尿pH增高。③剧烈运动、出汗等，夜间入睡后，体内酸性代谢产物增多，尿 pH 减低。④服用氯化铵等药物尿 pH 降低，应用利尿药及碳酸氢钠等药物尿 pH 增高。

2. 病理性变化

（1）尿 pH 降低：见于代谢性酸中毒、低钾代谢性碱中毒或痛风、糖尿病、白血病等。

（2）尿 pH 增高：①碱中毒、肾小管酸中毒等。②泌尿系统感染，某些细菌如变形杆菌、铜绿假单胞菌等能分解尿素使尿液呈碱性。

（3）尿结石种类判断：①碱性尿，如草酸盐结石、磷酸盐结石、碳酸盐结石多见。②酸性尿，如尿酸盐结石、胱氨酸结石多见。

3. 作为其他检验项目的质控指标　若 pH＜3 或＞9，均会影响其他检验结果如尿液蛋白质、比重等。

二、尿液蛋白质检验

正常情况下，由于肾小球毛细血管滤过膜的孔径屏障和电荷屏障作用，血浆中分子量较大的球蛋白不能通过滤过膜，而分子量较小的蛋白质如 β_2-微球蛋白（β_2-M）、α_2-微球蛋白（α_2-M）及溶菌酶等可通过滤过膜，但 95% 在近曲小管又被重吸收。因此，终尿中蛋白质含量很少，一次随机尿中蛋白质为 0～80mg/L，每日排出量仅为 30～130mg，尿蛋白定性试验阴性。当尿蛋白超过 150mg/24h 或 100mg/L 时，蛋白质定性试验呈阳性，称为蛋白尿（proteinuria）。正常人尿中所含的微量蛋白质，依其分子量大小可分 3 组。①分子量＞9 万蛋白质：含量极微。②分子量介于 4 万～9 万之间蛋白质：为尿蛋白的主要成分，占尿蛋白的 1/2～2/3，主要是血浆蛋白质，以清蛋白为主。③分子量＜4 万蛋白质：因绝大部分被重吸收，含量极少。

（一）检验方法

尿蛋白质定性检验常用的方法有干化学试带法、磺基水杨酸法和加热乙酸法。对于进行现场快速检验或初次就诊的门诊病人，可采用简便的干化学试带法或磺基水杨酸法；但在疾病确诊之后，需要进行疗效观察或预后判断时，则需配合加热乙酸法；尤其是对干化学试带法和磺基水杨酸法所测结果有疑问时，可通过加热乙酸法进行确证，必要时需进行尿中总蛋白质定量和特殊蛋白质分析。

1. 干化学试带法

【原理】

利用酸碱指示剂的蛋白质误差原理。模块中主要含有酸碱指示剂——溴酚蓝（pH 阈值为 3.0～4.6）、枸橼酸缓冲系统，在 pH3.2 时，溴酚蓝产生阴离子，蛋白质（清蛋白）产生阳离子，两者结合后发生颜色变化，由淡黄色渐呈绿色乃至蓝色。颜色的变化程度与蛋白质含量成正比。

【器材】

尿液干化学分析仪、三联或多联干化学试带、广泛 pH 试纸(附标准色板)等。

【操作】

(1)按说明书要求进行。

(2)结果判断见表 9-7。

(3)报告方式:尿蛋白定性阴性或阳性(干化学试带法),阳性程度 ± ~ 4+。

表 9-7　溴酚蓝试带法结果判断

试带反应颜色	报告方式	相当蛋白质含量 /(g·L^{-1})
淡黄色	−	<0.1
淡黄绿色	±	0.1 ~ 0.3
黄绿色	1+	0.3 ~ 1.0
绿色	2+	1.0 ~ 3.0
灰绿色	3+	3.0 ~ 8.0
灰蓝色	4+	>8.0

【注意事项】

(1)本法简便、快速,广泛用于健康普查和肾病筛查,但结果受尿液 pH 影响。对清蛋白敏感度高,对球蛋白灵敏度仅为清蛋白的 1/50 ~ 1/100,与血红蛋白、肌红蛋白、黏蛋白、T-H 蛋白及本周蛋白等基本不反应。

(2)标本质量:应清洁尿道口采集中段尿,或离心后测定上清液。标本内含有其他分泌物(如生殖系统分泌物)或含有较多细胞成分时,可引起假阳性。

(3)pH:尿液 pH>9 时,可使结果呈假阳性;pH<3 时,可使结果呈假阴性。

(4)药物:当患者应用大剂量青霉素钾盐、庆大霉素、对氨基水杨酸、含碘造影剂时,可使结果呈假阴性;而大剂量的奎宁、磺胺等药物引起强碱性尿时,会使结果呈假阳性。

2. 磺基水杨酸法(SSA)

【原理】

磺基水杨酸(磺柳酸)是一种生物碱,在略低于蛋白质等电点的酸性条件下,其酸根阴离子与蛋白质氨基阳离子结合,形成不溶性的蛋白盐而沉淀。沉淀生成的程度可反映蛋白质含量。

【器材】

玻璃试管(12mm × 10mm)、滴管、吸管、黑色衬纸及广泛 pH 试纸等。

【试剂】

200g/L 磺基水杨酸溶液:20.0g 磺基水杨酸溶于 100ml 蒸馏水中。

【操作】

（1）加尿液：取试管 2 支，各加清晰尿液 1ml。

（2）加试剂：于第 1 支试管内滴加磺基水杨酸溶液 2 滴，轻轻混匀；另 1 支试管不加试剂作空白对照，待 1min 时观察结果。

（3）结果判断见表 9-8。

（4）报告方式：尿蛋白定性阴性或阳性（磺基水杨酸法），阳性程度 ± ～ 4+。

表 9-8　磺基水杨酸法尿蛋白定性试验结果判断

反应现象	报告方式	相当蛋白质含量 /（g·L^{-1}）
清晰透明	－	＜0.05
黑色背景下轻微混浊	极微量	0.05 ～ 0.1
不需黑色背景即见轻度混浊	±	0.1 ～ 0.5
白色混浊，但无颗粒出现	1+	0.5 ～ 1.0
混浊并出现颗粒	2+	1.0 ～ 2.0
明显混浊呈絮状	3+	2.0 ～ 5.0
絮状混浊，有大凝块	4+	＞5.0

【注意事项】

（1）本法操作简便，灵敏度高，可检出＜50mg/L 的蛋白尿，本周蛋白、蛋白胨、黏蛋白等均可呈阳性反应。

（2）标本质量：同干化学试带法。

（3）强碱性尿可出现假阳性，可加稀乙酸数滴后再做试验。

（4）判断结果时间应严格控制在 1min 时，否则可使反应强度升级。尿液明显混浊不适用本法测定。

（5）药物：当患者应用大剂量青霉素钾盐、庆大霉素、对氨基水杨酸、含碘造影剂时，可使结果出现假阳性；而大剂量的奎宁、磺胺等药物引起强碱性尿时，可使结果呈假阴性。

3. 加热乙酸法

【原理】

加热可使蛋白质变性凝固，加稀乙酸使尿液 pH 减低并接近蛋白质等电点（pH4.7），促使变性凝固的蛋白质进一步沉淀。同时加酸还可消除因磷酸盐或碳酸盐析出造成的混浊。

【器材】

酒精灯、玻璃试管（12mm×100mm）、试管夹、滴管及广泛 pH 试纸等。

【试剂】

5%乙酸溶液：冰乙酸5ml，加蒸馏水至100ml，密闭保存。

【操作】

（1）加尿液：取试管1支，加清晰尿液约5ml或至试管高度2/3处。

（2）加热：用试管夹夹持试管下端，斜置试管，在酒精灯上加热尿液上1/3段，煮沸即止。

（3）观察：轻轻直立试管，在黑色背景下观察煮沸部分有无混浊。

（4）加酸后再加热：滴加5%乙酸溶液2～4滴，再煮沸后立即观察结果。

（5）结果判断见表9-9。

（6）报告方式：阴性或阳性（加热乙酸法），阳性程度±～4+。

表9-9　加热乙酸法尿蛋白定性试验结果判断

反应现象	报告方式	相对蛋白质含量 /(g·L^{-1}）
清晰透明	−	<0.1
黑色背景下轻微混浊	± 或微量	0.1～0.15
白色混浊，无颗粒或絮状沉淀	1+	0.2～0.5
混浊，有颗粒	2+	0.6～2.0
大量絮状沉淀	3+	2.1～5.0
立即出现凝块并有大量絮状沉淀	4+	>5.0

【注意事项】

（1）本法检出灵敏度为100～150mg/L，干扰因素少，被确认为尿蛋白定性试验的参考方法。尿内蛋白含量较低时，加酸后始出现混浊，因此必须坚持加热→加酸→再加热的程序。加入的乙酸量要适当，过多或过少均可导致阳性反应程度的减弱。

（2）标本质量：同干化学试带法。

（3）离子强度：尿液离子强度很低时，可使加热乙酸法呈假阴性结果。因此对于限盐或无盐饮食的患者进行尿蛋白定性时，需滴加饱和氯化钠溶液1～2滴后再进行试验。

（二）参考区间

阴性。

（三）临床意义

1. 生理性蛋白尿　系泌尿系统无器质性病变、暂时出现尿蛋白阳性，多为一过性。

（1）功能性蛋白尿：是指由于发热、剧烈运动、精神紧张等应激状态导致的蛋白尿。多见于青少年，呈一过性，蛋白定性在"1+"以下。摄入蛋白质过多时也可出现暂时性蛋白尿。

（2）体位性蛋白尿：又称直立性蛋白尿，多见于瘦长体型的青少年。待检者在卧床休息时蛋白定性为阴性；而站立活动时因脊柱前凸对肾的压迫，则出现蛋白尿，无自觉症状。

2. 病理性蛋白尿　系因器质性病变，尿内持续出现蛋白。

（1）肾性蛋白尿：即真性蛋白尿，是由于肾脏病变导致血浆蛋白出现于尿中，形成蛋白尿。根据产生的机制分为以下 3 种。①肾小球性蛋白尿（glomerular proteinuria）：由于毒素、炎症等原因导致肾小球滤过膜通透性增加，或静电屏障遭到破坏甚至失去选择性，血浆蛋白大量出现在原尿中，超过肾小管重吸收能力而形成的蛋白尿称为肾小球性蛋白尿。以清蛋白为主，见于急性肾小球肾炎、肾病综合征、紫癜性肾病等，尿蛋白多在 1+～2+，很少超过 3+。②肾小管性蛋白尿（tubular proteinuria）：肾小管在受到感染、中毒损伤时，因重吸收能力降低或抑制而出现的以分子量较小的蛋白质为主的蛋白尿。尿蛋白以 β_2-M、α_2-M、溶菌酶及其他小分子蛋白质为主，尿液清蛋白正常或轻度增多，尿蛋白定性在 1+～2+，定量在 1～2g/24h。常见于肾小管损伤性疾病如肾盂肾炎、间质性肾炎和肾小管酸中毒等，也见于解热镇痛药、重金属等中毒。③混合性蛋白尿（miscellaneous proteinuria）：同时有肾小球和肾小管损伤所产生的蛋白尿为混合性蛋白尿。常见于慢性肾炎、慢性肾盂肾炎、高血压、糖尿病、狼疮性肾炎、肾淀粉样变性等，清蛋白、球蛋白和 β_2-M 同时增多。

（2）非肾性蛋白尿：由肾脏以下泌尿器官感染、出血等病变所致，又称假性蛋白尿（false proteinuria）。真性蛋白尿尿液往往透明，而假性蛋白尿可引起肉眼可见的混浊。

（3）特殊蛋白尿：即肾脏功能正常情况下的蛋白尿，常见以下 2 种。①组织性蛋白尿：是指来源于肾小管代谢产生、组织破坏分解、炎症或药物刺激泌尿系统分泌的蛋白质进入尿液而形成的蛋白尿，如 T-H 蛋白。②溢出性蛋白尿：肾小球滤过及肾小管重吸收均正常，因血浆中分子量较小的蛋白质或正电荷蛋白质异常增多，经肾小球滤出，超过肾小管重吸收能力所形成的蛋白尿，又称肾前性蛋白尿，如血红蛋白尿、肌红蛋白尿、本周蛋白尿等。

三、尿液糖检验

正常人尿中葡萄糖排出量为 0.2～1.7mmol/24h，浓度为 0.1～0.8mmol/L，尿糖定性为阴性。当血糖浓度超过肾糖阈值（>8.88mmol/L）或肾小管重吸收能力下降时，尿糖定性为阳性，此种尿液称为糖尿。尿糖主要是葡萄糖，也有微量乳糖、半乳糖、果糖等。

（一）检验方法

1. 干化学试带法

【原理】

采用葡萄糖氧化酶与过氧化物酶氧化还原反应原理。试带模块中含有的葡萄糖氧化酶（GOD）使尿中葡萄糖与氧作用生成葡萄糖酸内酯及 H_2O_2，POX 催化 H_2O_2 脱氧，将邻联甲苯胺氧化成有色成分，其颜色深浅与葡萄糖含量成正比。

【器材】

单联或多联干化学试带（附标准色板）、尿液干化学分析仪等。

【操作】

（1）按说明书要求进行。

（2）结果判断见表 9-10。

（3）报告方式：尿糖定性阴性或阳性（干化学试带法），阳性程度 ± ～ 4+。

表 9-10　试带法葡萄糖定性试验结果判断

反应现象	报告方式	相当葡萄糖含量 /($mmol \cdot L^{-1}$)
蓝色不变	–	<2.2
浅灰色	1+	5.5
灰色	2+	14
灰蓝色	3+	28
紫蓝色	4+	122

【注意事项】

（1）本法敏感度高（2.0～5.0mmol/L），特异性好，只与葡萄糖反应，极少出现假阳性；操作简便、快速，检测范围为 1.67～112g/L。大剂量维生素 C、高浓度酮体、浓缩尿（高比重尿）易降低反应敏感度而出现假阴性。

（2）试带必须密闭、干燥、冷藏，以防变质。试带超过有效期不能使用。

（3）要在规定时间内观察结果，否则结果随时间延长而增高。

2. 班氏（Benidict）还原法

【原理】

在高热、碱性溶液中，葡萄糖或其他还原性糖的醛基，将班氏试剂的蓝色硫酸铜还原，形成黄色的氢氧化亚铜沉淀，后者在空气中氧化为红色的氧化亚铜沉淀。

【器材】

试管架、大试管、滴管、试管夹、酒精灯等。

【试剂】

班氏试剂，甲液：枸橼酸钠（ $Na_3C_6H_5O_7 \cdot 2H_2O$ ）42.5g，无水碳酸钠 25g，蒸馏水 700ml，加热助溶。加入枸橼酸钠是为了保持硫酸铜的稳定性，防止生成 $Cu(OH)_2$ 沉淀。乙液：硫酸铜（ $CuSO_4 \cdot 5H_2O$，氧化剂）10g，蒸馏水 100ml，加热助溶。冷却后，将乙液缓慢加入甲液中，不断混匀，最后补充蒸馏水至 1 000ml。溶液应呈透明蓝色（煮沸后出现沉淀或变色则不能使用）。

【操作】

（1）加试剂：取试管 1 支，加入班氏试剂 1.0ml，摇动试管徐徐加热至沸腾，观察试剂有无颜色及性状变化。

（2）加尿液：若试剂仍为透明蓝色，则向班氏试剂中加离心后的尿液 0.1ml（约 2 滴），混匀。继续煮沸 1～2min 或置沸水浴 5min，自然冷却。

（3）结果判断见表 9-11。

（4）报告方式：尿糖定性阴性或阳性（班氏法），阳性程度 ± ～4+。

表 9-11　班氏糖定性试验结果判断

反应现象	报告方式	相当葡萄糖含量 /(mmol·L^{-1})
蓝色不变	－	<5.6
蓝色中略带绿色，但无沉淀	±	5.6～11.2
绿色，伴少许黄绿色沉淀	1+	11.2～27.9
较多黄绿色沉淀，以黄为主	2+	28～56
土黄色混浊，有大量沉淀	3+	57～112
大量棕红色或砖红色沉淀	4+	>112

【注意事项】

（1）本法敏感度低，特异性差，操作烦琐，但稳定性好，检测范围为 5.5～112g/L，可检出所有还原性糖。大剂量维生素 C、肌酐、尿酸可引起假阳性。目前已逐渐被葡萄糖氧化酶试带法取代。

（2）标本必须新鲜，否则因细菌分解葡萄糖使结果偏低或出现假阴性。

（3）试剂与标本量比例应准确，尿液过量可发生尿酸盐沉淀影响结果观察。

（4）大量铵盐可妨碍氧化亚铜沉淀，影响反应结果，需加碱煮沸驱氨后再测定。

（5）煮沸后，尿酸盐可使溶液混浊并呈绿色，但冷却后沉淀物又呈蓝灰色。

（6）尿中还原性物质，如维生素 C、尿酸、水杨酸盐等可使结果出现假阳性。

（7）胆红素尿可干扰反应的颜色。

（二）参考区间

清晨空腹尿及餐后 2h 尿：阴性。

（三）临床意义

1. 血糖升高性糖尿

（1）糖尿病：由于患者胰岛素水平降低或机体对胰岛素敏感性下降，导致葡萄糖贮存、利用障碍，血糖超过肾糖阈值，使空腹尿中葡萄糖定性阳性。

（2）内分泌性疾病：甲状腺功能亢进、肢端肥大症等因血糖增高而导致糖尿。

（3）暂时性糖尿：①应激状态，颅脑损伤、脑血管意外、情绪激动等可使血糖一过性升高而出现糖尿。②饮食因素，成人一次进食200g葡萄糖即可造成糖尿。

2. 血糖正常性糖尿　肾小管对葡萄糖吸收功能减退，即肾糖阈值降低所致的糖尿，又称肾性糖尿，见于慢性肾小球肾炎、肾病综合征、间质性肾炎及新生儿糖尿等。

3. 其他糖尿　尿中出现乳糖、半乳糖、果糖、戊糖等，如哺乳期妇女可出现果糖尿、乳糖尿或半乳糖尿，半乳糖血症会在尿中出现相应的糖类成分。

四、尿液酮体定性检验

酮体（ketones bodies，KET）是脂肪代谢的中间产物，包括乙酰乙酸、β-羟丁酸和丙酮。正常生理状态下肝脏合成的酮体大部分被其他组织利用，血浆中含量仅为2.0～4.0mg/L，正常人24h尿中酮体含量仅为：乙酰乙酸<25mg，β-羟丁酸<9mg，丙酮<3mg，用常规化学定性方法测定阴性。当体内脂肪代谢加速，生成的大量酮体在血中蓄积，称为酮血症（ketonemia）。酮体血浓度一旦越过肾阈值，则从尿中排出，形成酮尿（ketonuria）。

（一）检验方法

1. 干化学试带法

【原理】

采用亚硝基铁氰化钠法。在碱性条件下，亚硝基铁氰化钠与尿液中的乙酰乙酸、丙酮起反应，生成紫红色化合物。

【器材】

多联干化学试带及标准色板、尿液干化学分析仪等。

【操作】

（1）按说明书要求进行。

（2）结果判断：不变色为"−"，棕色为"1+"，棕红色为"2+"，紫栗色为"3+"。

【注意事项】

（1）试带应干燥保存，以防受潮失效。

（2）标本应新鲜，大量细菌繁殖将使乙酰乙酸转变为丙酮，丙酮易挥发，造成假阴性。

2. 改良Rothera法（粉剂法）

【原理】

在碱性环境中，亚硝基铁氰化钠与尿中的酮体（乙酰乙酸、丙酮）反应，生成紫红色化合物。

【器材】

凹玻片或试管、药匙、滴管等。

【试剂】

酮体粉试剂：亚硝基铁氰化钠（AR）0.5g，无水碳酸钠（AR）10g，硫酸铵（AR）10g，配制前分别将各种试剂烘干、称量并研磨混匀。密闭存于棕色磨口瓶内，防止受潮。

【操作】

（1）操作：于凹玻片的凹孔内（或试管内）加入酮体粉1小勺，然后滴加新鲜尿液于酮体粉上，至完全将酮体粉浸湿，观察酮体粉的颜色变化。

（2）结果判断见表9-12。

表9-12　改良Rothera法尿酮体定性试验结果判断

反应现象	结果判断	报告方式
5min内无紫色出现	阴性	－
逐渐呈现淡紫色	弱阳性	1+
立即呈现淡紫色而后转为深紫色	阳性	2+
立即出现深紫色	强阳性	3+～4+

【注意事项】

（1）丙酮会快速挥发，乙酰乙酸会被细菌降解转变为丙酮，因此应尽快检测。

（2）为防止肌酐、肌酸过多引起假阳性，可加入少许冰乙酸，并作阴性和阳性对照。

（3）测定时，需要试剂与尿液接触反应时产热释放出氨，因此冬季最好放置在30℃左右的水浴中进行。

3. 其他方法　Lange法（朗格法）和Gerhardt法。该两种方法是最初创建的尿酮体定性方法，灵敏度低，操作烦琐，现已较少应用。

（二）参考区间

阴性。

（三）临床意义

尿酮体阳性见于：①糖尿病酮症酸中毒，糖尿病患者因糖代谢障碍，代偿性脂肪分解代谢增加，产生或缩合大量乙酰乙酸，使血和尿中酮体增加。②其他，饥饿、过分节食、剧烈呕吐或腹泻、全身麻醉、长时间空腹运动及寒冷刺激等以及妊娠妇女可因严重妊娠反应、剧烈呕吐、重症子痫出现酮尿。

五、尿液胆红素定性检验

胆红素（bilirubin，Bil）主要有未结合胆红素（UCB）、结合胆红素（CB）和δ-胆红素3

种,以 UCB 和 CB 为主。衰老红细胞在单核 - 吞噬细胞系统被破坏,血红蛋白分解出卟啉,卟啉转变为胆绿素,经还原成为未结合胆红素,被肝细胞摄取,与葡糖醛酸结合后生成结合胆红素,经胆道排入肠道,在肠道细菌降解下转变成粪胆原或尿胆原排出体外。由于非结合胆红素不能通过肾小球滤出,而血中结合胆红素很低,故正常人尿中胆红素定性为阴性。如果血中结合胆红素升高,则出现在尿中,导致尿胆红素定性为阳性,称为胆红素尿。

(一)检验方法

1. 干化学试带法

【原理】

通常采用偶氮法。胆红素测定模块中含有 2,4- 二氯苯胺(或二氯重氮氟化硼酸盐)和强酸介质。结合胆红素在强酸性介质中与重氮盐发生偶联反应,生成红色偶氮化合物。

【器材】

单联或多联干化学试带(附标准色板)、尿液干化学分析仪等。

【操作】

(1)按说明书要求进行。

(2)结果判断见表 9-13。

(3)报告方式:尿胆红素测定阴性或阳性(干化学试带法),阳性程度 ± ~ 3+。

表 9-13　试带法胆红素定性检验结果判断

颜色反应	结果判断	报告方式	半定量 /(mg·L^{-1})
不变色	阴性	−	≤1.0
浅棕色	可疑	±	1.5
黄棕色	弱阳性	1+	2
红棕色	阳性	2+	4
深棕色	强阳性	3+	≥8.0

【注意事项】

(1)本法敏感度不高(7 ~ 14μmol/L 或 2 ~ 10mg/L),但操作简便、快速,具有半定量作用,目视和仪器检测均适用,已在临床广泛应用。

(2)标本要新鲜,避光保存,防止假阴性。

(3)要在规定时间内观察结果,否则随时间延长而结果增高。

(4)接受大剂量氯丙嗪治疗时易使结果出现假阳性;尿中高维生素 C 浓度

（＞1.24mmol/L）或存在亚硝酸盐时可抑制重氮反应导致假阴性结果。

（5）结果可疑者最好用 Harrison 法加以验证。

2. Harrison 法（改良哈氏法）

【原理】

用硫酸钡或磷酸钡吸附尿液中的胆红素并浓缩，胆红素与三价铁（Fe^{3+}）反应，被氧化为胆绿素的复合物，可显绿色，呈色快慢和深浅与胆红素含量成正比。

【器材】

离心机、试管或离心管、5ml 刻度吸管等。

【试剂】

（1）100g/L 氯化钡溶液：氯化钡（$BaCl_2 \cdot 2H_2O$）10.0g，溶解于 100ml 蒸馏水中。

（2）三氯化铁溶液（Fouchet 试剂）：100g/L 三氯化铁溶液 10ml 与 250g/L 三氯乙酸溶液 90ml 充分混合。

【操作】

（1）浓缩胆红素：于离心管中加入尿液 5ml，再加 100g/L 氯化钡溶液 2.5ml（此时出现白色钡盐沉淀），混匀（若沉淀不多，可滴加硫酸铵试剂 1～2 滴）。以 1 500r/min 离心 5min，弃去上清液。

（2）加试剂：向沉淀表面加 Fouchet 试剂 2 滴，放置片刻，观察沉淀颜色的变化。

（3）结果判断见表 9-14。

（4）报告方式：尿胆红素测定阴性或阳性（Harrison 法），阳性程度 1+～3+。

表 9-14　Harrison 法尿胆红素试验结果判断

反应现象	结果判断	报告方式
长时间不变色（10min）	阴性	－
沉淀逐渐变为淡绿色	弱阳性	1+
沉淀变为绿色	阳性	2+
沉淀即刻变为蓝绿色	强阳性	3+

【注意事项】

（1）本法敏感度高（0.9μmol/L 或 0.5mg/L），准确性高，可作为胆红素的验证试验。

（2）如尿中含大量牛黄、熊胆粉、水杨酸盐、阿司匹林等药物，易导致假阳性结果；加入酸性三氯化铁试剂过多，可出现黄色而不出现绿色，导致假阴性结果。

（二）参考区间

阴性。

（三）临床意义

尿胆红素检验结果通常与尿胆原、粪胆素原和血清胆红素测定结果综合判断，用于黄疸的诊断和鉴别诊断。尿胆红素阳性见于胆汁淤积性黄疸、肝细胞性黄疸，而溶血性黄疸为阴性。另外，Rotor 综合征、Dubin-Johnson 综合征等先天性高胆红素血症患者也可出现胆红素尿。

六、尿胆原定性检验

结合胆红素随胆汁排泄进入肠道，在肠道细菌的作用下生成尿胆原，其中大部分经肝转化为结合胆红素再排入肠腔，小部分从肾脏排出，进入尿液，经氧化及光照后成黄色的尿胆素。当尿胆原生成增加或肝细胞转化尿胆原的能力下降时，尿中尿胆原增加；当胆道阻塞时，肠道胆红素减少或无，则尿胆原生成减少或无。

（一）检验方法

1. 干化学试带法

【原理】

试带有两种：一种是以 Ehrlich 反应为基础的试带，试带成分、作用及测定原理同 Ehrlich 法；另一种采用偶氮法，在强酸性条件下对四氧基苯重氮四氟化硼与尿胆原发生偶联反应，生成红色的化合物。

【器材】

干化学试带与标准色板、尿液干化学分析仪等。

【操作】

（1）按说明书要求进行。

（2）报告方式：尿胆原阴性或阳性（干化学试带法），或报告阳性稀释度。

【注意事项】

（1）本法操作简便，可以半定量（敏感度 1～4mg/L）。基于偶联反应原理的试带法对尿胆原较为特异，不受与 Ehrlich 反应的物质影响，目前临床上常用。

（2）醛反应法和偶联反应试带法尿胆原定性结果均受维生素 C 抑制，可使尿胆原定性呈假阴性结果。

2. 改良 Ehrlich 法（改良欧立区法）

【原理】

尿胆原在酸性环境中与对二甲氨基苯甲醛反应生成樱红色化合物，颜色的深浅可反映尿胆原的含量。

【器材】

中试管（10mm×150mm）、白色衬纸、离心机、刻度吸管等。

（1）对二甲氨基苯甲醛溶液（Ehrlich 试剂）：对二甲氨基苯甲醛 2.0g，溶于 80ml 蒸馏水中，逐滴缓慢加入浓盐酸 20ml，边加边摇，直至完全溶解，贮存于棕色瓶中保存备用。

（2）100g/L 氯化钡（$BaCl_2$）溶液：氯化钡（$BaCl_2 \cdot 2H_2O$）10.0g，溶解于 100ml 蒸馏水中。

【操作】

（1）去除"可疑胆红素"：取尿液 4ml，加氯化钡溶液 1ml，混合后过滤（或 1 500r/min 离心 5min），取滤液（或上清液）备用。

（2）加 Ehrlich 试剂：取滤液或上清液 5ml，按 10 : 1 的比例加入 Ehrlich 试剂 0.5ml，混合，室温下静置 10min。

（3）结果观察：立即在白色背景下从管口向管底观察颜色变化。结果判断见表 9-15。如为阳性，则另取去除胆红素尿液，以蒸馏水分别稀释为 1 : 10、1 : 20、1 : 40、1 : 80 和 1 : 160，按上述操作步骤（第 2 和第 3 步）重新检验，以最高稀释倍数阳性报告。如稀释 1 : 160 仍为阳性，则不再稀释。

表 9-15　改良 Ehrlich 法尿胆原定性试验结果判断

颜色反应	结果判断	报告方式
不变色，加温后仍无反应	阴性	－
10min 后呈微红色	弱阳性	1+
10min 后呈樱红色	阳性	2+
立即呈深红色	强阳性	3+

（4）报告方式：尿胆原阴性或阳性（改良 Ehrlich 法），阳性程度"1+～3+"；或报告阳性稀释度。

【注意事项】

（1）本法操作简便，但结果受胆红素、卟胆原、酮体以及某些药物的干扰，目前临床上少用。

（2）标本要及时测定，避光保存。尿中如含有胆红素，应先除去。

（3）尿中吡啶、酮体也可出现假阳性。酮体等造成的假阳性遇戊醇变成淡绿色。

（4）维生素 C、甲醛和乌洛托品对醛反应具有抑制作用，可使尿胆原定性呈假阴性，需加做尿胆素定性试验予以验证。

（5）显色速度受温度影响较大，一般要求在 20℃左右，室温过低时需适当加温。

（二）参考区间

阴性或 1 : 20 稀释后阴性。

（三）临床意义

1. 黄疸鉴别　结合尿胆红素定性、血清胆红素定量及粪便颜色的改变，用于黄疸类型鉴别。溶血性黄疸时，尿胆原生成及排出明显增加；肝细胞性黄疸时，尿胆原排出增加；完全阻塞性黄疸时，尿胆原阴性。

2. 反映肝细胞损伤　急性黄疸性肝炎时，尿胆原排泄量首先增加，早于黄疸症状出现之前。

3. 其他　长时间大剂量应用抗生素可抑制肠道菌群，使尿胆原合成减少，造成尿胆原阴性。

七、尿液血红蛋白定性检验

发生血管内溶血时，血红蛋白释放入血浆，若游离血红蛋白超过了结合珠蛋白（Hp）结合能力（1.0～1.35g/L），可由肾小球滤过，随尿液排出；或上尿路出血，红细胞在低渗、高渗或酸性环境中破坏，释放出血红蛋白，即为血红蛋白尿。如尿中血红蛋白较少，尿色无变化，但血红蛋白定性试验为阳性，称为尿隐血试验。

（一）检验方法

1. 化学法（邻联甲苯胺法）

【原理】

血红蛋白中的亚铁血红素有类似过氧化物酶样活性，能催化底物供氢体邻联甲苯胺脱氢，同时使 H_2O_2 还原为 H_2O。邻联甲苯胺氧化脱氢后，其分子结构发生了改变而显蓝色，其颜色的深浅与血红蛋白含量成正比。

【器材】

小试管、试管夹、刻度吸管、滴管、乳胶吸头、酒精灯等。

【试剂】

（1）10% 邻联甲苯胺乙酸溶液：邻联甲苯胺 1g，溶于冰乙酸和无水乙醇各 50ml 的混合液中，置棕色瓶中放冰箱内保存，可用 8～12 周。若溶液变暗，则已失效，应重新配制。

（2）3% 过氧化氢溶液：过氧化氢 3ml，蒸馏水加至 100ml，密封保存。临用时配制。

【操作】

（1）加尿液：取新鲜尿液 3～4 滴加于小试管中，加热破坏其易热酶。

（2）加试剂：滴加邻联甲苯胺乙酸溶液 1～2 滴，再滴加等量的 3% 过氧化氢溶液，混匀。

（3）结果观察：在白色背景下观察小试管中尿液颜色变化，2min 之内显蓝绿色为阳性。结果判断见表 9-16。

表 9-16　邻联甲苯胺法血红蛋白定性试验结果判断

反应现象	结果判断
立即出现黑褐色	阳性（4+）
立即出现蓝褐色	阳性（3+）
由浅蓝褐色逐渐变为明显的蓝褐色	阳性（2+）
10s 后由浅蓝色逐渐变为蓝色	阳性（1+）
2min 后仍不显色	阴性（－）

【注意事项】

（1）标本应新鲜并及时检测，久置可因细菌繁殖造成假阳性。测试前标本必须混匀。

（2）过氧化氢溶液易变质，检测过程中应设立阳性对照。

（3）尿中含铁、铜、锌、铋、碘化物或过氧化物酶等物质可导致假阳性。

（4）维生素 C 等还原性物质会抑制色原剂氧化反应，出现假阴性。

2. 干化学试带法

【原理】

同化学法。

【器材】

尿液干化学分析仪、干化学试带、比色板等。

【操作】

按说明书要求进行。

3. 单克隆抗体免疫胶体金法　见粪便隐血试验。

（二）参考区间

阴性。

（三）临床意义

辅助诊断泌尿系统疾病和溶血性疾病。

八、尿液亚硝酸盐定性检验

尿液亚硝酸盐（NIT）多由尿中含硝酸盐还原酶的病原微生物（主要有大肠埃希菌属、真菌等）将硝酸盐还原生成，因此尿 NIT 与泌尿系统感染有密切关系。

（一）检验方法

1. 干化学试带法

【原理】

采用 Griess 法，NIT 先与对氨基苯磺酸或氨基苯磺酰胺反应形成重氮盐，再与 α-萘胺结合形成红色偶氮化合物。

【器材】

干化学试带与标准色板、尿液干化学分析仪等。

【操作】

（1）按说明书要求进行。

（2）报告方式：尿亚硝酸盐阴性或阳性（干化学试带法）。

2. 化学法（Griess 法）

【原理】

同干化学试带法。

【器材】

中型试管、药匙、刻度吸管或滴管等。

【试剂】

Griess 试剂：对氨基苯磺酸 10g、酒石酸 89g 和 α- 萘胺 1.5g 混合，并研成细末状，贮存于棕色瓶中。

【操作】

（1）取尿液：取尿液 3 ～ 5ml 置于试管内。

（2）加试剂：立即加入 Griess 试剂少许（约 0.05g），振荡摇匀。

（3）结果观察：呈粉红色至玫瑰红色者为阳性，无变化者为阴性。

（4）报告方式：同干化学试带法。

【注意事项】

（1）应采用晨尿测试，因尿液在膀胱内存留足够时间使 NIT 生成。

（2）标本应新鲜并尽快测定，否则因标本被细菌污染可能出现假阳性结果。

（3）如尿中含大剂量维生素 C 可抑制反应，含硝基呋喃或高比重尿可使试验灵敏度降低。

（4）用抗生素治疗后、服用利尿剂后等检验结果可呈阴性。

（二）参考区间

阴性。

（三）临床意义

临床上常用 NIT 与白细胞联合检查判定尿路感染。但 NIT 测定阴性不能完全排除泌尿系感染，因有些细菌没有还原亚硝酸盐的能力。

九、尿液白细胞酯酶定性检验

白细胞酯酶是人体白细胞内含有的一种特异性酶，临床常用这种酶来检测标本中白细胞的存在，但该酶只存在于中性粒细胞中，其他白细胞中则没有。

（一）检验方法

采用干化学试带法。

【原理】

中性粒细胞的胞质中含有酯酶，能水解吲哚酚酯生成吲哚酚和有机酸，吲哚酚与重氮盐反应，生成紫红色缩合物，颜色深浅与粒细胞数量成正比。

【器材】

干化学试带与标准色板、尿液干化学分析仪等。

【操作】

按说明书要求进行。

（二）参考区间

阴性。

（三）临床意义

阳性见于泌尿系统感染等引起白细胞增多时。肾移植术后发生排斥反应时，尿液中以淋巴细胞为主，白细胞酯酶呈阴性，此时应以显微镜检查为准。

十、尿液维生素C定性检验

维生素 C（VitC）又称抗坏血酸，作为还原剂参与体内氧化还原反应。检测 VitC 的主要目的在于对其他检验项目的干扰进行评估。

（一）检验方法

干化学试带法，包括还原钼蓝法与2,6-二氯酚靛酚钠还原法。

【原理】

还原钼蓝法：VitC 的1,2-烯二醇基团具有强还原性，可将磷钼酸还原为钼蓝，颜色由黄色变成亮蓝色或蓝紫色，颜色深浅与尿液中 VitC 含量成正比。

2,6-二氯酚靛酚钠还原法：VitC 含有1,2-烯二醇还原性基团，在碱性及中性条件下将氧化态蓝色2,6-二氯酚靛酚染料还原成无色2,6-二氯二对酚胺（酚亚胺），试带颜色由深蓝色（或绿色）变成无色或淡黄色，颜色变化程度与尿液中 VitC 含量成正比。

【器材】

干化学试带与标准色板、尿液干化学分析仪等。

【操作】

按说明书要求进行。

（二）参考区间

阴性或阳性。

（三）临床意义

检测尿 VitC 主要用于提示尿液隐血、胆红素、亚硝酸盐和葡萄糖检验结果是否准确，防止出现上述项目的假阴性结果。

第五节　尿液干化学分析仪及临床应用

尿液干化学检验是将化学试剂吸附于载体(吸水性材料)上烘干,制成干的化学试带,当尿液与试带接触后,尿中的待检成分与化学试带中的试剂反应而发生颜色变化,可用目测(图 9-27)或仪器进行自动化检测。干化学分析仪测定法操作简便,检测快速,结果准确,可定性或半定量。尿液干化学分析仪分为半自动和全自动两类,干化学试带上的检测项目可为 8 项、9 项、10 项、11 项、12 项等,每种型号的干化学分析仪都有配套的试带,不能混用。

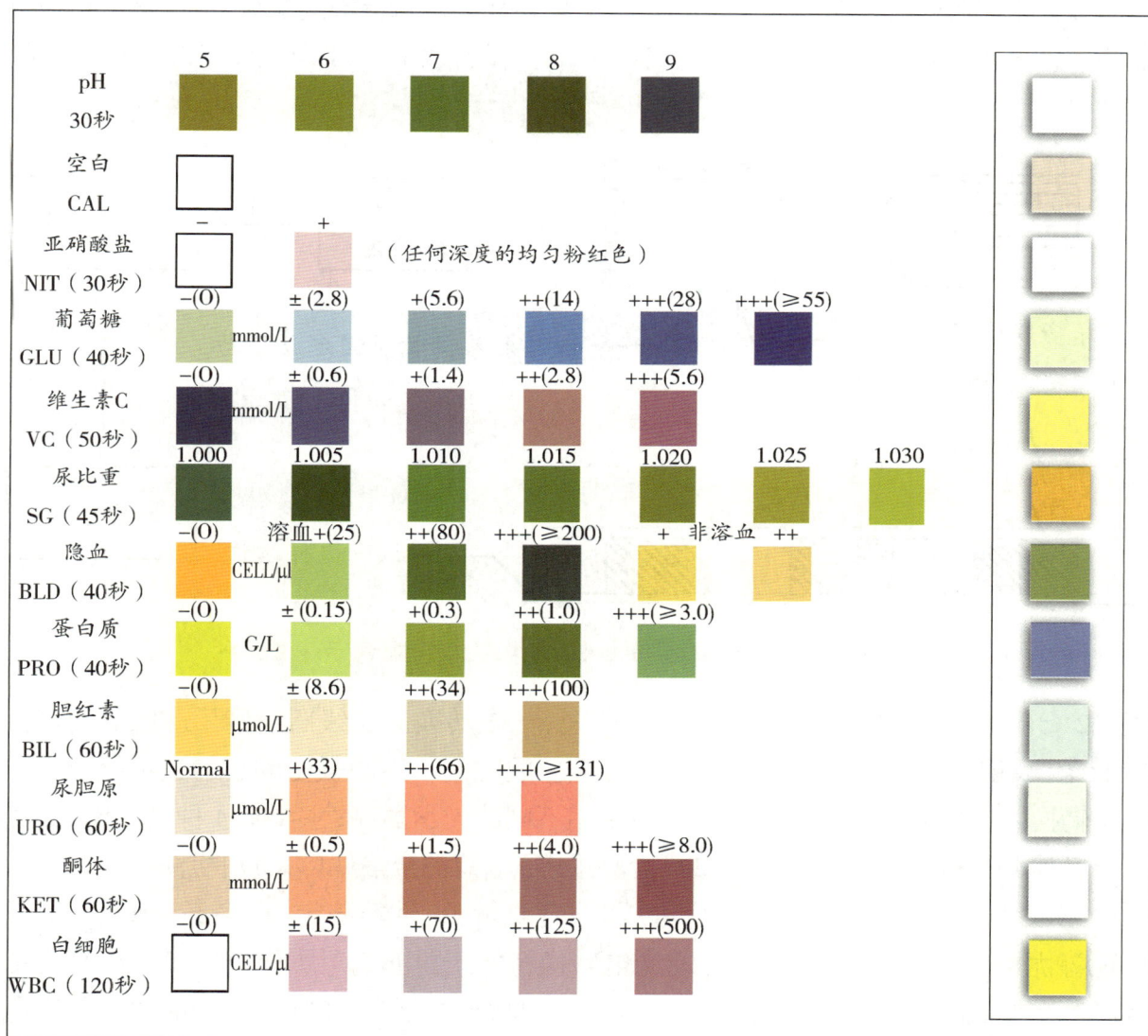

图 9-27　尿液干化学分析试带及结果判断

一、检验原理

尿液干化学分析仪是由自动程序控制,采用光检测器感受从试带反应区反射来的光强度,再转化成电信号并转化成测定结果的检测仪器。尿液干化学分析仪几乎取代了传统的湿化学试验方法,已成为尿液化学检验的主要检测手段。

(一)仪器组成

各种类型的仪器均由机械系统、光学系统(或光电转换系统)和电路系统三部分组成,基本工作流程见图9-28。

1. 机械系统　主要功能是传输试带。先将待检的试带传输到检测位置,然后将检测后的试带送入废物盒。不同型号的仪器采用的机械装置不同,如齿轮、胶带、机械臂、吸样针、标本混匀器等。

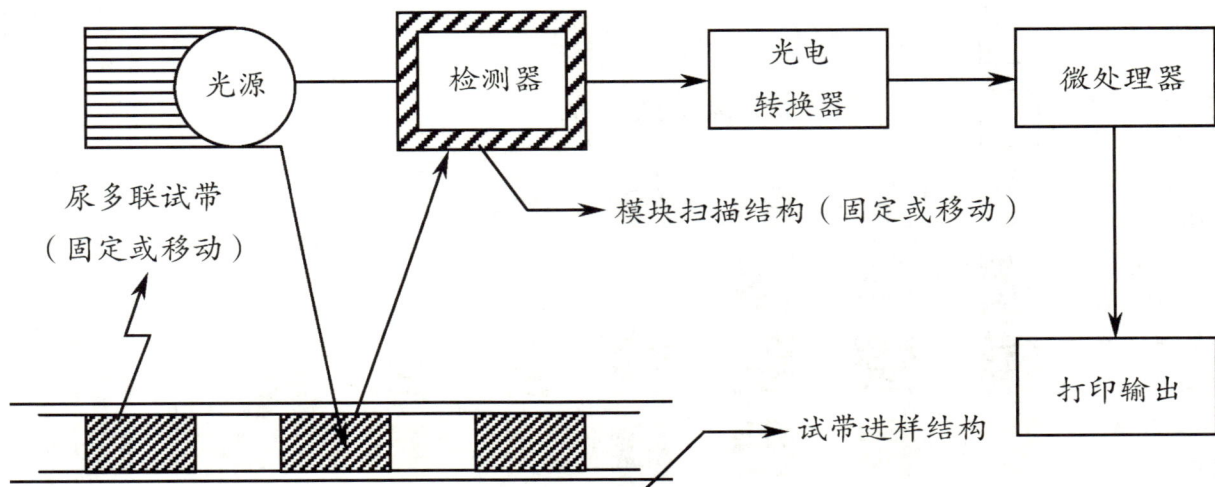

图9-28　尿干化学分析仪结构及工作流程示意图

2. 光学系统　主要包括光源、单色处理、光电转换。光线照射到反应区表面产生反射光,反射光的强度与各试剂块的反应颜色成比例。不同强度的反射光再经光电转换器转换为电信号。不同型号的仪器可采用不同的光学器件,主要有4种:卤钨灯滤光片分光检测系统、发光二极管(LED)检测系统、电荷耦合器件(CCD)检测系统和冷光源检测系统。发光二极管具有工作电压低、耗电量少、性能稳定、寿命长、颜色一致且稳定等优点。CCD器件具有良好的光电转换特性,光电转换因子可达99.7%,其光谱响应范围宽,涵盖可见光和近红外线。冷光源是继白炽灯、LED光源产品之后的高科技新型光源,是通过在电场作用下电子碰撞激发荧光材料而产生的发光。卤钨灯滤光片分光系统采用球面积分仪双波长反射式光度计测定试带上的颜色变化,其检验原理见图9-29。

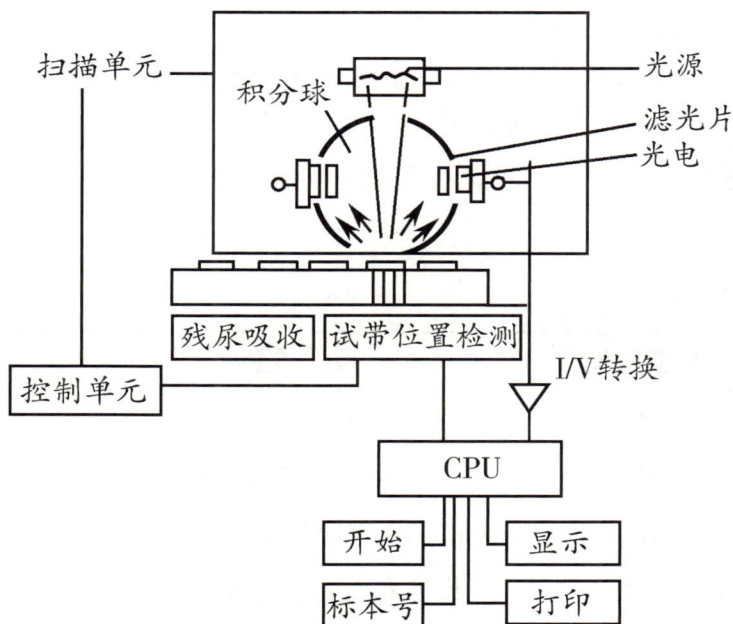

图 9-29　球面积分仪尿液检验原理示意图

3. 电路系统　包括 I/V 转换器（电流／电压转换器）、CPU（中央处理器）、显示器、打印机、操作面板等。仪器将从光学系统传送来的电信号经过一系列处理后，得出分析结果。

（二）试带的组成及检验项目原理

1. 试带结构及组成　单项试带是尿液干化学分析试带的基本结构形式，也是干化学发展初期的结构形式。多联试带组合了临床常用的多个检验项目，将各检验项目的试剂块按一定顺序、间隔固定在同一条带上，间隔的作用是防止各试剂块之间相互渗漏。某些试带上的试剂块要比实际测试项目多 1 个空白块，以消除尿液本身的颜色在试剂块上所产生的检验误差。

多联试带制作采用了多层膜结构（图 9-30）。

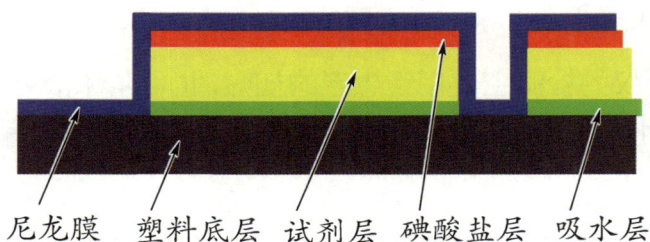

尼龙膜　塑料底层　试剂层　碘酸盐层　吸水层

图 9-30　尿试带结构示意图

第一层：尼龙膜，起保护作用，防止大分子物质对反应的污染。

第二层：绒制层，包括试剂和碘酸盐层，试剂层含有试剂成分，主要与尿液中所检测物质发生化学反应，产生颜色变化。碘酸盐层可破坏维生素 C 等干扰物质，有些试带无碘酸盐层，但增加了一块检测维生素 C 的试剂块，以校正维生素 C 对某些项目的干扰。

第三层：吸水层，可使尿液快速均匀地浸入，并能抑制尿液渗透到相邻的反应区。

第四层：支持体，即尿液不浸润的塑料片。

2. 试带检验项目及反应原理　试带上各检测试剂块与尿液相应成分发生化学反应而产生颜色，颜色深浅与光的吸收和反射相关，也与尿液中相应被检验成分的浓度成比例关系。吸收光值越大，反射光值越小，反射率越低，被检成分浓度越高。各检验项目的反应原理见表9-17。

表9-17　尿液干化学试带检验项目与反应原理

项目	英文缩写	反应原理	参考区间
比重	SG	多聚电解质离子解离法	$1.015 \sim 1.025$
酸碱度	pH	酸碱指示剂法	$4.5 \sim 8.0$（随机尿）
蛋白质	PRO	pH指示剂蛋白质误差法	阴性
葡萄糖	GLU	葡萄糖氧化酶-过氧化物酶法	阴性
胆红素	BIL	偶氮反应法	阴性
尿胆原	URO	醛反应法、重氮反应法	阴性或弱阳性
酮体	KET	亚硝基铁氰化钠法	阴性
亚硝酸盐	NIT	亚硝酸盐还原法	阴性
隐血或红细胞	BLD	亚铁血红素类过氧化物酶法	阴性
白细胞	LEU	酯酶法	阴性
维生素C	VitC	吲哚酚法	阴性或阳性

二、临床应用与方法学评价

（一）临床应用

尿液干化学分析仪的检测主要用于患者的初筛，也可与尿液有形成分自动分析仪联合使用，组成尿液分析流水线。尿液干化学分析仪主要临床应用见表9-18。

表9-18　尿液干化学分析仪检验指标的临床应用

检验指标	临床应用
URO	健康体检，筛检早期黄疸患者；黄疸的鉴别；评价肝脏功能
BIL	同URO
KET	监测酮症尤其是糖尿病酮症酸中毒
NIT	菌尿的筛检

检验指标	临床应用
BLD	健康体检,筛检早期患者;泌尿系统疾病检测;血管内溶血等疾病检测
LEU	与 NIT 联合用于泌尿系统感染检测
PRO	健康体检,筛检早期患者;肾病患者的疗效观察
GLU	健康体检,筛检早期患者;血糖增高性疾病的疗效观察
pH	了解机体的酸碱代谢;评估 pH 对干化学试带其他试剂块反应结果的影响
SG	粗略估计肾脏的浓缩稀释功能
VitC	评估 VitC 对 GLU、BLD、BIL、NIT 检验结果的影响

（二）方法学评价

尿液干化学分析仪具有快速、简便、一次检测多个项目等优点,目前已成为各级医疗机构的常规检验仪器之一。但其有一定的局限性:①试带在设计上难以兼顾临床上所有病理成分的检出,容易造成疾病的漏诊或病情判断失误。②尿液干化学试带的反应原理与湿化学法和显微镜法存在差异,有时结果不完全一致。③尿液干化学分析灵敏度有局限性,干扰因素多。因此,尿液干化学分析仪检验仅是过筛试验,不能忽视显微镜检查。

1. 影响因素 由于各项目的检验原理是依据对应试剂块化学反应后颜色变化,任何外源性物质或人为因素、试剂因素、环境因素等对尿液标本、试剂块的干扰均可引起检验结果的偏差或错误,出现假阳性或假阴性(表 9-19)。

表 9-19 尿液干化学分析仪检验假阳性、假阴性常见的原因

参数	假阳性	假阴性
URO	吲哚、吩噻嗪类、维生素 K、磺胺药	亚硝酸盐、光照、重氮药物、对氨基水杨酸
BIL	吩噻嗪类	维生素 C、亚硝酸盐、光照
KET	酞、苯丙酮、左旋多巴代谢物	试带潮解、陈旧尿液
NIT	陈旧尿液、亚硝酸盐或偶氮试剂污染、含硝酸盐丰富的食物	尿胆原、尿液 pH<6.0、维生素 C、尿量过多、食物含硝酸盐过低、尿液在膀胱中贮存<4h
BLD	肌红蛋白、菌尿、氧化剂、易热性触酶	大剂量维生素 C(≥100mg/L)、甲醛、高比重尿

参数	假阳性	假阴性
LEU	甲醛、毛滴虫、氧化剂、高浓度胆红素、呋喃妥因	蛋白质、维生素C、葡萄糖、头孢氨苄
PRO	奎宁、嘧啶、聚乙烯、吡咯酮、氯己定、磷酸盐、季胺类消毒剂、尿液pH≥9.0	大量青霉素尿、尿液pH<3.0
GLU	容器被氧化剂污染	大剂量维生素C（≥500mg/L）、尿酮体（>0.4g/L）、高比重尿、氟化钠、细菌污染

2. 异常结果验证和显微镜复检 由于干化学法的检验受多种干扰因素（标本、理化、病菌、操作、试剂等）的影响，其结果的假阳性和假阴性在所难免。对于异常（阳性）结果，有必要选用其他方法进行验证和确证。

（1）干化学法的确证试验：尿蛋白的确证试验为磺基水杨酸法，尿液葡萄糖的确证试验为葡萄糖氧化酶定量法，尿液胆红素的确证试验为Harrison法，尿液白细胞、红细胞确证试验为显微镜检查，CLSI建议尿液比重参考方法为折射仪法。

（2）干化学法的不足：①检验尿液白细胞、红细胞为间接方法。②不能判断尿红细胞形态特征。③对球蛋白不灵敏，不适用于肾病患者。④干扰因素多，易出现假阳性或假阴性结果。⑤亚硝酸盐只能检出含有硝酸盐还原酶的细菌。

（3）显微镜复检原则：①医生提出显微镜检验要求。②来自泌尿外科、肾病科、糖尿病和应用免疫抑制剂的病人，以及妊娠期妇女等。③尿液白细胞、隐血、蛋白质、亚硝酸盐4项结果中任意1项结果异常。④任何1项物理、化学试验出现结果异常。但如果尿液白细胞、红细胞、蛋白质和亚硝酸盐均为阴性，可不进行显微镜复检。

通常两种方法检验结果出现不相符的情况见表9-20。

表9-20 干化学法和显微镜检验法检验结果不相符情况和评价

检验项目	干化学法	显微镜检验法	评价
白细胞	+	−	尿液在膀胱中贮存时间过长，致白细胞破坏、粒细胞酯酶释放
	−	+	尿液淋巴细胞或单核细胞为主，见于肾移植病人
红细胞	+	−	尿液红细胞破坏释放出血红蛋白、尿液含有对热不稳定酶、肌红蛋白尿
	−	+	维生素C>100mg/L，试剂带失效

第六节　尿液其他成分检验

一、尿液本周蛋白定性检验

本周蛋白（Bence Jones protein，BJP）由 Bence Jones 首先发现而命名，本质是免疫球蛋白分子的轻链（L 链）出现在尿中，通常为 L 链的二聚体（分子量为 4.6 万），能通过肾小球滤过膜，当浓度超过肾阈值时可从尿中排出，形成 BJP 尿。BJP 在 pH4.5～5.5 加热至 40～60℃（通常为 56℃）时发生凝固，继续加热至 90～100℃时溶解，而温度下降到 56℃ 时又出现凝固，因此又称为凝溶蛋白。

（一）检验方法

1. 热沉淀法

【原理】

即根据 BJP 凝溶蛋白的特性，初步验证其存在。

【器材】

大玻璃试管、试管夹、试管架、2ml 和 10ml 刻度吸管各 1 支、滴管、洗耳球、漏斗、玻璃棒、滤纸、广泛 pH 试纸、定时器、离心机、恒温水浴箱等。

【试剂】

（1）200g/L 磺基水杨酸溶液。

（2）2mol/L 乙酸盐缓冲液（pH4.8～5.0）：取乙酸钠（$CH_3COONa \cdot 3H_2O$）17.5g，加冰乙酸 4.1ml，再加蒸馏水至 100ml，调 pH 至 4.9。

【操作】

（1）尿蛋白定性：先将尿液离心后取上清液，用磺基水杨酸法做蛋白定性，如呈阴性反应，可认为 BJP 定性为阴性；如呈阳性，继续以下操作。

（2）测定尿液 pH：用广泛 pH 试纸检测尿液 pH，如尿液 pH＜4.0，应调节至 pH4.5～5.5。

（3）热沉淀反应：①于大玻璃试管中加入尿液 4ml。②加 2mol/L 乙酸缓冲液 1ml，充分混匀。③将试管置于 56℃水浴箱 15min，观察有无沉淀。如果出现混浊或沉淀，则将试管置于沸水中 3min，若混浊减轻、变清或沉淀减少，视为 BJP 阳性；若混浊无变化或沉淀增加，视为 BJP 阴性。

（4）BJP 阳性验证：将沸水中的尿液趁热过滤，然后静置，如果滤液在温度降至 40～60℃时又出现混浊，则证实 BJP 为阳性。或在滤液中加入浓硝酸（注意沿试管壁缓缓加入），切勿混匀，使之形成两液体界面，如接触界面处形成白色沉淀环，则为 BJP 阳性。

【注意事项】

（1）标本最好为晨尿，收集后及时检验，尿量不小于 15ml。

（2）混浊尿应离心取上清液检测，不能直接检测。

（3）尿酸碱度 pH<4.0 时，分子聚合受到抑制而易致结果呈假阴性，可改用其他方法。

（4）BJP 浓度过低，应浓缩尿液；BJP 浓度过高，在 90℃不易完全溶解，需将标本稀释。

2. 对甲苯磺酸法

【原理】

对甲苯磺酸能使分子质量较小的 BJP 发生沉淀，而与清蛋白和球蛋白等分子质量较大的蛋白质不发生反应。

【器材】

大玻璃试管、试管夹、试管架、2ml 刻度吸管、洗耳球、离心机等。

【试剂】

（1）120g/L 对甲苯磺酸溶液：对甲苯磺酸 12g 溶于 100ml 蒸馏水中。

（2）冰乙酸。

【操作】

（1）对照管：试管中加尿液 1ml，再加冰乙酸 0.5ml，轻轻混匀，静置 5min。

（2）测定管：试管中加尿液 1ml，再加 120g/L 对甲苯磺酸溶液 0.5ml，轻轻混匀，静置 5min。

（3）结果观察：测定管清晰透明或与对照管相似，为 BJP 阴性；若测定管混浊加重或有沉淀，对照管清晰透明或轻度混浊，则为 BJP 阳性。

3. 其他方法　①乙酸纤维素膜电泳法：尿蛋白电泳，BJP 可在 α_2- 球蛋白和 γ- 球蛋白区带间出现"M"带。②免疫电泳法：根据区带电泳和特异性抗原、抗体免疫学反应的原理设计。

（二）参考区间

阴性。

（三）临床意义

尿 BJP 阳性多见于多发性骨髓瘤（阳性率 50%）及巨球蛋白血症（阳性率 15%）。慢性淋巴细胞白血病、淋巴瘤及肾淀粉样变等疾病也可出现尿 BJP 阳性。

二、尿液肌红蛋白定性检验

肌红蛋白（Mb）是存在于骨骼肌、心肌和平滑肌中的一种色素蛋白，由一条珠蛋白肽链和一个亚铁血红素组成，约为 Hb 分子量的 1/4，有种属特异性，能与氧可逆性结合，为肌肉组织供能。肌红蛋白分子量小，可自由滤出肾小球，形成肌红蛋白尿。

（一）检验方法

临床上主要采用80%饱和硫酸铵沉淀法进行尿Mb测定。

【原理】

Mb具有能溶于80%硫酸铵溶液的特性（而Hb不能），因此用80%硫酸铵溶液将Hb和其他蛋白质沉淀除去后进行隐血试验。

【器材】

大试管、小试管、试管架、吸管、洗耳球、微量吸管、滤纸、离心机等。

【试剂】

（1）10g/L邻联甲苯胺溶液。

（2）3%过氧化氢溶液。

（3）硫酸铵（CR）粉末。

（4）200g/L磺基水杨酸。

【操作】

（1）先做尿隐血试验，结果阳性者表示尿中有Hb或（和）Mb存在。

（2）取离心后尿液5ml，加入2.8g硫酸铵粉末并使之溶解，静止5min后过滤。

（3）取滤液再做尿隐血试验，如结果阳性，表示Mb阳性。

（二）参考区间

阴性。

（三）临床意义

阳性见于：①肌肉组织损伤，如挤压综合征、电击伤、烧伤、手术创伤等。②组织缺血缺氧，局部肌肉组织缺血如心肌缺血等，全身性缺氧如各种中毒等。③其他，如原发性肌红蛋白尿症、家族性肌病、肌炎综合征、进行性肌营养不良等。

三、尿液微量清蛋白定量测定

微量清蛋白尿是指尿液中清蛋白（Alb）超过正常水平，但低于常规试带法可检出的范围。正常情况下，少量清蛋白通过肾小球滤出，但在近曲肾小管几乎被全部重吸收，尿中含量极微（5～30mg/24h），因而被命名为尿微量清蛋白（micro-albumin，MAlb），采用更加敏感的测定方法作定量检测才能测出MAlb的存在。肾小球病变时Alb滤过增加，肾小管受损时Alb重吸收减低，均可导致尿MAlb升高。MAlb能更敏感地反映肾小球功能的早期损害情况，可用于糖尿病肾病的早期临床诊断。

（一）检验方法

1. 酶联免疫法　本法灵敏度高，特异性强，应用广泛。

2. 免疫比浊法　本法操作简便，灵敏度及特异性较高，但易受尿混浊物干扰。

3. 放射免疫法　以放射性核素标记的免疫分析法，有成品试剂盒，但有实验室限制且有放射性污染。

（二）参考区间

晨尿：（6.5±5.1）mg/L；随机尿：（1.27±0.78）mg/mmol·Cr。

（三）临床意义

1. 糖尿病肾病早期筛检　当尿 MAlb 持续高水平时，提示糖尿病患者可能处于糖尿病肾病的早期。若排泄量持续＞300mg/24h 时，可诊断为糖尿病肾病。

2. 肾炎病损程度评估　尿 MAlb 常与肾功能损害程度呈正相关。

3. 其他疾病肾并发症筛查　过敏性紫癜并发肾炎或肾病、高血压肾病、重金属及药物中毒性肾病时，尿中最早发生的变化是 MAlb 增加。

四、乳糜尿定性检验

尿液中混入淋巴液，乳糜微粒与蛋白质混合，使尿液外观呈乳白色牛奶状，称为乳糜尿（chyluria）。乳糜尿主要含卵磷脂、胆固醇、脂肪酸盐及少量纤维蛋白原、清蛋白等。如含有血液时，呈粉红色，称乳糜血尿；若合并泌尿道感染，可出现乳糜脓尿。

（一）检验方法

常采用有机溶剂（乙醚）萃取染色的定性试验。

【原理】

乳糜微粒或脂肪小滴溶解于脂溶性有机溶剂，可被脂溶性染料苏丹Ⅲ染成橘红色。

【器材】

一次性尿杯、洁净带塞 10ml 容量试管、试管架、5ml 吸管、洗耳球、玻璃棒、水浴箱、离心机、蒸发皿、显微镜等。

【试剂】

1. 乙醚（AR）。

2. 苏丹Ⅲ染液　95% 乙醇 10ml，加入冰乙酸 90ml，混合；再加入 1 药匙苏丹Ⅲ粉末，充分混匀，使苏丹Ⅲ达到饱和。

【操作】

1. 萃取　取 5ml 尿液于试管内，加乙醚 2ml，加塞后用力振摇 5min，静置数分钟，以 2 000r/min 离心 5min。

2. 蒸发　取乙醚与尿液的界面层，平铺在蒸发皿表面，放置水浴箱中蒸干，观察蒸发皿表面有无油状或蜡状残留物。

3. 染色、显微镜观察　向残留物滴加苏丹Ⅲ染液 1 滴，将蒸发皿放于低倍镜下观察，如发现有圆形、大小不等、橘红色或红色的球形小体，即为脂肪颗粒。

4. 结果判断　尿液白色混浊加乙醚后澄清，染色后镜检见红色脂肪滴，则为乳糜尿。

【注意事项】

1. 尿液应新鲜，女性应避免混入阴道分泌物。

2. 提取脂肪颗粒时振摇要充分，使尿液中的乳糜微粒完全溶解于乙醚层；在尿液中加少量饱和氢氧化钠，再加乙醚，有助于澄清。

3. 将分离的乙醚层隔水蒸干，若留有油状沉淀，也可加苏丹Ⅲ，镜检证实有无脂肪小滴。

4. 当定性检验阳性时，应在显微镜下查找微丝蚴。

5. 乳糜尿、过多的盐类结晶尿、脓尿在尿液外观上容易混淆，应注意鉴别。

（二）参考区间

阴性。

（三）临床意义

乳糜尿阳性见于丝虫病，或累及淋巴循环的疾病如先天性淋巴管畸形、肿瘤压迫、腹腔结核等导致腹腔淋巴管或胸导管阻塞等。

五、尿液含铁血黄素定性检验

含铁血黄素（hemosiderin）是一种暗黄色不稳定的铁蛋白聚合物，是肾小管上皮细胞重吸收Hb后的分解成分，当细胞脱落溶解时排入尿中。

（一）检验方法

一般采用普鲁士蓝反应，即Rous试验。

【原理】

含铁血黄素中的高铁离子（Fe^{3+}）在酸性环境中与亚铁氰化钾作用，产生蓝色的亚铁氰化铁沉淀，称为普鲁士蓝反应（Rous试验），显微镜下可见蓝色闪光颗粒。

【器材】

试管、试管架、离心机、载玻片、盖玻片、显微镜等。

【试剂】

1. 20g/L 亚铁氰化钾溶液　亚铁氰化钾 0.2g，溶于 10ml 蒸馏水中（可加热助溶），使用时配制。

2. 3% 盐酸溶液。

【操作】

1. 标本预处理　取混匀尿液 5ml 于试管内，以 2 000r/min 离心 5min，倾去上清液。

2. 加试剂　在尿沉渣中加入 20g/L 亚铁氰化钾溶液及 3% 盐酸各 1ml，混匀后静置 10min。

3. 离心　以 2 000r/min 离心 5min，倾去上清液。

4. 显微镜检查　取沉淀物涂片，加盖玻片后用高倍镜（必要时用油镜）观察有无游离的蓝色颗粒，或含蓝色颗粒的细胞。

5. 结果判断　如见直径 $1 \sim 3\mu m$ 蓝色闪光颗粒即为阳性，如颗粒出现在细胞内则更明确。

【注意事项】

1. 最好留取清晨第一次尿并将全部尿液自然沉淀，再取沉淀物离心，以提高阳性率。

2. 所有试管、玻片、试剂均应防止铁剂污染，否则易出现假阳性。

3. 亚铁氰化钾在中性溶液中会水解，因此试剂要新鲜配制，以免使结果出现假阴性。试验时盐酸过少，易使结果出现假阴性，有时可加 $1 \sim 2$ 滴浓盐酸，以提高检出率。

4. 如亚铁氰化钾与盐酸混合后即显蓝色，表示试剂已污染高铁离子，不宜再用，应重新配制。

（二）参考区间

阴性。

（三）临床意义

尿液含铁血黄素定性是筛查血管内溶血的常用试验，结果阳性见于慢性血管内溶血，如阵发性睡眠性血红蛋白尿症等。本试验常与隐血试验结合评估溶血性疾病病程。

第七节　尿液人绒毛膜促性腺激素定性检验

人绒毛膜促性腺激素（human chorionic gonadotropin，hCG）是由胎盘滋养层细胞分泌的一种具有促性腺发育的糖蛋白激素，由一条 α 多肽链和一条 β 多肽链组成，后者是 hCG 特异肽链。尿 hCG 检测主要用于早期妊娠诊断和滋养层细胞疾病的辅助诊断及监测。

一、检 验 方 法

hCG 的检验方法较多，有酶联免疫吸附试验、电化学发光免疫法、微粒子化学发光免疫法、放射免疫法、检孕卡法和胶乳凝集抑制试验等。目前临床最常用的是单克隆抗体胶体金标记免疫层析定性检验，以下介绍该试验。

【原理】

在纤维素膜试带的特定位置，从下到上依次为胶体金标记的鼠抗人 hCG β 链抗体（Ab₁-Au）、鼠抗人 hCG 抗体（Ab₂）、羊抗鼠 IgG 的抗体（Ab₃）。检测时将试带浸入尿液后，由于层析作用,尿中的 hCG 抗原先与胶体金标记的鼠抗人 hCG β 链抗体(Ab_1-Au)结合,移行至鼠抗人 hCG 抗体(Ab_2)检测线,形成 Ab_1-Au-β-hCG-Ab_2 复合物,显一条紫红色线为阳性;部分 Au-Ab_1-β-hCG 继续上移与羊抗鼠 IgG 的抗体(Ab_3)结合,形成 Au-Ab_1-β-hCG-Ab_3 复合物,呈紫红色带,为质控带。

【试剂】

hCG 商品试剂。试带依次由胶体金颗粒标记区、检测区和质控区组成。

【操作】

1. 按说明书要求进行。

2. 结果判断　①阳性:在检测线和控制线处均出现一条紫红色反应线。②阴性:仅在控制线处出现一条紫红色反应线。③无效:无紫红色反应线出现;或仅在检测线处出现一条紫红色反应线,控制线不显色。

【注意事项】

1. 标本新鲜,以晨尿最好,必要时离心取上清液进行试验。

2. 试带要在室温、避光、避热、干燥处贮存。若低温保存试带,使用前要恢复至室温后方可开试带袋使用。在有效期内使用。

3. 按规定时间观察结果,无紫红色反应线出现或仅在检测线处出现一条紫红色反应线,提示可能试带失效,试验无效。

二、参 考 区 间

阴性。

三、临 床 意 义

1. 诊断早期妊娠　受孕 7～10 天即可从尿中检出。正常妊娠期间,尿液 hCG 定性检验持续阳性,分娩 5～6 天后变为阴性。

2. 诊断滋养层细胞肿瘤及判断预后　绒毛膜上皮细胞癌、葡萄胎及男性睾丸畸胎瘤患者的尿中 hCG 含量显著增高。滋养层细胞肿瘤患者术后 3 周 hCG 应低于 50U/L,8～12 周转为阴性,如仍呈阳性反应,提示可能有残瘤组织,具有潜在复发的可能。

3. 协助诊断异位妊娠(宫外孕)及流产　①在宫外孕流产或破裂前,hCG 阳性率低于正常妊娠,一般在 60% 以上。②不完全流产者的子宫内尚有胎盘组织残留,本试验仍可为阳性。完全流产或死胎,则由阳性转为阴性。

4. 其他　脑垂体疾病、甲亢、卵巢囊肿、子宫颈癌、子宫内膜增生等疾病 hCG 也可增高呈阳性。

尿液检验对泌尿系统等疾病的诊断和鉴别诊断等具有重要价值。尿液标本的正确采集和处理是保证尿液检验结果准确的前提。尿液检验包括一般性状、化学和有形成分显微镜检验，其中一般性状检验主要进行尿量、外观、比重测定；化学检验主要应用干化学法或湿化学法对尿液 pH、蛋白质、葡萄糖、酮体、胆红素、尿胆原等项目进行测定；显微镜检验主要对尿中细胞、管型、结晶及病原体等有形成分观察和识别。标准化定量分析板法是尿液有形成分检验的"金标准"。

尿液干化学分析仪和有形成分分析仪已在临床广泛应用，检测项目多，操作简单、快速，易质控，准确度高。但尿液干化学分析的影响因素较多，应注意检验结果的综合分析；尿液有形成分分析仪还不能完全取代显微镜检查。

（丁海峰）

第十章 | 粪便检验

学习目标

1. 掌握：粪便常规检验和隐血试验的原理、方法、注意事项及主要临床意义。
2. 熟悉：粪便中有形成分形态及检验的临床意义。
3. 了解：粪便分析仪检验。

案例

患者，男性，52 岁。因轻度发热、腹泻、里急后重就诊。粪便检验：脓血便，隐血试验阳性，镜检见大量成堆白（脓）细胞、黏液和红细胞及吞噬细胞，红细胞数少于白细胞数且形态完整。

请问：

1. 该患者最可能的诊断是什么？诊断的依据是什么？
2. 该患者粪便中还可能见到哪种细胞成分？

第一节 概 述

粪便（feces）是食物经消化系统消化吸收后产生的残渣，粪便检验是临床常规检验项目之一。

一、粪便的组成及检验的意义

（一）粪便的组成

正常粪便中水分约占 3/4，固体成分约占 1/4，包括：①已消化但未吸收或未消化的食物残渣,如淀粉颗粒、肉类纤维、植物细胞、植物纤维和植物种子等。②消化道分泌排泄物,如胆色素、黏液、酶、无机盐及肠壁脱落的上皮细胞等。③食物分解产物,如靛基质、粪臭素、脂肪酸等。④大量细菌,主要有终身寄生的大肠埃希菌、肠球菌、厌氧菌和一些过路菌如产气杆菌、酵母菌等。正常粪便中细菌约占固体成分的1/3。

病理情况下,粪便中还可见到血细胞、脓细胞、黏液、致病菌、寄生虫及虫卵、包囊、结石等。

(二)粪便检验的主要目的

1. 了解消化系统有无炎症、出血、寄生虫感染、恶性肿瘤等。

2. 判断胃肠、肝胆、胰腺等消化系统的功能状况。

3. 分析粪便中有无致病菌及肠道菌群有无失调等。

二、标本的采集和处理

(一)标本的采集和运送

粪便标本在医护人员指导下由患者按照要求自行留取。为保证粪便检验结果的准确性,粪便标本采集应符合以下要求:

1. 常规检验标本 采集新鲜、无污染或混入尿液和消毒剂的粪便,异常粪便用干净竹签或标本勺取含有血、黏液、脓等部分,外观无异常的粪便须从表面、深部多部位取材。将采集的标本盛于洁净、干燥、无吸水性的有盖容器中。进行细菌学检验时,标本应收集于无菌容器内。

2. 采集标本的量 常规检验采集指头大小(3~5g,稀汁样粪便3~5ml)粪便。查日本血吸虫卵孵化毛蚴时,至少留取30g新鲜粪便。脂肪定量检验,先每天按50~150g定量进食脂肪膳食,连续6天,从第3天起开始收集72h内粪便,混合称重,从中取60g送检;如采用简易法,可在正常膳食情况下收集24h粪便,混合称重,从中取60g送检。粪胆原定量检查应连续收集3天粪便,混合称重,从中取约20g送检。

3. 寄生虫检验标本 查溶组织内阿米巴原虫滋养体时,应于排便后立即采集标本,寒冷季节标本运送及检验时均须保温;查日本血吸虫卵时,应取脓血、黏液部分,须尽快处理;查蛲虫卵,须用透明薄膜拭子或棉拭子于晚12时或清晨排便前自肛门周围皮肤皱襞处拭取并立即镜检。

4. 化学法隐血试验 应嘱患者于收集标本前3天起禁食动物血、肉类、肝脏和含过氧化物酶类食物,并禁服铁剂及维生素C等。

5. 其他 无粪便排出而又必须检查时,可经直肠指诊或采便管采集标本。

6. 标本检验 标本采集后应立即送检。门诊患者自行将标本送检,住院患者由专职人员送检。

（二）标本接收与处理

1. 标本接收　严格执行核对制度,送检标本必须与检验目的相符。对不合格的标本,如时间超过1h、盛器不合格、标本污染或量不足等应拒收。标本采集后一般应于1h内完成检验,否则因pH及消化酶等影响,可导致有形成分的分解破坏及病原菌的死亡。

2. 标本检验后的处理　检验完毕后的粪便标本应按生物危害物处理,要求连同使用后的纸类或塑料等容器置入医疗废物袋中,统一焚烧处理;搪瓷容器、载玻片等应浸泡于1 000mg/L含氯消毒液中,30min后弃去消毒液,再加水煮沸、流水冲洗,晾干或烘干后备用。

第二节　一般性状检验

粪便一般性状检验包括粪便的量、颜色、性状、气味、酸碱度、寄生虫、结石等。

一、量

健康成人每日粪便量为100～300g,量的多少受人体进食量、食物种类和消化器官的功能状况直接影响。进食粗粮及含纤维素较多的食物,粪便量相对较多;进食细粮或以肉食为主时,粪便量相对较少。在病理情况下,如胃肠、肝胆、胰腺有病变或肠道功能紊乱时,粪便的量及次数均可发生变化。

二、颜　色

健康人的粪便因含粪胆素而呈黄色或褐色,婴儿的粪便因含胆绿素而呈黄绿色或金黄色。粪便的颜色可因食物、药物或疾病的影响而发生改变。粪便颜色变化及临床意义见表10-1。可根据观察所见报告,如黄色、灰白色、绿色、红色和黑色等。

表10-1　粪便颜色变化及临床意义

颜色	非病理性	病理性
鲜红色	食用西红柿、红辣椒、西瓜等	肠道下段出血(如痔疮、肛裂、直肠癌等),服用利福平
果酱色	食用大量咖啡、可可、巧克力等	阿米巴痢疾、肠套叠等
黑色	食用动物血、肝脏等	上消化道大量出血,服用铁剂、药用炭等

颜色	非病理性	病理性
灰白色	进食过量脂肪	胆道阻塞、阻塞性黄疸、胰腺疾病,服用硫酸钡、金霉素
绿色	食用大量绿色蔬菜	服用甘汞,婴儿肠炎(胆绿素未转变为粪胆素)
淡黄色	新生儿粪便	胆红素未氧化及脂肪不消化,服用大黄、山道年、番泻叶等

三、性　状

　　健康成人粪便为柱状成形软便,其性状、硬度与进食的食物种类、消化道的功能状态有关。粪便性状变化及临床意义见表10-2。可根据观察所见报告为软、硬、糊状、泡沫样、稀汁样、血水样、血样、黏液血样、黏液脓样、米泔水样、柏油样等。

表10-2　粪便性状变化及临床意义

性状	特点	临床意义
黏液便	正常粪便中含有少量黏液,与粪便均匀混合不易察见。小肠病变时增多的黏液混于粪便中;大肠病变的黏液附着于粪便表面	肠道炎症或受刺激,如各种肠炎、细菌性痢疾、阿米巴痢疾、急性血吸虫病等黏液增多
脓血便	脓样、脓血样、黏液血样、黏液脓血样。细菌性痢疾时,以黏液和脓为主,脓中带血;阿米巴痢疾时,以血为主,血中带脓,呈暗红色稀果酱样	细菌性痢疾、阿米巴痢疾、溃疡性结肠炎、结直肠癌、肠结核等
鲜血便	鲜红色,滴落在排便之后(肛裂和痔疮)或附着在粪便表面	直肠息肉、结肠癌、肛裂和痔疮等
胨状便	黏胨状、膜状或纽带状物	肠易激综合征(IBS)、过敏性肠炎、慢性细菌性痢疾
柏油样便	褐色或黑色、质软,富有光泽,隐血试验阳性	上消化道出血,出血量达50ml以上。服用药用炭、铋剂之后也可排黑色便,但无光泽,且隐血试验阴性

性状	特点	临床意义
稀汁样便	常因肠蠕动亢进或分泌过多所致	各种腹泻，尤其是急性胃肠炎
	脓样，含有膜状物	伪膜性肠炎
	洗肉水样	副溶血性弧菌食物中毒
	红豆汤样	出血性小肠炎
	稀水样	艾滋病伴肠道隐孢子虫感染
米泔样便	白色淘米水样，含有黏液片块	霍乱、副霍乱
白陶土样便	灰白色	阻塞性黄疸，钡餐造影术后或过量食用脂肪
变形样便	球形硬便	习惯性便秘、老年人排便无力
	细条、扁片状	肠痉挛、直肠或肛门狭窄
	细铅笔状	肠痉挛、肛裂、痔疮、直肠癌
乳凝块状便	黄白色乳凝块、蛋花样	婴儿消化不良、腹泻等

四、寄生虫及结石

1. 寄生虫　肠道寄生虫感染时粪便中可出现寄生虫，如蛔虫、蛲虫、绦虫等或其片段，肉眼即可发现。服用驱虫剂后应仔细查找绦虫头节或孕节片。

2. 结石　粪便中可见到胆石、粪石、胰石和肠结石等，尤其是胆结石，常在患者服用排石药物或碎石术后出现。

知识链接

粪便的气味

正常粪便因含靛基质、粪臭素、硫醇等，有一定的臭味。肉食为主者臭味重，素食为主者臭味轻。结肠或直肠溃烂时，多因未消化的蛋白质发生腐败而致粪便有恶臭；碳水化合物消化不良或有大量脂肪酸时，粪便呈酸臭味；阿米巴肠炎时，粪便呈鱼腥臭味。

第三节　显微镜检验

一、检 验 方 法

粪便显微镜检验一般以涂片镜检法最为常用，包括直接涂片镜检法和浓聚后涂片镜检法。本节主要介绍生理盐水直接涂片镜检法。

【原理】

利用显微镜对粪便涂片进行检查，观察粪便中各种有形成分的数量和形态的变化。

【器材】

显微镜、载玻片、盖玻片、小镊子、竹签等。

【试剂】

1. 生理盐水。

2. 细胞染色用瑞特染液。

3. 脂肪染色用苏丹Ⅲ染液。

4. 寄生虫卵用卢戈（Lugol）碘液。

【操作】

1. 制备涂片　取洁净载玻片滴加生理盐水 1～2 滴，用竹签挑取粪便中的异常部位或多处取材，与生理盐水混合涂成直径约 2cm 圆形薄片，厚度以能透视纸上字迹为宜，加盖玻片。

2. 镜下观察　首先在低倍镜下观察全片有无虫卵、原虫和食物残渣等，再换高倍镜观察细胞的情况，并对其数量进行评估。观察顺序为由上至下，由左至右，避免重复。

3. 报告方式　①低倍视野：报告寄生虫虫卵、原虫和食物残渣等，如"查见某种虫卵""查见较多植物细胞和纤维素"等。②高倍视野：以所见最低值和最高值报告细胞或用"+"号报告（表 10-3）。

表 10-3　粪便显微镜检验报告方式

视野中细胞数	报告方式
多个视野无发现	未见异常
多个视野仅见 1 个	偶见
不见或多个视野最多见到 5 个	0～5
6～10 个 / 视野（占视野面积 1/4）	1+
＞10 个 / 视野（占视野面积 1/2）	2+
视野中均匀分布，难以计数（占视野面积 3/4 及以上）	3+～4+

【注意事项】

1. 采集合格标本在规定时间内送检，挑取外观异常部分进行涂片，外观无异常的标本多点取材，涂片厚薄适宜。

2. 生理盐水要定期更换，以防真菌污染，载玻片要清洁、干燥。

3. 先用低倍镜观察全片，选择合适视野，再用高倍镜观察，至少观察10个视野。

二、参 考 区 间

无红细胞，无或偶见白细胞，无巨噬细胞和脓细胞，无寄生虫虫体、虫卵和包囊等。

三、有形成分形态及临床意义

（一）细胞

1. 白细胞（图10-1） 粪便出现的白细胞主要为中性粒细胞，其形态与外周血中细胞一致。增多主要见于消化道炎症病变，数量与炎症轻重程度及病变部位有关。在黏液及脓血样便中，白细胞增多较为显著，主要为退变的中性粒细胞，呈灰白色，胞体胀大且结构不完整，胞质内充满细小颗粒，胞核不清楚；若边缘不完整或已破碎，数量多甚至成堆出现，称为脓细胞。肠道上部病变时，白细胞混合于粪便中，细胞退变严重、结构模糊；肠道下部病变时，白细胞集中在部分黏液中，清晰可辨。在过敏性肠炎、肠道寄生虫病（如钩虫病或阿米巴痢疾）时，粪便中可见较多嗜酸性粒细胞，同时常伴有夏科-莱登结晶。

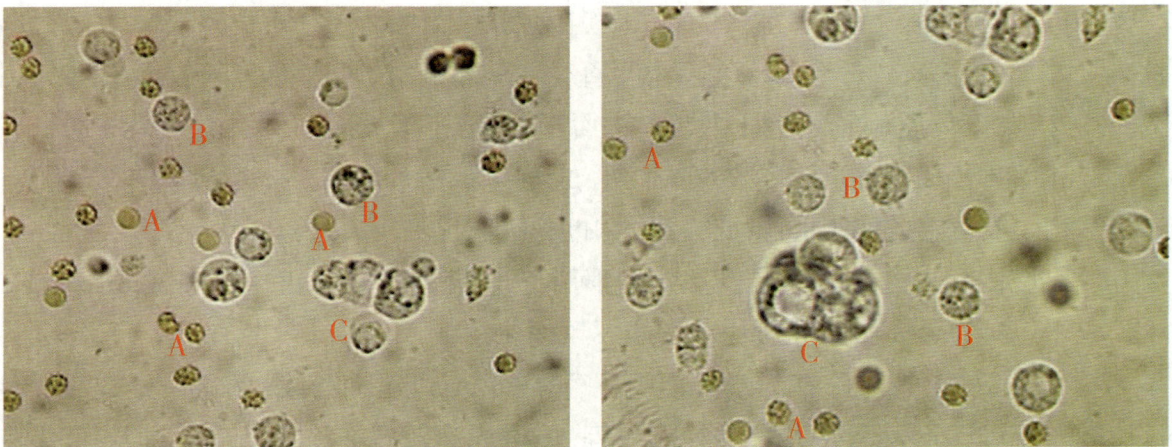

图10-1　粪便中的红细胞、白细胞和巨噬细胞（未染色，×400）

A.红细胞；B.白细胞；C.巨噬细胞。

2. 红细胞（图10-1） 粪便中新鲜红细胞呈草绿色、略带折光的圆盘状，可因渗透压及 pH 的影响而发生形态变化。上消化道出血时,红细胞多因胃液及肠液破坏而不见,可通过隐血试验证实。下消化道炎症、外伤、肿瘤及其他出血性疾病时,可见到数量不等的红细胞。阿米巴痢疾粪便中以红细胞为主,多粘连成堆,数量多于白细胞;细菌性痢疾粪便中以白细胞为主,红细胞常分散存在,形态多数正常。

3. 巨噬细胞(图 10-1) 胞体呈圆形或不规则形,大小不等,一般直径>20μl;胞核 1~2 个,常偏居一侧;胞质内常含有吞噬的颗粒或红细胞、白细胞、细菌等,并常有伪足状突起。新鲜粪便中若胞质有缓慢伸缩现象,应注意与阿米巴滋养体区别。粪便镜检出现巨噬细胞是诊断急性细菌性痢疾的依据之一。

4. 上皮细胞 正常情况下脱落的肠道上皮细胞大多数被破坏,粪便中不易见到,肠道炎症时伴白细胞大量出现,但形态不完整,混杂于白细胞之间。假膜性肠炎时,因肠黏膜成块脱落,可见形态完整的成片柱状上皮细胞。

5. 肿瘤细胞 直肠癌、乙状结肠癌等患者粪便涂片染色镜检可找到成堆的癌细胞。

(二)寄生虫卵及原虫

肠道寄生虫感染时,粪便中可见到种类较多的寄生虫卵及原虫,粪便中所见到的虫卵主要是蠕虫卵,如蛔虫卵、钩虫卵、鞭虫卵、蛲虫卵、血吸虫卵、姜片虫卵、肺吸虫卵、肝吸虫卵、绦虫卵等(图 10-2)。由于虫卵有时易与某些植物细胞、花粉孢子形态混淆,所以观察时应注意虫卵大小、色泽、形状、卵壳的厚薄和内部结构等,认真予以鉴别。详见《寄生虫检验技术》。

粪便中常见的原虫主要有以下几种:

1. 阿米巴

(1)溶组织内阿米巴:粪便中可见滋养体或包囊。滋养体(图 10-3)大小在 12~60μm,可见单一舌状或指状伪足,做定向阿米巴运动。内外质界限分明,外质透明,内质富含颗粒。具一个球形泡状核,直径 4~7μm,核膜内缘有一层大小均匀、排列整齐的核周染色质颗粒。胞质内常有被吞噬的红细胞。包囊(图 10-3)呈球形,直径 10~20μm,胞质呈细颗粒状,胞核 1~4 个,成熟包囊有 4 个核。核为泡状核,与滋养体相似但稍小。未成熟包囊中可见拟染色体和糖原泡。

(2)结肠内阿米巴:粪便中常见结肠内阿米巴包囊,呈球形,直径 10~30μm,有 1~8 个核,成熟包囊为 8 核,为共栖原虫,一般不致病。

(3)脆弱双核阿米巴:在新鲜粪便中直径 4~13μm,运动活泼,伪足呈分枝状,无色均匀,内质流动性不大,含细菌、淀粉颗粒等,胞质内有较多泡沫状小空泡,但无红细胞,有 2 个核,不易见到。有一定致病力,是很常见的肠道原虫,失去活力后极易被误认为白细胞。

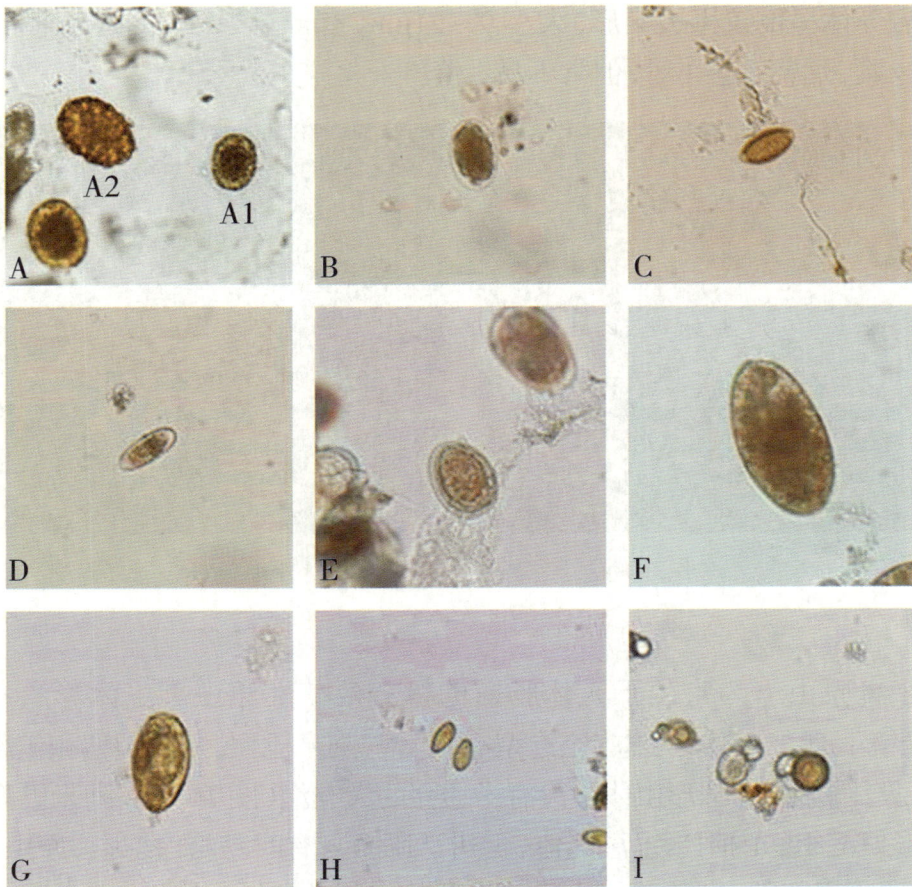

图 10-2　常见蠕虫虫卵（未染色，×400）

A.蛔虫卵（A1 受精卵；A2 未受精卵）；B.钩虫卵；C.鞭虫卵；D.蛲虫卵；
E.血吸虫卵；F.姜片虫卵；G.肺吸虫卵；H.肝吸虫卵；I.绦虫卵。

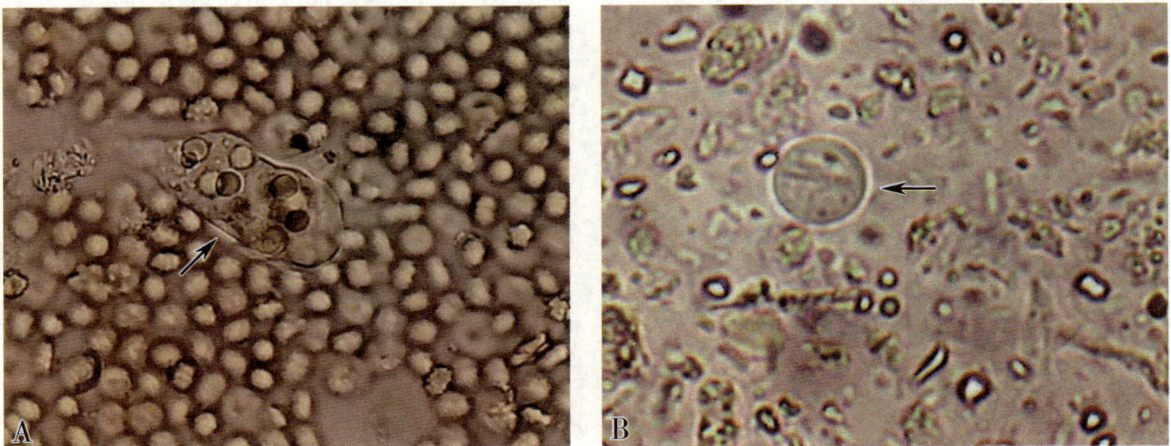

图 10-3　溶组织内阿米巴（未染色，×400）

A.滋养体；B.包囊。

2. 蓝氏贾第鞭毛虫　主要见于儿童、旅游者及免疫缺陷者的粪便。包囊（图 10-4）
呈椭圆形，大小 8～15μm，未成熟包囊有 2 个核，成熟包囊有 4 个核，可见鞭毛和中体的早期结构；滋养体呈倒置半边梨形，大小9～21μm，有一对平行轴柱将虫体分为均等两半，有前、中、腹、后鞭毛各1对，但常不易看清。

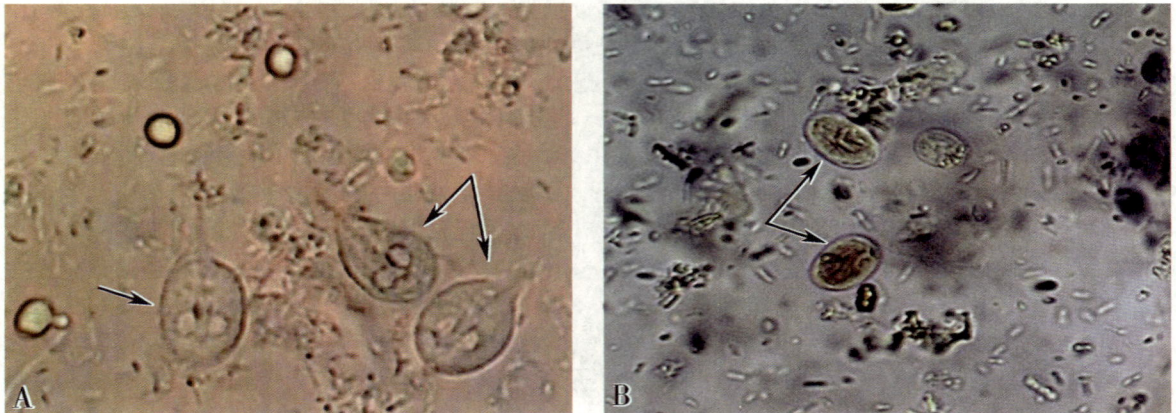

图 10-4　蓝氏贾第鞭毛虫（×400）
A.滋养体（未染色）；B.包囊（碘染色）。

3. 人芽囊原虫　为寄生于人体肠道的机会致病性原虫。虫体形态多样，直径6～40μm，光镜下有5种基本形态：空泡型、颗粒型、阿米巴型、复分裂型和包囊型。粪便中常见空泡型，圆形或椭圆形虫体中央有一透亮的大空泡（图10-5）。阿米巴型偶可见于水样便中，形似溶组织内阿米巴滋养体，但辨认困难。有时易与白细胞、原虫包囊混淆，可借抗低渗试验来鉴别，即用蒸馏水代替生理盐水制备粪便涂片，人芽囊原虫迅速破坏而消失，而白细胞及原虫包囊不易破坏。

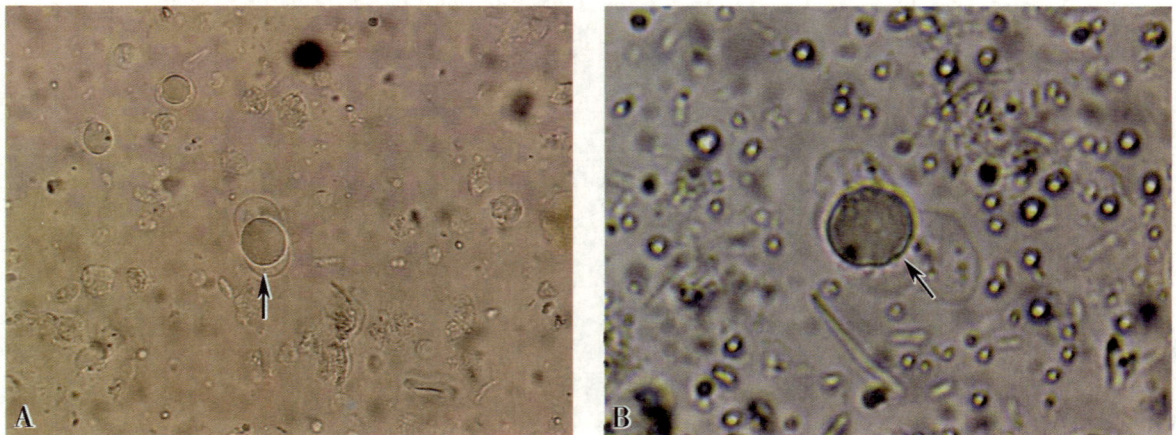

图 10-5　人芽囊原虫（×400）
A.未染色；B.碘染色。

4. 隐孢子虫　为人兽共患寄生虫，种类较多，形态相似，在人体寄生的主要是微小隐孢子虫，是引起免疫缺陷综合征和儿童腹泻的主要病原生物，现已列为艾滋病患者重要检测项目之一。粪便中检出卵囊即可确诊。卵囊呈圆形或椭圆形，直径4～6μm，成熟卵囊内含4个裸露的月牙形子孢子和由颗粒物组成的残留体。若不染色，粪便中的卵囊难以辨认。在改良抗酸染色标本中,卵囊为玫瑰红色,背景为蓝绿色,对比性较强。

5. 肠滴虫　粪便可见到人肠滴虫,体积较人毛滴虫略小,运动活泼,有2根鞭毛,很少见到包囊,可引起腹泻。

(三)结晶

受饮食习惯影响,正常人粪便中可见到少量磷酸盐、草酸钙、碳酸盐结晶,无临床意义。粪便中出现夏科 - 莱登结晶及血晶时具有病理意义。夏科 - 莱登结晶(Charcot-Leyden crystal)为无色透明指南针样、菱形、两端尖长、大小不等、折光性强的结晶(图10-6),见于阿米巴痢疾、钩虫病及过敏性结肠炎患者粪便中,同时可见嗜酸性粒细胞增多。血晶为棕黄色或红色斜方形结晶,见于胃肠道出血患者粪便中。

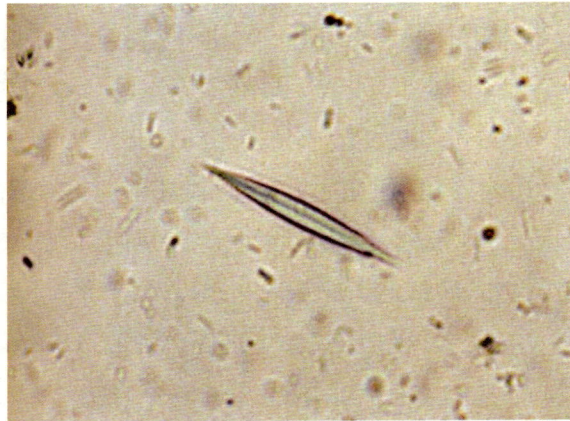

图 10-6　夏科 - 莱登结晶(未染色,×400)

(四)细菌和真菌

1. 正常菌群与菌群失调　细菌约占正常人粪便干重的1/3,主要有大肠埃希菌、肠球菌、厌氧菌和一些过路菌(如酵母菌、产气杆菌、变形杆菌等)等,约占80%。过路菌不超过10%,芽孢杆菌(如梭状菌属)和酵母菌为常驻菌,总量亦低于10%。正常情况下粪便中球菌(G^+)与杆菌(G^-)的比例大致为1∶10。若正常菌群突然消失或比例失调,临床上称为肠道菌群失调症。长期使用广谱抗生素、免疫抑制剂及慢性消耗性疾病患者可发生肠道菌群失调,引起革兰氏阴性杆菌数量减少甚至消失,而肠球菌或真菌数量明显增多,使粪便中球菌/杆菌比值变大。粪便涂片经革兰氏染色后油镜观察,可初步判定细菌类型,但确证需通过细菌培养与鉴定。

2. 霍乱弧菌　霍乱弧菌肠毒素具有极强的致病力,作用于小肠黏膜引起肠液大量分泌,导致严重水电解质平衡紊乱甚至死亡。采用粪便悬滴检验和涂片染色镜检有助于筛选霍乱弧菌。

3. 真菌　正常粪便中少见,应排除容器污染或粪便在室温下暴露过久污染所致。真菌孢子直径3～5μm,圆形或椭圆形,具有较强折光性,革兰氏染色阳性,常见伴有菌丝同时出现。长期使用广谱抗生素所致菌群紊乱时增多,可引起真菌性二重感染。酵母样真菌呈卵圆形,常呈出芽或链状排列,正常人粪便中可见到普通酵母菌,假丝酵母菌(如念珠菌)较少见。

(五)食物残渣

受食物种类及饮食习惯等因素影响,正常人粪便中存在一定数量的食物残渣,应与其他病理成分区别,大量出现则提示消化不良。

1. 脂肪 粪便脂肪检查通常采用称重法、滴定法。在普通膳食情况下,脂肪约占粪便干重的10%~20%,正常成人24h粪便中的脂肪总量为2~5g,如超过6g,则称为脂肪泻。正常人食入的脂肪经胰脂肪酶等消化分解后大多数被吸收,故粪便中很少见,镜检脂肪小滴>6个/HP为脂肪排泄增多,见于慢性胰腺炎、肠蠕动亢进、腹泻及胰腺外分泌功能减退等。

2. 淀粉颗粒 呈圆形、椭圆形或多角形,大小不等,无色,具有一定折光性,一般常具有同心圆形层状结构或不规则放射线纹,碘液染色呈蓝色。腹泻患者粪便中易见,胰腺功能不全、碳水化合物消化不良时大量出现。

3. 植物细胞及植物纤维 少量存在于正常粪便中,受食物影响,形态呈多样化。可见螺旋形植物纤维导管,圆形、椭圆形、多角形等植物细胞,肠蠕动亢进、腹泻时增加。

4. 肌肉纤维 为淡黄色、横纹模糊的扁平条块状物质,能被伊红染成红色,滴加5mol/L乙酸后结构清晰。大量食肉后可见少量肌肉纤维,18mm×18mm盖玻片范围内应<10个。增多见于肠蠕动亢进、腹泻、蛋白质消化不良等。胰腺外分泌功能减退时肌肉纤维增多且横纹易见,如见到细胞核,则是胰腺功能障碍的佐证。

5. 结缔组织 无色或微黄色、成束、边缘不清的线条状物。正常粪便中少见,胃蛋白酶缺乏粪便中增加。

第四节 化学及免疫学检验

一、粪便隐血试验

上消化道少量出血时,粪便外观无明显变化,红细胞被消化液作用而分解破坏,显微镜也观察不到红细胞,称为隐血。采用化学或免疫学等方法证实出血的试验称为隐血试验(occult blood test)。

(一)化学法

化学法是检测粪便隐血常用方法之一。根据显色基团不同分为邻联甲苯胺法、还原酚酞法、联苯胺法、氨基比林法、无色孔雀绿法、愈创木脂法等。本节主要介绍临床上常用的邻联甲苯胺法。

【原理】

血红蛋白中的亚铁血红素有类似过氧化物酶的活性,能催化过氧化氢释放出新生态氧,使邻联甲苯胺氧化为蓝色的邻甲偶氮苯,根据蓝色出现时间长短及颜色深浅判断结果。

【器材】

竹签、消毒棉签(滤纸或白瓷板)等。

【试剂】

1. 10g/L邻联甲苯胺乙酸溶液:取邻联甲苯胺1g,溶于冰乙酸及无水乙醇各50ml的混合液中,置棕色瓶内,保存于4℃冰箱,可用2～12个月,若变色则失效。

2. 3%过氧化氢。

【操作】

1. 制备涂片 用竹签挑取少许粪便涂于消毒棉签(或滤纸、白瓷板)上。

2. 滴加试剂 滴加10g/L邻联甲苯胺乙酸溶液及3%过氧化氢各1～2滴于棉签(或滤纸、白瓷板)标本上。

3. 结果判断与报告方式(表10-4)。

表10-4 邻联甲苯胺法粪便隐血试验结果

结果判断标准	报告方式
加入试剂后2min仍不显色	阴性
加入试剂后2min内显蓝色	阳性
加入试剂10s后显浅蓝色渐变蓝色	1+
加入试剂后显浅蓝褐色且逐渐加深	2+
加入试剂后立即显蓝褐色	3+
加入试剂后立即显蓝黑褐色	4+

【注意事项】

1. 每天必须制备阳性(健康人粪便加入少量血液)和阴性(健康人标本)质控标本。质控标本与待测标本平行试验。

2. 过氧化氢易分解,需避光密闭保存于棕色试剂瓶内,应经常检查试剂是否失效,用前将过氧化氢滴在血膜上,产生多数小气泡表示有效,否则应重新配制。

3. 含血红蛋白、肌红蛋白的食物、铁剂等可致本试验呈假阳性,维生素C可致本试验呈假阴性,隐血试验前必须嘱咐受检者素食和禁食铁剂、维生素C等3天。

4. 实验用具用前应加热煮沸,破坏过氧化物酶。粪便中脓液过多可致假阳性(因中性粒细胞富含过氧化物酶),可将标本少许用等渗盐水制成糊状煮沸2min,冷却后再试验。

（二）免疫学法

目前临床上多采用单克隆胶体金试带法。

【原理】

在特制的纤维试带上预包被金标记抗人血红蛋白抗体（Au-Ab$_1$），于检测线和控制线上分别固定抗人血红蛋白抗体（Ab$_2$）和针对标记抗人血红蛋白抗体的第二抗体（Ab$_3$）。检测时，若被测标本中存在人血红蛋白（Hb），由于渗透作用，将在检测线处形成"Ab$_2$-Hb-Ab$_1$-Au"夹心结构，同时在控制线处形成"Ab$_3$-Ab$_1$-Au"，出现2条紫红色带为阳性反应；若不存在Hb，则仅在控制线处出现1条紫红色带。

【器材】

试管、载玻片等。

【试剂】

商品试剂盒、蒸馏水。

【操作】

1. 制备粪便悬液　取洁净干燥的小试管加入0.5ml蒸馏水（或载玻片1张，滴加2～3滴蒸馏水），取粪便10～50mg，调成均匀混悬液。

2. 浸试带　将试带的反应端浸入粪便混悬液中后取出，5min内观察试带上有无颜色变化。

3. 结果判断　控制线和反应线均显示紫红色带（2条紫红色带）为阳性；仅控制线出现紫红色带（1条紫红色带）为阴性；反应线与质控线均不呈色为试带失效。

4. 报告方式　粪便隐血试验（单克隆胶体金试带法）阴性或阳性。

【注意事项】

1. 免疫胶体金试带应低温保存，不能冷冻，用前需复温。

2. 应尽可能挑选含有异常成分的粪便，遵循多部位多层面采集原则。

3. 试带浸入时不要超过标记线（即MAX线），使用蒸馏水涂片。

4. 若粪便外观呈柏油样而试验呈阴性时，可能是由于血红蛋白量过多，出现抗原过剩（前带现象），应将粪便混合液稀释后再进行检测。

（三）方法学评价

化学法及免疫学法粪便隐血试验方法学评价见表10-5。

表10-5　化学法和免疫学法粪便隐血试验方法学评价

方法	优点	缺点
邻联甲苯胺法	传统方法，操作简便，灵敏度高，Hb 0.2～1.0mg/L即可检出，可检出消化道1～5ml的出血	特异性差，动物血、肉，生食含有过氧化物酶的蔬菜，服用铁剂、铋剂等，均可致假阳性；服用维生素C、陈旧出血及试剂不新鲜，可致假阴性

方法	优点	缺点
干化学试带法	操作简单,患者可自行留取标本检查,适合胃肠肿瘤的大规模普查	同邻联甲苯胺法
单克隆胶体金试带法	操作简单,灵敏度高,特异性强,不受饮食限制	生理性出血或服用刺激消化道药物后可出现假阳性,造成临床结果判断混乱;上消化道出血免疫原性丧失或大量出血导致后带现象均可出现假阴性

(四)临床意义

1. 对消化道出血的诊断及鉴别诊断 消化道溃疡、肿瘤、结肠息肉、钩虫病或各种原因所致的胃肠黏膜损伤等均可呈阳性。胃肠道溃疡时,阳性率可达 40%～70%,呈间断阳性,经治疗后粪便颜色已趋于正常,但隐血试验阳性仍可持续 5～7 天。隐血试验转阴可作为判断出血完全停止的可靠指标。消化道恶性肿瘤时,阳性率可达 95% 且呈持续阳性。

2. 消化道恶性肿瘤普查指标 对中老年人早期发现消化道恶性肿瘤具有重要价值。

二、其他化学检验

(一)粪胆色素检验

1. 粪胆红素 正常人粪胆红素呈阴性。婴幼儿因正常肠道菌群尚未建立,粪胆红素常为阳性,粪便可呈金黄色或深黄色,若部分胆红素被氧化为胆绿素,可使粪便呈蓝绿色。成年人大量使用抗生素、严重腹泻、肠蠕动加速等可使胆红素呈阳性。

2. 粪胆原 正常人 100g 粪便中粪胆原含量为 75～350mg。粪便中粪胆原含量在阻塞性黄疸时明显减少,并与梗阻程度密切相关;各种溶血性疾病(如 PNH、珠蛋白生成障碍性贫血、自身免疫性溶血性贫血、蚕豆病、血型不合的输血反应及疟疾等)时,由于大量胆红素进入肠道被细菌还原而明显增加。

3. 粪胆素 正常人胆汁中的胆红素在肠道经细菌分解后转变为尿(粪)胆原,粪胆原除部分被肠道重吸收进入肠肝循环外,大部分在结肠被氧化为粪胆素,随粪便排出体外。胆道梗阻时,粪便中因无粪胆素而呈白陶土色。

（二）消化吸收功能试验

消化吸收功能试验是一组检查消化功能状态的试验，包括脂肪消化吸收试验、蛋白质消化吸收试验和糖类消化吸收试验等，但操作技术烦琐，不便于常规使用。

第五节　粪便分析仪检验

粪便分析仪又称粪便分析工作站或多功能粪便分析仪，是实验室对粪便标本进行常规检验的自动化分析仪器，可对粪便外观、有形成分、免疫学拓展项目等进行分析和报告。由于粪便分析仪自动化程度高，粪便检验更加标准化、规范化，极大减轻了检验技术人员的工作压力。

【检验原理】

在计算机系统控制下，仪器蠕动泵自动吸入沉淀物、涂片、染色、混匀、重悬浮，在标准流动计数室内计数。仪器每次吸入的标本量和吸入时间是恒定的，并可对高浓度标本稀释，观察分析计数后自动冲洗。仪器内置显微镜系统，显微镜自动对焦，确保图像清晰，并可同时拍摄和储存多幅图像，可实现高低倍镜自动转换，保证清晰反映样本诊断信息。计算机数据处理系统通过成像系统进行文字、图像传输并打印结果。

【检验项目】

一般性状检验（大便常规、标本颜色、性状等）、化学和免疫学检验（隐血检测、轮状病毒检测、幽门螺杆菌检测等）、显微镜检验（白细胞、红细胞、寄生虫卵、原虫滋养体和包囊等）20余项。

【方法学评价】

1. 无须特殊培训　操作简便、快捷；只需按提示按钮，仪器在数秒内完成自动吸样、染色、定量标本输送进行分析、全自动冲洗过程，可重复进行测试。与显微镜系统、电脑、打印机组合，可储存和查询检验结果并打印报告单。

2. 阳性率高　标本浓缩收集管能对粪便浓集和过滤处理，避免粪便粗渣对观察视野的影响，使镜下视野清晰，易于发现病理成分。

3. 定量和染色检测　具有标本染色和不染色双通道流动计数室，经双重计数，提高阳性检出率。

4. 高安全性封闭系统　标本前处理是在粪便浓集管内经甲醛杀菌、乙酸乙酯乳化的无害化处理，达到无臭无污染。处理后标本分析全过程均在封闭系统内进行，避免粪便标本对操作人员的危害和环境污染。

5. 成本低　检测完可自动清洗管道及双流动计数室，无须吸管、载玻片、盖玻片等。

　　粪便检验是临床常规检验项目之一,粪便标本的正确采集是保证检验结果准确的关键。粪便检验包括一般性状检验(量、颜色、性状、寄生虫和虫卵等)、有形成分的显微镜检验及隐血试验等。化学法隐血试验灵敏度高,但应注意控制饮食并连续做 3 天;单克隆胶体金试带免疫法灵敏度高,特异性强,不受饮食限制。粪便检验对消化系统各种疾病(如炎症、出血、肿瘤及寄生虫感染等)的诊断和治疗有重要的临床意义。

（王发云）

第十一章 | 脑脊液检验

11章 数字资源

案例

患者，男性，18岁。因不明原因间断性头痛伴不规则低热就诊。脑脊液检验：外观轻度混浊，蛋白质定性（2+），葡萄糖1.6mmol/L，氯化物94mmol/L，白细胞数2.8×10⁹/L，多形核细胞36%，单个核细胞64%。

请问：

1. 该患者最可能的诊断是什么？
2. 还应做何种检查进一步明确诊断？

第一节 概 述

一、脑脊液的生成

脑脊液（cerebrospinal fluid，CSF）也称脑脊髓液，是一种细胞外液，主要由脑室脉络丛主动分泌和超滤作用形成，充满各脑室、蛛网膜下腔和脊髓中央管内。脑脊液的产生和回吸收保持着动态平衡，正常成人脑脊液的量为120～180ml，约占体液总量的1.5%。

二、脑脊液的生理功能

脑脊液对维持中枢神经系统内环境的稳定具有重要作用,其生理功能主要有:①保护脑和脊髓免受外力震荡损伤。②调节颅内压,使颅内压恒定。③供给脑、脊髓营养物质,运走代谢产物。④调节神经系统的碱贮量,维持酸碱平衡。⑤转运生物胺类物质,参与神经内分泌调节。

三、脑脊液标本的采集

脑脊液的采集一般由临床医生操作,经腰椎穿刺采集,必要时可从小脑延髓池或侧脑室穿刺获得。腰椎穿刺成功后立即测定脑脊液压力,然后将脑脊液标本分别收集于无菌试管中(用于细胞学检查的标本不宜使用玻璃材质的容器)。若能采集足量标本,应将其分装至3~4支试管,每管宜取3~5ml,一般无需使用抗凝剂。第1管用于化学和免疫学检查(如蛋白质、葡萄糖等),第2管用于微生物学检查,第3管用于细胞计数和分类计数。如需要做其他检查(细胞病理学检查等),宜采集第4管标本。若第1管混有穿刺出血,不可用于以蛋白质检查作为主要依据的疾病诊断(如多发性硬化症)。若无法采集足量标本,可不进行分装,由医生决定检查项目;若需要进行微生物学检查,宜优先进行,再尽快进行其他检查。

四、脑脊液标本的处理

脑脊液标本采集后应立即送检并尽快检验,一般不超过1h。不能及时检验的标本可保存于2~4℃环境中,但应在4h内完成检验。标本久置可因细胞或细菌溶解破坏、葡萄糖或其他成分分解或形成凝块而影响检验结果。

检验后残存标本和所用器械应按照《病原微生物实验室生物安全管理条例》及《医疗卫生机构医疗废物管理办法》的相关规定处理。

五、脑脊液检验的临床应用

由于血-脑屏障的通透性与一般毛细血管不同,导致脑脊液中物质种类、含量与血液有一定的区别。当中枢神经系统发生病变时,血-脑屏障的通透性发生改变,从而导致脑脊液的性状和化学成分发生变化。因此,检测脑脊液中各项指标的变化,可为中枢神经系统疾病(如感染、肿瘤、外伤、水肿、阻塞等)的诊断、鉴别诊断、治疗和预后判断提供依据。

脑脊液穿刺的适应证与禁忌证

适应证：①有脑膜刺激征表现；②原因不明的剧烈头痛、昏迷、抽搐、瘫痪等；③疑有颅内出血、中枢神经系统梅毒、中枢神经系统白血病等；④中枢神经系统疾病需要系统观察、椎管内给药等。

禁忌证：①颅内高压，特别是有视神经盘水肿时；②腰椎结核或穿刺部位有感染时；③全身情况不允许等。

第二节 脑脊液一般性状检验

一、颜 色

（一）检查方法
肉眼观察。以"红色""黄色""乳白色"等报告。

（二）参考区间
无色或淡黄色。

（三）临床意义
中枢神经系统发生感染、出血、肿瘤时，脑脊液的颜色可发生改变。常见脑脊液的颜色变化及临床意义见表11-1。脑脊液新鲜出血和陈旧性出血的鉴别见表11-2。

表11-1 脑脊液颜色变化及临床意义

颜色	原因	临床意义
无色	正常脑脊液	病毒性脑膜炎、轻型结核性脑膜炎、脊髓灰质炎、神经梅毒
红色	出血	穿刺损伤出血、蛛网膜下腔或脑室出血
黄色	黄变症	陈旧性出血、黄疸、瘀滞和梗阻、黄色素、黑色素、胡萝卜素
乳白色	白细胞增高	脑膜炎球菌、肺炎球菌、溶血性链球菌引起的化脓性脑膜炎

颜色	原因	临床意义
淡绿色	脓性分泌物增多	铜绿假单胞菌、肺炎链球菌、甲型链球菌所引起的脑膜炎
褐色或黑色	色素增多	脑膜黑色素瘤、高胆红素血症

表 11-2　脑脊液新鲜出血和陈旧性出血的鉴别

检查内容	新鲜出血	陈旧性出血
标本外观	3管标本红色逐渐变淡，混浊	3管标本红色均匀一致，清晰透明
离心后上清液颜色	无色透明	呈淡红色、红色或黄色
红细胞形态	无变化	有皱缩
上清液隐血试验	多为阴性	阳性
白细胞计数	不增高	继发性或反应性增高

二、透　明　度

（一）检验方法
肉眼观察。以"清晰透明""微混""混浊"三级报告。

（二）参考区间
清晰透明。

（三）临床意义
脑脊液中细胞超过 $300 \times 10^6/L$ 或含有大量细菌、真菌时，可导致不同程度的混浊。化脓性脑膜炎可呈脓性灰白色混浊或米汤样混浊；结核性脑膜炎可呈毛玻璃样微混；病毒性脑炎、神经梅毒等疾病可呈透明外观。正常人脑脊液可因穿刺损伤带入红细胞而呈轻度混浊。

三、凝　固　性

（一）检验方法
肉眼观察。以"无凝块""有凝块""有薄膜""胶胨状"等报告。

（二）参考区间

无凝块或沉淀，放置 12～24h 后不形成薄膜。

（三）临床意义

脑脊液形成凝块或薄膜与其所含蛋白质尤其纤维蛋白原的含量有关。当脑脊液内的蛋白质含量增高超过 10g/L 时，可出现薄膜、凝块或沉淀。化脓性脑膜炎患者的脑脊液常温放置在 1～2h 内形成薄膜、凝块或沉淀；结核性脑膜炎患者的脑脊液常温放置 12～24h 后可形成薄膜或纤细凝块；神经梅毒及脊髓灰质炎患者的脑脊液中可出现絮状小凝块；蛛网膜下腔梗阻患者的脑脊液可同时出现胶样凝固（由于蛋白质含量明显增高，可呈黄色胶胨状）、黄变症和蛋白质-细胞分离现象（蛋白质明显增高，细胞数正常或轻度增高），隐血试验阴性，称为 Froin-Nonne 综合征。

第三节　脑脊液显微镜检验

一、脑脊液细胞学检验

（一）细胞计数

1. 细胞总数计数

（1）直接计数：如细胞数较少，可用吸管吸取混匀的脑脊液标本少许，直接充入计数池内，静置 2～3min，于低倍镜下计数计数板两侧计数池内四角和中央共 10 个大格内细胞数，即为 1μl 脑脊液中细胞总数（红细胞、白细胞总数），再换算成每升细胞总数。

（2）稀释计数：如细胞数较多，可用等渗盐水或红细胞稀释液将脑脊液稀释后按上法计数，结果乘以稀释倍数。

2. 白细胞计数

（1）直接计数：若细胞数不多，可用吸管吸取冰乙酸湿润管壁后吹出，用同一吸管吸取均匀的脑脊液，充入计数池内计数。

（2）稀释计数：若细胞数太多，可用白细胞稀释液稀释后计数，结果乘以稀释倍数后再换算成每升白细胞数。

若穿刺损伤血管而出现血性脑脊液，计数细胞总数已无意义，白细胞计数须经校正，扣除因出血带入的白细胞影响后才有价值，校正公式为：

$$脑脊液 WBC（校正后）= 脑脊液 WBC（校正前）- \frac{脑脊液中 RBC 数}{外周血中 RBC 数} \times 外周血中 WBC 数$$

（二）白细胞分类计数

1. 直接分类计数　白细胞计数后直接换成高倍镜观察，分类 100 个白细胞（包括脉络丛细胞和室管膜上皮细胞），根据细胞形态和核型分别计算出单个核细胞和多形核细胞所占百分比。若白细胞少于 100 个，应直接写出单个核细胞和多形核细胞的个数。

单个核细胞仅见一个圆形或卵圆形的核，多为淋巴细胞和单核细胞，偶见室管膜或脉络丛细胞；脑脊液中多形核细胞多为中性粒细胞，胞核分两叶或更多叶，胞质较多（图 11-1）。

2. 染色分类计数　直接分类计数法较为粗糙，不能确定细胞的种类，对中枢神经系统疾病的诊断价值不大，此时应将脑脊液通过沉淀、离心收集细胞后涂片，经瑞特或瑞 - 吉染色后进行白细胞分类计数，方法与外周血白细胞分类计数方法相同。脑脊液中可出现的细胞种类和形态主要有：

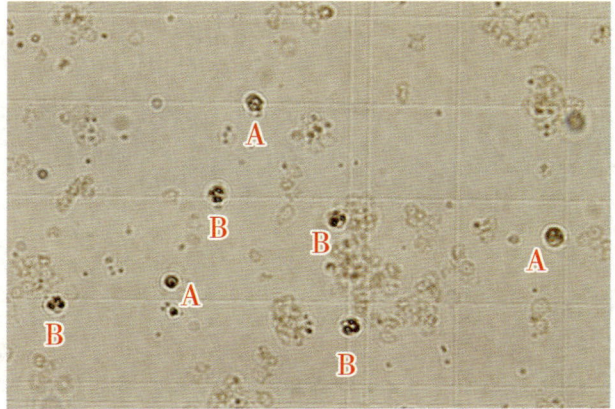

图 11-1　脑脊液白细胞直接分类计数
（未染色，×400）
A. 单个核细胞；B. 多形核细胞。

（1）淋巴细胞：正常脑脊液中以小淋巴细胞为主（图 11-2）。小淋巴细胞受到抗原刺激后可形成转化型淋巴细胞（直径＞10μm）和淋巴样细胞（为直径＞20μm 的转化型淋巴细胞）。转化型淋巴细胞又称激活淋巴细胞，其形态不规则、有伪足、胞膜粗糙不完整等。

（2）浆细胞：正常脑脊液中无，有抗原刺激时可出现在脑脊液中。

（3）单核 - 巨噬细胞　根据细胞大小、形态和是否含有吞噬物质而分为以下 3 种。①单核样细胞：与外周血中单核细胞形态相似。②激活型单核细胞：较单核细胞大；胞核大，形态不规则，染色质疏松呈网状，有时可见核仁；胞质淡蓝色，可有大小不等的空泡，边缘常有磨损样伪足突起。③巨噬细胞：为激活的单核细胞吞噬异物后的一组细胞。根据其吞噬物不同，分为红细胞吞噬细胞、含铁血黄素吞噬细胞、脂肪吞噬细胞、白细胞吞噬细胞等。

（4）多形核细胞：包括中性粒细胞（图 11-3）、嗜酸性粒细胞和嗜碱性粒细胞，其形态与外周血中细胞一致。

（5）脉络丛和室管膜细胞：细胞较大易破碎，常成簇出现，胞体多彼此相连；胞核圆形，染色质致密；胞质丰富，呈灰蓝色或粉红色。两者鉴别常较困难，常合称为脉络丛 - 室管膜细胞。

（6）其他：病理情况下可见肿瘤细胞、白血病细胞、淋巴瘤细胞等。

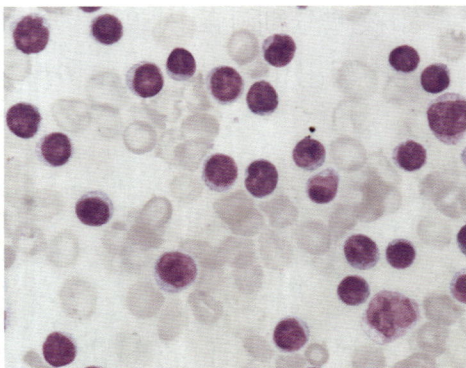

图 11-2　脑脊液中淋巴细胞　　　　图 11-3　脑脊液中中性粒细胞

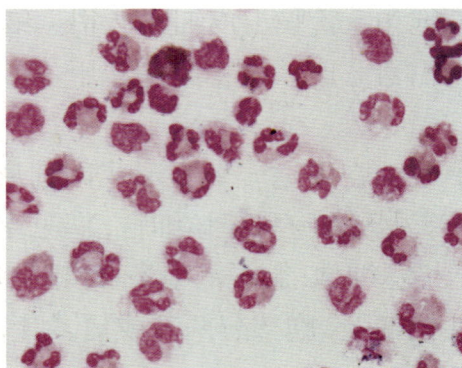

脑脊液细胞收集法

1990 年 Widal 等提出脑脊液细胞收集法。20 世纪中叶第一台液基细胞薄片制片仪问世,开创了细胞离心涂片机的先河。1954 年 Sayk 设计了一种沉淀室法,用于收集脑脊液细胞。1962 年国内引进了新型玻片离心沉淀脑脊液细胞学(CSFC)检验方法。1981 年后国内陆续研发了 FMMU-5 微型和 FMMU-6 型、FCS 两用型脑脊液细胞玻片离心沉淀器,细胞回收率达到 80% 以上,细胞完整率达 95% 以上,而且细胞涂片牢固、分布均匀,目前在国内应用广泛。

(三)参考区间

1. 白细胞数量　成人:$(0\sim8)\times10^6$/L;儿童:$(0\sim15)\times10^6$/L;新生儿:$(0\sim30)\times10^6$/L。

2. 白细胞分类

(1)直接分类法:多为淋巴细胞及单核细胞(7:3),偶见内皮细胞。

(2)染色分类法

1)成人:淋巴细胞 40%~80%,单核细胞 15%~45%,中性粒细胞 0~6%。

2)新生儿:淋巴细胞 5%~35%,单核细胞 50%~90%,中性粒细胞 0~8%。

(四)临床意义

中枢神经系统疾病时,脑脊液中细胞数量增高,其增高程度、细胞种类与病变性质有关。

1. 中枢神经系统感染性疾病　化脓性脑膜炎、脑脓肿时,白细胞明显升高,常大于 200×10^6/L,以中性粒细胞为主;结核性脑膜炎时,白细胞中度升高,为 $(30\sim200)\times10^6$/L,早期中性粒细胞增高,很快转变为以淋巴细胞为主;病毒性脑膜炎和真菌性脑膜炎时,白细胞轻度升高,为 $(10\sim30)\times10^6$/L,以淋巴细胞为主;脑寄生虫病时,可见嗜酸性粒细胞增多。

2. 中枢神经系统肿瘤和白血病　在脑脊液中找到肿瘤细胞和白血病细胞是重要诊断依据。

3. 其他　脑出血、损伤等可见大量红细胞和白细胞。

二、脑脊液病原学检验

疑为化脓性脑膜炎时，将脑脊液标本离心后取沉淀物涂片，干燥后革兰氏染色，油镜下检查。疑为结核性脑膜炎时，可将脑脊液标本放置24h，取其表面薄膜涂片，干燥后抗酸染色，油镜下找抗酸杆菌。疑为真菌性脑膜炎时，取脑脊液标本离心，用沉淀物涂片，加印度墨汁(或优质绘图墨汁)染色，先在低倍镜下观察有无在黑色背景中圆形透光小点，中间有一细胞大小圆形结构，再转高倍镜仔细观察。疑为脑寄生虫病时，将脑脊液标本离心，其沉淀物全部倾倒在玻片上，低倍镜下观察有无血吸虫卵、肺吸虫卵、弓形虫、阿米巴滋养体等。

第四节　脑脊液化学检验

正常人的脑脊液只含少量蛋白质，约为血浆蛋白含量的1%，主要为清蛋白，定性为阴性。当神经系统发生病变时，脑脊液中蛋白质含量增加，蛋白质定性为阳性。脑脊液蛋白质测定可分为定性试验和定量试验两类。

一、蛋白质检验

(一)检验方法

1. 蛋白定性试验

(1)潘氏试验(Pandy test)

【原理】

脑脊液中的球蛋白与苯酚结合，形成不溶性蛋白盐而产生白色混浊或沉淀。

【器材】

小玻璃试管、刻度吸管、滴管等。

【试剂】

饱和苯酚溶液：取苯酚10ml(有苯酚结晶可加热溶化)，加蒸馏水100ml，充分混合后置37℃温箱中数小时，见底层有结晶析出，上层液即为饱和苯酚溶液。配好后的溶液置棕色瓶内避光保存。

【操作】

1)加试剂：取小玻璃试管1支，加饱和苯酚溶液2ml。

2）加标本：用滴管取脑脊液1~2滴，垂直滴入小试管中。

3）观察结果：在日光灯下，衬以黑色背景，立即观察有无白色混浊或沉淀，以及混浊或沉淀程度。再轻轻混匀，继续观察。

4）结果判断：①"－"，清晰透明。②"±"，呈微白雾状，在黑色背景下才能看到。③"1+"，灰白色云雾状。④"2+"，白色混浊。⑤"3+"，白色浓絮状沉淀。⑥"4+"，白色凝块。

5）报告方式：Pandy试验阴性（－）、弱阳性（±）或阳性（1+~4+）。

【注意事项】

1）本法所需标本量少，灵敏度高，操作简便，结果易于观察，沉淀的多少与蛋白质含量成正比，但部分正常人亦可出现弱阳性。

2）脑脊液细胞多时应离心取上清液进行试验，排除细胞所致的假阳性。

3）若试验用试管和滴管不干净，苯酚纯度不合格，可出现假阳性；试剂饱和度低可出现假阴性。

（2）罗-琼（Ross-Jones）试验

【原理】

半饱和硫酸铵可沉淀球蛋白，根据出现的白色混浊判断球蛋白的存在和多少。

【器材】

同潘氏试验。

【试剂】

饱和硫酸铵（850g/L）溶液：取硫酸铵85g，加蒸馏水至100ml。

【操作】

取饱和硫酸铵溶液0.5ml于小试管内，沿管壁加脑脊液0.5ml。先作环状试验，如果3min内出现白色环，表示有蛋白质。然后混匀，使呈半饱和硫酸铵，若白色消失，表示无球蛋白；若白色沉淀不消失或出现混浊，表示球蛋白阳性。

【注意事项】

1）本法对球蛋白特异性好，但敏感性较低。

2）硫酸铵纯度不合格可出现假阳性；试剂饱和度低可出现假阴性。

2. 总蛋白定量测定　常用磺基水杨酸-硫酸钠比浊法或邻苯三酚红钼络合显色法，详见《生物化学检验技术》。

（二）参考区间

1. 蛋白定性　潘氏试验：阴性或极弱阳性；罗-琼试验：阴性。

2. 蛋白定量　腰椎穿刺液：0.20~0.40g/L；脑池穿刺液：0.10~0.25g/L；小脑延髓池穿刺液0.05~0.15g/L。

（三）临床意义

脑脊液蛋白质含量增高常提示血-脑屏障被破坏或脑脊液循环障碍。见于：①中枢神经系统炎症，如化脓性脑膜炎、结核性脑膜炎等，脑脊液中蛋白含量可达10~15g/L，病毒性脑炎则轻度升高。②神经根病变，如多发性神经根神经炎，多有蛋白质含量升高，而细胞正常或接近正常，呈蛋白 - 细胞分离现象。③椎管内梗阻和颅内占位性病变等。④神经梅毒、多发性硬化症。⑤脑出血、脑肿瘤及脑退行性变，由于病变本身释放蛋白质到脑脊液中以及血管通透性增加而致脑脊液中蛋白质含量增加。

二、葡萄糖检验

脑脊液中葡萄糖浓度的高低与血浆葡萄糖浓度、血 - 脑屏障的通透性、葡萄糖酵解程度以及葡萄糖膜转运系统的功能有关。正常成人脑脊液葡萄糖含量仅为血糖的 50%～80%。

（一）检验方法

脑脊液葡萄糖测定有半定量法和定量法（葡萄糖氧化酶法或己糖激酶法）。

1. 半定量法（五管法）　本法操作较烦琐，结果灵敏度和准确性均较差，目前已基本被定量法替代。

【原理】

同尿糖班氏法定性试验。

【试剂】

同尿糖班氏法定性试验，用前稀释 10 倍。

【操作】

取班氏试剂与脑脊液按表 11-3 操作，冷却后观察，有黄绿色沉淀者为阳性，颜色不变者为阴性，根据出现阳性反应的最少脑脊液量推知葡萄糖含量。

表 11-3　五管法脑脊液糖测定操作步骤和结果判断

管号	班氏试剂/ml	脑脊液/ml	煮沸	结果判断					
1	1	0.05		+	−	−	−	−	−
2	1	0.10	于沸水中煮沸5min	+	+	−	−	−	−
3	1	0.15		+	+	+	−	−	−
4	1	0.20		+	+	+	+	−	−
5	1	0.25		+	+	+	+	+	−
相当于葡萄糖 mmol/L				＞2.75	2.20～2.75	1.65～2.20	1.10～1.65	0.55～1.10	＜0.55

注：加脑脊液后要混合均匀。"+"表示阳性，"−"表示阴性。

2. 葡萄糖定量测定　多用葡萄糖氧化酶法或己糖激酶法，前者易受一些还原性物质影响，特异性低，后者特异性、准确性均高于前者。详见《生物化学检验技术》。

（二）参考区间

成人：2.5～4.5mmol/L；儿童：2.8～4.5mmol/L。

（三）临床意义

1. 脑脊液葡萄糖降低　见于：①化脓性脑膜炎、结核性脑膜炎和真菌性脑膜炎，葡萄糖含量越低提示预后越差。②脑寄生虫病，如脑囊虫病、血吸虫病、肺吸虫病、弓形虫病等。③脑肿瘤，尤其是恶性肿瘤。④神经梅毒。⑤低血糖等。

2. 脑脊液葡萄糖升高　见于：①早产儿或新生儿，主要由于血-脑屏障的通透性较高所致。②饱餐或静脉注射葡萄糖后血液葡萄糖含量增高。③影响脑干的急性外伤或中毒。④脑出血。⑤糖尿病等。

三、氯化物定量测定

（一）检验方法

目前临床常用的方法有离子选择电极法，同血清氯化物测定。

（二）参考区间

成人：120～130mmol/L；儿童：111～123mmol/L。

（三）临床意义

由于脑脊液中蛋白质含量较低，为了维持脑脊液和血浆渗透压之间的平衡，故脑脊液氯化物含量高于血浆20%左右，称为Donnan平衡。

1. 降低　结核性脑膜炎时明显降低，化脓性脑膜炎时轻度降低，病毒性脑炎、脊髓灰质炎、中毒性脑炎等往往无明显变化。

2. 增高　见于慢性肾衰竭、尿毒症、脱水、心力衰竭等。

四、其他检验

正常脑脊液含有20多种酶，中枢神经系统病变时部分酶的活性可增高，测定多采用速率法，同血清中酶类测定。酶及乳酸测定参考区间及临床意义见表11-4。

表11-4　脑脊液中酶及乳酸的参考区间及临床意义

项目	参考区间	临床意义
天冬氨酸转氨酶（AST）	<20U/L	活性增高见于脑梗死、脑萎缩、中毒性脑病、急性颅脑损伤、中枢神经系统转移癌等

项目	参考区间	临床意义
丙氨酸转氨酶（ALT）	<15U/L	同 AST
乳酸脱氢酶（LDH）	<40U/L	活性增高见于化脓性脑膜炎、脑组织坏死、蛛网膜下腔出血、脑出血、脑梗死、脑肿瘤、脱髓鞘病急性期等
肌酸激酶（CK）	0.5～2U/L	活性增高见于化脓性脑膜炎、结核性脑膜炎、进行性脑积水、继发性癫痫、多发性硬化症、蛛网膜下腔出血、脑肿瘤、脑供血不足、慢性硬膜下血肿等
腺苷脱氨酶（ADA）	0～8U/L	活性增高见于结核性脑膜炎、脑出血、脑梗死、吉兰 - 巴雷综合征等
神经元特异烯醇化酶（NSE）	（1.14±0.39）U/L	活性增高见于脑出血、脑梗死、癫痫持续状态等
乳酸	1.0～2.9mmol/L	活性增高见于细菌性脑膜炎、结核性脑膜炎、脑供血不足、低碳酸血症、脑积水、癫痫发作或持续状态、脑脓肿、急性脑梗死、脑死亡等
溶菌酶	无或含量甚微	活性增高见于结核性脑膜炎，增高的程度明显高于细菌性脑膜炎且与病情变化相一致

蛋白质电泳常用乙酸纤维素薄膜电泳法及琼脂糖凝胶电泳法，可较灵敏发现蛋白质各组分的变化。

第五节　脑脊液检验的临床应用

（一）中枢神经系统感染性疾病的诊断与鉴别诊断

1. 化脓性脑膜炎　脑脊液细胞数明显增多，分类以中性粒细胞为主，蛋白质明显增高，葡萄糖和氯化物明显降低，涂片中可见细胞内外存在的致病菌，细菌培养可呈阳性。

2. 结核性脑膜炎　脑脊液细胞数轻度到中度增多，疾病早期以中性粒细胞为主，病情进展变化后以淋巴细胞为主，氯化物明显降低，蛋白质轻度到中度增高，涂片可查到抗酸杆菌或结核分枝杆菌培养阳性。

3. 病毒性脑膜炎 脑脊液细胞数轻度到中度增多,分类以淋巴细胞为主,蛋白质轻度增高,葡萄糖和氯化物一般正常,特异性 IgM 抗体检测可用于早期诊断。

4. 真菌性脑膜炎 脑脊液细胞学特点与结核性脑膜炎相似,两者难以区别。临床上最常见的是新型隐球菌感染,涂片墨汁染色阳性。

(二)中枢神经系统肿瘤的辅助诊断

脑脊液细胞学检验发现肿瘤细胞有助于中枢神经系统肿瘤的诊断。脑转移癌和脑膜癌阳性率可达 80% 左右,原发肿瘤(髓母细胞瘤除外)阳性率较低。

常见中枢神经系统疾病的脑脊液检验结果见表 11-5。

表 11-5 常见中枢神经系统疾病的脑脊液检验结果

疾病	外观	蛋白质	葡萄糖	氯化物	细胞数	细胞分类	病原体
化脓性脑膜炎	混浊、脓性、可见凝块	↑↑	↓↓	↓	↑↑	N 为主	可见致病菌
结核性脑膜炎	雾状微混,薄膜形成	↑	↓	↓↓	↑	早期:N 为主后期:L 为主	抗酸染色阳性或结核分枝杆菌培养阳性
病毒性脑炎	清晰或微混	↑	正常	正常	↑	L 为主	无
乙型脑炎	清晰或微混	↑	正常	正常	↑	早期:N 为主后期:L 为主	无
新型隐球菌脑膜炎	清晰或微混	↑	↓	↓	↑	L 为主	新型隐球菌
脑室及蛛网膜下腔出血	红色混浊	↑	↑	正常	↑↑	RBC 为主,可见吞噬细胞	无
脑肿瘤	清晰	↑	正常	正常	↑	L 为主,可见肿瘤细胞	无
神经梅毒	清晰	↑	正常	正常	↑	L 为主	无

注:↑,增高或轻度增高;↑↑,显著增高;↓,减低或稍低;↓↓,显著减低;N,中性粒细胞;L,淋巴细胞;RBC,红细胞。

　　脑脊液标本需收集于3支无菌试管中,每管1~2ml,第1管用于生化和免疫学检验;第2管用于病原学检验;第3管用于一般性状和显微镜检验。脑脊液检验包括一般性状检验、显微镜检验、化学检验等。一般性状检验包括颜色、透明度、性状等,显微镜检验包括细胞总数、白细胞计数及分类计数、病原体检查等,化学检验包括蛋白质、葡萄糖、氯化物测定等。脑脊液检验对中枢神经系统疾病的诊断、鉴别诊断、疗效观察及预后判断均有重要价值。

（崔建亚）

第十二章 | 浆膜腔积液及关节腔积液检验

12章 数字资源

学习目标

1. 掌握：浆膜腔积液检验方法和临床意义；漏出液和渗出液的鉴别要点。
2. 熟悉：浆膜腔积液的分类及发生机制；浆膜腔积液标本的采集和注意事项。
3. 了解：关节腔积液检验相关内容。

案例

患者，男性，24岁。因消瘦、腹胀、盗汗就诊。查体：面色苍白，腹部隆起，肚脐膨出，移动性浊音阳性。腹部 X 线检查示肠系膜淋巴结肿大。腹腔积液检验：外观黄色，无凝块和薄膜形成；镜检有核细胞 $1\,100\times10^{6}/L$，中性粒细胞 15%，淋巴细胞 80%，间皮细胞 5%；ADA 175U/L，溶菌酶 401mg/L，CEA 4.69μg/L。

请问：

1. 该患者初步诊断为什么病？
2. 腹腔积液的检查说明什么情况？

第一节　浆膜腔积液检验

人体的胸腔、腹腔和心包腔等统称为浆膜腔。在正常情况下浆膜腔内存在少量液体起润滑作用；在病理情况下可有多量的液体潴留，形成积液，分别称为胸腔积液（胸水）、腹腔积液（腹水）、心包腔积液等。通过浆膜腔积液检验，可以确定其性质，对疾病的诊断和治疗具有重要的指导意义。

一、分类及产生机制

浆膜腔积液(serous effusion)按其性质及产生的原因分为漏出液和渗出液。

（一）漏出液

1. 概念　漏出液(transudate)又称滤出液,是通过毛细血管滤出并在组织间隙或浆膜腔内积聚的非炎性积液,多为双侧性。

2. 常见原因和机制

（1）血浆胶体渗透压减低:主要见于因血浆清蛋白明显减少、水分进入组织或潴留在浆膜腔而形成积液,如营养不良、肾病综合征、晚期肝硬化等。

（2）毛细血管流体静压增高:使有效滤过压升高,致使过多的液体滤出,组织间液增多,当超过代偿限度时液体进入浆膜腔形成积液,如静脉回流受阻、心力衰竭、肿瘤压迫等。

（3）淋巴回流受阻:如丝虫病时或因淋巴管被肿瘤压迫等所致淋巴液回流障碍,使淋巴液在组织间隙积聚或形成积液。这种积液多为乳糜性。

（4）水钠潴留:可使细胞外液增多,增多的组织间液使某些部位出现水肿,或在浆膜腔中积聚形成积液,如肾病、充血性心力衰竭、肝硬化等。

（二）渗出液

1. 概念　渗出液(exudate)是指由于炎症病变使血管壁通透性增高,致使血液中液体成分、大分子物质(如清蛋白、球蛋白和纤维蛋白原等)和细胞等从血管壁渗出,进入组织间隙或浆膜腔形成积液。渗出液多为炎性积液。

2. 常见原因和机制

（1）细菌感染:如细菌性胸(腹)膜炎、结核性胸(腹)膜炎等。感染时由于病原微生物的毒素、缺氧及炎症介质的作用,使血管内皮细胞受损,血管壁通透性增加,血液中的各种蛋白质和血细胞通过血管壁渗出至血管外和浆膜腔间隙。

（2）恶性肿瘤:如转移性肺癌、乳腺癌和卵巢癌等癌细胞产生血管活性物质,使浆膜毛细血管通透性增加,大量血浆蛋白及红细胞渗出,同时由于癌细胞浸润,引起糜烂出血,导致血性浆膜腔积液。

（3）其他原因:风湿热、系统性红斑狼疮、外伤、寄生虫和浆膜受到腔内异物(如血液、胆汁、胰液、胃液)刺激等。

二、标　本　采　集

浆膜腔积液标本由临床医师进行浆膜腔穿刺术采集,采集中段液体于无菌试管内。不同检查项目的标本采集为:①细胞计数和分类计数,选用乙二胺四乙酸盐抗凝剂,采集5～8ml。②总蛋白、乳酸脱氢酶、葡萄糖、淀粉酶测定，选用肝素或不使用抗凝剂，采集8～10ml。③革兰氏染色涂片检查、细菌培养，选用多聚茴香脑磺酸钠（SPS），不使用抗凝剂、无灭菌或抑菌作用的抗凝剂，采集8～10ml。④抗酸杆菌培养，选用多聚茴香脑磺酸钠（SPS），不使用抗凝剂、无灭菌或抑菌作用的抗凝剂，采集15～50ml。⑤细胞学检查，不使用抗凝剂、肝素、乙二胺四乙酸盐，采集5～50ml。

标本收到后应及时检验，在2h内完成检验，否则应将标本置于4℃冰箱内保存。

三、一般性状检验

（一）量

正常情况下，胸膜腔液＜20ml，腹膜腔液＜50ml，心包膜腔液＜30ml，主要起润滑作用，不易采集。病理情况下，浆膜腔积液增多，增加的程度与病变的部位及程度有关，可由数百毫升达上千毫升。

（二）颜色

1. 检验方法　肉眼观察，以灰白色、乳白色、黄色、棕色、红色等报告。

2. 参考区间　清亮、淡黄色。

3. 临床意义　漏出液一般为深浅不同的黄色或黄绿色；渗出液的颜色因疾病而异，主要变化有：

（1）红色、咖啡色：多为血性，常见于穿刺损伤、结核、癌症、内脏损伤、出血性疾病等。

（2）白色：呈脓性或乳白色。脓性常见于化脓性感染时大量白细胞和细菌所致。乳白色见于丝虫病、淋巴结肿瘤、肝硬化、腹膜癌等。

（3）棕色：由阿米巴脓肿破溃进入胸（腹）腔所致。

（4）绿色：常见于铜绿假单胞菌感染。

（5）黑色：由曲霉菌感染引起。

（三）透明度

1. 检验方法　在黑色背景下肉眼观察，以清晰透明、微混、混浊等报告。

2. 参考区间　清晰透明。

3. 临床意义　渗出液因含有大量细菌、细胞而呈不同程度的混浊，乳糜液因含有大量脂肪呈混浊外观；漏出液因其所含细胞、蛋白质少且无细菌而呈清晰透明外观。

（四）凝固性

1. 检验方法　倾斜试管肉眼观察，以无凝块、有凝块报告。

2. 参考区间　无凝块。

3. 临床意义　漏出液一般不易凝固或出现凝块；渗出液由于含有较多的纤维蛋白原

和细胞,细胞破坏后释放凝血活酶,可自行凝固。

(五)比重

1. 检验方法　应用折射仪法等测定,以1.0XX方式报告。
2. 参考区间　漏出液<1.015;渗出液>1.018。
3. 临床意义　浆膜腔积液比重高低与其所含的溶质有关。漏出液因含细胞、蛋白质少而比重<1.015。渗出液因含细胞、蛋白质多而比重常>1.018。

四、显微镜检验

(一)有核细胞计数

1. 计数方法　与脑脊液计数方法相同,分为直接计数法和稀释计数法,应计数全部有核细胞(包括间皮细胞)。
2. 参考区间　漏出液$<100 \times 10^6$/L;渗出液$>500 \times 10^6$/L。
3. 临床意义　积液中出现少量红细胞,常因穿刺损伤出血所致,对渗出液和漏出液的鉴别意义不大;若积液中出现大量的红细胞,则提示为出血性渗出液,常见于恶性肿瘤、结核病等。浆膜腔积液有核细胞增高的临床意义见有核细胞分类计数。

(二)有核细胞分类计数

1. 计数方法

(1)直接分类计数:有核细胞计数后,换高倍镜直接根据细胞核的形态分别计数多形核细胞(粒细胞)和单个核细胞(淋巴细胞、单核细胞和间皮细胞),至少应计数100个有核细胞。以多形核细胞XX%,单个核细胞XX%方式报告。

(2)染色分类计数:若直接分类区分细胞困难时,可将积液以1 500r/min离心5min,取沉淀物制成均匀薄片,干燥后经瑞特或瑞-吉染色,油镜下分类计数至少100个有核细胞。一般可见到淋巴细胞、中性粒细胞、嗜酸性粒细胞和间皮细胞。报告方式与外周血白细胞分类计数方式相同。若有异常细胞,应另行描述报告。

2. 参考区间　漏出液一般以淋巴细胞及间皮细胞为主;渗出液根据病因、病情不同而不同。

3. 临床意义　见表12-1。

表12-1　浆膜腔积液中有核细胞分类的临床意义

有核细胞分类	临床意义
以中性粒细胞增多为主	化脓性炎症(细胞总数常$>1\ 000 \times 10^6$/L)或早期结核性积液
以淋巴细胞增多为主	结核性渗出液(细胞总数常$>200 \times 10^6$/L)、病毒感染、系统性红斑狼疮的多发性浆膜炎等

有核细胞分类	临床意义
以间皮细胞及组织细胞增多为主	浆膜上皮脱落旺盛，可见于淤血、恶性肿瘤等
浆细胞增多	充血性心力衰竭、恶性肿瘤或多发性骨髓瘤浸润浆膜所致积液
嗜酸性粒细胞增多	过敏反应和寄生虫病所致的积液，以及多次反复穿刺、人工气胸、术后积液、结核性渗出液的吸收期、霍奇金淋巴瘤、间皮瘤等
癌细胞	恶性肿瘤

（三）寄生虫及虫卵

积液离心沉淀后镜下观察有无寄生虫及虫卵。乳糜样积液中可见微丝蚴，包虫病胸腔积液中可见棘球蚴的头节和小钩，阿米巴积液中可见阿米巴滋养体。

（四）细菌及真菌

漏出液一般不做细菌学检验，如肯定或怀疑是渗出液，应进行涂片染色镜检、细菌培养等。感染性积液可同时由多种细菌感染引起，常见的细菌有脆弱类杆菌属、大肠埃希菌、粪肠球菌、铜绿假单胞菌、结核分枝杆菌等。真菌引起的积液可查到菌丝、芽孢等。

五、化学和免疫学检验

（一）蛋白质检验

1. 黏蛋白定性检验（Rivalta 试验，李凡他试验）　黏蛋白是一类主要由黏多糖组成的酸性糖蛋白。在炎症反应刺激下，浆膜间皮细胞分泌黏蛋白增加，通过黏蛋白定性试验可显示阳性。

【原理】

浆膜上皮细胞在炎症刺激下可分泌较多的黏蛋白，等电点为 pH3～5，在酸性条件下呈白色云雾状沉淀。

【器材】

100ml 量筒、滴管等。

【试剂】

冰乙酸、蒸馏水。

【操作】

（1）准备试剂：在100ml量筒中加冰乙酸2～3滴，再加入约100ml蒸馏水，混匀。

（2）加标本：用滴管吸取积液，靠近量筒稀酸液面垂直逐滴滴入其中。

（3）结果观察：立即在黑色背景下肉眼观察有无白色云雾状沉淀生成及其下降程度。

（4）结果判断：①阴性，清晰，不出现白色沉淀或沉淀不明显，并很快消失。②阳性，出现白色云雾状沉淀并下降至底部。"±"：渐呈白雾状。"1+"：呈白色雾状。"2+"：呈白色薄云状。"3+"：白色浓云状。

（5）报告方式：黏蛋白定性试验阴性、可疑"±"或阳性"1+～3+"。

【注意事项】

（1）血性标本须离心后取上清液进行检验。

（2）冰乙酸要与蒸馏水充分混匀，否则产生假阴性。若标本中球蛋白含量高（如肝硬化腹水）可呈假阳性。

【参考区间】

漏出液：阴性；渗出液：阳性。

【临床意义】

渗出液中因含较多的黏蛋白，所以Rivalta试验呈阳性；漏出液呈阴性，但腔内漏出液经长期吸收蛋白质浓缩后，亦可呈阳性反应。

2. 蛋白质定量测定　测定方法与血清蛋白质测定方法一致。漏出液蛋白质<25g/L；渗出液蛋白质>30g/L。蛋白质为25～30g/L则难以判断积液性质，多为恶性肿瘤性积液。

（二）葡萄糖测定

漏出液葡萄糖含量与血糖相近，渗出液由于细菌或细胞酶的分解，使得葡萄糖含量减少。一般化脓性炎症时积液葡萄糖含量<1mmol/L，结核性炎症时积液葡萄糖含量多为2.8～4.4mmol/L。

（三）酶类测定

1. 乳酸脱氢酶（lactate dehydrogenase，LDH）　当浆膜腔积液中LDH>200U/L且积液LDH与血清LDH比值>0.6时，多为渗出液。如积液LDH活性与正常血清接近时，多为漏出液。化脓性积液LDH活性增高最明显，癌性积液次之，结核性积液LDH活性略为增高。恶性肿瘤性积液LDH与血清LDH比值常>1.0。

2. 腺苷脱氨酶（adenosine deaminase，ADA）　ADA活性测定对鉴别结核性和非结核性胸（腹）腔积液有重要价值。ADA活性排列：结核>恶性积液>漏出液。结核性积液ADA活性常大于40U/L，其对结核性积液诊断的阳性率可达90%。

3. 淀粉酶（AMY）　腹腔积液AMY增高，见于胰腺炎、胰腺肿瘤或胰腺损伤，AMY水平可高于血清数倍或几十倍，也可见于胃穿孔、十二指肠穿孔。胸腔积液AMY增高，见于食管穿孔及胰腺外伤合并胸腔积液。

（四）免疫学检验

在结核性浆膜腔积液中存在特异性 IgG 抗体，用免疫学技术可明确提供结核杆菌感染的依据。近年用 PCR 技术直接测定积液中结核分枝杆菌 DNA，是目前诊断结核感染最敏感特异的方法。

知识链接

浆膜腔积液肿瘤标志物测定

近年来由恶性肿瘤引起的浆膜腔积液逐渐增多。浆膜腔积液检验对于良、恶积液鉴别有重要价值，尤其是脱落细胞学检验和肿瘤标志物测定等。用于恶性积液诊断的肿瘤标志物主要有癌胚抗原（CEA）、甲胎蛋白（AFP）、糖链抗原 125（CA125）、鳞状细胞癌抗原（SCC）、组织多肽抗原（TPA）、肿瘤坏死因子（TNF）、铁蛋白（Ft）等，恶性积液往往某一项或几项指标明显增高，多个项目组合、动态检测可提高恶性积液诊断的阳性率。

六、浆膜腔积液检验的临床应用

（一）漏出液和渗出液鉴别诊断指标

漏出液和渗出液的鉴别见表 12-2。

表 12-2　漏出液和渗出液的鉴别

鉴别点	漏出液	渗出液
病因	非炎症	炎症、肿瘤或理化刺激
外观	淡黄色、浆液性	不定，可为黄色、血性、脓样
透明度	透明、偶见微混	多为混浊
比重	<1.015	>1.018
凝固	不凝	常易凝
pH	>7.4	<6.8
Rivalta 试验	阴性	阳性
总蛋白定量	<25g/L	>30g/L

鉴别点	漏出液	渗出液
积液/血清总蛋白比值	＜0.5	≥0.5
葡萄糖	与血糖相近	可变化,常低于血糖(＜3.33mmol/L)
LD	＜200U/L	＞200U/L
积液/血清LD比值	＜0.6	＞0.6
有核细胞计数	＜100×10⁶	＞500×10⁶
有核细胞分类	以淋巴细胞及间皮细胞为主	急性炎症以中性粒细胞为主,慢性炎症、结核、肿瘤或风湿以淋巴细胞为主
细菌	无细菌	可找到病原菌

(二)良性与恶性积液的鉴别诊断指标

良性与恶性浆膜腔积液的鉴别见表12-3。

表12-3　良性与恶性浆膜腔积液的鉴别

项目	良性积液	恶性积液
外观	血性少见	血性常见
总蛋白/(g·L⁻¹)	多＞40	20～40
铁蛋白/(μg·L⁻¹)	＜500	＞500
积液LD/血清LD	＜0.6	＞0.6
积液CEA/血清CEA	＜1.0	＞1.0
AFP/(μg·L⁻¹)	＜100	＞100
细胞学检验	多为炎性细胞	多可找到肿瘤细胞
染色体核型分析	多数为二倍体细胞	多为非整倍体并有畸变

第二节　关节腔积液检验

一、概　述

健康人关节腔内有少量滑膜液,具有润滑关节面、营养和保护关节的作用。当关节有炎症、损伤等病变时,滑膜液增多,称为关节腔积液(articular cavity effusion)。

关节腔积液由医师进行关节腔穿刺术采集。采集多管标本时,第1管应使用无抗凝剂试管，宜采集 4～5ml，并观察是否凝固，离心取上清液做化学和免疫学检查（如葡萄糖、清蛋白和脂类、类风湿因子和补体测定等）；第 2 管应使用肝素钠（25U/ml）或 EDTA 盐溶液抗凝，用于细胞计数、分类计数和结晶鉴定宜采集 1～3ml，如同时做细胞学检查宜采集 4～5ml；第 3 管应使用肝素（25U/ml）抗凝，也可采用多聚茴香脑磺酸钠（SPS）抗凝剂或无抗凝剂试管，宜采集 4～5ml，用于微生物学检查。

二、一般性状检验

1. 量　正常关节腔内滑膜液 0.1～2.0ml，难以采集。在关节炎、外伤时，关节腔积液增多，积液的多少与病变程度有关。

2. 颜色　正常滑膜液为淡黄色或无色黏稠液体，结核、急性痛风、系统性红斑狼疮和类风湿关节炎时呈乳白色，化脓性关节炎呈黄色，关节损伤时呈红色，陈旧性出血为暗红色或褐色。

3. 透明度　正常滑膜液清晰透明，炎症时可出现不同程度的混浊。

4. 黏稠度　正常滑膜液因富含透明质酸而呈高度黏稠。炎症时由于滑膜液透明质酸被降解、关节炎症部位渗出增加等，使滑膜液被稀释。可用悬滴法检测黏稠度，将滑膜液吸入注射器内，再轻轻推出，黏液丝长达 4cm 以上为正常，亦可自然滴下，15s 滴数少于 15 滴为正常。

5. 凝块　正常滑膜液不凝固，炎症时因血浆凝血因子的渗入可凝固形成凝块。

三、显微镜检验

1. 细胞计数　正常滑膜液中无红细胞，白细胞极少，为（200～700）×10^6/L。白细胞计数结果对诊断关节炎无特异性，但可初步区分炎症性或非炎症性积液。化脓性关节炎细胞总数可超过 50 000×10^6/L，类风湿关节炎、急性痛风时白细胞总数可达 20 000×10^6/L。

2. 细胞分类计数　正常滑膜液中有少量细胞，主要是单核细胞约 65%，淋巴细胞约 15%，中性粒细胞约 20%。偶见特有的滑膜细胞，呈不规则形；胞核呈圆形，染色质呈网状或粒状，有 1～2 个核仁；胞质丰富、染紫红色。化脓性关节炎时，滑膜液中中性粒细胞可达 95% 以上。

3. 特殊细胞检验　关节腔积液涂片采用瑞特或瑞 - 吉染色后显微镜检查。常见的特殊细胞有：①类风湿细胞，主要见于类风湿关节炎。②狼疮细胞，可见于系统性红斑狼疮、药物性狼疮关节炎、类风湿关节炎，不具有特异性。③Reiter 细胞，为吞噬了退化变性的中性粒细胞的吞噬细胞，见于 Reiter 综合征、痛风、类风湿关节炎等。

4. 结晶　主要用于鉴别痛风和假性痛风。①尿酸盐结晶：为针状或杆状结晶，见于急性痛风患者。②焦磷酸钙结晶：为棒状、长方形结晶，见于退行性关节炎、甲状腺功能低下合并关节炎等。③胆固醇结晶：见于类风湿关节炎和结核性关节炎。④皮质类固醇结晶：呈针形、菱形、短棒状等，见于注射皮质类固醇后形成的积液。

5. 细菌学检验　将关节腔积液涂片革兰氏染色检查，大约 75% 链球菌感染、50% 革兰氏阴性杆菌感染以及 25% 淋病奈瑟菌感染在关节腔积液中可以找到病原菌。如怀疑结核性积液时，可采用抗酸染色后寻找抗酸杆菌，但阳性率仅 20%，进行结核分枝杆菌培养或分子生物学方法（如 PCR）检查，可以提高阳性率。

四、化学和免疫学检验

1. 黏液素凝块试验（Ropes 试验）

【原理】

黏液素是透明质酸和黏蛋白的复合物，遇乙酸可沉淀，根据沉淀的特征可反映黏液素中透明质酸盐的聚合程度。

【操作】

将关节液滴于盛有 0.35～0.87mmol/L 乙酸溶液 10ml 的小烧杯中数滴，几分钟后和 2h 观察结果。结果判断："3+"，凝块坚实、溶液清晰、振摇不变混浊；"2+"，凝块较软，振摇后轻度混浊；"+"，凝块松散、振摇后易碎；"−"，2h 后仍无凝块形成，液体混浊。

【临床意义】

正常应为"3+"，黏液素凝块良好。"2+"以下为异常，说明黏液素凝块形成不良，见于各种关节炎症，如化脓性关节炎、痛风性关节炎及类风湿关节炎等。

2. 其他　其他化学和免疫学检验及临床意义见表 12-4。

表 12-4　关节腔积液化学检验及临床意义

指标	参考区间	临床意义
蛋白质	11～30g/L	增高主要见于化脓性关节炎，其次是类风湿关节炎和创伤性关节炎。蛋白质高低反映关节感染程度
葡萄糖	3.5～5.5mmol/L	化脓性关节炎葡萄糖含量明显减少，其次是结核性关节炎、类风湿关节炎
乳酸	1.0～1.8mmol/L	可作为关节感染早期诊断的指标之一。化脓性关节炎乳酸含量增高，类风湿关节炎乳酸含量轻度增高
类风湿因子	阴性	类风湿关节炎患者关节腔积液的类风湿因子阳性率较血清高，类风湿因子阳性也见于感染性（如结核性）和其他非感染性关节炎

指标	参考区间	临床意义
抗核抗体	阴性	70% 系统性红斑狼疮患者和 20% 类风湿关节炎患者关节腔积液中抗核抗体呈阳性
补体	约为血清补体 10%	活动性系统性红斑狼疮患者血清和关节腔积液补体均减低；化脓性关节炎、痛风、Reiter 综合征患者关节腔积液补体可增高，与关节腔积液蛋白质含量呈正相关

本章小结

　　浆膜腔积液按其性质及产生的原因分为漏出液和渗出液。漏出液为非炎性积液，渗出液多为炎性积液。通过对积液一般性状检验、化学检验、显微镜检验及病原学检验可以鉴别渗出液和漏出液，并能对渗出液定性诊断提供依据。

　　关节腔积液的一般性状检验、显微镜检验及黏液素凝块形成试验等，对鉴别关节炎类型有重要意义。

（马　莉）

第十三章 | 精液及前列腺液检验

学习目标

1. 掌握：精液与前列腺液检验的方法和结果报告。
2. 熟悉：精液与前列腺液检验的临床意义。
3. 了解：精液检验的进展。

案例

某夫妇结婚 3 年未生育，女方检查正常，男方外科检查无异常。精液检验：灰白色，量 3.5ml，pH7.4，液化时间 50min，精子密度 $52 \times 10^9/L$，精子存活率 85%，精子活动率 55%，总活动力（PR+NP）46%，前向运动精子（PR）32%，异常形态精子 47%，精子凝集 Ⅲ级。

请问：

1. 对上述情况如何分析？
2. 根据上述情况，还应做哪项检验最有价值？

第一节 精液检验

一、概 述

精液（seminal fluid）主要由精子和精浆组成。精子是男性的生殖细胞，占精液 5% 左右。精子产生于睾丸，在附睾内发育成熟。成熟的精子在男性生殖道内存活时间一般为 28 天，排出体外后，在 37℃ 条件下精子可存活 24～72h，在女性生殖道内的受精能力大约保持 48h。精浆是由男性附属性腺分泌的混合液，是运送精子的介质，具有载体、营养、激发精子活力的作用。精液中有形成分除了精子外，还可有少量上皮细胞、白细胞及未成熟的生精细胞等。

精液检验的主要目的：①评价精子质量和男性生育功能，为男性不育症的诊断和疗效观察提供依据。②为男性生殖系统疾病诊断和疗效观察提供依据。③为体外授精和精子库筛选优质精子。④婚前检查。⑤法医鉴定。

二、标本采集与处理

（一）采集方法

精液标本采集是否合格直接影响检验结果的准确性。标本采集由待检者本人采取手淫法将全部精液排入洁净、干燥的容器内。对手淫法采集困难者，可用电动按摩法采集精液；也可采用特殊的、对精子没有毒性的安全套来采集；一般不主张采用性交中断法，因可能丢失初始排精时精子浓度最高的部分精液，而且阴道酸性分泌物可能影响精子活力。标本采集后，记录采集时间、方法，立即送检。

（二）注意事项

1. 标本采集前应禁欲（包括无遗精和手淫等）2～7天。

2. 标本采集后在30min内送检，气温低时应对标本保温（20～37℃）。

3. 不宜采用普通乳胶安全套采集标本，因普通乳胶安全套内某些成分具有杀精子作用。

4. 精液质量受多种因素的影响，不能仅凭一次检验结果作出诊断。一般应间隔1～2周检查一次，连续检查2～3次，方可获得可靠的数据。

（三）检验后标本处理

精液内可能含有HBV、HIV和疱疹病毒等，故应按潜在生物危害物质进行处理。标本检验完毕后应焚烧，或浸入含1 000mg/L有效氯溶液2～4h后再处理。所有处理均应做好记录。

三、一般性状检验

（一）外观

【参考区间】

正常人刚排出的精液呈灰白或乳白色，不透明，带有一种石楠花味。久未排精者的精液可呈淡黄色。

【临床意义】

鲜红色或暗红色并含有大量红细胞的血性精液称为血精，多见于生殖系统炎症、结核或肿瘤等。黄色或棕色的脓性精液多见于精囊腺炎或前列腺炎。

（二）量

精液量是指一次排出的全部精液的数量。用定量刻度试管或刻度吸管测量全部液化的精液量，以精液量 X.Xml 报告。

【参考区间】

一次排精量 1.5～6.8ml（平均 3.5ml）。

【临床意义】

精液过少可造成精子活动空间减小和能量供应不足，精液过多时精子可被稀释而相对减少，均不利于生育。精液量的变化及临床意义见表 13-1。

表 13-1　精液量的变化及临床意义

类型	临床意义
精液减少	若 5～7 天未排精，排精量少于 1.5ml。排除人为因素，如采集时部分精液丢失或禁欲时间过短等；病理性减少见于雄性激素分泌不足、附属性腺感染等
无精液症	禁欲 3 天后精液量少于 0.5ml，或减少到数滴甚至排不出，见于生殖系统特异性感染，如淋病、结核及非特异性炎症等；逆行射精时有射精动作，但无精液排出（逆行射入膀胱）
精液增多	精液量超过 6.8ml，常见于附属性腺功能亢进，如垂体促性腺激素分泌亢进、雄性激素水平过高，亦见于禁欲时间过长者

（三）液化时间

精液液化时间是指精液排出后由胶胨状转变为流动状所需要的时间。采用直接观察法在 37℃ 环境中每 5min 倾斜标本，观察其是否有"扩散""流动"现象，或用滴管吸取精液观察精液的流动状况。

正常情况下刚排出的精液在精囊腺分泌的蛋白凝固酶作用下立即形成稠厚的胶胨状，离体后 5～10min 在前列腺分泌的纤维蛋白溶解酶（纤溶酶）的作用下开始液化，30min 完全液化。超过 60min 不液化者视为异常，超过 24h 不液化者为不育原因之一，可直接报告 24h 不液化。

【参考区间】

＜60min。

【临床意义】

1. 不液化或液化不完全　可能使精子活力受到抑制，导致受孕机会减少，多见于前列腺炎。如精液超过 1h 或数小时不液化，称为精液延迟液化症。

2. 精液凝固障碍　见于输精管缺陷、精囊腺炎等。

（四）黏稠度

精液黏稠度是指精液完全液化后的黏度。利用玻璃棒观察液化精液有无拉丝及拉丝长度，或用滴管缓慢吸入精液，让精液依靠重力滴落，观察其拉丝长度，从而判断精液的黏稠程度。

玻璃棒法精液黏稠度测定分为3级。Ⅰ级：30min基本液化，玻璃棒提拉精液呈丝状黏液丝，其长度<2cm；Ⅱ级：60min不液化，玻璃棒提拉精液呈粗大黏液丝，涂片时有黏稠感；Ⅲ级：24h仍不液化，玻璃棒难以提拉起精液，黏稠度高，涂片困难。

【参考区间】

拉丝长度<2cm，或在滴管口形成连续小滴。

【临床意义】

1. 黏稠度减低　即新排出的精液呈米汤样，可能为先天性无精囊腺或精囊腺液流出管道阻塞所致。精液稀薄、黏稠度下降也可见于精子密度太低或无精子症时。

2. 黏稠度增加　多与附属腺功能异常有关，如附睾炎、前列腺炎，且常伴有精液不液化，导致精子活动力降低而影响生殖能力。

（五）pH

待精液完全液化后，用精密pH试纸测定其酸碱度（pH）。

【参考区间】

pH7.2～8.0，平均pH7.8。

【临床意义】

1. pH>8.0　见于急性前列腺炎、精囊腺炎或附睾炎。

2. pH<7.2　可能是输精管阻塞或射精管和精囊腺缺如、发育不良所致。

四、显微镜检验

推荐使用相差显微镜，也可采用普通光学显微镜，观察未染色精液标本的有形成分和染色后的精子形态。

取液化后混匀的精液1滴，滴于载玻片上，加盖玻片后静置片刻于显微镜下观察。如未见精子，将标本以3 000r/min离心15min后取沉淀物重新检验，仍未见精子则应报告离心后未发现精子。

（一）精子活力分析

1. 精子活动率（sperm vitality rate）　是指活动精子所占精子总数的百分率。一般采用湿片法，即取液化后混匀的精液1滴置载玻片上，加盖玻片后在高倍镜下观察100个精子，计数活动精子所占比例，即为精子活动率。

【参考区间】

80%～90%（至少>60%）。

【临床意义】

精子活动率减低是男性不育的重要因素。当精子活动率低于60%，可使生育力下降。引起精子活动率下降的主要因素有：①精索静脉曲张。②生殖系统感染，如淋病、梅毒等。③物理因素，如高温环境（热水浴）、放射线因素等。④化学因素，如某些药物（抗代谢药、抗疟药、雌激素）、乙醇等。⑤免疫因素，如存在抗精子抗体等。

2. 精子存活率（sperm vitality） 又称精子活率，是指活精子占精子总数的比例。主要用于评估精子膜的完整程度。测定方法有直接涂片法、伊红染色法和精子尾部低渗膨胀试验。

【检验方法】

（1）直接涂片法：取液化精液1滴涂于载玻片上，加盖玻片，在高倍镜下观察5~10个视野，计数活动精子数量，以精子存活率XX%报告。

（2）伊红染色法：在载玻片上加新鲜混匀的精液和5g/L伊红Y染色液各1滴，混匀，30s后推成薄片或加上盖玻片直接观察，活精子不着色，死精子染成红色。在高倍镜下计数200个精子，计算未着色（活精子）的百分率。如果难以辨认浅染的头部，可使用苯胺黑增加背景的对比度。一般精子死亡后细胞膜破损，失去屏障功能，染料进入精子内使精子着色。

（3）低渗膨胀试验（HOS）：活精子膜完整，将精子置入低渗溶液中，由于渗透压的改变，水分可通过精子膜进入精子，由于精子尾部的膜更柔软、疏松，所以精子尾部膨胀，表现为a~g型不同程度的膨胀（图13-1）。g型整个精子尾部膨大呈球状，证明精子膜无损伤，精子功能良好。精子尾部未膨胀为死精子，精子尾部膨胀为活精子。计算精子出现膨胀的百分率，即为精子存活率。

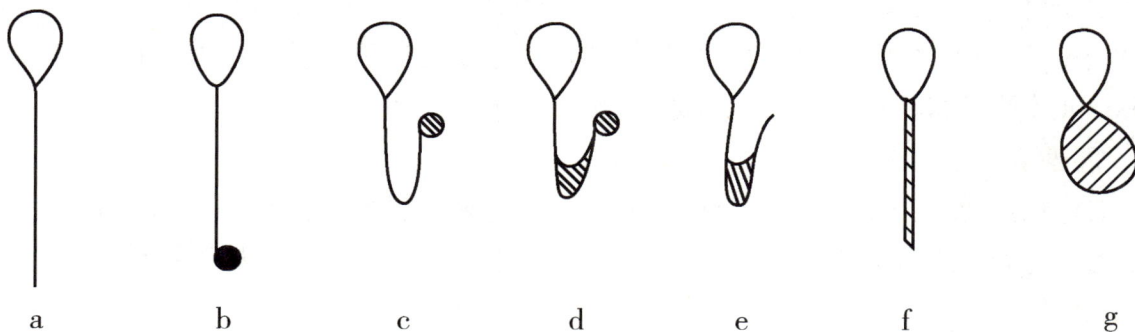

图13-1 膨胀状态下的人类精子典型形态变化示意图

a. 未膨胀；b. 尾尖膨胀；c. 尾尖弯曲膨胀；d. 尾尖膨胀伴弯曲膨胀；

e. 尾弯曲膨胀；f. 尾粗短膨胀；g. 尾完全膨胀。

【参考区间】

≥58%。

【临床意义】

精子存活率降低是导致不育的重要原因之一。精子存活率低于50%即可诊断为死精子症(可能与附属性腺炎症和附睾炎有关)。男性不育症者精子低渗膨胀率明显降低。

3. 精子活动力(sperm motility) 是指精子前向运动的能力。WHO将精子活动力分为3级:前向运动(PR),指精子运动活跃、线性运动或在较大范围内运动(不考虑运动的速度);非前向运动(NP),指精子运动但不活跃,如精子在较小范围内运动,精子头部轻微移位或仅有鞭毛摆动;无运动(IM),指精子完全不动。

【检验方法】

有直接涂片显微镜观察、连续摄影法计数和精子质量分析仪法等,本节仅介绍直接涂片显微镜观察法。

取混匀液化精液1滴置于载玻片上,加盖玻片静置片刻后,先用低倍镜观察,选择精子分布均匀的区域用高倍镜连续观察至少5个视野,对200个精子进行分级,分别得出PR、NP、IM精子所占的百分率并报告。

【参考区间】

总活动力精子(PR+NP)≥40%,前向运动精子(PR)≥32%。

【临床意义】

精子活动不良或不活动的精子增多是导致不育的重要原因之一。精子活动力低下常见于:①精索静脉曲张(男性不育的首要原因)、静脉血回流不畅、睾丸组织缺氧等。②生殖系统非特异性感染、使用某些药物(如抗代谢药、抗疟药、雌激素、氮氮芥等)。

(二)精子计数

精子计数(sperm count)是指计数单位体积精液内的精子数量,即精子浓度或精子密度;也可以根据精液量换算成1次排出精液中的精子总数,即单位容积精子数 × 精液量。

精子计数方法有显微镜计数法、计算机辅助精液分析(CASA)和精子质量分析仪(SQA)等。WHO推荐用改良牛鲍计数板,计数工具还可以使用Makler计数板和Microcell计数板等。本节主要介绍改良牛鲍计数板计数法。

【原理】

液化精液标本经精子稀释液稀释后充池,显微镜下计数一定范围内的精子数量,换算成每升精液中的精子数,或乘以本次的精液量,即得到1次排精的精子总数。

【器材】

刻度吸管、洗耳球、小试管、微量吸管、乳胶吸头、干脱脂棉、改良牛鲍计数板、血盖片、显微镜等。

【试剂】

精子稀释液:碳酸氢钠5g、40%甲醛1ml,加蒸馏水至100ml,待完全溶解过滤后使用。其中碳酸氢钠可破坏精液的黏稠度,甲醛起固定精子的作用。

【操作】

1. 加稀释液 于小试管内加精子稀释液0.38ml。
2. 稀释精液 吸取充分混匀液化精液20μl加入稀释液中,充分混匀。

3. 充池　取混匀后的稀释精子悬液 1 滴（约 10μl）充入计数池内，静置 3～5min。

4. 计数　以精子头部作为基准进行计数。①若中央大方格每个中方格内的精子数量少于 10 个，则计数中央大方格所有 25 个中方格内的精子数。②若中央大方格每个中方格内的精子数量在 10～40 个，则计数中央大方格其中 10 个中方格内的精子数。③若中央大方格每个中方格内的精子数量多于 40 个，则计数中央大方格四角和中央 5 个中方格内的精子数。

5. 计算

$$精子数/L = \frac{计数的精子总数}{计数的中方格数} \times 25 \times 10 \times 20 \times 10^6$$

$$精子总数 = 精子数/L \times 精液量（ml）\times 10^{-3}$$

式中：×25 为换算成 1 个大方格内精子数；×10 为由 0.1μl 精子数换算成 1μl 精子数；×20 为精液的稀释倍数；×10^6 为由 1μl 换算成 1L。

6. 报告方式　精子浓度 XX10^9/L；精子总数 XX10^6/1 次射精。

【参考区间】

精子密度 ≥15×10^9/L；精子总数 ≥39×10^6/1 次射精。

【临床意义】

精子密度持续 <15×10^9/L 或精子总数持续 <39×10^6/1 次射精为少精子症；精液连续检查 3 次，离心后沉淀物中仍无精子时为无精子症。

精子数量减少或无精子症见于：①先天性或获得性睾丸疾病，如睾丸畸形、萎缩、结核、淋病、炎症等。②先天性输精管、精囊腺缺如或输精管阻塞。③精索静脉曲张。④重金属损害（如铅、镉中毒）和放射性损害。⑤其他，包括应用抗肿瘤药、男性避孕药（如棉酚）等某些药物，重金属、酒精中毒、热水浴、放射线损害等某些理化因素，逆行射精，老年人等。

（三）精子凝集

精子凝集是指活动精子以头 - 头、尾 - 尾或混合型相互黏附在一起，提示可能存在抗精子抗体。不活动精子之间、活动精子与黏液丝之间、非精子细胞成分或细胞碎片等黏附在一起，为非特异性聚集而非凝集。

检验方法是将液化精液涂片，高倍镜下观察精子凝集状态和数量，判断精子的凝集程度。WHO 将精子凝集的类型分为 4 级（表 13-2）。

表 13-2　精子凝集程度分级

等级	凝集情况
I	零散凝集，每个凝集 <10 个精子，有很多自由活动的精子
II	中等凝集，每个凝集 10～50 个精子，存在自由活动的精子

等级	凝集情况
Ⅲ	大量凝集,每个凝集>50个精子,仍有一些自由活动的精子
Ⅳ	全部凝集,所有精子聚集,数个凝集又黏附在一起

【参考区间】

无凝集~Ⅰ级。

【临床意义】

存在凝集常提示存在抗精子抗体,应进一步检查以明确诊断。严重的精子凝集影响精子活动力和密度的检测。

(四)精子形态检验

正常精子外形似蝌蚪状,分头、颈、中段和末端,全长约60μm,光学显微镜下可见精子分头(含颈)和尾(含中段、主段和末段)两部分(表13-3和图13-2、图13-3)。只有头部和尾部都正常才是正常精子,其他所有临界形态均应属异常。精子形态异常包括头部、颈段、中段和尾部的各种异常(表13-4和图13-3)。

表13-3　精子正常形态

部位	大小/μm	正常形态
头部	长4.0~5.0,宽2.5~3.5,长宽之比为1.50~1.75	外形光滑、规则,呈椭圆形;顶体部分边界清晰,且占头部面积40%~70%。顶体区域无大空泡,小空泡不超过2个,空泡的面积不能超过精子头部20%,顶体后区无空泡
中段	长3.3~5.2,宽0.5~0.7	细长、规则;中段的主轴应与精子头部主轴一致。胞质残余体<1/3
主段	长45	比中段细,直径一致,约为头部长度10倍。可有自然弯曲(甚至自身卷曲成环状),但无成角弯折(成角弯折提示有鞭毛破损)

表13-4　精子异常形态

部位	异常形态
头部	大头、小头、圆头、双头、多头、无头、锥形头、梨形头、无定形头、空泡样头(>2个空泡或>20%头部区域为未染色的空泡),顶体后区有空泡,顶体区域过大或者过小(<40%或>70%头部区域),或以上类别任意组合等
颈部和中段	颈部肿胀、弯曲,中段不规则、弯曲、增粗、变细等

部位	异常形态
尾部	无尾、短尾、断尾、长尾、双尾、发卡形尾等
其他	如胞质小滴异常,通常位于中段的胞质小滴为精子头部大小 1/3 或更多,精子头、体、尾均有或其中两者有不同程度的异常

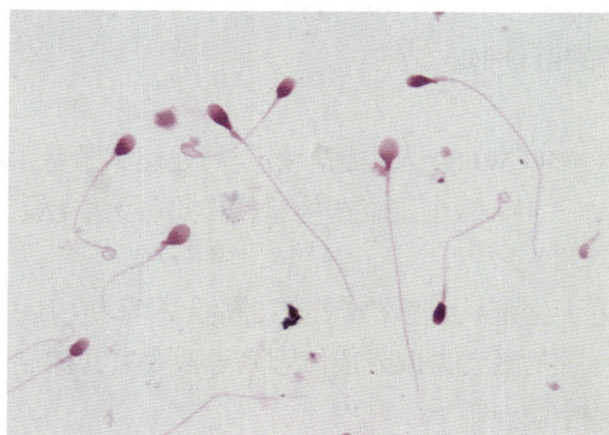

图 13-2　精子形态

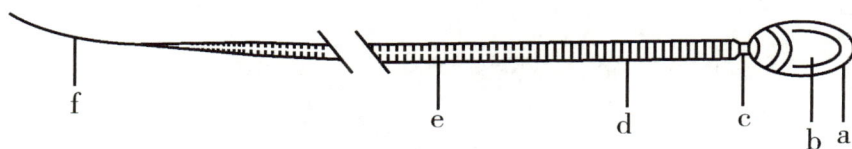

a.顶体；b.头；c.颈部；d.中段；e.主段；f.末段

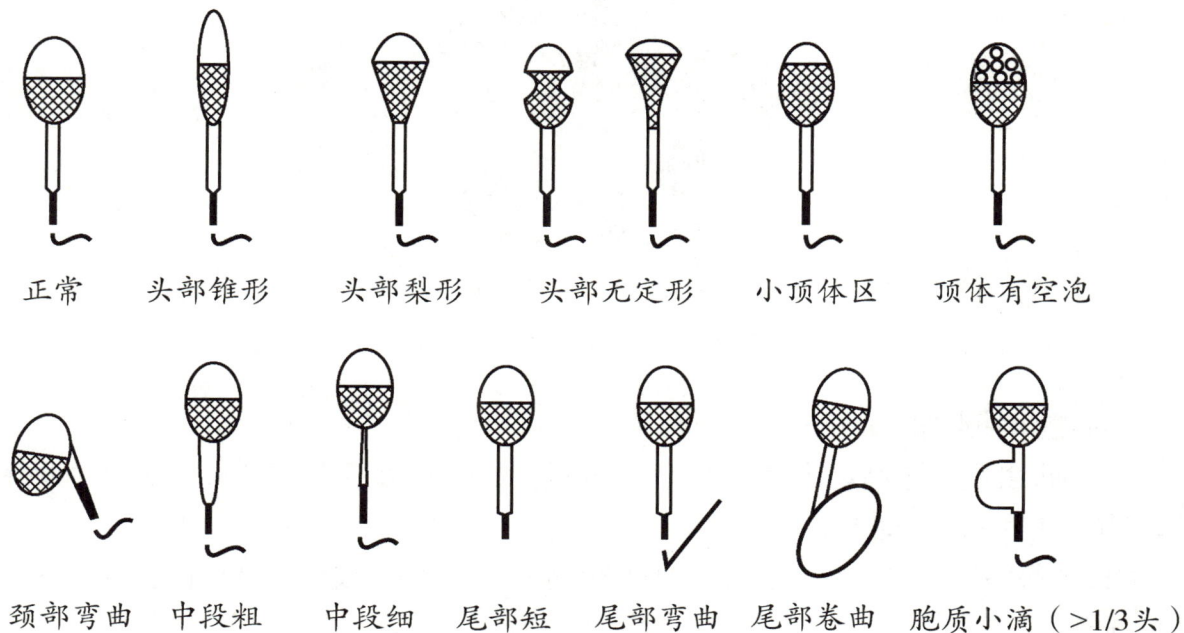

正常　　头部锥形　　头部梨形　　头部无定形　　小顶体区　　顶体有空泡

颈部弯曲　　中段粗　　中段细　　尾部短　　尾部弯曲　　尾部卷曲　　胞质小滴（>1/3头）

图 13-3　正常与异常精子形态模式图

【检验方法】

1. 直接涂片法　将液化的精液 1 滴置于载玻片上，加盖玻片后高倍镜下观察 200 个精子的形态，报告形态正常和异常精子的百分率。

2. 涂片染色法　①制片：取液化精液 1 滴于载玻片上，推制成薄片，自然干燥。②染色：瑞 - 吉染色或固定后改良巴氏染色。瑞 - 吉染色精子头部顶体染成淡蓝色，顶体后区域染成深蓝色，中段染成淡红色，尾部染成蓝色或淡红色，胞质小滴位于头部后面或中段周围；巴氏染色染成绿色。③结果观察：油镜下计数 200 个精子，观察精子形态，报告形态正常和异常精子的百分率。

【参考区间】

1. 正常精子形态＞4%（《WHO 人类精液检查与处理实验室手册》第 5 版）。

2. 正常形态精子 4%～44%（《全国临床检验操作规程》第 4 版）。

【临床意义】

精子畸形增多可见于生殖系统感染、外伤、高温环境、放射线损伤、乙醇中毒、药物损伤、环境污染等因素，以及激素失调或遗传因素导致睾丸异常、精索静脉曲张等。

（五）精液细胞学检验

1. 生精细胞　即未成熟生殖细胞，是指各阶段发育不完全的生精细胞，包括精原细胞、初级精母细胞、次级精母细胞及发育不全的精子细胞（图 13-4）。

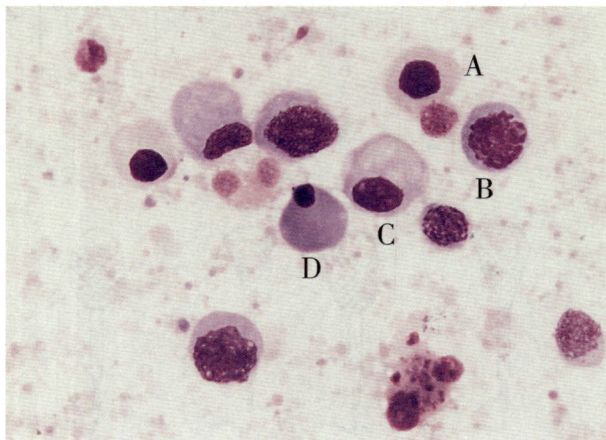

图 13-4　生精细胞

A. 精原细胞；B. 初级精母细胞；C. 次级精母细胞；D. 精子细胞。

其形态学特点如下：

（1）精原细胞：胞体圆形，直径约为 12μm；胞核居中，直径为 6～7μm，染色质细颗粒状，核膜处有 1～2 个核仁。

（2）初级精母细胞：由精原细胞分裂产生而来，一般胞体较大，胞核直径 8～9μm，大多呈圆形。

（3）次级精母细胞：由初级精母细胞分裂而来，其染色体数量只有初级精母细胞内的一半。胞体较小，直径约12μm，圆形；胞核染色质细致网状，染色较浅。

【检验方法】

同精子形态检验方法。

【参考区间】

<1%。

【临床意义】

当睾丸中曲细精管生精功能受到药物等因素影响时，精液中可出现较多的未成熟生精细胞。

2. 其他细胞成分　正常精液中可存在极少量的红细胞。精液中白细胞主要是中性粒细胞，在直接涂片镜检时易与生精细胞混淆。WHO推荐采用正甲苯胺蓝过氧化酶染色法，中性粒细胞呈阳性，生精细胞呈阴性。

【参考区间】

白细胞<1.0×10^9/L 或<5个/HP；偶见红细胞。

【临床意义】

精液中红细胞、白细胞增多可见于生殖系统炎症、结核、恶性肿瘤等。精液中白细胞>1.0×10^9/L 时称为白细胞精子症，表明生殖系统存在感染。精液中发现癌细胞，提示生殖系统存在恶性肿瘤。

（六）微生物学检验

由生殖道感染所致男性不育症发病率比非感染性高4倍。男性生殖道感染时，可从精液中检出30多种微生物。微生物感染可使精子凝集、制动或受到破坏等，导致不育。通过对精液进行涂片或培养，能及时发现致病菌，对男性不育症诊断、治疗有重要意义。

五、精子分析仪检验

（一）计算机辅助精子分析

计算机辅助精子分析（CASA）是20世纪80年代后由计算机图像处理技术和数码显微镜技术相结合发展起来的一项新的精子分析技术。CASA系统既可定量分析精子浓度、精子活动率和活动力等，又可分析精子运动速度和运动轨迹特征，为精子分析提供了较为准确、客观的检验结果。目前CASA已在临床上广泛应用。

【检验原理】

利用计算机图像处理技术，通过与数码显微镜相连接的录像机，确定和跟踪个体精子的活动，根据设定精子运动的移位、精子大小和灰度及精子运动的相关参数，对采集到的图像进行动态处理分析并打印结果。CASA系统检验参数主要有：

（1）运动精子密度：前向运动精子密度（每升精液中前向运动精子的密度）、精子活动率、前向运动率。

（2）精子活动参数：①平均曲线运动速度（VCL）；②平均路径速度（VAP）；③直线运动速度（VSL）；④鞭打频率（BCF）。

（3）精子运动方式参数：①直线性（LIN）；②精子头侧摆幅值（ALH）；③前向性（STR）；④摆动性（WOB）；⑤平均移动角度（MAD）。

【方法学评价】

CASA系统操作简便、快速，可捕获的信息量大，可以自动化，对精子动力学可以提供量化数据，对精子运动功能的检测指标较多，且客观、准确。其缺点是设备较贵，识别精子是根据人为设定的大小和灰度判断，准确性受精液中细胞成分和非细胞颗粒的影响；计算精子活动率时，只有精子发生一定移位，CASA系统才认为是活动精子，而对原地摆动的精子则判定为不活动精子，因此准确性常低于实际结果。另外，CASA系统只测定单个精子的运动参数，缺乏对精子群体的了解。目前WHO仍推荐使用显微镜手工法对精子进行计数和检测精子的活动率。

（二）精子质量分析仪检验

20世纪90年代初精子质量分析仪（SQA）问世，主要通过检测精子的活动力指数、精子密度、精子形态等反映精子的质量。

【检验原理】

通过光电原理，当光束通过精液标本，利用精子运动引起的吸光度（A）变化进行测定。吸光度变化包括吸光度频率变化和振幅变化。频率、振幅变化越大，则精子质量越好；反之，则精子质量越差。其检验主要参数如下：

（1）功能精子浓度（FCS）：指同时具有快速前向运动及形态正常的精子数目，单位为10^6/ml。

（2）活动精子浓度（MSC）：指快速前向运动精子数目，单位为10^6/ml。

（3）精子活动指数（SMI）：指在1s内毛细管载样池中的精子运动所产生的在光源路径上的偏移振幅与数目，反映精子浓度与平均前向运动速度相乘的精液参数。

（4）总功能精子浓度（TFSC）：指精液标本中功能精子的总数，以FCS与精液量的乘积表示。

（5）总活动精子浓度（TMSC）：指精液标本中活动精子的总数，以MSC与精液量的乘积表示。

【方法学评价】

SQA具有操作简便、快速、客观性强、重复性好等优点，能直接、客观、快速地评价精液的质量；比一般传统人工计数方式检验参数多，如总功能正常的精子数量及精子活力指数。但SQA也有一定的局限性，影响因素较多，检验项目有限。同时，精子形态检验是非染色标本，准确度差，故不能完全取代手工显微镜检验。

精子功能检验

人类生育需要精子与卵子的结合。精子与卵子结合除必须有足够的精子数量外，更要有高质量的精子。WHO推荐利用体内穿透试验（在排卵期或近排卵期性交后数小时，检查宫颈口黏液活精子数量、活率及活动力）和体外穿透试验（精子-宫颈黏液玻片穿透试验、精子-宫颈黏液接触试验、仓鼠卵-精子穿透试验等）来评价精子对宫颈黏液、卵细胞放射冠、透明带及卵细胞膜的穿透能力，从而评价精子的功能。但这些试验较复杂，影响因素多，尚未完全标准化，目前临床实验室开展较少。

六、化学与免疫学检验

（一）精液化学检验

通过精浆及精子的某些酶等化学成分检验，可以了解睾丸及附属性腺的分泌功能、代谢状态和病理改变，对男性不育症的诊断、治疗及病因分析等具有重要的临床价值。精液常用化学检验项目及临床意义见表13-5。

表13-5　精液常用化学检验项目及其临床意义

项目	参考区间	临床意义
酸性磷酸酶（ACP）	磷酸苯二钠法：48.8～208.6U/ml	几乎全部来自前列腺，测定精浆中ACP有助于了解前列腺功能，对前列腺疾病进行诊断。前列腺炎时ACP减低，可使精子活动减弱，受精率下降；前列腺癌和前列腺增生时ACP增高
乳酸脱氢酶-X（LDH-X）	绝对活性为（1 430±940）U/L，相对活性≥40%	LDH-X具有组织特异性，对精子生成、代谢、获能和受精均有重要作用，是评价男性生育功能及睾丸生精功能的良好指标。LDH-X活性减低可致生育力下降
中性α-葡萄糖苷酶	比色法：≥20mU/次射精	为反映附睾功能状态特异、敏感的指标，其活性与精子密度、精子活动力呈正相关，有助于鉴别输精管阻塞（显著降低）和睾丸生精障碍所致的无精子症（无明显变化）

项目	参考区间	临床意义
精子顶体酶	速率法:(36.72±21.43)U/L	顶体酶活性与精子活力、精子数量及顶体的完整性均成正相关,其活性降低可致不育
精浆果糖	吲哚比色法:≥13μmol/次射精;间苯二酚法:9.11~17.67mmol/L	为精子活动的能量来源。降低常见于精囊炎或雄激素分泌不足;还可用于无精症的鉴别诊断,单纯性输精管阻塞性无精症果糖含量正常
精浆锌	原子吸收法:(2.12±0.95)mmol/L;比色法:(1.259±0.313)mmol/L	减少可致生殖器官发育不良、精子生成减少、死精症等,严重缺锌可致不育症

(二)精液免疫学检验

根据 WHO 评估,在育龄夫妇原因不明的不育(孕)症中,免疫性不育占 10%~20%。其中,血清和生殖道局部的抗精子抗体是引起免疫性不育的重要原因之一。

精液免疫学检验一般应先进行精子与子宫颈黏液相互作用检查,然后再行精液抗原或抗体、精浆免疫抑制物测定。精液免疫学检验项目主要包括抗精子抗体测定、精浆免疫抑制物测定、精浆免疫球蛋白测定等,其常用检验项目及临床意义见表 13-6。

表 13-6　精液常用免疫学检验项目及临床意义

项目	来源和作用	检验方法及参考区间	临床意义
抗精子抗体(AsAb)	生殖道的炎症和损伤时产生	精子凝集试验、酶联免疫吸附(ELISA)试验、免疫珠试验、混合抗球蛋白反应试验等:均阴性	AsAb 检测为免疫性不育症患者临床治疗及预后判断的重要指标。AsAb 阳性可导致不育
精浆免疫抑制物(SPIM)	抑制机体对精子的免疫反应,保护受精卵免受排斥,维持正常的生殖生理过程	SPIM 抗补体试验:(430±62)μg/ml	活性减低与不育(孕)、习惯性流产、女性对配偶精液变态反应的发生密切相关
男性抑制物质(MIM)	同上	单向免疫扩散试验:(3.0±0.3)g/L	同上

项目	来源和作用	检验方法及参考区间	临床意义
免疫球蛋白	为血清含量1%~2%	ELISA法：IgA（90.3±57.7）mg/L；IgG（28.6±16.7）mg/L；IgM（2.3±1.9）mg/L	AsAb阳性者IgA、IgG和IgM均高于AsAb阴性者，生殖道感染者分泌型IgA增高

第二节　前列腺液检验

一、概　述

1. 前列腺液的组成　前列腺液（prostatic fluid）是由前列腺分泌的不透明乳白色液体，在排精时构成精液的组成部分，约占精液的30%。前列腺液成分复杂，主要有：①电解质，如钾、钠、钙、锌等。②酶，如纤溶酶、酸性磷酸酶、乳酸脱氢酶等。③脂类，如磷脂、胆固醇。④免疫物质，如免疫球蛋白、补体及前列腺特异性抗原（prostate specific antigen，PSA）。⑤有形成分，如磷脂酰胆碱小体（卵磷脂小体）、白细胞及上皮细胞等。⑥其他，如精胺、亚精胺、柠檬酸等。

2. 前列腺液检验的临床应用　常用于前列腺炎等疾病辅助诊断、疗效观察，也用于性传播疾病的诊断。

3. 前列腺液标本采集　由临床医师行前列腺按摩术后采集。标本量少时可直接滴于载玻片上；量多时弃去第1滴前列腺液后，采集于洁净干燥的容器中。用于细菌培养的标本，应消毒尿道口，并弃去第1滴前列腺液后，将标本收集于干燥无菌的容器内。

4. 前列腺液标本接收与处理　标本留取后立即送检，以防干涸。严格按要求接收标本并及时检验。检验后的前列腺液标本应按潜在生物安全隐患处理，处理办法同精液检验。

二、一般性状检验

（一）量

【参考区间】
数滴至2ml不等。临床实验室一般不报告前列腺液量。

【临床意义】
1. 减少　见于前列腺炎。多次按摩无前列腺液排出，提示前列腺分泌功能严重不足,常见于前列腺的炎性纤维化、某些性功能低下者。

2. 增多　见于前列腺慢性充血、过度兴奋时。

（二）外观

包括颜色和性状两个方面。采用直接观察法检验。颜色以乳白色、黄色或红色等报告;性状以稀薄、混浊、黏稠或脓性黏稠等报告。

【参考区间】

不透明、淡乳白色、稀薄、有光泽。

【临床意义】

1. 红色　提示出血,见于精囊炎、前列腺炎、前列腺结核、结石及恶性肿瘤等,也可因按摩手法过重引起。

2. 黄色混浊、脓性黏稠　提示化脓性感染,见于化脓性前列腺炎或精囊炎。

（三）pH

应用pH试纸或pH计测定法检验。以pHX.X报告。

【参考区间】

pH6.3～6.5,75岁后可略增高。

【临床意义】

pH增高见于前列腺炎或前列腺液中混入较多精囊腺液。

三、显微镜检验

一般采用直接涂片非染色湿片高倍镜下观察;也可用瑞-吉、革兰氏或抗酸染色,油镜下行细胞学检验、病原生物学检验等。

【操作】

1. 制片、观察　取新鲜前列腺液1滴于载玻片上,加盖玻片。高倍镜下观察10个视野内的磷脂酰胆碱小体、淀粉样小体、前列腺颗粒细胞、白细胞、红细胞、上皮细胞、精子、真菌、滴虫和结石等有形成分的种类、数量和分布情况。

2. 结果判断　①磷脂酰胆碱小体:平均占高倍镜视野1/4为"1+",1/2为"2+",3/4为"3+",均匀布满视野为"4+"。②细胞:按"尿沉渣细胞"判断标准进行。

3. 报告方式　①磷脂酰胆碱小体:量,分布情况。②白细胞:X～XX/HP。③红细胞:X～XX/HP。④前列腺颗粒细胞:X～XX/HP。

【参考区间】

磷脂酰胆碱小体:量多(＞"2+"),满视野/HP,分布均匀;白细胞＜10个/HP;红细胞＜5个/HP;前列腺颗粒细胞＜1个/HP。

【临床意义】

前列腺液常见的有形成分形态特点(图13-5)及临床意义见表13-7。

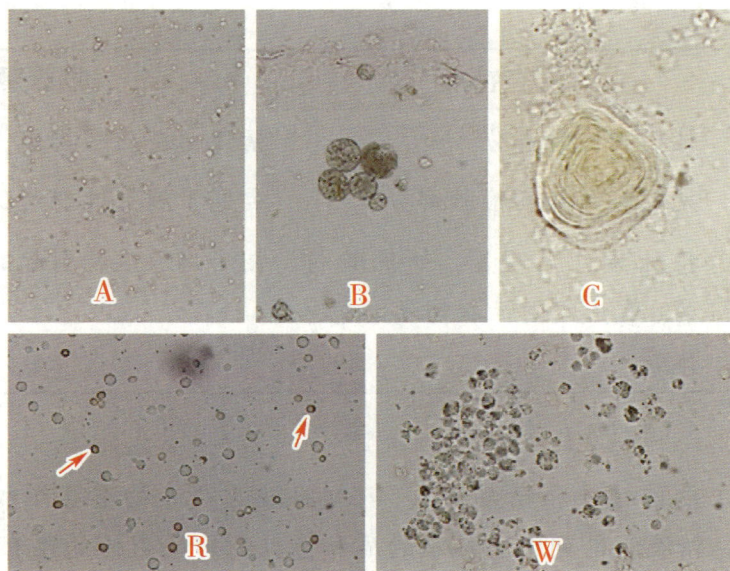

图 13-5　前列腺液中有形成分（未染色，×400）

A.磷脂酰胆碱小体；B.前列腺颗粒细胞；C.淀粉样小体；R.红细胞；W.白（脓）细胞。

表 13-7　前列腺液常见的有形成分形态特点及临床意义

有形成分	形态特点	临床意义
磷脂酰胆碱小体	圆形或卵圆形、大小不均，大于血小板，小于红细胞，折光性强，似脂肪小滴，散在分布	前列腺炎时数量减少，成簇分布或分布不均；炎症较严重时磷脂酰胆碱小体可被吞噬细胞吞噬而消失
红细胞	圆盘状、草黄色	正常时偶见。增多见于前列腺炎、结核、结石或肿瘤以及按摩手法过重等
白细胞	圆球形，有核	正常分散存在。增多见于前列腺炎，成簇，可伴有较多上皮细胞。前列腺脓肿时可见大量成堆白细胞、上皮细胞和不同数量的红细胞，磷脂酰胆碱小体明显减少
前列腺颗粒细胞	胞体较大，为白细胞3~5倍，内含有较多磷脂酰胆碱小体	增多见于前列腺炎（伴大量脓细胞）患者和老年人的前列腺液
淀粉样小体	呈圆形或卵圆形，约为白细胞10倍，具有同心圆线纹的层状结构；呈微黄色或褐色，形似淀粉颗粒，其中心常含碳酸钙沉积物	正常人前列腺液中存在淀粉样小体，并随年龄增长而增多，一般无临床意义

有形成分	形态特点	临床意义
精子	见精液检验部分	精囊受挤压而排出,无临床意义
滴虫	见阴道分泌物检验部分	常见于滴虫性前列腺炎
病原微生物	特殊染色后观察,如抗酸杆菌、革兰氏阴性双球菌、支原体等	相应病原生物引起的感染

本章小结

　　精液主要由精子和精浆组成,前列腺液是精液的重要组成部分,约占精液的 30%。精液和前列腺液标本的质和量往往影响男性的生育功能。精子密度、精子活动力、精子活动率、精子存活率的综合分析是了解和评估男性生育能力的依据。目前 WHO 仍推荐使用显微镜直接检测精子密度、精子活动率和活动力。

　　前列腺液检验包括一般性状检验、显微镜检验。其细胞、磷脂酰胆碱小体等成分的变化是前列腺炎、前列腺肿瘤等疾病诊断和鉴别诊断的重要手段。

(窦　迪)

第十四章　阴道分泌物检验

学习目标

1. 掌握：阴道清洁度检验；滴虫、真菌等病原学检验方法及特点。
2. 熟悉：阴道分泌物标本采集与处理。
3. 了解：阴道分泌物检验的注意事项。

案例

患者，女性，23岁。因近1周来白带增多、有异味，外阴瘙痒难忍，腰酸，下腹有坠痛感就诊。妇科检查：外阴潮红，黏膜红肿，分泌物量多、呈豆腐渣样，子宫颈充血、光滑，子宫体前位、正常大小、无压痛。

请问：

1. "白带"是什么？
2. 若进行阴道分泌物检验，应包括哪些内容？
3. 通过检验并结合病史，该患者初步诊断是什么？

阴道分泌物（vaginal discharge）是女性生殖系统分泌的液体，主要由阴道黏膜、子宫颈腺体、前庭大腺及子宫内膜的分泌物混合而成，俗称"白带（leucorrhea）"。

阴道分泌物检验主要用于女性生殖系统炎症、阴道微生态评估、肿瘤、性传播疾病的诊断和疗效观察及雌激素水平的判断。

第一节　标本采集与处理

一、标本采集

阴道分泌物一般由妇产科医师采集，不同检验项目可从不同部位采集。一般采用消毒刮板、吸管、棉拭子自阴道深部或穹窿后部、子宫颈管口等部位采集，然后浸入盛有 1～2ml 生理盐水的试管内，立即送检。送检标本可直接涂片镜检，也可制备成薄涂片，以 95% 乙醇固定，经革兰氏、瑞特或巴氏染色，进行病原生物和肿瘤细胞检查。

二、注意事项

1. 月经期间不宜进行阴道分泌物检验。
2. 检查前 24h 禁止性交、盆浴、阴道灌洗及局部用药等。
3. 采集容器和器材必须清洁干燥，无任何化学物质或润滑剂。
4. 用于细菌学检验的标本应无菌操作。
5. 若观察寄生虫活体，气温低时应将标本在 25～37℃保温并立即送检。

第二节　一般性状检验

一、量

多少不定，与雌激素水平高低及生殖器官充血情况有关。近排卵期量多，排卵期 2～3 天后量少，行经前量又增加，妊娠期量较多。绝经期后量减少，系激素减少、生殖器官腺体萎缩所致。阴道感染性疾病、子宫肌瘤等病理情况下量增加。

二、外　观

包括颜色和性状。

1. 检验方法　直接观察法。颜色以无色、白色、黄色、黄绿色或红色等报告；性状以透明黏性、脓性、血性、豆腐渣样、水样或奶酪状等报告。

2. 参考区间　白色稀糊状、无气味、量多少不等。

3. 临床意义

（1）生理性改变：正常情况下阴道分泌物的性状与雌激素水平及生殖器官充血情况

有关。近排卵期,清澈透明,稀薄似蛋清;排卵期2~3天后,混浊黏稠。

（2）病理性改变:阴道分泌物性状的改变与女性生殖系统疾病有密切的关系,具体性状改变及临床意义见表14-1。

表14-1　阴道分泌物外观改变及临床意义

外观	变化	临床意义
透明	量多、无色、透明、黏稠	应用雌激素后、卵巢肿瘤
脓性	黄色或黄绿色,气味臭	①泡沫状脓性:滴虫性阴道炎。②其他脓性:慢性宫颈炎、老年性阴道炎、子宫内膜炎、阴道异物引发感染
豆腐渣样	凝乳状小碎块,常伴外阴瘙痒	真菌性阴道炎
血性	带血,有特殊臭味	子宫颈息肉、子宫黏膜肌瘤、老年性阴道炎、重度慢性子宫颈炎、宫内节育器副反应等
黄色水样	黄色、水样状	子宫黏膜肌瘤、子宫颈癌、输卵管癌
奶油状	白色或灰白色,稀薄均匀,黏度低	阴道加德纳菌感染

三、酸　碱　度

1. 检验方法　精密pH试纸法。以pHX.X报告。
2. 参考区间　pH4.0~4.5。
3. 临床意义　pH升高见于各种阴道炎患者及幼女和绝经期后妇女。

第三节　阴道清洁度检验

阴道清洁度是阴道清洁的等级程度,以阴道杆菌、球菌、上皮细胞、白细胞(或脓细胞)的多少来判定。

一、检　验　方　法

一般采用湿片直接检查法,也可涂片巴氏、瑞特、革兰氏染色,进行细胞学检查、病原生物学检查等。

【操作】

1. 制片、观察　于载玻片上滴加生理盐水 1 滴,取阴道分泌物 1 滴与之混合制成涂片,加盖玻片。先用低倍镜观察,再用高倍镜观察涂片中上皮细胞、白细胞(或脓细胞)、阴道杆菌、杂菌(主要为球菌)的种类、数量。

2. 结果判断　阴道清洁度分为 I～IV 级,其判断标准见表 14-2。

3. 报告方式　阴道清洁度 X 级。

表 14-2　阴道清洁度分级和判断标准

清洁度	阴道杆菌	杂菌	上皮细胞	白细胞或脓细胞 /(个·HP⁻¹)
I	4+	−	4+	0～5
II	2+	−或少许	2+	6～15
III	−或少许	2+	−或少许	16～30
IV	−	4+	−	＞30

二、参 考 区 间

I～II度。

三、临 床 意 义

1. 阴道清洁度与卵巢功能有关　排卵前期雌激素水平增高,上皮细胞增生,糖原增多,乳酸杆菌大量繁殖,阴道趋于清洁,因此阴道清洁度最佳检查时间应为排卵期。当卵巢功能不足,如经前及绝经期后,阴道易感染杂菌,导致阴道清洁度下降。

2. 阴道炎　III级提示炎症,如阴道炎、子宫颈炎等。IV级提示严重炎症,如滴虫性阴道炎、细菌性阴道炎。细菌性阴道炎乳酸杆菌减少、杂菌增多,但白细胞不增多,上皮细胞增多,故不能仅用阴道清洁度作为判断是否感染的唯一标准。

第四节　病原生物学检验

一、阴道毛滴虫检验

阴道毛滴虫(TV)是一种寄生于阴道的致病性原虫,引起滴虫性阴道炎。虫体直径 8～45μm,为白细胞的 2～3 倍,呈颈宽尾尖倒置梨形,顶端有 4 根前鞭毛,后端有 1 根后鞭毛，1 条轴柱纵贯虫体，体侧有波动膜，虫体借助鞭毛和波动膜运动。活体呈无色透明，有折光性，活动力强；固定染色后呈梨形（图 14-1）。

阴道毛滴虫生长最适宜 pH 为 5.5～6.0，温度为 25～42℃，主要通过性接触或物品传播。涂片镜检或培养找到阴道毛滴虫是诊断滴虫性阴道炎的重要依据。

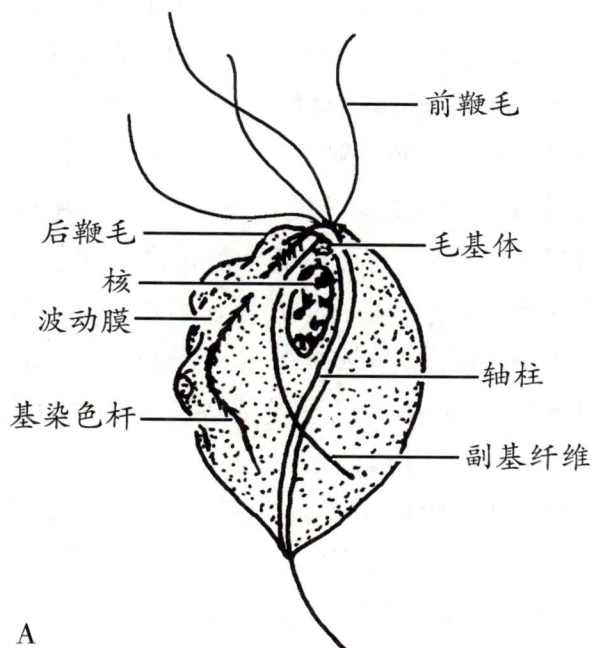

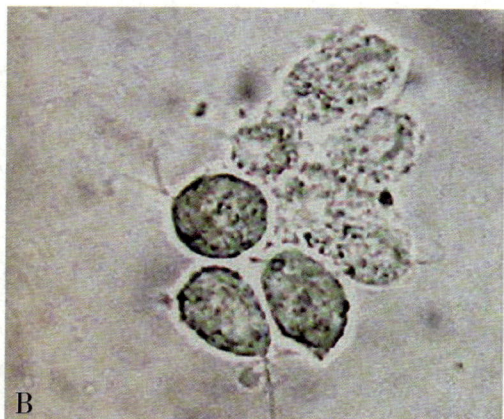

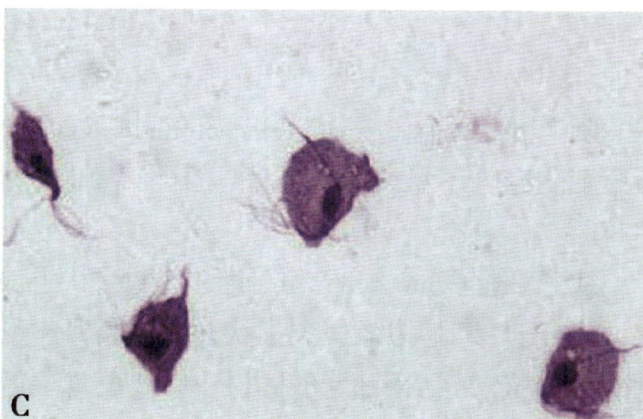

图 14-1　阴道毛滴虫

A. 模式图；B. 未染色（×400）；C. 染色后（革兰氏染色，×400）。

1. 检验方法　①湿片法：同阴道清洁度检验。在高倍镜下观察有无阴道毛滴虫。②涂片染色法：瑞-吉或革兰氏染色后，用油镜观察虫体形态和结构。③其他：体外培养法和胶乳凝集试验等。报告方式以"阴性""未发现阴道毛滴虫"或"发现阴道毛滴虫"等报告。

2. 参考区间　阴性。

3. 临床意义　阳性见于滴虫性阴道炎。

二、真 菌 检 验

引起阴道炎症的真菌 85%～90% 为白假丝酵母菌，又称白色念珠菌，是一种单细胞真菌。其孢子多为卵圆形、无色透明，单个、成群或链状，革兰氏阳性；假菌丝由长形芽孢组成，沿其长轴有缩窄，呈"竹节"样，有分枝。上皮细胞常附着在假菌丝上，形成"串钱"样。当机体抵抗力降低或局部环境改变时，易引起真菌性阴道炎，分泌物呈现"豆腐渣"样。找到真菌的芽生孢子或（和）假菌丝是诊断真菌性阴道炎的重要依据。

1. 检验方法　①湿片法：同阴道清洁度检验。先用低倍镜观察白假丝酵母菌的假菌丝，再用高倍镜确认假菌丝和观察有无白假丝酵母菌的孢子。②涂片染色法：革兰氏染色后油镜观察 G^+ 孢子或假菌丝。③浓集法：于试管中加标本和 2.5mol/L KOH 溶液各 1ml，混匀后置 37℃水浴 3～5min，取出以 500r/min 离心 5min，取沉淀物涂片镜检。报告方式以"未发现真菌孢子或（和）菌丝"或"发现真菌孢子或（和）菌丝"报告。

2. 参考区间　阴性。

3. 临床意义　阳性见于真菌性阴道炎或带菌者。正常女性也可有真菌，但一般为孢子且数量少。真菌性阴道炎时可有大量的孢子和菌丝并伴清洁度异常，结合临床症状即可诊断为真菌性阴道炎。发现假菌丝提示真菌感染较严重。

三、加德纳菌与线索细胞检验

阴道加德纳菌（gardnerella vaginalis，GV）为革兰氏阴性或染色不定的小杆菌，正常情况下阴道内不见或少见，可与各种厌氧菌、支原体等共同造成混合感染，引起细菌性阴道炎。

线索细胞（clue cell）为阴道脱落的鳞状上皮细胞，表面黏附大量加德纳菌或（和）其他短小杆菌，细胞边缘呈锯齿状，胞核模糊不清，表面粗糙，有较多大小不等的斑点和大量细小颗粒，常互相粘连成团（图 14-2）。革兰氏染色显示，黏附于上皮细胞表面的细菌为 G^- 或染色不定的小杆菌。

1. 检验方法　①湿片法：同阴道清洁度检验。高倍镜下观察有无加德纳菌和线索细胞。②涂片染色法：革兰氏染色后油镜下加德纳菌为革兰氏染色不定的小杆菌，菌体大小为 $0.5\mu m \times (1.5～2.5)\mu m$，无荚膜、无芽孢、无动力，呈单个或成双排列。

2. 参考区间　阴性。

3. 临床意义　在阴道分泌物中发现线索细胞是诊断加德纳菌性阴道炎的重要指标。细菌性阴道炎的诊断依据：①阴道分泌物稀薄均匀。②分泌物 pH＞4.5。③胺试验阳性，即分泌物加 2.5mol/L KOH 溶液时出现鱼腥气味。④线索细胞阳性。凡找到线索细胞再加上述任意 2 条，细菌性阴道炎的诊断即成立。

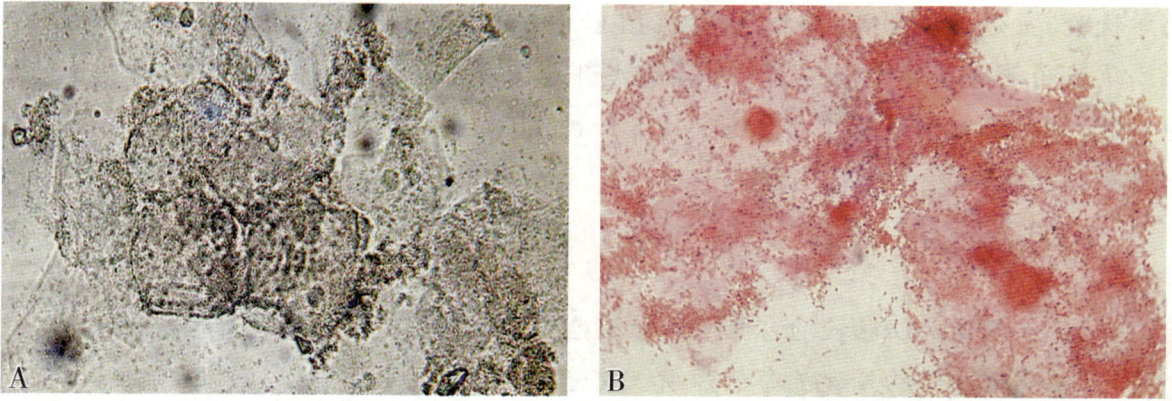

图 14-2 线索细胞

A.未染色(×400);B.革兰氏染色(×1 000)。

四、其他检验

1. 淋球菌检验　淋病是发病率较高的性传播疾病,人是该菌唯一的天然宿主,引起该病的病原菌是淋病奈瑟菌,俗称淋球菌。该菌为革兰氏阴性,肾形或卵圆形,常凹面相对成对排列。检验方法主要有直接涂片染色法和培养法,而培养法是WHO推荐的唯一方法。

2. 衣原体检验　沙眼衣原体是一类细胞内寄生的微生物,革兰氏染色阴性,圆形或椭圆形,具有独特的发育周期,以二分裂方式繁殖,形成包涵体,常与淋球菌混合感染。

3. 病毒检验

(1)单纯疱疹病毒(HSV)　单纯疱疹病毒可分为HSV-1和HSV-2两种血清型。HSV-2可通过性接触传播,引起以生殖器官疱疹、溃疡等表现的性病。涂片染色后,多核巨细胞内出现嗜酸性包涵体可诊断。

(2)人巨细胞病毒(HCMV)　孕期胎儿中枢神经受到HCMV感染可导致小头畸形、智力低下、视听障碍等胎儿畸形,常用方法为ELISH检测孕妇血清抗HCMV抗体。

(3)人乳头状病毒(HPV)　HPV可引起生殖道湿疣,大部分尖锐湿疣肉眼可诊断,也有少部分需要靠实验室检查诊断。常用方法有显微镜检查、疣状赘生物镜检和免疫检验法。

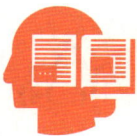　知识前沿

阴道微生态分析

阴道内正常菌群对于维持阴道的清洁度起到关键作用。近年来通过对阴道分泌物

酶学检验，如过氧化物酶、白细胞酯酶（LEU）、唾液酸苷酶（SA）、脯氨酸氨基肽酶（PIP）、乙酰氨基葡萄糖苷酶（NAG）等，间接反映阴道乳酸杆菌、白细胞、厌氧菌、念珠菌、滴虫等情况，评估女性阴道微生物生态环境，结合 pH 和显微镜检验，可明确阴道感染性疾病的存在与否和类型。

本章小结

阴道分泌物检验包括一般性状检验、清洁度检验、病原生物学检验等。正常阴道分泌物外观呈白色稀糊状或透明蛋清样，病理情况下可呈脓性、豆腐渣样、血性、黄色水样、奶油状等异常外观。阴道清洁度分级与卵巢功能密切相关，也可用于阴道炎症的辅助诊断和鉴别诊断。阴道分泌物中找到滴虫、真菌、加德纳菌和线索细胞等病原生物是诊断各种阴道病（炎）的重要依据。

（陈　晨）

第十五章 ｜ 羊水检验

学习目标

1. 熟悉：羊水检验的目的；胎儿成熟度检验。
2. 了解：羊水来源、代谢及羊水采集。

案例

患者，女性，34岁。妊娠30周，做羊膜腔穿刺。羊水检验：L/S＜1.19，肌酐≤132.6μmol/L，胆红素＞1.71μmol/L，脂肪细胞＜10%，淀粉酶活性＞120U/L。

请问：

1. 请根据上述羊水检验结果，分析胎儿成熟度情况。
2. 进行胎儿成熟度检验应何时采集羊水？

第一节 概 述

一、羊水的来源及代谢

（一）羊水的来源

羊水（amniotic fluid）是妊娠期间子宫羊膜腔内的液体。羊水的来源主要包括两个方面：

1. 妊娠早期 羊水主要来自母体血浆透过胎膜进入羊膜腔的透析液。

2. 妊娠中后期 从妊娠12周起，胎儿肾脏开始有排尿功能，参与形成羊水。第18周每24h尿量7～17ml，足月时达到43ml/h。

（二）羊水的代谢

母体、胎儿和羊水之间不断进行液体交换，保持羊水量的动态平衡。羊水每 3h 更新一次。妊娠早期，羊水 - 母体与母体 - 胎儿间的水分交换率相等。随着妊娠的进展，交换率增加。足月时，母体与胎儿间水分交换量可达 3 500ml/h。

在羊水代谢过程中，约 50% 羊水由胎膜吸收。胎儿消化道也吸收羊水。足月时，胎儿每天可吞咽约 500ml 羊水，经消化道进入胎儿血液循环，形成尿液再排入羊膜腔，因此胎儿可通过吞咽作用来调节羊水量，同时促进胎儿消化系统的发育。

二、羊水的成分

妊娠早期，羊水量少，无色透明，成分基本与母体血浆相似。妊娠中后期，羊水略显混浊，乳白不透明，成分也发生了较大变化，其中水分占 98%～99%，有机物和无机盐占 1%～2%，含胎脂及少量胎儿脱落上皮细胞、毳毛等物质。

三、羊水标本的采集

羊水采集由妇产科医师经羊膜腔穿刺采集。根据不同检验目的选择适宜的穿刺时间。诊断遗传性疾病或进行胎儿性别的基因诊断，通常选择妊娠 16～20 周；诊断疑有母婴血型不合，选择妊娠 26～36 周；判别胎儿成熟度，选择妊娠 36 周以上。一般抽取羊水 20～30ml 立即送检。

四、羊水检验的目的

1. 指导高危妊娠引产　对高危妊娠有引产指征时，可了解胎儿成熟度，选择适宜的引产时间，降低围生期胎儿死亡率。

2. 排除胎儿遗传性疾病　对有多次不明原因流产、早产或死胎史，怀疑胎儿有遗传性疾病者，曾分娩过染色体异常婴儿者，夫妇一方或双方有染色体异常、其亲代有代谢缺陷性疾病者，35 岁以上高龄孕妇等，均应进行产前羊水检验，以排除胎儿遗传性疾病存在的风险。

3. 性连锁遗传病　通过羊水细胞的性染色体检查，可以预测胎儿的性别，根据性连锁疾病的发病率来决定胎儿的取舍，可降低性连锁遗传病的发病率。

4. 母胎血型不合　需检查羊水中血型物质和胆红素，以确定血型不合引起溶血的治疗措施及预后判断。

5. 致畸检验　妊娠早期曾患过严重的病毒感染或接触过大剂量电离辐射。

第二节　一般性状检验

一、量

目前临床上多采用超声诊断法测定羊水量，在测定羊水量的同时还可以观察胎儿是否畸形。

1. 参考区间　①妊娠 8 周：5～10ml。②妊娠 10 周：30ml。③妊娠 20 周：400ml。④妊娠 36～38 周：达到高峰 1 000～1 500ml，此后逐渐减少。妊娠足月时约 800ml，过期妊娠少于 300ml。

2. 临床意义

（1）羊水过多：妊娠任何时期羊水超过 2 000ml。常见于胎儿畸形、多胎妊娠、胎盘和脐带病变、妊娠糖尿病、母婴血型不合等。

（2）羊水过少：妊娠足月时羊水少于 300ml。常见于胎儿畸形、肾发育不全、肺发育不全、染色体异常、胎膜早破、药物影响等。

二、颜色和透明度

1. 参考区间　妊娠早期，为无色透明或呈淡黄色；妊娠晚期，因混有胎脂、胎粪、脱落上皮等成分，呈微乳白色、清晰或稍混浊。

2. 临床意义

（1）红色：提示出血，见于胎儿出血、胎盘早剥或穿刺出血。

（2）棕红色或褐色：提示子宫内陈旧性出血，多为胎儿已经死亡。

（3）黄绿色：羊水混有胎粪，见于胎儿窘迫。

（4）深黄色：羊水中胆红素含量增高，见于胎儿溶血病、胎儿出血、胎盘功能减退等。

（5）脓性混浊：见于子宫内化脓性感染。

第三节　胎儿成熟度检验

胎儿成熟度检验是对羊水中各种成分进行分析测定，以了解胎儿主要器官功能的发育状况，决定高危妊娠选择有利分娩时间和采取有效措施的重要依据。胎儿成熟度检验主要包括肺成熟度、肾成熟度、肝成熟度、皮脂腺成熟度和唾液腺成熟度检验等。

一、肺成熟度检验

新生儿特发性呼吸窘迫综合征（IRDS）是由于肺泡表面活性物质缺乏所致，多见于早产儿，是早产儿死亡的主要原因。胎儿肺泡表面活性物质卵磷脂（L）和鞘磷脂（S）的检测是观察胎儿肺成熟度的重要指标，对 IRDS 的监测具有重要的临床意义。

（一）卵磷脂/鞘磷脂测定

卵磷脂（lecithin，L）和鞘磷脂（sphingomyelin，S）是肺泡表面活性物质的主要成分，可维持肺泡的稳定，保障胎儿出生后气体交换。妊娠 34 周前，卵磷脂和鞘磷脂的含量相当。35 周后，卵磷脂被迅速合成，羊水中含量显著增高，37 周达到高峰，而鞘磷脂在整个妊娠期无明显变化。因此，通过检测卵磷脂和鞘磷脂含量及其比值可判断胎儿肺成熟度。

1. 检验方法　薄层层析色谱法。

2. 参考区间　L/S≥2.0。

3. 临床意义　① L/S≤1.49：表示肺发育不成熟，易发生 IRDS。② L/S 为 1.50～1.99：表示肺发育不够成熟，可能发生 IRDS。③ L/S 为 2.0～3.4：表示肺发育已成熟，一般不会发生 IRDS。④ L/S 为 3.50～3.90：表示肺发育肯定成熟。⑤ L/S≥4.0：表示肺发育过成熟。

（二）羊水泡沫试验

羊水泡沫试验又称振荡试验，即羊水中的肺泡表面活性物质饱和磷脂在乙醇中振荡，形成稳定的泡沫层，常温下可维持数小时，而羊水中的蛋白质、胆盐、游离脂肪酸和不饱和磷脂等物质形成的泡沫在乙醇中能迅速被破坏而消失。

1. 检验方法　一般采用双管法。取试管 2 支，第 1 支试管羊水与 95% 乙醇 1∶1 混合，第 2 支试管羊水与 95% 乙醇 1∶2 混合。塞紧试管塞，用力振荡 15～20s，静置 15min。观察两管液面有无完整泡沫环。

2. 参考区间　阳性。

3. 临床意义　①两管液面均有完整的泡沫环为阳性，提示 L/S≥2.0，表示胎儿肺已成熟。②如第 1 管液面有完整的泡沫环，而第 2 管无泡沫环为临界值，提示 L/S 1.5～2.0 之间。③若两管均无泡沫环为阴性，提示 L/S≤1.49，表示胎儿肺未成熟。

（三）羊水吸光度测定

羊水吸光度（A）测定是以羊水中磷脂类物质的含量与其浊度之间的关系为基础，当波长为 650nm 时，羊水中磷脂类含量越高，A_{650} 越大，表示胎儿肺成熟度越好。

1. 检验方法　比色法。

2. 参考区间　阳性，A_{650}≥0.075。

3. 临床意义 $A_{650} \geqslant 0.075$ 为阳性,表示胎儿肺成熟;$A_{650} < 0.050$ 为阴性,表示胎儿肺不成熟。

二、肾成熟度检验

（一）羊水肌酐测定

羊水中肌酐水平的高低代表胎儿在发育过程中对肌酐清除作用的强弱。随着妊娠的进展,胎儿肾功能逐渐成熟,来自母血的肌酐也可通过胎盘循环,经胎儿肾排泄于羊水中,故从妊娠中期起羊水中肌酐逐渐增加。测定羊水肌酐浓度可作为评估、观察胎儿肾成熟度的指标。

1. 检验方法 苦味酸法,详见《生物化学与生物化学检验技术》。

2. 参考区间 $> 176.8 \mu mol/L$。

3. 临床意义 羊水肌酐 $> 176.8 \mu mol/L$,提示胎儿肾已成熟;$132.6 \sim 176.7 \mu mol/L$,提示胎儿肾成熟可疑,需定期检查;$< 132.5 \mu mol/L$,提示胎儿肾未成熟。

（二）羊水葡萄糖测定

羊水葡萄糖主要来源于母体血浆,部分来自胎尿。妊娠 23 周羊水中葡萄糖逐渐增加,至 24 周达到高峰（约 2.29mmol/L）。随着胎儿肾发育成熟,肾小管对葡萄糖重吸收增加,使胎儿尿液排入葡萄糖含量减少,由母体血浆进入羊水的葡萄糖含量也相应减少。因此,测定羊水中葡萄糖含量可反映胎儿肾发育情况。

1. 检验方法 葡萄糖氧化酶法,详见《生物化学与生物化学检验技术》。

2. 参考区间 $< 0.56mmol/L$。

3. 临床意义 羊水葡萄糖 $< 0.56mmol/L$,提示胎儿肾发育成熟;$> 0.80mmol/L$,提示胎儿肾不成熟。

三、肝成熟度检验

羊水中的胆红素多数为非结合型胆红素,由胎儿红细胞破坏所产生。妊娠早期,胎儿肝脏不具有结合、转化胆红素的能力,因此早期妊娠时羊水中的胆红素含量高。随着胎儿肝脏的成熟,处理非结合型胆红素能力增强,排入羊水中的胆红素逐渐减少,至妊娠 36 周,羊水中胆红素基本消失。因此,测定羊水胆红素含量可反映胎儿肝成熟度。若胎儿患溶血性疾病时,结合型胆红素含量会明显增高。

1. 检验方法 改良 J-G 法,详见《生物化学与生物化学检验技术》。

2. 参考区间 $< 1.71 \mu mol/L$。

3. 临床意义 $< 1.71 \mu mol/L$,提示胎肝成熟;$> 4.61 \mu mol/L$,提示胎儿安全受威胁;

>8.03μmol/L，提示胎儿窘迫；>16.20μmol/L，提示胎儿难以存活，须终止妊娠。母胎血型不合引起溶血，羊水胆红素可达16.2μmol/L。

四、皮肤成熟度检验

羊水脂肪细胞是胎儿皮脂腺及汗腺脱落细胞。随着妊娠的进展，胎儿皮脂腺逐渐成熟，脂肪细胞也逐渐增多。因此，羊水脂肪细胞可反映胎儿皮肤发育成熟度。

1. 检验方法　将羊水涂片后用尼罗蓝溶液染色，显微镜下观察并计数200～500个细胞，计算脂肪细胞阳性率。

2. 参考区间　妊娠34周前≤1%，34～38周为1%～10%，38～40周为10%～15%，40周以后>50%。

3. 临床意义　羊水脂肪细胞>20%，提示胎儿皮肤成熟；<10%，提示胎儿皮肤不成熟；>50%，提示胎儿皮肤过度成熟。

五、唾液腺成熟度检验

羊水淀粉酶来自胎儿的胰腺和唾液腺，妊娠28周前两者无明显变化，但28～36周后唾液腺同工酶迅速上升，使羊水淀粉酶活性逐渐增加。因此，羊水淀粉酶含量可反映胎儿唾液腺成熟度。

1. 检验方法　Somogyi法，详见《生物化学与生物化学检验技术》。

2. 参考区间　>120U/L。

3. 临床意义　妊娠36周，羊水淀粉酶>120U/L，提示胎儿唾液腺发育成熟。

知识链接

产 前 诊 断

产前诊断是在遗传咨询的基础上通过遗传学和影像学检查，对高风险胎儿进行明确诊断，并对患胎选择性流产，从而降低出生缺陷率，提高人口素质。

1. 羊水AFP、快速贴壁细胞（RAC）测定　可用于神经管缺陷性疾病（NTD）的诊断。羊水AFP明显增高是诊断NTD的主要依据；RAC对诊断NTD具有高度的特异性和灵敏度。

2. 羊水酶学检验、限制性片段长度多态性（RFLP）连续分析　可以用于胎儿遗传性代谢病的诊断。一旦确诊，可早期给予适当的治疗或终止妊娠，减少遗传性疾病的发生率。

3. 羊水细胞染色体检验　可检出因染色体数目或结构异常引起的染色体病。一旦明确诊断，即可终止妊娠。

羊水是妊娠期间子宫羊膜腔内的液体。妊娠早期来自母体血浆,中后期来自胎儿排出的尿液。妊娠早期成分与母体血浆相似,中后期水分占98%~99%,有机物和无机盐占1%~2%。羊水检验包括一般性状检验和胎儿成熟度检验等,胎儿成熟度检验包括肺成熟度(L/S比值、泡沫振荡)、肾成熟度(肌酐、葡萄糖)、肝成熟度(胆红素)、皮肤成熟度(脂肪细胞)和唾液腺成熟度(淀粉酶)等检验,对评估胎儿不同组织器官成熟度具有重要价值。

（陈　晨）

第十六章　| 胃液、十二指肠引流液检验

学习目标

1. 熟悉：胃液、十二指肠引流液显微镜检验及临床意义。
2. 了解：酸排量测定；胃液、十二指肠引流液一般性状检验。

案例

患者，女性，45岁。因反复右上腹不适半年，近1周加重，伴右上腹痛、胃部灼热、恶心、食欲不振等就诊。查体：除胆囊区有轻度叩击痛外，余未见异常。十二指肠引流液检验：B胆汁外观呈黑褐色，混浊，有较多絮状物。镜检：WBC（4+），可见较多黏液丝。

请问：

1. 该患者可能的诊断是什么？
2. 十二指肠引流液标本采集分几段？分别代表什么？

第一节　胃液检验

胃液（gastric juice）是由胃黏膜细胞所分泌的一种无色透明的酸性液体，主要成分有盐酸、酶、黏液、内因子、电解质等。胃液检验对于了解胃的分泌功能、胃十二指肠相关疾病诊断和鉴别诊断有较好的实用价值。

一、标本采集

1. 待检者准备　检查前晚进食清淡流质食物，检查前12h内禁食、禁水，24～72h内禁服影响检验结果的药物。

2. 空腹胃液标本　待检者空腹、坐姿，插管抽取胃液。弃去残余胃液，连续抽取 1h 胃液作为空腹胃液标本，计量，以此测基础胃酸分泌量。

3. 刺激后胃液标本　肌内注射五肽胃泌素刺激剂，然后每 15min 留 1 份标本，共留取 4 次，分别计量送检。

二、一般性状检验

（一）量

1. 参考区间　正常基础胃液量为 10～100ml。

2. 临床意义　①＞100ml：为胃液增多，见于十二指肠溃疡、卓 - 艾综合征、胃排空障碍、十二指肠液反流等。②＜10ml：为胃液减少，见于胃蠕动功能亢进、萎缩性胃炎等。

（二）颜色

1. 参考区间　无色透明，无食物残渣。

2. 临床意义　①鲜红血丝：常因抽胃液伤及胃黏膜所致。②棕褐色：见于胃炎、胃溃疡、胃癌等。③咖啡残渣样：提示胃内有大量陈旧性出血，见于胃癌、幽门闭锁不全、十二指肠狭窄等。④黄色：提示胃液混有新鲜胆汁，放置后可呈绿色，见于插管刺激引起恶心、呕吐、幽门闭锁不全、十二指肠狭窄等造成的胆汁反流。

（三）黏液

1. 参考区间　含有少量分布均匀的黏液。

2. 临床意义　少量黏液起润滑、保护黏膜的作用，可中和、缓冲胃酸和抵抗胃蛋白酶的消化。黏液增多提示胃部可能有炎症。

（四）食物残渣

1. 参考区间　12h 未进食的空腹胃液应无残渣及微粒。

2. 临床意义　胃液残渣及微粒的增多说明胃蠕动功能不足，见于胃下垂、幽门梗阻、胃扩张等。

（五）酸碱度

1. 参考区间　pH0.9～1.8。

2. 临床意义　① pH3.5～7.0：为低酸，见于萎缩性胃炎、胃癌、继发性缺铁性贫血、胃扩张、甲状腺功能亢进等。② pH＞7：为无酸，见于十二指肠球部溃疡、胃泌素瘤、幽门梗阻、慢性胆囊炎、十二指肠液反流等。

三、显微镜检验

（一）细胞

1. 红细胞　正常胃液内无红细胞，插管损伤食管或胃黏膜时可出现少量红细胞。若大量出现则提示有溃疡、糜烂、炎症或肿瘤等。

2. 白细胞　正常胃液内可见少量白细胞，为（100～1 000）×10^9/L，中性粒细胞少于25%。当白细胞＞1 000×10^9/L且中性粒细胞多于50%时，多见于胃黏膜炎症。若吞咽了鼻咽部及呼吸道分泌物，则可见成堆的白细胞及鳞状上皮细胞。

3. 上皮细胞　柱状上皮细胞增多提示有胃炎等病变。

4. 肿瘤细胞　如发现有成堆、大小不均、形态不规则、胞核大或多核、染色质粗糙、可见核仁的细胞时，应高度怀疑为癌细胞，需做瑞 - 吉染色或巴氏染色进一步检查确诊。

（二）细菌和真菌

1. 八叠球菌　G^+球菌，一般无致病力，高胃酸而又有食物潴留时可找到，见于消化性溃疡及幽门梗阻。

2. 博 - 奥杆菌　G^+嗜乳酸杆菌，见于胃酸缺乏合并幽门梗阻，对胃癌诊断有价值。

3. 抗酸杆菌　由肺结核患者将含有结核分枝杆菌的痰液吞咽入胃内所致。

4. 幽门螺杆菌　G^-杆菌，S形、海鸥状弯曲，可呈球形体或短杆菌，多见于慢性胃炎、消化性溃疡、十二指肠炎、非溃疡性消化不良、胃癌等。

5. 化脓球菌　大量出现并伴有胃黏膜柱状上皮细胞，提示胃黏膜化脓性感染；若伴有胆管上皮细胞，则可能有胆管感染。

6. 酵母菌　正常胃液中可有少量。增多提示胃内容物潴留，见于幽门梗阻、胃排空减慢。

四、化 学 检 验

胃液化学检验主要是对胃酸进行测定。胃酸测定分为基础胃酸排量（basic acid output，BAO）、最大胃酸排量（maximal acid output，MAO）、高峰胃酸排量（peak acid output，PAO）等。①BAO：采集无食物和药物刺激1h内分泌的全部胃液量。②MAO：注射五肽胃泌素后，每隔15min采集1次胃液，连续1h内4次测定之和为MAO。③PAO：在测定MAO中取2次最高值之和乘以2即得。胃液化学检验及临床意义见表16-1。

表16-1　胃液化学检验项目及临床意义

项目	参考区间	临床意义
BAO、MAO、PAO/(mmol·h^{-1})	BAO：2～5 MAO：3～23 PAO：20.60±8.37	胃酸分泌增加见于：①十二指肠溃疡，BAO超过5mmol/h时，对十二指肠溃疡有诊断意义；PAO＞40mmol/h时，高度提示十二指肠溃疡合并有出血、穿孔等并发症；十二指肠溃疡手术后，BAO与PAO值均有所下降，若BAO仍＞5mmol/h、MAO＞15mmol/h时，应考虑溃疡复

项目	参考区间	临床意义
BAO、MAO、PAO/(mmol·h^{-1})		发的可能。②卓-艾综合征(胃泌素瘤),BAO升高常>15mmol/h,BAO/MAO>0.6。五肽胃泌素胃酸分泌试验对诊断卓-艾综合征有重要价值。胃酸分泌减少可见于胃炎、胃溃疡、胃癌及恶性贫血
乳酸/(mg·L^{-1})	<500	增高:见于胃癌、幽门梗阻、慢性胃炎、慢性胃扩张等
尿素/(mmol·L^{-1})	>1	减低:见于幽门螺杆菌感染,灵敏度90%～95%,特异性98%
胆汁	阴性	阳性:见于十二指肠张力增高、幽门闭锁不全、十二指肠乳头下梗阻

第二节　十二指肠引流液检验

一、标 本 采 集

在空腹状态下,用十二指肠管留取十二指肠引流液,根据采集先后顺序分4段留取标本,分别置于标记为D、A、B、C的4支试管中。首先引流十二指肠液(D液),然后用温硫酸镁刺激Oddi括约肌,使之松弛,依次引流胆总管液(A液)、胆囊液(B液)和胆管液(C液)。

二、一般性状检验

1. 参考区间　一般性状检验项目及参考区间见表16-2。

表16-2　十二指肠引流液一般性状检验项目及参考区间

项目	D液	A液	B液	C液
量/ml	10～20	10～20	30～60	随引流时间而定
颜色	无色或淡黄色	金黄色	黄棕或棕色	柠檬黄色
性状	透明或微混、黏稠	透明、略黏稠	透明、较黏稠	透明、略黏稠

项目	D 液	A 液	B 液	C 液
pH	7.6	7.0	6.8	7.4
比重		1.009～1.013	1.026～1.032	1.007～1.010
絮状物	少量	无	无	无

2. 临床意义

（1）胆汁排出异常：①无任何胆汁排出，见于结石、肿瘤所致的胆总管梗阻。②无 B 胆汁流出，见于胆总管上段、胆囊管梗阻，或胆囊收缩不良、胆囊摘除术后。③B 胆汁流出增多，特别是未用刺激剂之前已有大量 B 胆汁流出，常因 Oddi 括约肌松弛、胆囊运动过度所致。

（2）胆汁黏稠度异常：胆汁异常黏稠，多见于胆石症所致的胆囊淤积。胆汁稀薄，多因慢性胆囊炎而胆汁浓缩不良所致。

（3）胆汁透明度异常：胆汁中混入大量胃液时可使胆汁中的胆盐沉淀而致胆汁混浊，加入 NaOH 后可使沉淀的胆盐溶解而变清。如加入 NaOH 后仍然混浊并出现较多成团絮状物，可能因十二指肠炎、胆管炎、胆结石、消化性溃疡、胰头癌等使胆汁含有较多的白细胞、上皮细胞及血液所致。

（4）颗粒沉淀物或胆砂：见于胆石症。

三、显微镜检验

1. 细胞

（1）红细胞：正常引流液中不见红细胞，少量出现可因引流管损伤所致，大量见于十二指肠、肝、胆、胰等部位炎症以及消化道溃疡、胆结石或肿瘤等。

（2）白细胞：正常十二指肠引流液白细胞<10 个 /HP，增多见于十二指肠炎和胆道感染。

（3）上皮细胞：偶见，增多见于十二指肠炎、胆管炎。

（4）肿瘤细胞：血性标本应涂片检查有无癌细胞。十二指肠液细胞学检验对胆囊癌、胆外胆管癌及胰头癌的诊断有较大帮助。

2. 结晶　正常无结晶。胆石症常见大量胆固醇结晶出现，以 B 胆汁多见；胆固醇结晶与胆红素结晶同时出现提示有混合性胆结石可能。

3. 寄生虫及虫卵　正常胆汁中无寄生虫及虫卵。寄生虫感染患者的十二指肠引流液中，大多数 B 胆汁中可检出寄生虫或虫卵，如蓝氏贾第鞭毛虫滋养体、蛔虫卵、钩虫卵、华支睾吸虫卵等。华支睾吸虫感染者在胆汁中检出虫卵概率高于粪便。胆汁离心后涂片镜检可提高检出阳性率。

4. 细菌　正常胆汁中无细菌。胆管感染时胆汁主要致病菌是革兰氏阴性杆菌，如大肠埃希菌、变形杆菌等，也可为混合感染。常用检查方法有直接涂片法和培养法。

5. 黏液　胆汁中的少量黏液为溶解状，镜检不易见到。胆道炎症时镜检可见黏液丝。

四、化 学 检 验

化学检验主要检查胰腺外分泌功能，即促胰酶素 - 促胰液素试验。

1. 参考区间　①胰液流出量：70～230ml/h。②最高碳酸氢盐浓度：70～125mmol/L。

2. 临床意义　促胰酶素 - 促胰液素试验主要用于检查胰腺囊性纤维性变。

知识链接

胃液与十二指肠引流液检验现状

胃液和十二指肠引流液标本采集烦琐，影响因素多，对检验结果影响较大。随着内镜技术的进步和影像技术（超声、CT、磁共振等）的发展，借助内镜技术、影像技术等可以直接或间接对胃和十二指肠疾病进行诊断和鉴别诊断，而且内镜技术不但可用于检查、诊断，还可用于治疗，方便、直观，定位和定性诊断明确，在临床上广泛应用。目前，胃液与十二指肠引流液检验在临床上已较少应用。

本章小结

胃液检验包括一般性状检验、显微镜检验、化学检验等，其中化学检验主要是胃酸的测定，包括 BAO、MAO、PAO。十二指肠引流液检验包括一般性状检验、显微镜检验、化学检验等，其中一般性状检验有助于区分不同引流部位的疾病状态。胃液与十二指肠引流液检验主要用于胃和十二指肠疾病的诊断和鉴别诊断。

（李　芳）

第十七章 ▏ 痰液及支气管肺泡灌洗液检验

17章 数字资源

学习目标

1. 熟悉：痰液标本的采集方法；痰液一般性状检验、显微镜检验。
2. 了解：支气管肺泡灌洗液检验。

案例

患者，男性，55岁。长期吸烟，有慢性咳嗽、咳痰病史15年。2个月前因受凉，咳嗽、咳痰加重，常出现阵发性呛咳，咳痰不多，但痰中带血丝，经抗生素治疗无效。查体：右肺第3～4肋间锁骨中线附近呼吸音低并闻及少许干啰音，余未发现异常。X线胸透：双肺纹理增多，右肺中野有局限性亮度增加。检验：外周血WBC及分类、RBC、Hb均正常，ESR 28mm/h。

请问：

1. 该患者的初步诊断是什么？
2. 还应进行哪些实验室检验项目？

第一节 痰 液 检 验

痰液是气管、支气管和肺泡分泌物的混合物。正常人痰量很少，当呼吸道黏膜和肺泡受刺激时痰量增加。痰液成分复杂，由95%水分和5%灰尘、蛋白质等组成，主要包括黏液、浆液、白细胞、红细胞、上皮细胞、吞噬细胞及各种蛋白质、酶、免疫球蛋白、电解质、各种病原生物、坏死组织和异物等。

痰液检验主要用于：①协助诊断某些呼吸系统疾病，如支气管哮喘、支气管扩张、慢性支气管炎等。②确诊某些呼吸系统疾病，如肺结核、肺癌、肺吸虫病等。③呼吸系统疾病疗效观察及预后判断。

一、标 本 采 集

痰液标本采集方法根据检验目的和患者情况而定，一般以自然咳痰最常用。嘱患者留痰前先用清水漱口数次，然后用力咳出气管深处痰，收集于清洁、干燥、一次性使用的塑料痰盒内。也可采用雾化蒸汽吸入法采集痰液。当病情严重或昏迷状态时，可采用一次性吸痰管、气管穿刺吸痰及经支气管镜抽痰法等。

痰液要求新鲜，避免混杂唾液或鼻咽分泌物，标本留取后立即送检，以免细胞分解、细菌自溶破坏。不能及时送检的，可暂时冷藏保存，但不能超过24h。最好连续送检3次，以提高痰检阳性率。采集标本时应注意生物安全，防止痰液污染容器外壁，检验后的标本应及时按照《临床实验室废物处理原则》处理。

二、一般性状检验

（一）量

排痰量以 ml/24h 计。健康人一般无痰或仅有少量泡沫样或黏液样痰液。呼吸系统疾病患者一般有咳嗽、咳痰的症状，痰液量的多少因病种和病情而异。

急性呼吸系统感染痰液量少而干燥，进入恢复期痰液增多，症状开始改善。慢性炎症患者痰量常偏少，病毒性炎症的痰液量较细菌性炎症的少。痰液量增多常见于支气管扩张、肺脓肿、肺水肿和肺空洞性病变等，有时痰液量可超过100ml/24h。在疾病治疗过程中如痰液量减少，一般提示病情好转；如有支气管阻塞使痰液不能排出时，可见痰液量减少，病情反而加重。

（二）颜色及性状

正常人偶有少量白色或灰色黏液痰。病理情况下痰液的颜色和性状可发生改变（表17-1和表17-2）。

表17-1　痰液颜色改变的常见原因及临床意义

颜色	常见原因	临床意义
黄色、黄绿色	脓细胞增多	肺炎、支气管扩张、肺脓肿、慢性支气管炎、肺结核
红色、棕红色	出血	肺结核、肺癌、支气管扩张
铁锈色	血红蛋白变性	急性肺水肿、大叶性肺炎、肺梗死
粉红色泡沫	肺淤血、肺水肿	左心功能不全
烂桃样灰黄色	肺组织坏死	肺吸虫病

颜色	常见原因	临床意义
棕褐色	红细胞破坏	阿米巴肺脓肿、肺吸虫病
灰色、灰黑色	支气管黏液溢出	肺泡细胞癌

表 17-2　痰液性状改变及临床意义

性状	特点	临床意义
浆液性	稀薄、泡沫样	肺水肿、肺淤血
黏液性	无色透明或灰色、黏稠	急性支气管炎、支气管哮喘、早期肺炎
脓性	混浊、黄绿色或绿色、颗粒或块状	支气管扩张、脓胸破溃、肺结核
黏液脓性	支气管分泌的黏液与脓细胞混合而成	慢性气管炎、支气管扩张、肺结核
浆液脓性	泡沫、黏液、浆液、脓细胞、坏死组织	肺脓肿、肺组织坏死、支气管扩张
血性	带有血丝或泡沫血	支气管扩张、肺结核、肺癌、肺梗死

（三）气味

正常人新咳出的少量痰液无气味。血性痰可带血腥气味。肺脓肿、支气管扩张合并感染患者的痰液常有恶臭。晚期肺癌患者的痰液可有特殊臭味。膈下脓肿与肺相通时患者的痰液可有粪臭味。

（四）异物

1. 支气管管型　是纤维蛋白、黏液和白细胞等在支气管内凝集而成的树枝状物，呈灰白色或棕红色，含血红蛋白。在刚咳出的痰液中常卷曲成团，放入生理盐水中即展开，呈现典型的树枝状。见于纤维蛋白性支气管炎、肺炎球菌性肺炎和累及支气管的白喉患者。

2. 干酪样小块　肺组织坏死崩解产生，形似干酪或豆腐渣，多见于肺结核患者痰液中。

3. 硫黄样颗粒　为放线菌的菌丝团，呈淡黄色或灰白色，形似硫黄，约粟粒大小。

4. 肺石　为淡黄色、白色碳酸钙或磷酸钙结石小块，表面不规则，呈丘状突起，主要为肺结核干酪样物质的钙化产生。

5. 库施曼螺旋体　为淡黄色或灰白色富有弹性的丝状物，常卷曲成团，展开后呈螺旋状，见于支气管哮喘和某些慢性支气管炎患者的痰中。

6. 寄生虫　有时在痰内可检出寄生虫，如卫氏并殖吸虫、蛔蚴和钩蚴等，须显微镜进一步确认。

三、显微镜检验

（一）检验方法

1. 湿片法　取少量可疑的痰液成分，加入少量生理盐水混合后涂成薄膜，直接在低倍镜下观察，对可疑成分可换高倍镜确认。

2. 涂片染色法　主要用于细胞学和病原生物学检验。常用的细胞学染色有瑞 - 吉染色，用于微生物检查的染色有革兰氏染色、抗酸染色、甲胺银染色。

（二）参考区间

无红细胞和嗜酸性粒细胞。可见少量中性粒细胞、上皮细胞和灰尘细胞。

（三）临床意义

在病理性痰液中可见较多的红细胞、白细胞及其他有形成分。

1. 红细胞　脓性痰中可见少量红细胞，血性痰中可见大量红细胞。红细胞破坏或不典型时可用隐血试验确诊。见于呼吸道疾病和出血性疾病。

2. 白细胞　呼吸道有细菌感染时痰中白细胞显著增加，常成堆存在，多为脓细胞。见于支气管哮喘、过敏性支气管炎、肺吸虫病。嗜酸性粒细胞增多症患者痰中嗜酸性粒细胞增多。

3. 上皮细胞　呼吸系统炎症时增多。

4. 肺泡吞噬细胞　存在于肺泡间隔内，可通过肺泡壁进入肺泡，为大单核细胞或肺泡上皮细胞。吞噬尘粒和其他异物后形成尘细胞或载碳细胞，见于过量吸烟、烟尘环境中生活者；吞噬红细胞后称为含铁血黄素细胞或心力衰竭细胞，见于肺部长期淤血、心力衰竭、肺炎、肺气肿、肺栓塞、肺出血。

5. 肿瘤细胞　见于原发性或转移性肺癌。

6. 弹力纤维　为均匀、细长、弯曲、折光性强、轮廓清晰条状物，末端分叉，无色或微黄，加 10g/L 伊红乙醇溶液 1 滴可染成红色，植物纤维不着色。见于肺脓肿和肺癌患者。

7. 寄生虫和虫卵　①阿米巴：常见于阿米巴性肺脓肿或与肺贯通的阿米巴脓肿患者痰中。②卡氏肺孢子虫：见于肺孢子虫病患者痰中，但阳性率不高。③细粒棘球蚴和多房棘球蚴：当肺内寄生虫棘球蚴囊破裂时，患者痰中可检出原头蚴和囊壁碎片。④卫氏并殖吸虫卵：肺吸虫病患者痰尤其在有脓血性痰时易查出。

8. 夏科 - 莱登结晶　常与嗜酸性粒细胞及库施曼螺旋体共存，在嗜酸性粒细胞堆中易找见。新咳出的痰中往往查不到，稍放置后可大量出现，可能是由嗜酸性粒细胞崩解而来。见于支气管哮喘和肺吸虫病患者痰中。

痰液检验的质量控制

近年来痰液检验越来越被临床重视,做好痰液检验各个环节的质量控制是保证检验结果准确的前提和决定性因素。质量控制的措施主要有:①留取痰液时要有医务人员指导,留取的痰液必须合格;②检验及时;③选痰(脓液、血液等异常部分)、涂片(湿片法均匀、厚薄适中,染色法要薄)很重要;④检验技术人员技术过硬,能够识别痰液中有形成分;⑤报告规范。

第二节　支气管肺泡灌洗液检验

支气管肺泡灌洗液(BALF)是利用纤维支气管镜对肺段、亚肺段进行灌洗后采集的肺泡表面衬液。支气管肺泡灌洗液检验对呼吸系统疾病尤其是下呼吸道疾病的定位诊断、病情观察、预后判断、发病机制的研究均有重要价值。

一、标本采集和处理

一般为临床呼吸科医师经纤维支气管镜检查时采集。用单层纱布过滤,以除去黏液,将滤液以 800r/min 离心 10min 后,上清液用于化学和免疫学检验,沉淀物用于显微镜检验。用于病原生物学检验的标本须严格无菌操作,避免杂菌混入。

合格的 BALF 标本有严格的要求:①回收率要>40%。若选择下叶或其他肺叶肺段灌洗,回收率要>30%。②不可混入血液,红细胞应<10%,上皮细胞应<3%。

BALF 采集后应立即送检。如用于细胞计数和分类,应在 3h 内完成检验。

二、显微镜检验

(一)有核细胞计数和分类计数

有核细胞须计数除上皮细胞、红细胞外的所有细胞。细胞分类用沉淀物制成涂片、染色后进行。

1. 参考区间　正常 BALF 中的细胞数为$(5 \sim 10) \times 10^6/L$,其中肺泡吞噬细胞>90%、淋巴细胞 1%~5%、中性粒细胞≤2%、嗜酸性粒细胞<1%,无肿瘤细胞。

2. 临床意义　中性粒细胞增多见于细菌感染;淋巴细胞增多见于病毒感染等;嗜酸性粒细胞增多见于支气管哮喘、嗜酸性粒细胞增高性肺炎等。淋巴细胞增多时可行淋巴细胞亚群分析。检出癌细胞有利于肺部肿瘤的诊断。

(二)病原生物学检验

1. 细菌　BALF不易受上呼吸道杂菌的污染,也不含食管和大支气管的分泌物,因此BALF涂片细菌检验更有意义。

2. 真菌　在BALF沉淀物中易查到散在或成簇分布的耶氏肺孢子菌和新型隐球菌等真菌。

3. 寄生虫　沉淀物中可检出卡氏肺孢子虫、卫氏并殖吸虫卵,有助于寄生虫感染诊断。

> **本章小结**
>
> 　　痰液检验主要包括一般性状检验、显微镜检验等,对呼吸系统疾病如肺结核、肺吸虫、肺肿瘤、支气管哮喘、慢性支气管炎、支气管扩张等疾病的诊断、疗效观察和预后判断有一定价值。利用支气管肺泡灌洗液进行细胞学、病原生物学等方面检验,对下呼吸道疾病的诊断、病情观察和预后判断有价值。

(李　芳)

第十八章 遗传性疾病与染色体检验

18章 数字资源

案例

患者，表型男性，28 岁。智力基本正常，身材高大，四肢细长，胡须少，因婚后不育就诊。查体：乳房发育，阴茎与睾丸未发育，阴毛稀少。染色体检验：染色体数目 47（比正常男性多一条 X 染色体），余未见异常。

请问：

1. 该患者的染色体核型应如何描述？
2. 该患者的诊断是什么？

第一节 人类染色体

一、染色体特征

（一）染色体的形态结构

染色体（chromosome）是间期细胞染色质高度凝缩形成的结构，是细胞分裂时遗传物质存在的特定形式，主要由 DNA 和组蛋白构成，是核基因的载体。通过细胞分裂，基因伴随染色体的传递而传递，从母细胞传给子细胞，从亲代传给子代。在细胞增殖周期的不同时期，染色体的形态结构发生着动态变化。当处于有丝分裂中期时，染色体形态结构清晰、典型易辨，是观察其形态和数目的最佳时期，常用于染色体的研究和相关疾病的诊断。

染色体的形态主要由以下几个部分组成（图18-1）：

1. 姐妹染色单体　每一中期染色体均由两条染色单体构成，互称姐妹染色单体。

2. 着丝粒　又称初级缢痕或主缢痕，是两条染色单体相连的部位，浅染并内缢。

3. 染色体臂　着丝粒将染色体分为短臂（代表符号为 p）和长臂（代表符号为 q）。

4. 次级缢痕　又称副缢痕，是某些染色体臂上除主缢痕外的另一缢缩的浅染区。

5. 随体　是人类近端着丝粒染色体短臂末端存在的一球形或棒状结构，通过一细丝与短臂相连。

6. 端粒　是染色体长臂和短臂末端特化的部位。

图 18-1　中期染色体结构示意图

（二）染色体的类型

每条染色体上着丝粒的位置是恒定的。根据着丝粒的位置不同，人类染色体可分为三种类型（图18-2）：

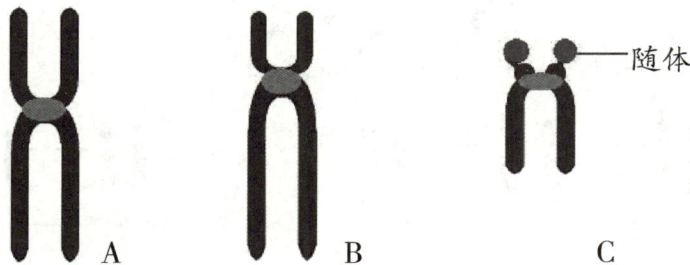

图 18-2　人类染色体的类型

A. 近中着丝粒染色体；B. 亚中着丝粒染色体；C. 近端着丝粒染色体。

1. 近中着丝粒染色体　如将染色体全长分为 8 等份，着丝粒位于染色体纵轴的 1/2～5/8 处，染色体长臂与短臂接近等长。

2. 亚中着丝粒染色体　着丝粒偏于染色体的一侧，位于染色体纵轴的 5/8～7/8 处，长臂与短臂长度有明显差别。

3. 近端着丝粒染色体　着丝粒靠近一端，位于染色体纵轴的 7/8 至末端，短臂很短。

二、染色体核型

一个体细胞内的全部染色体，根据大小和主要形态结构特征，按照丹佛体制（Denver

system）分组编号排列所构成的图像称为核型。对待测细胞的全部染色体进行数目、形态和结构的分析,确定其是否与正常核型一致的过程称为核型分析。

（一）非显带染色体核型

非显带染色体核型是用吉姆萨染色得到的染色体标本,染色体全长染成均一颜色,无深浅条纹显示。

人类一个正常体细胞中的染色体数目为 46 条,组成 23 对同源染色体,其中第 1～22 对染色体为男女所共有,与性别无关,称为常染色体;另外 1 对染色体与性别相关,称为性染色体,女性为 XX,男性为 XY。1960 年在美国丹佛会议上确定将人类染色体命名系统称为丹佛体制。根据该体制,将 23 对染色体按大小及着丝粒相对位置不同,划分为 A～G 七个组。X 染色体归入 C 组,Y 染色体归入 G 组（图 18-3）。

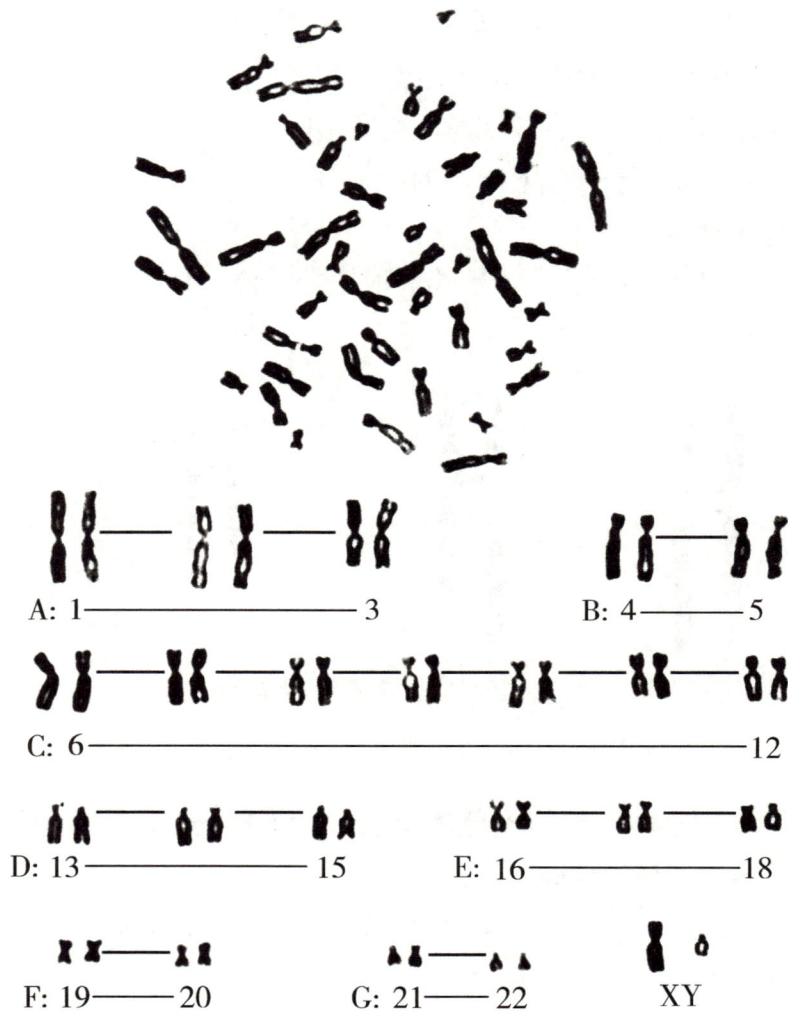

图 18-3　正常人类非显带染色体核型

（二）核型的描述

按《人类细胞遗传学命名的国际体制》（ISCN）规定,人类正常核型的描述包括染色体总数及性染色体组成两部分,两者之间以","分隔。正常男性核型:46,XY;正常女性核型:46,XX。

三、染色体显带

染色体经过特殊处理并用特定的染料染色后，其长臂和短臂上可呈现出明暗交替或深浅相间的带纹，称为染色体显带（chromosome banding）。由于各条染色体均具有特异性的带型，因此根据其带型的特点，不仅可以准确识别每一号染色体，还可以分辨出该染色体的形态结构是否异常，比非显带染色体更加能够精确识别微小结构，具有重要的临床应用价值。

（一）染色体显带方法

1. 常用显带方法　染色体显带方法有 Q 显带法、G 显带法、R 显带法、C 显带法、T 显带法、N 显带法等。其中 G 显带法简单易行，带纹清晰，标本可长期保存，应用广泛，被用作常规显带方法。将染色体标本经胰蛋白酶等试剂处理后，再用吉姆萨染液染色，染色体长臂和短臂上可显示深浅相间的带纹，称为 G 带。G 显带染色体的模式图见图 18-4。

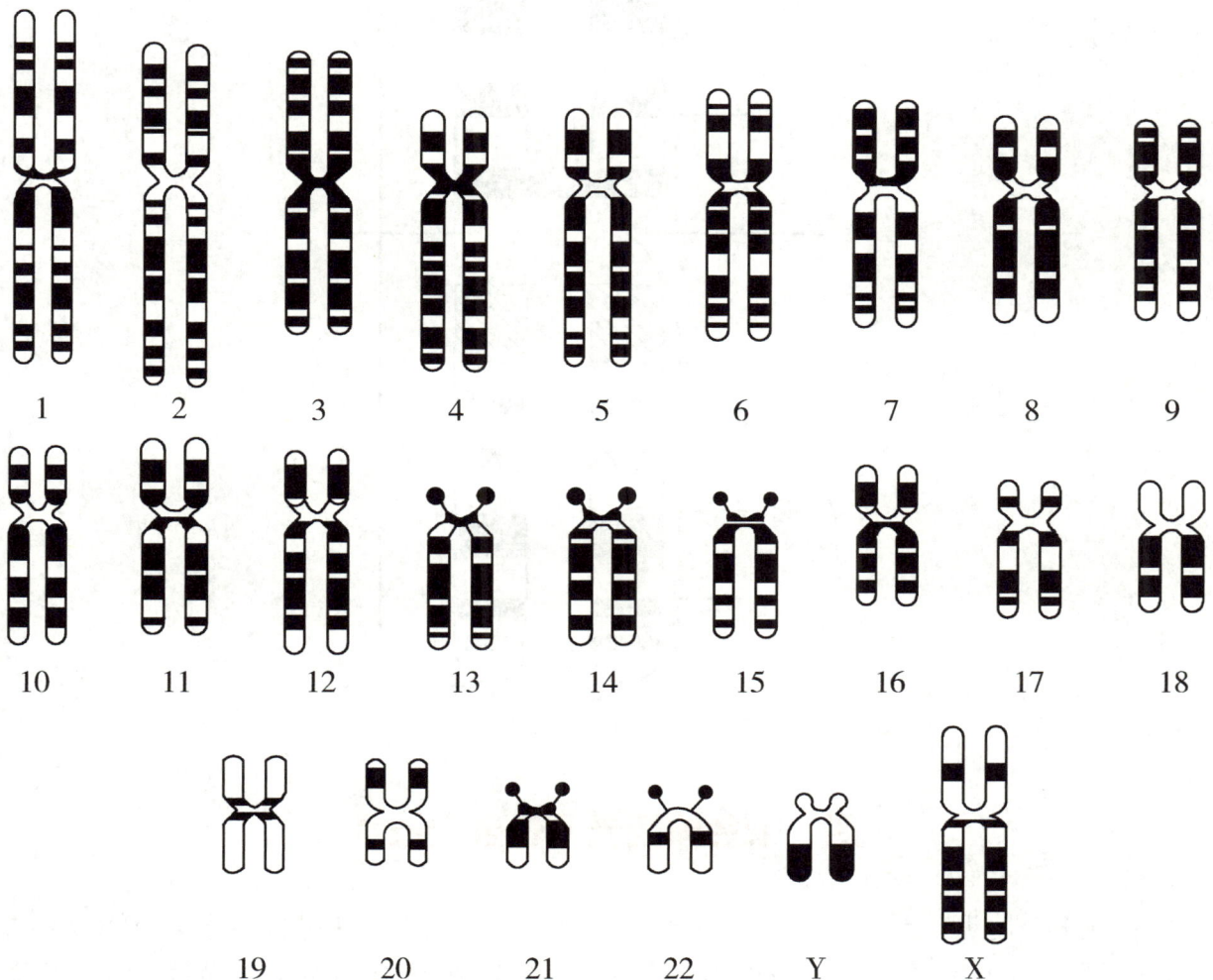

图 18-4　人类 G 显带染色体模式图

2. 高分辨显带技术　利用高分辨显带技术获取更长、带纹更丰富的染色体,更易发现一些常规显带所不能反映的更微细的染色体结构畸变,对染色体的分析达到了亚带、次亚带的水平。

（二）显带染色体的描述

根据 ISCN 规定,描述一显带染色体特定带时,需依次标明:染色体号、臂的符号、区号和带号,这四项内容连续书写,不用任何间隔和标点。例如,1 号染色体短臂 3 区 6 带可表示成 1p36(图 18-5)。高分辨显带是在原来常规基础上再分出亚带、次亚带,因而在描述时在原带号后加上小数点、亚带号、次亚带号。例如,1 号染色体长臂 4 区 3 带第 1 亚带第 2 次亚带可书写为 1q43.12。

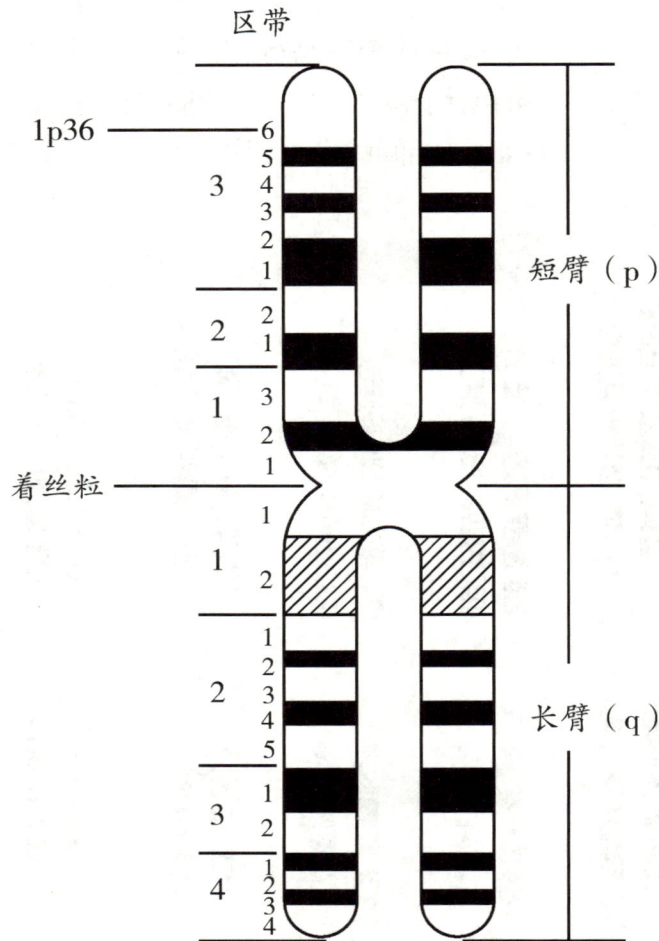

图 18-5　人类 1 号染色体的带型和带的命名

四、染色体荧光原位杂交技术

传统的细胞遗传学以染色体带型分析为主,带型分析能准确地检测出染色体数目畸变。但是人类眼睛对染色体结构畸变识别的分辨率通常为 5～10Mb,低于这一水平的染色体结构畸变往往不能检出，因此带型分析有一定的主观性和局限性。而荧光原位杂交（FISH）等分子细胞遗传学分析技术的应用提高了分辨率和准确性。

荧光原位杂交是使用荧光标记的 DNA 探针来检测染色体的方法，主要用于快速产前诊断胎儿常见染色体（13、18、21、X、Y）的非整倍体异常。与染色体带型分析相比，FISH 把对染色体分析的分辨率至少提高了 10~100 倍。但 FISH 只是传统核型分析技术的补充，而非替代方法。因为 FISH 并非像 G 显带等那样纵观整个基因组，而是仅针对某个特定的基因组区域进行检测分析。

五、染色体畸变

染色体畸变是指体细胞或生殖细胞内染色体数目、结构、功能等发生异常改变，分为数目异常和结构畸变两大类。染色体畸变可使遗传物质发生改变，导致染色体病。造成染色体畸变的主要因素有化学因素、物理因素、生物因素、遗传因素和年龄因素等。

（一）染色体数目异常

人类正常生殖细胞（精子或卵子）各含有 23 条染色体，称为一个染色体组。通常将含有 22 条常染色体和 1 条性染色体（X 或 Y）称为单倍体。正常体细胞由精子和卵子结合成的受精卵发育而成，含有 46 条染色体，即 22 对常染色体和 1 对性染色体（XX 或 XY），因其含有两个染色体组，称为二倍体。以正常二倍体为标准，其体细胞的染色体数目增加或减少称为染色体数目异常，包括整倍体改变和非整倍体改变两类。

1. 整倍体改变　整倍体改变是指体细胞内染色体数目在二倍体基础上以整个染色体组为单位增加或减少。在人类流产儿中可见到三倍体（体细胞内有三个染色体组，即在二倍体的基础上增加了一个染色体组）和四倍体（体细胞内有四个染色体组，即在二倍体的基础上增加了两个染色体组）。

2. 非整倍体改变　非整倍体改变是指体细胞内染色体数目在二倍体基础上增加或减少一条或数条染色体，使细胞中染色体不是整倍数，称为非整倍体改变。这是临床上最常见的染色体数目异常类型，包括亚二倍体（染色体总数少于 46 条）和超二倍体（染色体总数多于 46 条）等。

染色体数目异常的核型描述依次为：染色体总数，性染色体的组成（X、Y 均异常时 X 前 Y 后），+（−）常染色体的编号（表示增加或丢失了整条常染色体），每一项间均以逗号分开。例如，一女性 21-三体综合征的核型为：47，XX，+21，说明有一条额外的 21 号染色体。

（二）染色体结构畸变

常见的染色体结构畸变主要有缺失、倒位、易位、重复、插入、环状染色体和等臂染色体等。

染色体结构畸变可用简式和详式两种方式描述。

1. 简式　依次写明以下内容：染色体总数，性染色体组成，畸变类型的符号即一个字母如（t）或三联字母符号（如 del），第一个括号内写明畸变的染色体序号，第二个括号内写明受累染色体断裂点的区带号。

2. 详式　除了简式中应依次写明的内容外，与简式有所不同的是，在最后一个括号内不只是描述断裂点，还要描述重排染色体带的组成。如末端缺失结构畸变的简式描述为：46，XX（XY），del（1）（q21）；详式描述为：46，XX（XY），del（1）（pter → q21：）。表示 1 号染色体长臂 2 区 1 带处断裂，造成该处远侧末端缺失。

六、染色体核型分析中常用符号和术语

应用染色体显带技术可以识别染色体细微的结构异常。为了能够简明描述这些异常的核型，ISCN 制订了统一的命名符号和术语（表 18-1）。

表 18-1　核型分析中常用符号和术语

符号、术语	意义	符号、术语	意义
A～G	染色体组的名称	dir	正位
1～22	常染色体序号	dis	远侧
→	从…到…	dmin	双微体
/	表示嵌合体染色体	dup	重复
ace	无着丝粒断片（见 f）	e	交换
?	分类或情况不明	end	（核）内复制
cen	着丝粒	f	断片
chi	异源嵌合体	fem	女性
:	断裂	fra	脆性部位
::	断裂与重接	g	裂隙
ct	染色单体	h	副缢痕
del	缺失	i	等臂染色体
der	衍生染色体	ins	插入
dic	双着丝粒	inv	倒位

符号、术语	意义	符号、术语	意义
+或−	在染色体和组号前面,表示染色体或组内染色体增加或减少;在臂或结构后面,表示这个臂或结构的增加或减少	psu	假
		q	长臂
		qr	四射体
		r	环状染色体
mai	男性	rac	重组染色体
mar	标记染色体	rcp	相互易位
mat	母源的	rea	重排
min	微小体	rob	罗伯逊易位
mn	众数	s	随体
mos	嵌合体	tan	串联易位
p	短臂	ter	末端
pat	父源的	tr	三射体
ph	费城染色体	tri	三着丝粒
pro	近侧	var	可变区

第二节　染色体检验技术

一、人类外周血淋巴细胞的培养及染色体标本的制备

【原理】

外周血中的 T 淋巴细胞在体外培养时,受到植物血凝素(PHA)的刺激后,可转化为淋巴母细胞,继而进行有丝分裂,再加入纺锤体抑制剂秋水仙素后,细胞可停滞于分裂中期,从而制备出大量有丝分裂中期的染色体标本。

【器材】

超净工作台、37℃恒温培养箱、冰箱、恒温水浴锅、离心机、显微镜、培养瓶、一次性无菌注射器、碘伏、消毒棉签、止血带、10ml 刻度离心管、试管架、吸管、洗耳球、载玻片、香柏油等。

【试剂】

肝素溶液(500U/ml)、秋水仙素溶液(50μg/ml)、RPMI-1640、小牛血清、植物血凝

素（PHA）、0.075mol/L KCl 溶液、甲醇、冰乙酸、吉姆萨染液、双蒸馏水、生理盐水等。

【操作】

1. 人外周血淋巴细胞培养

（1）培养基的配制：在超净台内取已消毒好的培养瓶，加入 RPMI-1640 培养基 4ml、小牛血清 1ml、植物血凝素 0.2ml，混匀，封好备用。使用前于 37℃恒温箱中温育 10min。

（2）采血：用注射器抽取肝素 0.2ml，润湿针筒，弃去多余肝素。抽取受检者静脉血 2ml 混匀后，直接注入培养瓶中 0.3ml，摇匀后静置于 37℃恒温培养箱中，培养 66～72h。

（3）秋水仙素处理：终止培养前 3h，加秋水仙素 1 滴，混匀，继续培养 3～4h。

2. 常规染色体标本制备

（1）收集细胞：将培养瓶内的液体混匀后，用吸管吸取全部的培养液至刻度离心管中，1 500r/min 离心 8min，弃上清。

（2）低渗处理：离心管内加入已预热至 37℃的低渗液（0.075mol/L KCl 溶液）至 5ml，吸管轻轻吹打混匀悬液，37℃水浴静置 20～30min。

（3）预固定：加入 1～2ml 固定液（甲醇：冰乙酸为 3∶1，现用现配），混匀后 1 000r/min 离心 10min，弃上清。

（4）固定：加固定液至 8ml，混匀，室温静置 30min 后，1 000r/min 离心 10min，弃上清。

（5）再固定：重复上述操作。弃上清，加 0.2～0.5ml 固定液，混匀成细胞悬液。

（6）制片：用吸管吸取少量混匀的细胞悬液，滴于预先冰冻的清洁载玻片上，立即用洗耳球吹散，自然干燥。

（7）染色：将适量吉姆萨染液滴于标本上，染 10min，流水冲洗，晾干。

（8）镜检：低倍镜下观察标本，选择染色体分散良好、背景清晰的部位，再用高倍镜和油镜观察染色体形态和着丝粒位置，进行染色体计数、分组和性别鉴定。

二、人类染色体 G 显带标本的制备

【原理】

G 显带是目前使用最广泛的一种染色体显带技术，是将染色体标本特殊处理后，再用吉姆萨染液染色，使其长臂和短臂上呈现出深浅相间的带纹，根据带型的特点有效地鉴别每对染色体。

【器材】

光学显微镜、恒温培养箱、冰箱、烤箱、恒温水浴锅、天平、酒精温度计、60ml 染色缸、100ml 小烧杯、毛细滴管、刻度吸管（1ml）、滴头、1ml 注射器、4 号注射针头、镊子、吸水纸、载玻片等。

【试剂】

0.025% 胰酶溶液、3% 三羟甲基氨基甲烷溶液、吉姆萨染液、pH7.4 磷酸缓冲液、

0.85%NaCl 溶液。

【操作】

1. 预处理　常规方法制片后，将外周血染色体标本放入 37℃恒温箱 24～48h，或 60℃烘箱内 8～10h。

2. 配制 0.025% 胰蛋白酶溶液　将胰蛋白酶 0.025g 溶入 PBS 溶液 100ml 中，倒入染色缸内，置于 37℃恒温水浴箱内预温。

3. 消化　将染色体标本载玻片浸入胰蛋白酶溶液中进行消化，并不断摇动 1min 左右，使胰蛋白酶作用均匀。

4. 冲洗　取出标本，用磷酸缓冲液冲洗，以终止消化。

5. 染色　将吉姆萨染液适量滴加在标本上，染 8～10min，自来水冲洗，自然干燥。

6. 镜检　先低倍镜选择分散良好、无重叠、染色体长短适中且带纹清晰的 G 带中期分裂象，再用油镜观察，进行染色体计数，并根据每号染色体的特异带型予以鉴别。

三、姐妹染色单体互换试验

一条染色体的两条姐妹染色单体在细胞内可自发地或在某些因素作用下在同一位置同时发生断裂，并互换片段后重新接合，称为姐妹染色单体互换（SCE）。因为是在同一位置上发生的对等同源片段的互换，染色体的形态和带型都没有发生改变。由于 SCE 在普通染色标本上无法观察到，因此需用特殊染色方法来检测。常用的方法是在细胞培养液中加入 5- 溴脱氧尿嘧啶核苷（BrdU），进行细胞培养后制片，经特殊方法处理后，Giemsa 染色，显微镜下选择处于第二个分裂周期的中期分裂象进行观察。可见同一条染色体的两条姐妹染色单体出现明显的差别染色，一条深染，一条浅染。当姐妹染色单体发生互换时，可在深染的单体上出现浅染片段，浅染的单体上出现深染片段，即姐妹染色单体互换现象。姐妹染色单体互换试验可作为检测 DNA 损伤、诱变剂或致癌物的重要指标之一。

知识链接

染色体检验标本

用于染色体检验的标本主要为外周血，还可以是胎儿的脐带血、羊水脱落细胞、绒毛膜细胞、胸腹腔积液细胞、精子、外周血、骨髓细胞和实体瘤组织等，主要用于产前诊断、染色体病的诊断以及肿瘤的鉴别诊断等。

第三节　染色体检验的临床应用

一、常见染色体病

染色体病是染色体数目或结构异常所引起的一类疾病（综合征）。染色体病通常分为常染色体病和性染色体病两大类。

（一）常染色体病

常染色体病是由常染色体数目或结构异常引起的疾病。常见的主要是 21-三体综合征，其次为 18-三体综合征，偶见 13-三体综合征及 5P-综合征等。患者一般具有先天性多发畸形、智力及生长发育落后、特殊肤纹等。

1. 21-三体综合征　又称唐氏综合征（Down 综合征）或先天愚型，是人类发现最早、最常见的染色体病。其发生率随母亲生育年龄的增高而增高。患儿主要临床表现为智力低下、发育迟缓和特殊面容。根据染色体核型不同，该综合征分为三种遗传学类型：标准型、易位型和嵌合型。以标准型（游离型）最多见，其核型为 47,（XX）XY, +21。

2. 18-三体综合征　又称爱德华综合征（Edwards 综合征）。其发病率与母亲生育年龄增高有关。大多数胎儿流产，多数患儿出生后不久死亡，极个别可活至儿童期。绝大多数患者的核型为 47,（XX）XY, +18。

3. 13-三体综合征　又称 Patau 综合征。发病率与母亲生育年龄增大有关。99% 胎儿流产，若生后患儿不久即死亡。绝大多数患者的核型为 47,（XX）XY, +13。

4. 5P-综合征　因患儿具特有的猫叫样哭声，又称猫叫综合征。大部分患儿可活到儿童期，少数可活到成年。本病为 5p15 缺失引起。核型为 46,（XX）XY, del（5）（p15.1）。

（二）性染色体病

性染色体病是指性染色体 X 或 Y 发生数目或结构异常所引起的疾病。大多数患者在婴儿期无明显临床表现，到青春期可出现第二性征发育障碍或异常。

常见的性染色体病有 Klinefelter 综合征（先天性睾丸发育不全综合征或 XXY 综合征）、XYY 综合征、Turner 综合征（女性先天性性腺发育不全综合征）、超 X 综合征（XXX 综合征或超雌综合征）、两性畸形等。

二、产　前　诊　断

产前诊断又称子宫内诊断或出生前诊断，是在胎儿出生前对胎儿的细胞和代谢产物进行化学检验、染色体核型分析和基因诊断等，诊断胎儿是否患有遗传性疾病或先天性畸形。产前诊断可将产前筛查检出的具有出生缺陷高风险的胎儿进一步确诊，是预防遗传病患儿出生的有效手段。产前诊断的主要疾病有染色体病、遗传性代谢缺陷病、性连锁遗传病、某些单基因遗传病和非染色体性先天畸形等。

产前诊断的适应证：①35岁以上的高龄孕妇。②夫妻之一有染色体畸变，特别是平衡易位携带者；或夫妇核型正常，但曾生育过染色体病患儿。③夫妇之一有开放性神经管畸形，或生育过这种畸形儿的孕妇。④夫妇之一有先天性代谢缺陷，或生育过这种患儿的孕妇。⑤孕妇为X连锁遗传病基因携带者。⑥有原因不明的习惯性流产史的孕妇。⑦羊水过多或过少的孕妇。⑧夫妇之一有致畸因素接触史的孕妇。⑨具有遗传病家族史，又系近亲结婚的孕妇。⑩产前筛查后的高危孕妇。

三、染色体异常与肿瘤

研究发现，在多数人类恶性肿瘤中伴有染色体数目或结构的异常。肿瘤细胞的核型多伴有染色体数目的改变，大多是非整倍体。肿瘤细胞核型中亦频发染色体的结构畸变。

1960年，Nowell等在慢性粒细胞白血病（CML）患者中发现了一条比G组染色体还小的异常染色体，因在美国费城（Philadelphia）发现而被命名为Ph染色体。之后的显带技术证明，Ph染色体是9号染色体和22号染色体长臂相互易位的产物：t(9；22)(q34；q11)，易位的结果导致9q+和22q-(图18-6)。约95%CML细胞携带有Ph染色体，因此Ph染色体已作为CML的诊断依据之一。

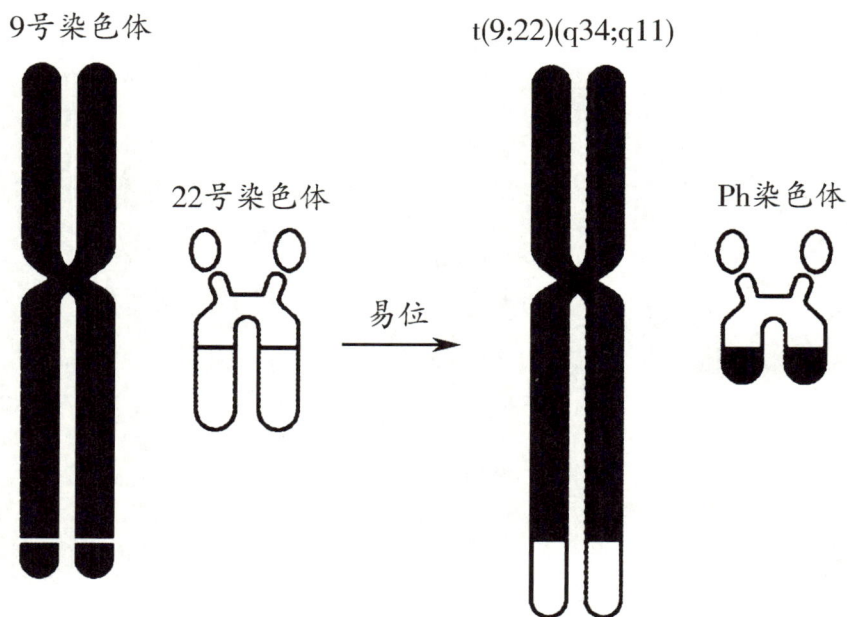

图 18-6　Ph 染色体构成示意图

　　本章主要介绍了人类染色体的特征、染色体核型、染色体显带、染色体畸变以及染色体检验的常用技术(淋巴细胞染色体数量、分组、性别鉴定,染色体 G 显带分析,姐妹染色单体互换等)和临床应用等。染色体检验对染色体异常的遗传性疾病、肿瘤的诊断等具有重要价值。

（李林杰）

第十九章 ｜ 细胞病理学检验

19章 数字资源

案例

患者，男性，62岁。近1个月来时有血尿，尿血时无不适感觉。超声示：膀胱右侧壁靠近顶部见一约 24mm×30mm×26mm、表面不平的低回声肿物。尿液检验：SG 1.030，pH 7.0，BLD(4+)，Pro(2+)，Glu(−)，Ket(−)，BIL(−)，Uro(±)，NIT(−)，Leu(+)。尿沉渣镜检：RBC 8~18个/HP，WBC 2~5个/HP，可见有体积较大成堆细胞。

请问：

1. 该患者的初步诊断是什么？
2. 对该患者还应做哪些检验？

第一节　细胞病理学检验基本知识

细胞病理学（cytopathology）是以细胞学为基础，利用病理学与细胞学技术，通过对细胞特征分析，进行健康评估、疾病筛检与临床诊断及研究的一门学科。根据标本采集方法的不同，细胞病理学分为脱落细胞学（exfoliative cytology）和细针吸取细胞学。脱落细胞学检验是指将人体病变部位的脱落细胞经过采集、制片、固定与染色等技术处理后进行镜检，从细胞形态及其病变性质进行辨别，得出细胞学诊断结果，为临床诊断提供依据的一种实验诊断方法。细针吸取细胞学是采用10～20ml注射器,对患者病变部位进行穿刺、抽吸取得样本并制片、染色、镜检进行细胞学诊断的一项检验技术。

细胞病理学检验具有操作简便、迅速、安全、病人痛苦少等优点,适用于防癌普查,对肿瘤的早发现、早诊断和早治疗起到积极作用,因此越来越受到临床的重视。

一、正常上皮细胞

人体的上皮组织分为被覆上皮和腺上皮两种,根据位置和功能不同具体分为鳞状上皮、移行上皮、单层柱状上皮、假复层柱状上皮、单层立方上皮和间皮细胞等。本节将主要介绍鳞状上皮和柱状上皮的细胞特征。

(一)鳞状上皮

鳞状上皮是一种多层上皮细胞组织,又称复层鳞状上皮,分布于人体的全身皮肤及口腔、咽喉、食管、阴道、子宫颈外口等黏膜处,从底层到表层可分为基底层、中层及表层三部分(图19-1)。鳞状上皮细胞(squamous epithelial cell)从深部基底层到表层,形态的演变与分化过程密切相关,有固定的变化规律,主要为:体积由小到大;胞核由大到小,最后固缩、破碎而消失,核染色质由细致疏松到粗糙紧密;胞质由少到多,着色由蓝绿色到红黄色(巴氏染色);核胞质比(细胞核的直径与细胞质幅缘宽度之比)由大到小。

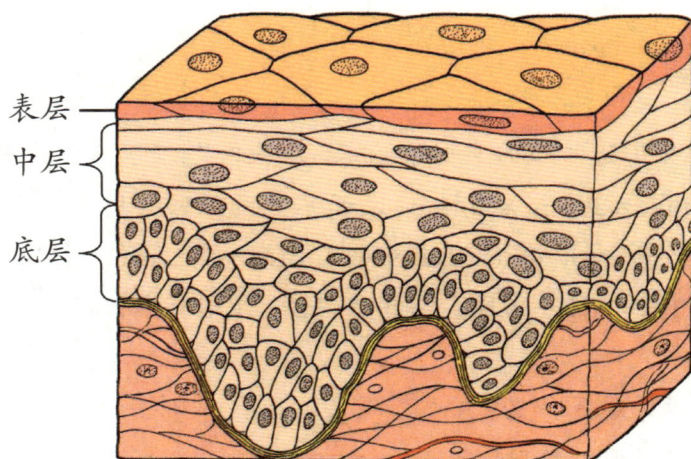

图 19-1　鳞状上皮细胞示意图

1. 基底层　位于鳞状上皮组织的最底部,与基底膜相接,又分为内底层细胞和外底层细胞(图19-2)。

(1)内底层细胞:该层细胞直径12～15μm,呈圆形或卵圆形;胞核呈圆形或卵圆形,位于细胞中央或略有偏位,核染色质细致均匀,巴氏染色呈深蓝色;细胞质染蓝绿色。核胞质比1:(0.5～1)。

(2)外底层细胞:位于内底层细胞之上,由2～3层细胞组成,细胞直径15～30μm,呈圆形或椭圆形;胞核呈圆形或卵圆形,位于细胞中央或略偏位,核染色质细致疏松,染深蓝色；胞质较丰富，染灰蓝色或淡绿色（图19-2）。核胞质比1：（1～2）。

2. 中层　位于外底层细胞之上，由多层细胞组成，细胞直径30～40μm，呈圆形、卵圆形、菱形等多形性；胞核呈圆形或卵圆形，位于细胞中央或略偏位，核染色质细致疏松，染深蓝色；胞质染淡绿色或淡蓝色（图19-2）。核胞质比1：（2～3）。

3. 表层　位于鳞状上皮组织的最表层，细胞直径40～60μm，扁平，呈不规则多边形；胞核染色质固缩深染；胞质薄而透明。根据上皮细胞角化程度，表层细胞又分为角化前细胞、不完全角化细胞及完全角化细胞三种形态（图19-3）。①角化前细胞：位于中层细胞之上，由中层细胞分化而成。胞核与红细胞大小相当，直径6～8μm，核固缩不明显，核染色质较均匀；细胞质染淡绿色或淡红色。核胞质比1：（3～5）。②不完全角化细胞：细胞核直径约4μm，固缩明显并深染；胞质染成极浅的粉红色。核胞质比1：5以上。③完全角化细胞：细胞核消失，胞质薄而透明，易出现皱褶、卷曲，染成极浅的橘黄色。该层细胞成团环绕可呈洋葱状，形成上皮细胞角化珠，是鳞状上皮增生和高度分化的一种表现，易与癌珠形态混淆。

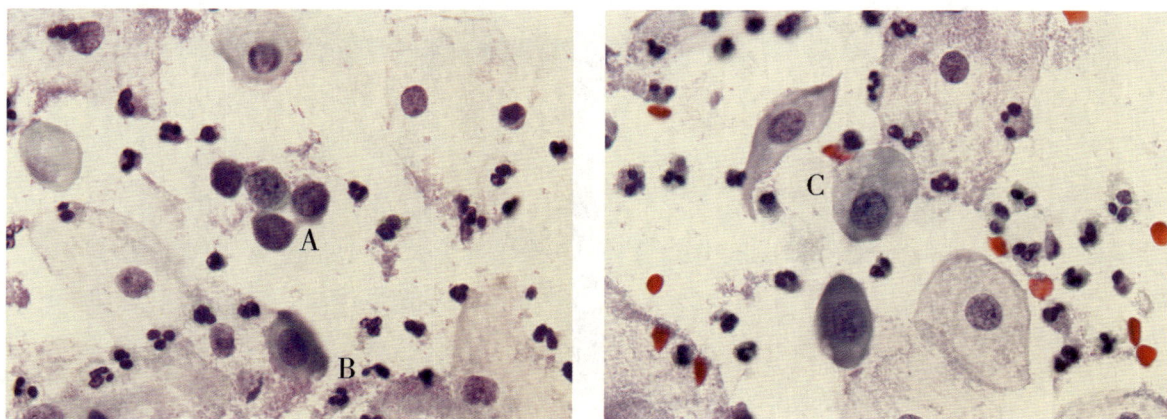

图19-2　基底层、中层鳞状上皮细胞（巴氏染色，×400）
A. 内底层；B. 外底层；C. 中层。

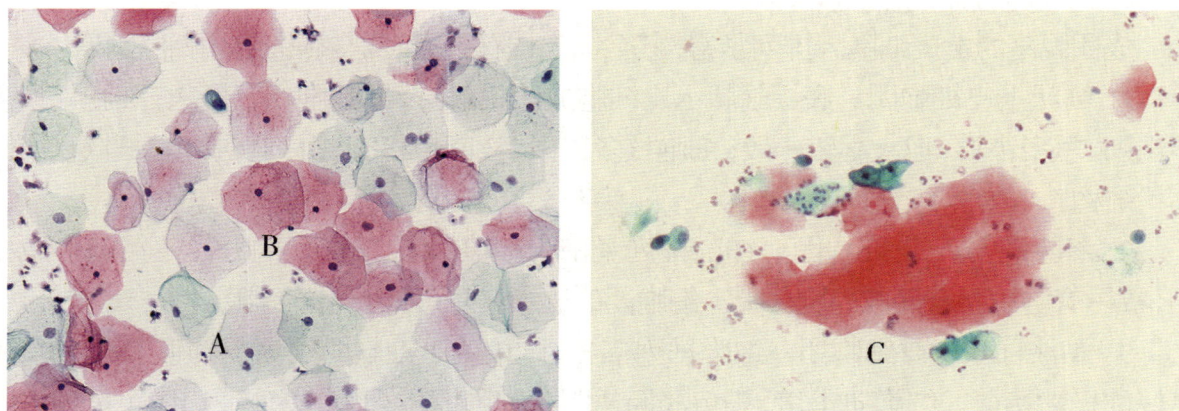

图19-3　表层鳞状上皮细胞（巴氏染色，×400）
A. 角化前；B. 不完全角化；C. 完全角化。

（二）柱状上皮

柱状上皮主要分布在鼻腔、气管、肺、胃肠、子宫颈、子宫内膜及输卵管等黏膜处，根据上皮细胞的形态和功能不同，可分为纤毛柱状上皮细胞和黏液柱状上皮细胞两种类型。

1. 纤毛柱状上皮细胞　呈圆锥形，顶端宽平有密集的纤毛，纤毛染成淡红色，细胞底端尖细如胡萝卜状；细胞核呈卵圆形位于细胞中下部，核染色质细致均匀，着色较淡，有 1 ~ 2 个核仁；细胞质常染成淡蓝色。纤毛柱状上皮细胞的长度和宽度因部位不同而有差别，呼吸道纤毛细胞较大，长 20 ~ 25μm，宽约 10μm，其他部位较小（图 19-4）。

2. 黏液柱状上皮细胞　细胞长 10 ~ 20μm，宽约 10μm，呈卵圆形或圆柱形；胞核直径约 8μm，呈卵圆形位于基底部，核染色质细致均匀，染色较淡，有 1 或 2 个小核仁；胞质内含有丰富的黏液，染色淡而透明（图 19-4）。若胞质内有大空泡，细胞核可被挤压至细胞底部，呈戒指形或月牙形。

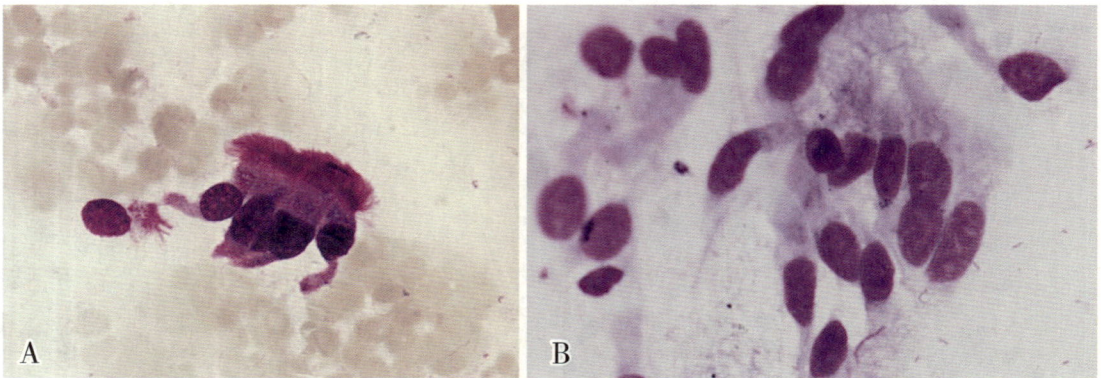

图 19-4　柱状上皮细胞

A.纤毛柱状上皮细胞；B.黏液柱状上皮细胞。

（三）成团脱落的上皮细胞

成团脱落的上皮细胞因排列紧密，甚至细胞核有重叠，需与癌细胞团相鉴别。

1. 鳞状上皮细胞团　底层鳞状上皮细胞成团脱落时，因细胞相互挤压，细胞外形多不规则，呈多边形，但大小较一致；细胞核多居中，核间距相等，排列整齐，呈镶嵌状或蜂窝状结构。

2. 纤毛柱状上皮细胞团　细胞排列紧密，聚集成堆，细胞间的分界不清而形成核团，周围有胞质融合而成的胞质带。细胞团的边缘有时可见明显的纤毛。

3. 黏液柱状上皮细胞团　细胞排列整齐，胞核位于细胞的底部，核间距离较大，呈良好的极性特征。细胞质丰富，染色淡而透明。细胞团排列呈蜂窝状，边缘可见栅栏状结构。

二、非上皮细胞

标本涂片中常有来自血液和单核 - 吞噬细胞系统的非上皮细胞成分,称背景细胞。在不同的病理情况下,背景细胞的种类、数量、形态均有差异,对判断病理机制有辅助作用。常见的背景细胞有以下几种:

1. 红细胞　出现红细胞常提示病变部位有出血,或取材时损伤血管所致。

2. 白细胞　白细胞常出现在大多数标本涂片中,不同种类、不同数量则意义不同。

（1）中性粒细胞:涂片中见大量中性粒细胞提示炎症病变,也见于肿瘤组织坏死并继发细菌感染时。

（2）淋巴细胞、单核细胞、浆细胞:提示有慢性炎症病变,如结核病等。因淋巴细胞大小较为恒定,常作为测量其他细胞大小的"标尺"。

（3）嗜酸性粒细胞:常见于寄生虫病、皮肤病及过敏性疾病等。

3. 组织细胞　涂片中组织细胞呈圆形或不规则形,胞核呈圆形,居中或偏位,染色较深,多见于炎症病变。

4. 巨噬细胞　该细胞体积较大,细胞核常偏位,细胞质丰富,常含有空泡或各种吞噬的异物。若巨噬细胞内有黑色灰尘颗粒时称尘细胞,在痰液中出现并有含铁血黄素时称心衰细胞;若细胞体积巨大,直径达 30～40μm,并有 10～20 个大小与形态较一致,排列呈马蹄状或居中的细胞核,称为多核巨噬细胞。

三、上皮细胞良性病变

（一）上皮细胞再生、增生、化生、分化与逆分化

1. 再生（regeneration）　再生指上皮组织损伤后,邻近组织的同类细胞用增殖方式进行组织修复的过程。再生的细胞与原上皮细胞形态相似,细胞核增大,染色质增多,分布均匀,染色深,可见核分裂、双核或多核细胞。

2. 增生（hyperplasia）　增生指细胞分裂增殖旺盛、数目增多的现象。增生细胞以鳞状上皮的基底层细胞和柱状上皮的储备细胞为主,多由慢性炎症或理化刺激等因素所致。良性增生的细胞体积增大,细胞核增大、分裂活跃,可见双核或多核,可有核仁,染色质均匀。细胞质偏少,染色呈嗜碱性（RNA 增多）。

3. 化生（metaplasia）　化生是一种高分化上皮组织在某些长期刺激因素作用下形态和功能逐渐转化为另一种高分化上皮组织的过程。例如,慢性子宫颈炎时子宫颈柱状上皮细胞在炎症作用下逐渐转化为鳞状上皮细胞,这种现象称为鳞状上皮化生,简称鳞化。

4. 分化　细胞分化是指细胞从原始、幼稚阶段逐渐发育成具有完整结构和完备功能的成熟细胞的过程。分化程度可用高低区分，低分化细胞是指原始或较幼稚的细胞，高分化细胞是指发育成熟的细胞。

5. 逆分化　细胞逆分化是指幼稚细胞长期受不良因素刺激或遗传基因发生突变，细胞背离其正常分化规律而向相反方向发展的过程，如幼稚细胞向胚胎性细胞方向逆向分化。逆分化细胞可形成核异质细胞，最后发展为恶性细胞。

（二）上皮细胞退化变性

细胞退化变性是细胞逐渐衰老至死亡的过程，简称退变（degeneration）。细胞退变分为肿胀性退变和固缩性退变。

1. 肿胀性退变　此类细胞因胞体肿胀导致体积增大2~3倍，细胞核增大变形，染色质结构不清呈云雾状，细胞质因水分增多出现液化空泡，着色浅，若细胞膜破裂则形成裸核（图19-5）。肿胀性退变多见于急性炎症病变。柱状上皮细胞和鳞状上皮中、底层细胞退变时，常表现为肿胀性退变。

2. 固缩性退变　由于脱水导致细胞体积变小，胞核缩小，染色质致密而深染，可呈深染团块状结构，然后崩解消失，若细胞膜破裂则形成细胞碎片（图19-5）。有时细胞核与细胞质之间可出现空隙，称为核周白晕。固缩性退变多见于慢性炎症病变。表层鳞状上皮退变时常表现为固缩性退变。

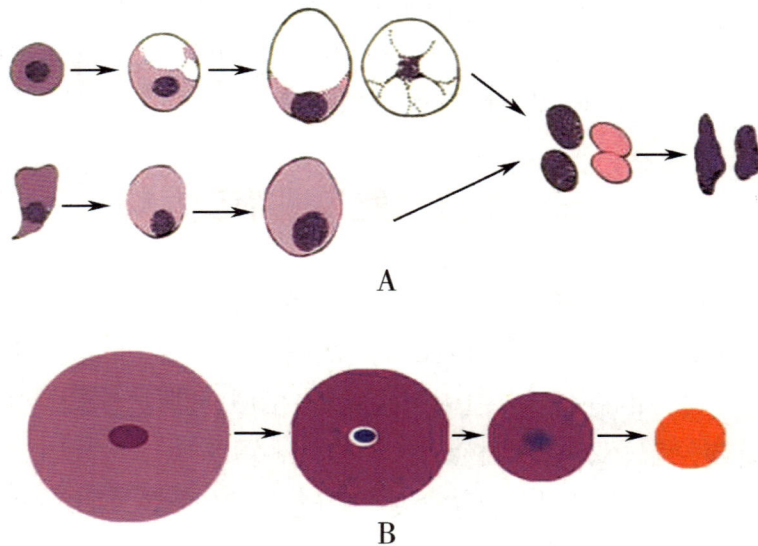

图19-5　上皮细胞退化变性示意图
A.肿胀性退变；B.固缩性退变。

（三）上皮细胞的炎症病变

1. 急性炎症　以急性坏死和退化变性为主，退变主要为肿胀性退变，亦可伴有固缩性退变。标本涂片中可见退变细胞、崩裂的细胞碎片、炎性细胞如中性粒细胞及巨噬细胞。

2. 亚急性炎症　细胞病变为坏死、退化及增生。涂片中出现退变细胞、细胞碎片，同时可见增生的上皮细胞及炎性细胞浸润。炎性细胞的种类和数量常因炎症的病因不同而有差异，可有中性粒细胞、单核细胞、淋巴细胞及嗜酸性粒细胞等。

3. 慢性炎症　细胞病变以增生、再生、化生为主。涂片中可见增生的上皮细胞、炎性细胞，变性坏死成分较少，炎性细胞以淋巴细胞为主，并可见较多巨噬细胞。

4. 炎症病变上皮细胞的形态改变　①鳞状上皮细胞：基底层和中层细胞改变较明显，主要表现在细胞核，如核增大、异形、固缩、碎裂等；细胞形态也有改变，如蝌蚪形、梭形、星形或不规则形等形态，体积有时增大1倍左右。②柱状上皮细胞：以纤毛柱状上皮细胞改变较明显，体积减小呈小锥形，细胞核固缩明显，着色较深，轻度畸形，细胞质明显减少。

（四）核异质

核异质（dyskaryosis）是指细胞核形态与染色质结构的异常改变，表现为细胞核大小、形态异常，染色较深，核膜增厚，染色质增多、分布不均、呈块状（图19-6）。核异质又称不典型增生，是介于良性与恶性之间的过渡阶段细胞，属于上皮细胞的癌前病变。

根据不典型增生程度，核异质可分轻度和重度。①轻度核异质细胞：多见于鳞状上

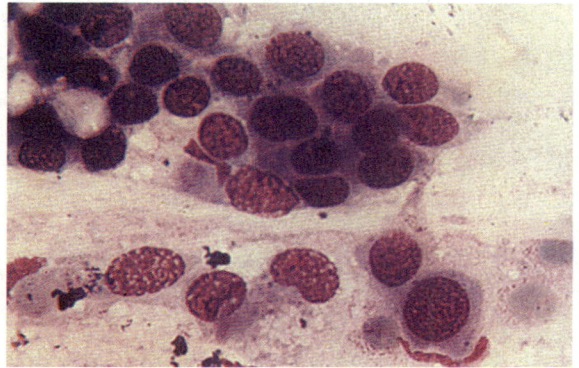

图19-6　核异质细胞

皮的中、表层细胞。细胞边缘清晰，细胞核轻度增大（约0.5倍），着色略深，核染色质呈颗粒状，分布均匀，有轻度畸形，核胞质比尚在正常范围内。轻度核异质多由慢性炎症刺激引起，又称炎症核异质。②重度核异质细胞：边缘不清晰，极性紊乱；细胞核明显增大，比正常细胞核大约1倍，有中度以上的畸形，深染，核染色质增多、分布不均，核膜增厚，有时可见核仁，核胞质比增大。因部分细胞可发展为癌细胞，故重度核异质又称癌前核异质。

标本涂片中发现核异质细胞常有以下三种情况。①炎症核异质细胞：在急慢性炎症或理化因素的刺激下，上皮细胞多呈轻度核异质改变。②癌前核异质细胞：指处于良性与恶性之间的过渡阶段细胞，上皮细胞多呈重度核异质改变，可见双核或多核细胞。③癌旁核异质细胞：此类细胞其实就是癌细胞，但因细胞数量少，形态尚不够典型，缺乏诊断依据，故视为核异质细胞。

（五）异常角化

异常角化（dyskeratosis）是指鳞状上皮细胞的细胞核与细胞质发育失衡，细胞质分化超过细胞核，细胞质过度成熟的现象。若角化前细胞胞质红染称假角化，中、底层细胞的胞质出现红染称早熟角化。异常角化是细胞营养缺乏的表现，在炎症和肿瘤的标本涂片

中易见。早熟角化细胞可能是癌前病变，又称癌前角化。中老年妇女阴道脱落细胞涂片中见到异常角化细胞时，可能为癌前角化，应定期复查。

四、肿瘤细胞

（一）肿瘤的命名

肿瘤的命名是根据肿瘤发生的部位、组织来源及良恶性质来进行的，命名方法如下：

1. 瘤　在组织名称后加"瘤"字，如脂肪瘤、纤维瘤、软骨瘤等，通常指良性肿瘤。

2. 癌（carcinoma）　来源于上皮组织的恶性肿瘤统称为癌，如鳞状细胞癌、腺癌、腺鳞癌、黏液表皮样癌等。

3. 肉瘤（sarcoma）　来源于中胚层组织的恶性肿瘤称肉瘤。如成纤维细胞肉瘤、骨肉瘤、横纹肌肉瘤等。

4. 母细胞瘤　来源于未分化的胚胎性组织或神经组织的恶性肿瘤，如肾母细胞瘤、髓母细胞瘤、神经母细胞瘤等。

5. 白血病（leukemia）　来源于造血系统的恶性肿瘤。根据细胞起源不同分为髓细胞性白血病与淋巴细胞白血病；根据细胞的分化程度及病情缓急分为急性白血病与慢性白血病。

6. 其他肿瘤　有些特殊的恶性肿瘤，为了与良性肿瘤区别，常在组织来源前加"恶性"两字，如恶性黑色素瘤、恶性畸胎瘤、恶性精原细胞瘤等。

（二）恶性肿瘤细胞的一般形态特征

恶性肿瘤细胞的形态改变十分显著，包括细胞大小、结构及细胞群变化等多方面异常。恶性肿瘤细胞种类繁多、形态各异，但其形态仍具有一般特征。

1. 细胞大小与形态　恶性肿瘤细胞大小变化多超出生理性范围，大者超过多核巨细胞，小者极小，在同一个肿瘤细胞群体中常见细胞大小不等。细胞形态多数有异常改变，可呈多形性、奇形怪状。可出现瘤巨细胞，分化差者也可小于正常细胞。

2. 细胞核的改变　核染色质增多是恶性肿瘤细胞极度增殖的基本表现，细胞核的异常改变是判断恶性细胞的主要依据。

（1）核增大：细胞核体积显著增大，为同类正常细胞的2～5倍，甚至达10倍以上，核胞质比明显变大，低分化细胞更明显。

（2）核大小不均：细胞核大小不等，体积差异悬殊。

（3）核畸形：细胞核形态除圆形、卵圆形外，可见结节、分叶、出芽、凹陷、皱折等各种畸形。

（4）核深染：核染色质增多，颗粒变粗，分布不匀，着色加深，似墨水滴样，核边呈不规则增厚。

（5）多核：恶性肿瘤细胞常出现双核或多核，各核大小、形态不一。

（6）裸核：因营养供给不足或继发感染，细胞坏死后细胞膜溶解而呈裸核，早期裸核尚具有恶性特征，后期裸核溶解呈云雾状结构。

（7）核仁异常：恶性肿瘤细胞核仁增多，体积增大，形态异常。若见到直径达 5μm 巨大核仁，数目超过 3 个，应考虑恶性细胞。

（8）分裂异常：恶性肿瘤细胞常见异常分裂象，如不对称分裂、多极分裂、环状分裂、染色体密集成团及其他畸形丝状分裂等。

3. 细胞质的改变　细胞质的变化多用于鉴别肿瘤的类型和来源。

（1）量少：由于细胞核增大，细胞质相对减少，且越幼稚细胞质越少。

（2）着色异常：某些癌细胞在巴氏染色中呈橘黄色、灰黑色和蓝色等特殊的颜色反应。

（3）空泡变异：可见空泡融合形成大空泡，细胞核被挤向一侧，形成戒指样癌细胞。腺癌细胞的空泡变异较为突出。

（4）吞噬异物：部分癌细胞可吞噬血细胞、细胞碎片等，有时可见一个癌细胞封入另一个癌细胞，称鸟眼细胞或封入细胞。

4. 恶性肿瘤细胞群特征

（1）细胞大小不均、形态不一：在同一个标本中、同一个肿瘤细胞群体中，细胞大小不等、差异较大，大者可为正常的 10 倍以上，小者可小于正常细胞。高分化的鳞癌细胞具有多形性特点，可呈各种畸形表现。

（2）细胞排列不整、分界不清：成团脱落的癌细胞拥挤重叠，极度紊乱，排列无序，失去正常细胞团结构。低分化癌细胞常有细胞间界限不清或无明显分界的融合现象。

恶性肿瘤细胞与良性肿瘤细胞的区别见表 19-1。

表 19-1　恶性肿瘤细胞与良性肿瘤细胞的鉴别要点

鉴别要点	恶性肿瘤细胞	良性肿瘤细胞
细胞大小	超出生理性变化范围	在生理性变化范围之内
细胞形态	异常	在生理性变化范围之内
细胞核大小	明显异常，大小不等	在细胞周期变化范围内
细胞核形态	形态异常伴结构异常	呈圆形或卵圆形
核染色质	粗颗粒，结构模糊	细颗粒，结构清晰
细胞核染色	深染	与正常细胞核染色一致

鉴别要点	恶性肿瘤细胞	良性肿瘤细胞
核仁	大，数量多，不规则	小，数量少，形态规则
核胞质比	增大	在生理性变化范围之内
黏附性	较差	良好
有丝分裂	异常形态	两极

（三）癌细胞的形态特征

1. 鳞状细胞癌（squamous cell carcinoma） 由鳞状上皮细胞恶变而来，简称鳞癌。根据癌细胞分化程度不同分为高分化鳞癌和低分化鳞癌。

（1）高分化鳞癌：癌细胞以表层上皮细胞为主，体积较大，形态呈纤维形、蜘蛛形、蝌蚪形等多形性；细胞核具有恶性肿瘤细胞核的一般特征；细胞质仍具有鳞状上皮细胞的基本特征，常因角化而染成粉红色、橘黄色。高分化鳞癌有时可见癌珠（纤维状癌细胞团环绕而成）。癌珠和癌细胞多形性是高分化鳞癌的特征。

（2）低分化鳞癌：癌细胞以中层和底层细胞为主，细胞大小不等，呈圆形或不规则形；细胞核明显畸形、深染，可见巨大核仁；细胞质较少，无角化。

2. 腺癌（adenocarcinoma） 由腺上皮或柱状上皮细胞恶变而来。根据癌细胞的分化程度不同分为高分化腺癌和低分化腺癌。

（1）高分化腺癌：癌细胞体积较大，呈圆形或卵圆形；细胞核为正常细胞核的 $2\sim3$ 倍，圆形或卵圆形，常偏位，畸形不明显，染色质丰富，略深染，呈粗块或粗网状，核边不规则增厚，常见明显核仁；细胞质丰富，略呈嗜碱染色，可见明显的黏液空泡，有的空泡较大，将细胞核挤压至一边呈半月状，称为印戒细胞。成片脱落者可呈不规则的柱状，有些癌细胞团呈腺腔样结构。

（2）低分化腺癌：癌细胞成团脱落，细胞较小，界限不清，胞核位于细胞团边缘，致边缘细胞隆起，整个癌细胞团呈桑椹状或花边形；细胞核大小不一，呈圆形、半月形或不规则形等，偏位，核染色质明显增多，呈粗块或粗网状，分布不均，核边增厚，可见明显核仁。细胞质较少，呈嗜碱性染色。

3. 未分化癌（undifferentiated carcinoma） 分化程度最低，恶性程度最高，从形态上难以确定其组织来源。根据癌细胞大小分为大细胞未分化癌和小细胞未分化癌。

（1）大细胞未分化癌：大小相当于正常外底层细胞，呈不规则圆形，细胞核明显畸形，着色深，细胞质较少。

（2）小细胞未分化癌：大小似内底层细胞，成堆的癌细胞核相互挤压呈石榴籽镶嵌样结构；胞核畸形明显，呈瓜子状、燕麦形、棒状、三角形等；细胞质少似裸核样。核胞质比增大。

鳞癌、腺癌和未分化癌的细胞形态区别见表19-2。

表19-2　鳞癌、腺癌及未分化癌细胞形态比较

鉴别要点	鳞癌	腺癌	未分化癌
细胞外观	圆形、纤维形等畸形,大小差异明显	圆形或卵圆形,大小差异明显,畸形不明显	圆形、卵圆形,大小、形状差异明显或不明显
细胞边界	清楚	模糊	模糊
细胞核形状	畸形	类圆形或卵圆形	圆形、瓜子形、带角不规则圆形等
细胞核位置	多居中,有时偏位	常偏向一侧	居中或充满整个细胞
核染色质	增多,深染,块状	增多不明显,粗颗粒状	增多,粗颗粒状,核边浓染
核仁	模糊	单个,轮廓清楚	单个或多个,轮廓清楚
细胞质	较多,染蓝色或黄色	不多,有空泡,染蓝绿色	很少,染蓝绿色
细胞排列	单个,成团,癌珠	多为成团排列	成团排列、紊乱、拥挤

第二节　细胞病理学检验技术

一、标本采集与制片

（一）标本的采集

脱落细胞标本采集的方法与标本质量密切相关,标本质量与诊断阳性率密切相关,所以选择正确的标本采集方法是确保脱落细胞检验质量的基础。标本采集操作方法尽量简便、快捷,动作轻柔,避免引起组织损伤及肿瘤细胞扩散。采集的标本必须新鲜,尽可能避免血液、体液等混入,并尽快制片,避免细胞溶解。不同部位标本采集的方法不尽相同,常用的方法有以下几种:

1. 直视采集法　即在肉眼直视下,用刮片直接刮取、吸管吸取、擦拭粘取及蘸取等方法直接采集标本,如采集口腔、鼻腔、鼻咽部、眼结膜、外阴、阴道、阴道穹窿、子宫颈、肛门及皮肤等部位的自然脱落细胞。

2. 灌洗法　向空腔器官、腹腔、盆腔内灌注生理盐水冲洗，促使腔内表层细胞成分脱落于生理盐水中，将灌洗液抽出，离心取沉淀物制片。

3. 摩擦法　用线网套、海绵摩擦器、气囊等工具在病变部位进行摩擦，将擦取物涂片做细胞学检验。摩擦法适于鼻咽部、食管和胃部病灶的标本采集。

4. 细针穿刺抽吸法　浆膜腔及关节腔积液时，可采用细针穿刺抽吸法吸取部分积液，离心沉淀细胞，制片进行细胞学检验。此外，某些组织器官如淋巴结、甲状腺、软组织、肝脏等器官亦可用细针穿刺抽吸法吸取部分组织做细胞病理学检验。

（二）标本制片

1. 推片法　标本经低速离心后，弃去上清液，取沉淀物混悬液 1 小滴置于载玻片一端，按照血涂片制备方法制成薄涂片。此法用于稀薄的标本，如血液、浆膜腔积液、尿液等。

2. 涂抹法　用棉签蘸取标本后，在载玻片中心按顺时针方向向外转圈涂抹，或从玻片一端开始平行涂抹，涂抹要均匀，不宜重复。此法适用于稍黏稠的标本，如食管黏液和子宫颈黏液等。

3. 拉片法　选取带血的痰液或灰白色痰块置于载玻片上，取另一张载玻片用力压在上面使痰液散开，然后向两侧抽拉载玻片，两张载玻片上可留下较均匀的痰液涂片。本法适于黏稠的痰液标本。

4. 喷射法　将已抽取组织液的注射器，先取下针头，待抽吸一定空气后再装上针头，将标本均匀地喷射在载玻片上。此法适于吸取的标本较少时。

5. 印片法　用手术刀切开病变组织，将载玻片在切面上轻轻按印。此法为活体组织检查的辅助方法。

6. 液基薄层制片法　是将刷取物或痰液等标本放在特殊的运送液或保存液中，利用机械、气动与流体力学原理，制成细胞悬液，经过过滤除去血液、蛋白和炎性渗出物，在载玻片上形成直径 13mm 或 20mm 的薄层细胞涂片。主要用于子宫颈黏液细胞学检验，具有视野清晰、细胞结构清楚、阳性检出率高等优点。

二、固　　定

固定的目的是保持细胞的自然形态，防止细菌引起标本腐败、细胞自溶及丢失。固定液能凝固和沉淀细胞内蛋白质，破坏细胞内溶酶体酶，既能使细胞保持自然形态，又使细胞结构清晰、容易着色。

1. 常用的固定液

（1）乙醚 - 乙醇固定液：95% 乙醇和乙醚等量混合（各占 49.5%），再加 1% 冰乙酸而成。

（2）95% 乙醇：渗透性差，可用于大规模防癌普查。

2. 固定方法

（1）带湿固定：涂片尚未干燥即进行固定，适于痰液、子宫颈分泌物等较黏稠的标本。

（2）干燥固定：涂片自然干燥后再进行固定，适用于尿液、浆膜腔积液等标本。

3. 固定时间　一般为 15～30min。痰液、阴道分泌物、食管拉网等含黏液较多的标本固定时间可适当延长，尿液、浆膜腔积液等含黏液少的标本固定时间可酌情缩短。

三、染　　色

不同细胞中各种结构的化学成分与含量各不相同，染色时对染料的亲和力不同而显示不同的颜色，使细胞易于辨认。

（一）巴氏染色法

巴氏染色显示细胞结构清晰、分色明显、透明度好、细胞质艳丽，适用于女性生殖系统脱落细胞学检验和女性激素水平观察。但操作较烦琐，染色时间长，费用成本较高。

【原理】

核酸带有磷酸根，其等电点为 pH1.5～2.0，因此当 pH＞2 时，核酸带负电荷，能结合带正电荷的碱性染料氧化苏木素矾，而呈紫蓝色。天然苏木素的染色力极弱，需经黄色氧化汞氧化成苏木素红（或称氧化苏木素）才具有染色性。但苏木素红呈弱酸性，其等电点是 pH6.5，阳离子电荷不强，尚需与含铝元素的媒染剂（铝明矾、铵明矾、钾明矾或铁明矾）结合成带强正电的大分子带色体——氧化苏木素矾才更具有亲和力，与 DNA 磷酸复合物牢固结合。染液中的伊红、亮绿、橘黄等为酸性染料，俾斯麦棕为盐基性染料，能与细胞质中具有相反电荷的蛋白质结合而染出鲜艳结构。在细胞质染色液中加适量磷钨酸作媒染剂，并调整 pH 为 5.2 左右，以增强其着色力。

【器材】

玻璃染色缸、镊子。

【试剂】

1. 赫氏（Harris）苏木精染液　苏木素 1g，无水乙醇 10ml，硫酸铵铝 20g，黄色氧化汞 0.5g，蒸馏水 200ml。先将苏木精 1g 溶于 10ml 无水乙醇中，配制成苏木精乙醇溶液。另将铝明矾或铵明矾置于大烧杯中，加蒸馏水 200ml 加温溶解，加热到 90℃时加入苏木精乙醇溶液，加热至沸腾迅速脱离火焰，缓慢加入氧化汞 0.5g 并不断搅拌，继续加热使溶液呈深紫红色为止，立即放入水中冷却，过滤后放棕色瓶内保存，使用时将染液稀释 50%。

2. 橘黄 G6 染液　橘黄 G6 0.5g 溶于 5ml 蒸馏水中，再加 95% 乙醇 95ml，然后加磷钨酸 0.015g，过滤后备用。

3. EA36、EA65 染液　染料由亮绿、黄色伊红、俾斯麦棕三种成分组成。先各称取 0.5g，分别溶于 5ml 蒸馏水中，溶化后各加 95% 乙醇至 100ml，混匀过滤，配制成的溶液分别保存于棕色瓶内备用。应用时按表 19-3 配制。

表 19-3　EA36、EA65 染液配制

试剂	EA36	EA65
5g/L 亮绿	45ml	9ml
5g/L 俾斯麦棕	10ml	10ml
5g/L 黄色伊红	45ml	45ml
磷钨酸	0.2g	0.2g
碳酸锂饱和液	1 滴	适量
95% 乙醇	−	26ml

4. 50%、70%、80%、95% 乙醇溶液。

5. 0.5% 稀盐酸溶液。

6. 稀碳酸锂溶液　于 100ml 蒸馏水中加饱和碳酸锂 1 滴。也可用 3% 氨水代替。

【操作】

1. 加水　将已固定的涂片依次置 80%、70%、50% 乙醇和蒸馏水中各 1min。

2. 染细胞核　置苏木素染液中 5～10min，取出后用水洗 1～2 次。

3. 分色　浸入盐酸中退色 2 次，每次 3～5s，水洗去酸后涂片转为淡红色。置稀碳酸锂中蓝化细胞核 1min，涂片变灰蓝为止，然后用水冲洗。

4. 脱水　将染核后的涂片置 50%、70%、80%、95% 乙醇中各 1min 脱水。

5. 染细胞质　置橘黄 G6 染色 2～5min，用 95% 乙醇洗涤 2 次后置 EA36 或 EA65 染液中染色 2～5min，再用 95% 乙醇洗涤 2 次。

6. 脱水透明　将涂片置无水乙醇 2 次，然后置二甲苯中 2min。

7. 封片　用中性光学树胶加盖片封固。

8. 染色结果　上皮细胞核染深蓝色或深紫色，核仁红色，细胞质受色可因细胞的类型和分化程度不同而染成蓝绿色（底层细胞）、蓝色（中层细胞）、淡蓝色（表层角化前细胞）、浅红色或浅黄色（角化细胞）。柱状上皮细胞质染淡蓝色，红细胞染鲜红色，白细胞核染深蓝、黑色，细胞质染淡蓝、绿色。

【注意事项】

1. 放置后的苏木精染液表面若出现一层染料膜，用前应过滤掉，否则影响染色效果。

2. 用苏木精染液染细胞核时，可根据环境温度适当调整染色时间。

3. 用稀盐酸进行分色时，操作要迅速，从稀盐酸中取出后应立即水洗、蓝化，以防退色过度。

（二）苏木素 - 伊红染色法（H-E 染色法）

H-E 染色法显示透明度好，染色效果稳定，试剂配制容易，操作步骤简便，用于组织病理学与痰液细胞学检验效果较好，但细胞质色彩不丰富，不适于阴道分泌物雌激素水平的观察判断。

【原理】

同巴氏染色法。染细胞质单用伊红染液。

【器材】

同巴氏染色法。

【试剂】

除伊红染液外，其他试剂同巴氏染色法。伊红染液配制方法：称取伊红 Y 1.0g，加蒸馏水 100ml，再加入冰乙酸 0.5ml，用玻璃棒搅拌打成泡沫状，吸取泡沫置于另一容器内，继续搅拌，直到全部打成泡沫状并吸出，静止待泡沫消失变成溶液后，按每 25ml 溶液加入 95% 乙醇 75ml 的比例将两种成分混匀，即为伊红染液。

【操作】

1. 按巴氏染色法进行加水、染核、分色、蓝化，然后置 50% 乙醇中 1min。

2. 置伊红染液中 2～4min，取出后用 70% 乙醇溶液冲洗。

3. 依次置于 80% 乙醇、95% 乙醇及无水乙醇中脱水，各 1min。

4. 用二甲苯透明 2min 后，加液状石蜡封片。

5. 染色结果　细胞核呈紫蓝色，细胞质淡玫瑰红色，红细胞呈淡朱红色。细胞核与细胞质对比鲜明。

【注意事项】

同巴氏染色法。

（三）瑞 - 吉染色法

瑞 - 吉染色法是瑞特染色法与吉姆萨染色法结合后的复合染色方法，适于血细胞染色及淋巴结穿刺细胞学、浆膜腔积液细胞学检验等。

知识链接

巴氏染色的由来

希腊医师 Papanicolaou（巴氏）于 1925 年将橘黄 G6 与 EA36 或 EA50 混合在一起，

用于豚鼠阴道脱落细胞染色，取得良好效果。在此基础上，对人阴道脱落细胞进行染色，观察细胞的形态变化以判断女性激素的水平，从而创立了巴氏染色。此后，该染色被广泛应用于宫颈（阴道）脱落细胞学检验领域，并不断得到改良。目前改良的巴氏染色液含有多种离子，具有多色性染色效果、胞质鲜艳、透明性好，并且核膜、核仁、染色质结构清晰。

四、显微镜检验

镜检时，首先用低倍镜浏览全片，评价涂片质量与染色效果，然后按一定顺序仔细观察全片。若发现可疑细胞，再用高倍镜、油镜仔细观察细胞的异常状况，包括细胞的大小、形态，细胞核、细胞质及细胞排列的改变情况，并对可疑细胞、典型细胞进行拍照和位置标记，以便在复查比较、会诊讨论或实践教学时容易查找。

五、报 告 方 式

细胞病理学检验的报告方式分为直接法和分级法两大类。

（一）直接法

根据细胞的典型形态特征，结合临床资料，直接提出疾病的诊断意见，如脂肪瘤、恶性黑色素瘤等。

（二）分级法

将细胞变化用分级方式报告，能真实反映细胞客观变化。目前采用的方法有二级、三级、四级和改良巴氏五级及宫颈细胞学诊断报告方式等，以三级和改良巴氏五级法应用最多。

1. 二级法

（1）阴性：未找到癌细胞。

（2）阳性：找到癌细胞。

2. 三级法

（1）阴性：标本中均为正常细胞或炎症病变细胞。报告未找到癌细胞。

（2）可疑：标本中找到一些异常细胞，但不能肯定为癌细胞。报告找到可疑癌细胞。

（3）阳性：发现典型的癌细胞。报告找到癌细胞。

3. 四级法 此法在阴性报告中要描述涂片中的特殊发现，在阳性报告中要注明恶性肿瘤细胞的组织分型，报告定性明确。

（1）阴性：涂片中均为正常细胞及炎症病变细胞。报告未找到癌细胞。

（2）核异质细胞：涂片中发现核异质细胞，不符合癌细胞标准。报告找到核异质细胞。

（3）可疑：涂片中发现重度核异质细胞，基本符合癌细胞的标准，但因形态不典型或数量过少。报告找到可疑癌细胞。

（4）阳性：发现恶性肿瘤细胞。报告找到某种癌细胞。

4. 改良巴氏五级法　此法主要用于女性生殖道分泌物的脱落细胞学检验。

Ⅰ级：涂片中未见异常细胞（基本正常）。

Ⅱ级：涂片中可见异常细胞，但均为良性。Ⅱa：有轻度核异质细胞及变形细胞等；Ⅱb：有中至重度核异质细胞，属癌前期病变，需要定期复查。

Ⅲ级：涂片中可见可疑癌（恶性）细胞，形态显著异常，但难以肯定良恶性，需复查。

Ⅳ级：涂片中发现癌细胞，但形态不够典型或数量极少，需进一步检查证实。

Ⅴ级：标本涂片中发现形态典型、数量较多的癌细胞。

5. TBS分类报告　1988年美国提出伯塞斯达系统（TBS）分类报告，2001年修改，制订了TBS-2001命名系统，基本内容如下：

（1）无上皮内病变或恶性病变：应叙述有无微生物或其他非肿瘤性细胞，包括各类微生物感染和其他非肿瘤性病变。如炎症、子宫内节育器及放疗后的反应性和修复性改变。

（2）鳞状上皮细胞异常：①非典型鳞状上皮细胞，包括意义不明确、不典型鳞状上皮细胞和疑似高度鳞状上皮细胞内病变的非典型鳞状上皮细胞。②低度鳞状上皮细胞内病变，包括人乳头状瘤病毒感染和轻度核异质的细胞改变（图19-7）。③高度鳞状上皮细胞内病变，相当于重度核异质及原位癌的细胞改变（图19-8）。④鳞状上皮细胞癌。

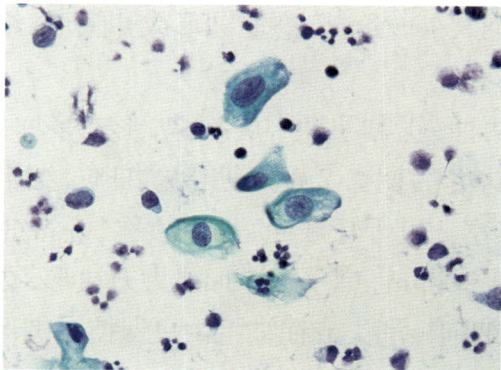

图19-7　低度鳞状上皮细胞内病变细胞（巴氏染色，×400）

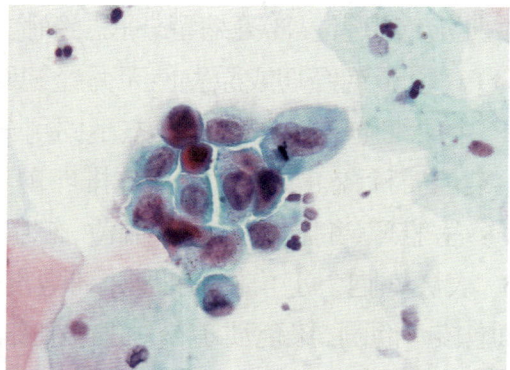

图19-8　高度鳞状上皮细胞内病变细胞（巴氏染色，×400）

（3）腺上皮细胞异常：①非典型腺细胞，包括倾向子宫颈管、子宫内膜，不能明确来源者；倾向瘤变；子宫颈管原位腺癌。②腺癌，包括子宫颈管腺癌、子宫内膜腺癌和不能明确来源者。

（4）来源于子宫外的各种肿瘤。

第三节　女性生殖道脱落细胞检验

女性生殖道脱落细胞是指女性生殖器官包括卵巢、输卵管、子宫、子宫颈、阴道及外阴脱落的上皮细胞，主要是子宫颈及阴道上皮细胞。通过脱落细胞检验，不仅对女性生殖道肿瘤筛查、炎症诊断有重要价值，还可反映女性激素水平，判断卵巢功能。

一、标本采集与制片

由妇产科医师按要求选择不同方法、不同部位采集、制片。

二、正常脱落上皮细胞形态

女性生殖器官的上皮细胞主要有两种：一是鳞状上皮，分布于阴道、子宫颈外口等部位；二是柱状上皮，分布于子宫颈管、子宫内腔、输卵管等部位。子宫颈外口鳞状上皮与柱状上皮交界处是子宫颈癌的好发部位。

（一）复层鳞状上皮细胞

1. 底层细胞　分为内底层细胞和外底层细胞，内底层细胞在哺乳期、闭经后阴道高度萎缩或深度糜烂时会出现。外底层细胞根据来源及生理状态不同可分为：①子宫颈型外底层细胞，细胞大小不等，成群出现，常见于青壮年妇女。②产后型外底层细胞，细胞大小不一，成群出现，细胞核呈扁长形，多皱褶、凹陷，似瓢形，细胞质可见空泡，见于产妇或晚期流产患者。③萎缩型外底层细胞，细胞大小一致，形态呈圆形或卵圆形，细胞多分散分布，见于绝经期或原发性无月经妇女。

2. 中层细胞　根据生理状态不同可分为两种：①非孕期中层细胞，形态多样，胞核略大，染色质稀疏。见于月经期、排卵前期和排卵后期。②妊娠期中层细胞，细胞体积较大，多呈船形，细胞核大且多偏位，细胞质丰富。见于妊娠期妇女，故称"妊娠细胞"。

3. 表层细胞　①角化前细胞，细胞直径 $40 \sim 60 \mu m$，扁平多边形或大方块形，边缘卷曲，细胞核小而圆，染色质疏松。②角化细胞，细胞核消失或在细胞中央保持一圆形透明的核影，细胞质红染。此层细胞可通过角化前细胞与角化细胞所占比率反映成年女性雌激素水平。

（二）柱状上皮细胞

标本涂片中主要见到的柱状上皮细胞是子宫颈管上皮细胞和子宫内膜细胞。

1. 子宫颈管上皮细胞　根据功能和形态不同分为两种：①黏液柱状上皮细胞，细胞呈高柱状，较肥大，细胞核圆形，位于细胞底部，染色质细致均匀，细胞质内有空泡。多见于排卵期涂片中。②纤毛柱状上皮细胞，细胞较细长，一端可见纤细绒毛，常成群出现，排列整齐，很少重叠。多见于绝经后。

2. 子宫内膜细胞　有黏液柱状上皮细胞和纤毛柱状上皮细胞两种，常成团脱落，细胞核较小，大小一致，染色较深，排列紧密并有重叠，细胞质极易被破坏，可见一群裸核。常见于行经期、行经后期、产后及流产后。

三、非上皮细胞成分

涂片中可见血细胞、巨噬细胞、阴道杆菌、真菌、滴虫、黏液及纤维素等成分。

四、病理脱落细胞形态

（一）炎症变化

女性生殖道炎症疾病以阴道炎与子宫颈炎最常见，炎症时脱落细胞的异常变化基本类似，但病因不同变化也有差异。

1. 慢性子宫颈炎　病变轻者，脱落细胞无特征性改变；病变重者，除了大量炎症细胞外，可见各种退化变性细胞，甚至核异质细胞。

2. 滴虫性阴道炎　底层细胞可有重度核异质变化。

3. 单纯疱疹病毒感染　可见底层鳞状上皮细胞核肥大，细胞质增多；贮备细胞可因分裂异常而融合，形成多核巨大细胞，胞核内含一包涵体，细胞质丰富，含有空泡，染蓝色。

4. 老年性阴道炎　雌激素水平低下，阴道鳞状上皮高度萎缩，细胞变小，大小不一，细胞核固缩、深染及碎裂。

（二）恶性肿瘤

女性生殖器官的恶性肿瘤以子宫颈癌最多，其中鳞癌约占95%，腺癌约占4%，未分化癌约在1%以下。子宫体和输卵管恶性肿瘤以腺癌为主。

1. 鳞癌　根据癌细胞的分化程度分为高分化鳞癌与低分化鳞癌。

（1）高分化鳞癌：癌细胞多散在分布，形态多见纤维形、蜘蛛形、蝌蚪形等，细胞体积较大，细胞核显著增大、畸形、深染，细胞质丰富，多数有角化，可见癌珠。

（2）低分化鳞癌：癌细胞多成群出现，体积较小，多为圆形或卵圆形，细胞核呈不规则圆形或卵圆形，细胞质较少，角化不明显，核胞质比增大。低分化鳞癌比高分化鳞癌多见。

2. 腺癌　细胞体积中等大小，呈圆形、卵圆形或不规则圆形；细胞核增大，呈圆形、卵圆形或不规则圆形，可有轻度至中度畸形，常见巨大核仁；细胞质丰富，含有黏液空泡，可见印戒样癌细胞。癌细胞可分散也可成团脱落，成团的癌细胞极性紊乱，周边可见癌细胞呈栅栏状排列结构（图19-9、图19-10）。

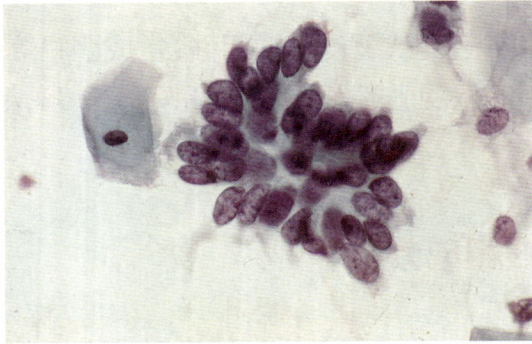

图 19-9　子宫颈管原位腺癌细胞
（巴氏染色，×400）

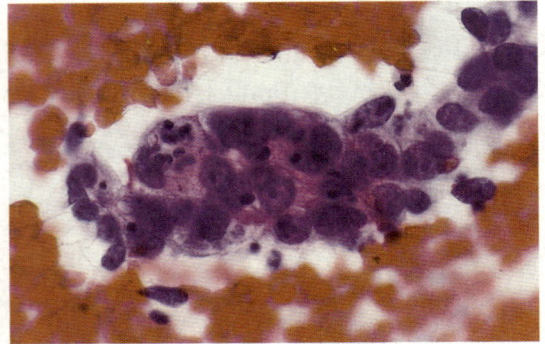

图 19-10　子宫颈管腺癌细胞
（巴氏染色，×400）

第四节　消化道脱落细胞检验

一、食管脱落细胞检验

1. 标本采集　标本由临床医师在纤维胃镜直视下钳取标本印片或涂片，曾经使用的食管拉网法现已逐渐不用。

2. 食管上皮细胞　食管黏膜为复层鳞状上皮所覆盖，贲门以下为柱状上皮覆盖。

3. 食管肿瘤细胞

（1）食管癌：是我国常见恶性肿瘤之一，以中老年男性多见，鳞癌占95%以上，腺癌占2%～3%，未分化癌极少。

（2）贲门癌：以腺癌多见，占95%以上，其次为未分化癌，占2%～3%，鳞癌极少见。

二、胃脱落细胞检验

1. 标本采集　临床医师在纤维胃镜直视下，刷取病灶表面脱落细胞直接涂片，或钳取标本印片或涂片。

2. 胃上皮细胞　均为柱状上皮细胞，分为胃黏膜上皮细胞、胃底腺主细胞、胃底腺壁细胞和幽门腺细胞等。

3. 胃部肿瘤细胞　胃癌是常见的消化道恶性肿瘤，多发于40岁以上男性，以幽门小弯处发病率最高，其次为贲门部，其中腺癌占95%以上，鳞癌与未分化癌极少见，鳞癌仅见于贲门部。

第五节　呼吸道脱落细胞检验

一、肺脱落细胞检验

肺癌是肺脏常见恶性肿瘤。在肺部脱落细胞检验中，痰液涂片脱落细胞检验对肺癌的筛查、早期诊断及预后评价均有重要价值。

（一）标本的采集和制片

1. 自然咳痰法　患者晨起后反复漱口，吐尽唾液。深吸气后用力咳出深部痰液，收集在清洁的容器内尽快送检。涂片时用竹签挑取红色或灰白色可疑痰块置于载玻片上，用竹签将痰液慢慢涂开，涂成厚度 1～2mm 涂片 3～4 张。亦可采用两张载玻片拉片法制片。带湿固定 20min 后采用 H-E 染色，或自然干燥后采用瑞-吉染色。

2. 雾化吸入咳痰法　患者痰液较黏稠不能自然咳出，可通过雾化吸入获得合格的痰标本。

3. 纤维支气管镜采集法　在纤维支气管镜下刷取或直接吸取支气管液、支气管肺泡灌洗液，标本较黏稠者可采用涂抹法制片，稀薄者可先离心沉淀后推片或涂片。

4. 细针吸取法　在 X 线或 CT 引导下，经皮做肺部穿刺获得标本，可采用涂抹法、喷射法涂片。此法适用于经痰液检验、支气管镜刷检阴性，而又高度怀疑为肺癌的患者。

（二）炎性脱落细胞形态

常见肺部疾病如肺炎、支气管炎、支气管扩张及肺结核等炎症疾病均可引起上皮细胞发生形态改变，表现如下：

1. 纤毛柱状上皮细胞　炎性退变的纤毛柱状上皮细胞常出现细胞体与纤毛横断分离，形成无核纤毛丛和无纤毛核、胞质残体等形态；细胞核肥大、固缩、破裂或多核；细胞质内常有一个或数个包涵体。纤毛柱状上皮细胞可呈肿胀退变或固缩退变。

2. 多核细胞　可见纤毛柱状上皮细胞体积增大，呈多边形或不规则形，细胞核多个且大小不等、深染，细胞质丰富，一侧可见纤毛。

3. 柱状上皮乳头状增生　柱状上皮呈腺瘤样增生，形成乳头状突起，乳头中心由较小、互相重叠的细胞组成；细胞核较小，大小一致，排列紧密，细胞核群周围有一圈较宽的细胞质带，细胞团边缘可见纤毛。

4. 鳞状上皮化生　鳞化细胞呈多边形，细胞核固缩，细胞质较少、红染，与鳞状上皮细胞形态相似。一般肺鳞癌开始多为支气管柱状上皮鳞化，进而发生核异质，最后发展为鳞癌。

（三）恶性肿瘤细胞形态

肺部恶性肿瘤主要是原发性肺癌，以鳞癌为主，约占46%，未分化癌占30%，腺癌占16%，其他类型占8%。

1. 鳞癌　多数为低分化鳞癌，癌细胞大小似外底层细胞，呈圆形或不规则形；细胞核大、居中、畸形、深染，核仁较明显；细胞质少，未角化型染蓝绿色，角化型染浅红色。涂片中偶见高度分化、畸形明显的表层癌细胞（图19-11）。

2. 未分化癌　是肺癌中恶性程度最高的一种类型，分为以下两种：

（1）小细胞未分化癌：细胞体积小，直径8～10μm，略大于红细胞，形似淋巴细胞，呈

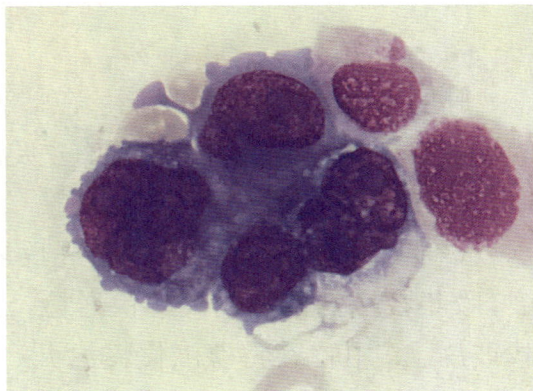

图19-11　肺鳞癌细胞

圆形、卵圆形、三角形、燕麦形等；细胞核大而不规则，染色质结构不清，致密深染，细胞质少，呈嗜碱性，核胞质比增大，细胞重叠成堆，排列拥挤。小细胞癌是未分化癌的常见类型。

（2）大细胞未分化癌：细胞中等大小，多为不规则圆形；细胞核比正常底层细胞核大1～2倍，圆形或不规则圆形，居中，染色质粗糙不均匀，着色深，核仁明显；细胞质丰富，淡染。此类癌细胞多为散在分布，也可成群出现，群内细胞大小不等，很少重叠，偶见癌巨细胞。

3. 腺癌　根据细胞分化程度，可分为高分化腺癌和低分化腺癌。高分化腺癌以成群脱落为主，细胞群大，且细胞相互重叠呈立体结构；低分化腺癌以单个癌细胞出现为主，细胞核圆形或卵圆形，核膜常折叠或呈锯齿状，常为双核或多核，染色质呈颗粒状。腺癌细胞多来源于细支气管，常见于周围型肺癌。

二、鼻咽脱落细胞检验

（一）标本采集与制片

在鼻腔镜直视下，将棉拭子（或纱布球、金属管海绵球）插入病变部位擦取后，立即制片。

（二）上皮细胞形态

1. 柱状上皮细胞　细胞体积细小，呈高柱状，着色浅蓝。杯状细胞在慢性炎症时多见，形态上宽下窄，细胞核在底部，细胞质有泡沫样或空泡状分泌物，着色淡而透明。偶见来自基底部卵圆形贮备细胞。

2. 鳞状上皮细胞　各层细胞均可在涂片中出现，以中层、表层上皮细胞为主。

（三）癌细胞形态

鼻咽癌以鳞癌为主，占95%，以低分化鳞癌最常见。癌细胞核染色质较疏松，拉空现象明显，细胞质很少，常呈裸核状。癌细胞间可见较多淋巴细胞。

第六节　浆膜腔积液脱落细胞检验

浆膜由间皮组织和纤维结缔组织构成，其中间皮组织由扁平多角形间皮细胞相互嵌合而成。

一、标本采集与制片

浆膜腔积液标本一般由临床医生行浆膜腔穿刺获取，标本收集后立即以1 500r/min离心5～10min，取管底沉淀物制片染色。如不能及时制片，可在标本中加入相当于标本总量1/10～1/20的40%甲醛溶液保护细胞；标本中含较多纤维蛋白原或为血性标本时，可按1∶10加109mmol/L枸橼酸钠溶液混合抗凝后再离心，以防标本凝固。

二、间皮细胞形态

（一）正常间皮细胞

间皮细胞（mesothelial cell）大小与复层鳞状上皮的基底层细胞相似，直径8～10μm，圆形或卵圆形，细胞核较大，呈圆形或卵圆形，多居中，核边界清楚，染色质呈细颗粒状，分布均匀，有时可见数个染色质小结及核仁，以及双核或多核细胞及分裂象（图19-12）。

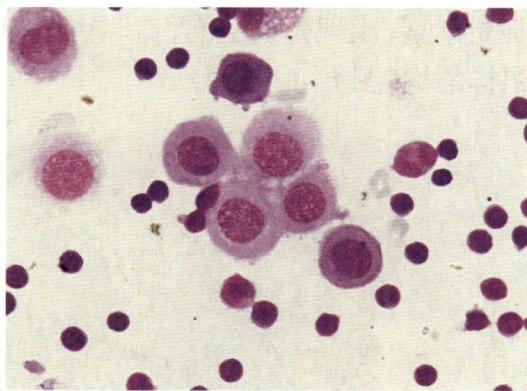

图19-12　间皮细胞

（二）退变间皮细胞

间皮细胞脱落后，不久开始发生退化变性，表现为胞质肿胀，胞体增大到原细胞的1～4倍；细胞核肿胀呈不规则、多边形，核染色质结构混浊，核膜不清；细胞质内可出现空泡，将细胞核挤于一侧呈戒指形。细胞继续肿胀变大，最后细胞核破裂，细胞膜破裂，细胞溶解消失。

（三）异形间皮细胞

异形间皮细胞实质是间皮细胞在慢性炎症及肿瘤等因素刺激下呈炎症变性的间皮细胞。细胞体积增大到30～50μm，为圆形或卵圆形；细胞核亦增大，但小于10μm，可见双核或多核，形态有轻度或中度畸形，染色质略增多，呈粗颗粒状，染色较深，分布尚均匀;细胞质增多,染色正常,核胞质比仍正常。细胞多成群分布,大小不匀,但排列较规则,可呈花瓣状、腺腔状或乳头状,无明显重叠和融合形态。异形间皮细胞常见于结核性浆膜腔积液中,易与恶性肿瘤细胞混淆。

三、肿瘤细胞形态

（一）肿瘤细胞来源

浆膜腔积液的肿瘤细胞98%以上为转移性癌细胞,原发性恶性间皮瘤较少见。肿瘤的组织类型80%以上为腺癌,鳞癌、未分化癌、淋巴瘤等较少见。

1. 胸腔积液　最常见的肿瘤细胞来自原发性周围性肺癌,其次是乳腺癌,肿瘤细胞多为腺癌细胞。

2. 腹腔积液　常见的肿瘤细胞来自胃癌、结肠癌、直肠癌、卵巢癌等,肿瘤细胞多为腺癌细胞。从肝脏、子宫颈、子宫体转移来的肿瘤细胞少见。

3. 心包积液　肿瘤细胞多来自中央型肺癌,癌细胞主要是鳞癌和未分化癌。

（二）肿瘤细胞形态

1. 腺癌　根据癌细胞的大小分为大细胞腺癌和小细胞腺癌。

（1）大细胞腺癌(高分化腺癌):为最常见的腺癌类型,细胞体积大,呈圆形或卵圆形,单个存在或聚集成团;细胞核直径大于12μm,常偏位,呈圆形或不规则形,核仁明显,也可见多核癌巨细胞,染色质增多呈粗颗粒状,染色较深,可见病理性核分裂象;细胞质丰富,出现黏液空泡,有时可见印戒样细胞。成团脱落的癌细胞可形成腺腔样和桑椹样结构(图19-13)。

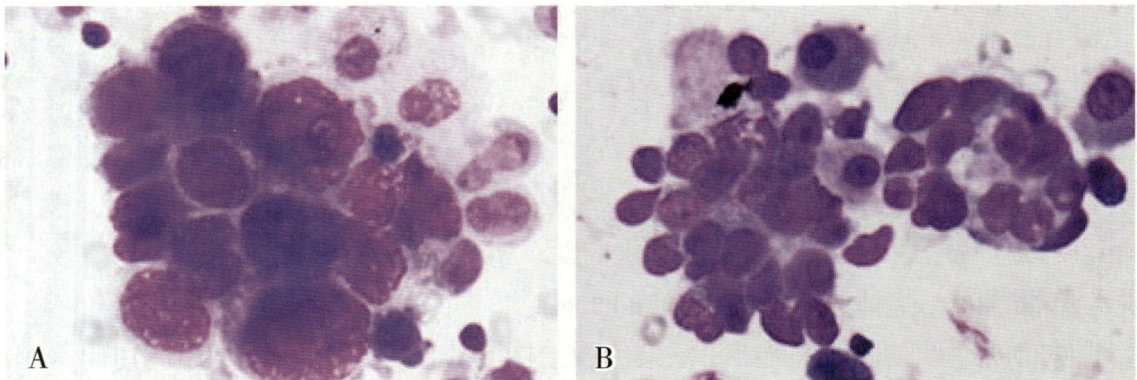

图 19-13　腺癌细胞
A.高分化腺癌;B.低分化腺癌。

（2）小细胞腺癌(低分化腺癌):细胞体积较小,细胞核增大,多为不规则圆形,偏位,核仁大而明显,常见异常分裂,有的核挤压堆叠形成桑椹样结构(细胞质边缘部分向表面隆起)。细胞质较少,有时见黏液空泡。癌细胞常成团脱落,有的癌细胞团周围包绕一层扁平癌细胞,染色较中央细胞深,形成镶边样结构(图 19-13)。

2. 鳞癌　细胞大小不一,形态多样,如圆形、梭形、多角形;细胞核大小不等,畸形明显,核染色深;细胞质有角化,偶见癌珠。

3. 小细胞未分化癌　细胞体积小,核形不规则,畸形明显,常互相嵌合,常见异常核分裂象。细胞质极少,细胞边界不清,可呈裸核样,癌细胞单个散在或紧密成团,呈葡萄样排列。

4. 恶性间皮瘤　由间皮细胞恶变而成,细胞边界清楚,呈圆形、椭圆形、梭形或不规则形;细胞核大,圆形或椭圆形,核仁大而明显,易见分裂象和多核形态;细胞质较少,边缘着色较浅,可有空泡。恶性间皮瘤细胞形态可分为上皮型、纤维型及混合型三种类型(图 19-14)。

5. 淋巴瘤　细胞体积大于小淋巴细胞且大小一致,均匀分布,无成团现象;细胞核呈圆形、椭圆形或不规则圆形,浓染,结构模糊,细胞质少。

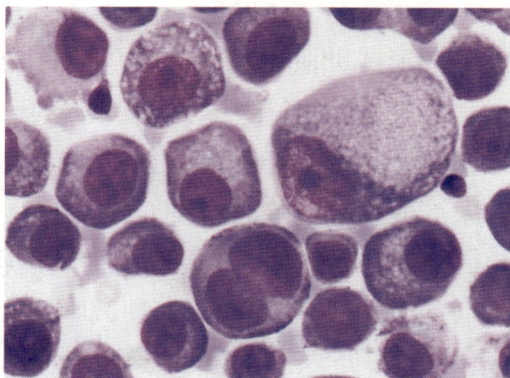

图 19-14　恶性间皮瘤细胞

第七节　泌尿道脱落细胞检验

泌尿道脱落细胞检验主要用于诊断泌尿系统如肾脏、输尿管、膀胱及尿道等部位的恶性肿瘤。我国泌尿系统的恶性肿瘤以膀胱癌最多,肾脏肿瘤次之。

一、标本采集与制片

1. 标本要求　①新鲜:尿液排出后在 2h 内完成制片、固定。②防止污染:要求盛尿容器清洁。③标本量一般不少于 50ml。

2. 采集方法　①自然排尿:留取晨尿 50ml 于干净容器内送检,连续留取 3 天。②导尿:用导尿管将尿液引流到干净容器内送检,此法细胞成分较多,可见到输尿管和肾盂的脱落细胞。③膀胱冲洗:用生理盐水冲洗膀胱数次,获得膀胱冲洗液。④细胞刷片:在内镜直视下对膀胱、输尿管及肾盂等可疑部位刷取细胞成分,直接涂片。

3. 制片方法　采用离心沉淀浓集法。对于外观较清晰、细胞成分较少的尿液标本,采用二次离心效果更好。操作步骤:①先将全部标本摇匀后倒入数只试管,同时以 2 000r/min 离心 10min。②取出离心管,弃去上清液,将各个试管底部沉淀物摇匀后集中于一支试管,再以 2 000r/min 离心 10min。③弃去上清液,取混匀的沉淀物推片,每份标本一般制 4 张涂片,自然干燥。

二、正常脱落上皮细胞形态

尿液中脱落细胞有来自肾实质的扁平上皮、立方上皮及柱状上皮细胞，来自肾盂、肾盏、输尿管、膀胱及部分尿道的移行上皮细胞，来自尿道的假复层柱状上皮细胞及尿道外口少量鳞状上皮细胞，其中肾实质细胞在正常尿液中很难见到。

1. 移行上皮细胞　分三层结构。①表层：细胞体积较大，呈多边形或扁圆形，细胞核呈圆形或卵圆形，居中，可见双核或多核，核染色质致密，分布均匀。②中层：体积小于表层细胞，呈多边形、扁圆形、梨形、梭形等。③底层：细胞较小，呈扁圆形或多边形，细胞核呈圆形或卵圆形，居中，染色质细致，分布均匀。正常尿中不见底层细胞，在肾盂、输尿管或膀胱炎症时出现。

2. 柱状上皮细胞　正常尿中少见，尿道炎症时出现。

3. 鳞状上皮细胞　正常尿中很少，尿道炎症时或女性尿污染时可大量出现。

三、炎症脱落细胞形态

泌尿道炎症病变时，涂片中可见较多的红细胞、白细胞和各种组织细胞，移行上皮细胞明显增多，并发生明显形态改变，一般炎症刺激下，表现为核固缩。重症尿结石病人可见核异质细胞；肾实质炎症时可见肾小管上皮细胞；慢性肾盂肾炎中可见大量多核的移行上皮细胞，胞核多者可达20个，但无恶性改变；慢性尿道炎、慢性膀胱炎者尿中可见较多的柱状上皮细胞。

四、恶性肿瘤细胞形态

泌尿道的恶性肿瘤来自上皮组织者约占95%，常见的是膀胱癌，其次是肾实质、肾盂、尿道及输尿管等处癌症，非上皮肿瘤少见。膀胱癌主要是移行上皮细胞癌，其次为鳞癌、未分化癌，极少数为腺癌和转移性肿瘤。

1. 移行上皮细胞癌　按细胞分化程度分Ⅰ～Ⅲ级（图19-15）。①Ⅰ级：属于高分化癌，细胞的大小、形状和排列与正常的移行上皮细胞相似，少数细胞核出现轻度至中度异形。②Ⅱ级：属中度分化癌，细胞大小不一、形态多样，细胞核边缘不规则，呈锯齿状。③Ⅲ

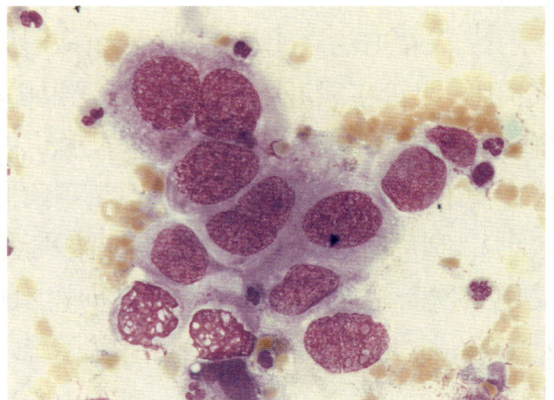

图 19-15　移行上皮细胞癌细胞

级：属低分化癌，癌细胞单个散在或成团脱落，细胞大小、形态各异，排列紊乱，细胞核明显增大、大小不一，细胞核边缘不规则呈锯齿状，高度畸形、深染，细胞质多少不等，染色呈红色，有空泡出现，核胞质比增大。

2. 鳞癌　一般由移行上皮鳞化恶变而来，形态与子宫颈癌相似。泌尿道鳞癌少见。

3. 腺癌　多来自肾小管，少数来自膀胱、尿道。

第八节　穿刺针吸细胞学检验

一、乳腺穿刺细胞学检验

乳腺癌是仅次于子宫颈癌的女性常见恶性肿瘤，细针穿刺细胞学检验对乳腺癌的确诊率达 90% 以上。

（一）标本采集方法与制片

1. 乳头溢液直接涂片法　先检查乳房有无可触及的肿块，清洁乳头，用手指腹侧由患处沿着乳腺导管向乳头方向轻轻按摩乳房，然后挤压乳晕，将乳头溢液滴在玻片上，制备 2～4 张涂片。若分泌物过多、富含血液，可将其收集于试管中，离心沉淀后取沉淀物涂片。

2. 细针穿刺法　当肿块明显而无乳头溢液时，可用细针穿刺法采集标本。常规消毒后，操作者用左手固定肿块，右手持 5～20ml 无菌注射器，迅速刺入肿块内，保持一定的负压，向肿块不同方向抽吸数次，见到有少量吸取物后，快速退针，将抽取液制片 2～4 张。囊性肿块可抽出大量液体，标本离心后用沉淀物涂片。

（二）良性疾病细胞形态

1. 乳腺炎　涂片中可见形态基本正常的乳腺导管上皮细胞、泡沫细胞及各种炎症细胞等，其中炎症细胞类型因疾病不同而有别：①急性乳腺炎，可见大量中性粒细胞或脓细胞、巨噬细胞；②慢性乳腺炎，主要是淋巴细胞、单核细胞；③浆细胞性乳腺炎，可见大量浆细胞；④乳腺结核，可见上皮样细胞、朗汉斯巨细胞及吞噬细胞。

2. 乳腺增生　涂片中细胞很少，一般为乳腺导管上皮细胞，细胞大小、形态及细胞核形态均一致，胞核染色质致密，核仁不明显。腺上皮细胞散在或成团出现，亦可见到泡沫细胞或脂肪细胞。

3. 乳腺纤维腺瘤　涂片中可见：①导管上皮细胞，细胞常成团呈规则的蜂窝状排列，胞核大而圆，染色质细致均匀，核仁明显。细胞间夹有来源于肌上皮细胞或间质细胞的双极裸核细胞。②成纤维细胞，梭形，红染，核卵圆形或梭形，染色较淡，有时可见小核仁。③黏液，淡蓝、淡红云雾状结构。

4. 乳腺导管内乳头状瘤　常有血性乳头溢液，穿刺标本涂片中以乳腺导管上皮细胞为主，细胞粘连成团，排列整齐，呈乳头状。瘤细胞形态与正常细胞相似，细胞核偶见轻度异型。

（三）乳腺癌细胞形态

乳腺癌来自乳腺导管的柱状上皮，均为腺癌，以高分化腺癌较多见，低分化腺癌少见，也有大细胞型未分化癌。临床表现为乳房可触及肿块，边界不清，质地坚硬，与皮肤粘连，有时表面皮肤呈橘皮样，少数患者有乳头溢出浆液性或血性溢液，一般采用细针穿刺吸取法行细胞学检验。穿刺标本多为红色或灰白色颗粒物，涂片中细胞数较多，可布满视野，多数为密集成群的癌细胞，细胞大小相差悬殊，形态异常，细胞核大而畸形，核仁明显且数目增多，可见较多的异常核分裂象，核胞质比明显增大。癌细胞分布弥漫，排列紊乱，无极性，有重叠现象，可见乳头状、蜂窝状、腺泡状等典型排列形式（图19-16）。

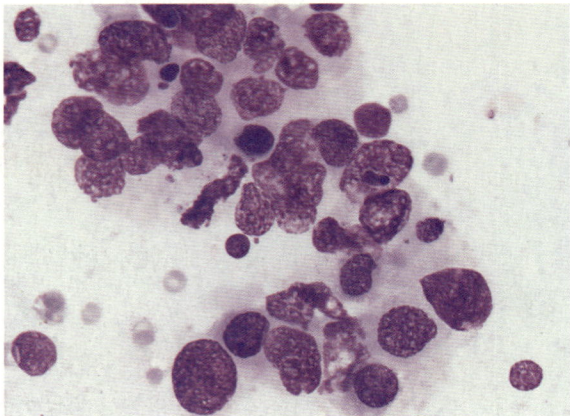

图 19-16　乳腺癌细胞

二、淋巴结穿刺细胞学检验

淋巴结穿刺细胞学检验是对不明原因的肿大淋巴结进行检查的重要方法，简便易行，安全可靠，阳性率可达90%以上。

（一）标本采集与制片

1. 选择穿刺部位　检查肿大淋巴结的位置、大小、硬度、压痛和粘连情况。选取颈部、锁骨上和腋下等处淋巴结，一般不选择腹股沟的淋巴结。

2. 穿刺方法　①消毒：常规消毒皮肤，一般均不需局部麻醉。②进针：操作者左手拇指和示指固定肿大的淋巴结，右手持有7号针头的20ml注射器，沿淋巴结长轴斜刺入淋巴结的皮质部。③抽吸：用左手固定针头和针筒，右手拉针芯，一般保持10~20ml刻度左右负压，反复抽吸数次。也可变动针头的方向刺入淋巴结，再次抽吸，扩大取材范围。④退针：抽吸后如见针头内有少量血液或组织液时，即可拔出针头。

3. 制片　将针头与针筒分离，针筒充气后连接针头，将针头内的穿刺物喷注于载玻片上，迅速用涂抹法制片2张以上，自然干燥。

4. 染色　淋巴结穿刺液涂片可用瑞特染色、瑞-吉染色、H-E染色、巴氏染色等，以瑞-吉染色效果最好。

（二）正常细胞形态

正常淋巴结穿刺涂片中,以淋巴细胞为主,约占95%以上,其中以成熟的小淋巴细胞为主,有少量大淋巴细胞。其余单核细胞、浆细胞、原始淋巴细胞、幼稚淋巴细胞等约占5%。核分裂象少见。中性粒细胞、嗜酸性粒细胞及组织细胞很少见到。淋巴结穿刺涂片中细胞分类百分比的意义不大,异常细胞的出现是诊断的主要依据。

（三）炎症细胞形态

1. 淋巴结炎　涂片中以大量小淋巴细胞为主,有少量大淋巴细胞及散在组织细胞。

2. 淋巴结结核　涂片中可见上皮样细胞和朗汉斯巨细胞及干酪样坏死。

（四）肿瘤细胞形态

淋巴结恶性肿瘤是一组起源于淋巴结或其他淋巴组织的恶性肿瘤,可分为淋巴瘤和转移性肿瘤两大类。

1. 淋巴瘤　分为霍奇金病和非霍奇金淋巴瘤两大类。

（1）霍奇金病(Hodgkin disease,HD):临床表现为无痛性淋巴结肿大,90%病例累及膈以上的淋巴结,以颈部为主,其次是纵隔和腋窝,各年龄段均有病例,20~40岁霍奇金病占淋巴瘤的30%~40%。HD的形态学特征是出现霍奇金细胞(R-S细胞)及其变异型R-S细胞。R-S细胞形态特征为:①胞体巨大,直径达40~100μm,大小不等,呈不规则圆形。②细胞核巨大,染色质疏松,呈网状,核膜厚而深染;核仁巨大,5~10μm,呈蓝色或紫红色,核仁周围透亮,形似猫眼或牛眼状,典型的R-S细胞为镜影状双核。③细胞质丰富,染灰蓝色或嗜多色,常见空泡。背景可见各种反应性淋巴细胞、粒细胞和组织细胞(图19-17)。霍奇金病可分为淋巴细胞为主型、结节硬化型、混合细胞型、淋巴细胞衰减型四种类型。

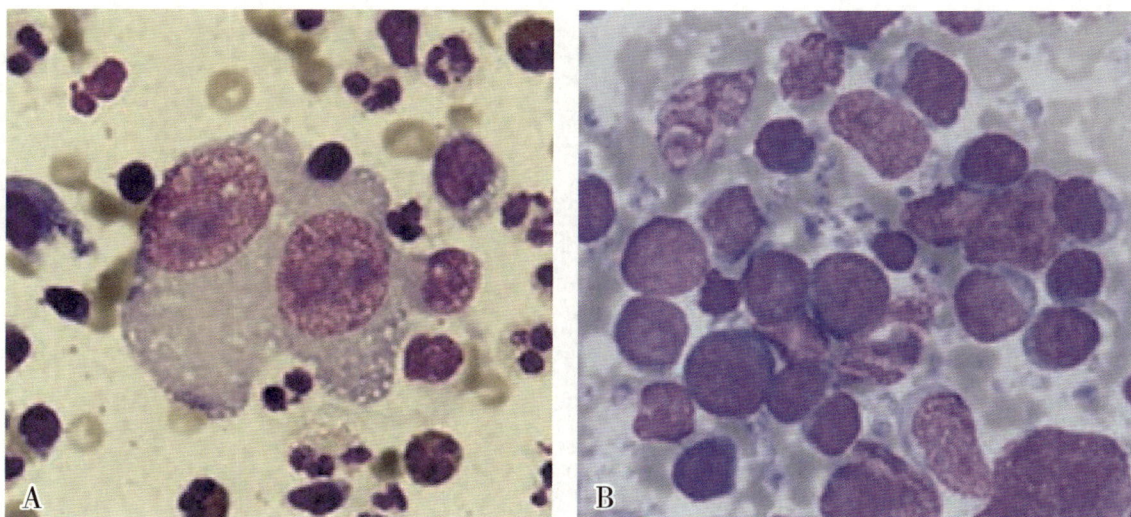

图19-17　淋巴瘤细胞

A.霍奇金细胞(R-S细胞);B.非霍奇金淋巴瘤。

（2）非霍奇金淋巴瘤（non-Hodgkin lymphoma，NHL）：占所有淋巴瘤的80%～90%，分类复杂。其特征是肿瘤组织的成分比较单一，多数以一种细胞为主，呈弥漫分布（图19-17）。针吸细胞学诊断此类肿瘤一般比较困难，主要依据组织切片结合免疫组化结果而定。

2. 转移性肿瘤　淋巴结转移性肿瘤以癌转移最多见，涂片中可见大量排列成团、互相堆叠的癌细胞团，癌细胞形态与原发部位癌细胞形态基本一致；淋巴细胞减少甚至消失，形态正常，常出现变性坏死的中性粒细胞及坏死物。

本章小结

　　细胞病理学诊断是利用光学显微镜对涂片中的上皮细胞、非上皮细胞等成分综合分析进行诊断。正确采集合格的细胞学标本是细胞学准确诊断的重要前提。临床常用的细胞学检验标本为浆膜腔积液、尿液、痰液、子宫颈黏液、内镜刷检物等，可用推片法、涂抹法等方法制片。常用的染色为瑞-吉染色，也可用巴氏或H-E染色。常用的细胞学报告方式有二级、三级、四级和改良巴氏五级报告法。

　　各系统的细胞学检验必须根据涂片中出现的细胞种类、分布和形态变化特点，尤其是良性病变脱落细胞和恶性肿瘤脱落细胞形态特点，结合临床特征，客观作出较为明确的诊断性报告，以直接法或分级法进行报告。

（赵景颇）

第二十章 | 造血基础理论

20章 数字资源

学习目标

1. 掌握：造血器官；血细胞发育过程和成熟规律。
2. 熟悉：造血干细胞、祖细胞的概念。
3. 了解：造血微环境，造血调控。

案例

患者，男性，36 岁。5 天前发热、咽痛，应用抗生素治疗无效，颈部浅表淋巴结肿大，咽部充血，扁桃体Ⅱ度肿大，下肢少许瘀斑。外周血检验：WBC 16.6×10^9/L，原始细胞占 60%，Hb 80g/L，PLT 34×10^9/L。

请问：

1. 该患者最可能的诊断是什么？原始细胞来源于哪里？
2. 白细胞明显增高说明什么？

第一节 造 血 器 官

造血是指各种血细胞在造血器官内的生成过程。能够生成造血细胞并支持其分化、发育、增殖和成熟的组织器官称为造血器官。人体的造血器官起源于中胚层的原始间叶细胞，包括骨髓、胸腺、淋巴结、肝和脾等。造血过程分为胚胎期造血和出生后造血。

一、胚胎期造血器官

1. 卵黄囊造血期　即中胚层造血。此期始于胚胎发育第 2 周末，这时卵黄囊壁上中胚层细胞聚集形成血岛，是最初的血管和造血生发中心。第3周，造血干细胞形成，仅产生形态上类似巨幼样的原始红细胞。这是人体唯一的血管内造血时期。到胚胎第9周，卵黄囊造血停止。

2. 肝脏造血期　此期始于胚胎发育第6周，止于胚胎第7个月。卵黄囊造血岛生成的造血干细胞随血流迁移至肝脏后形成肝脏造血中心。胚胎3～6个月，肝是体内主要造血场所，主要产生有核红细胞。胚胎第4个月后，可产生粒细胞及少量巨核细胞，无淋巴细胞。

脾脏造血约始于胚胎第5周，胚胎肝脏造血干细胞经血流入脾，在此增殖、分化、发育。此时主要产生红细胞和粒细胞。第5个月后，产生淋巴细胞和单核细胞。至出生后脾仅产生淋巴细胞。

胸腺造血约始于胚胎第6周，产生淋巴细胞及少量红细胞、粒细胞。淋巴结造血约始于胚胎第7～8周，短暂产生红细胞，胚胎第4个月后至终身只生成淋巴细胞和浆细胞。

3. 骨髓造血期　骨髓造血开始于胚胎第14周。在胚胎第5个月时，骨髓造血高度发育，成为终身活跃的造血器官，主要产生红细胞、粒细胞、巨核细胞、淋巴细胞和单核细胞。

胚胎发育过程中，三个造血时期相互交替、此消彼长（图20-1）。各类血细胞产生的顺序依次为红细胞、粒细胞、巨核细胞、淋巴细胞和单核细胞。

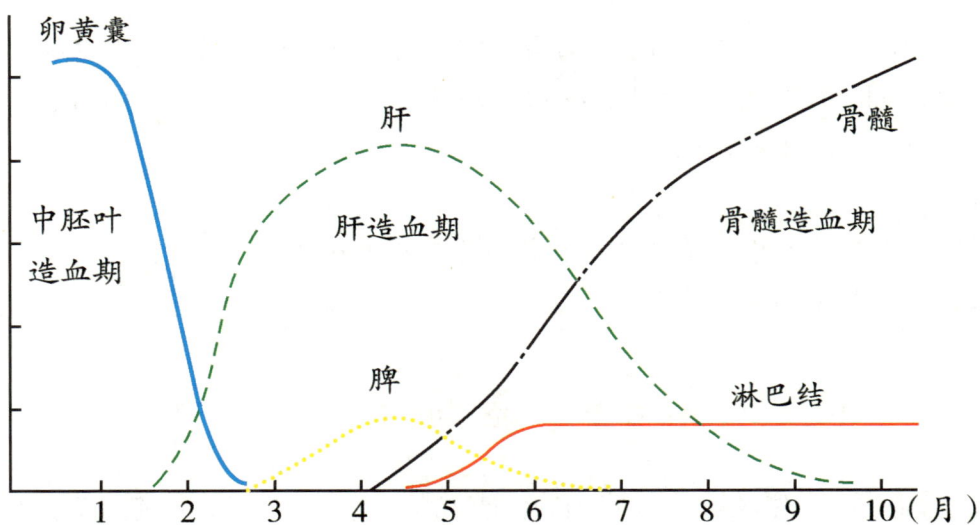

图 20-1　胚胎期造血部位示意图

二、出生后造血器官

出生后造血按造血器官不同分为骨髓造血和淋巴器官造血。正常情况下，骨髓是人唯一产生红系、粒系和巨核系细胞的场所,同时也能产生淋巴细胞和单核细胞。而胸腺、脾脏、淋巴结等成为终生形成淋巴细胞的场所。

(一)骨髓造血

骨髓位于封闭的骨髓腔内,是一种海绵状胶样组织。骨髓按其组成和功能分为红骨髓和黄骨髓。

1. 红骨髓　主要由结缔组织、血管、神经及造血实质细胞组成,具有活跃的造血功能。5 岁以下的儿童,全身骨髓腔内均为红骨髓;5~7 岁后,骨髓由远心端向近心端脂肪化;18 岁后,红骨髓仅存于扁骨、短骨和长骨的近心端。

2. 黄骨髓　是脂肪化的骨髓,主要由脂肪细胞构成。黄骨髓仍保存极少量的造血细胞,具有潜在的造血功能。

(二)淋巴器官造血

淋巴器官根据结构和功能的不同分为中枢淋巴器官和周围淋巴器官。前者包括骨髓和胸腺;后者包括脾、淋巴结和肠黏膜相关淋巴组织。

1. 胸腺　产生淋巴细胞并分泌胸腺素,是 T 细胞分化和发育成熟的场所。

2. 脾　脾实质由红髓和白髓组成,白髓由富含 T 细胞的脾动脉周围淋巴鞘和含 B 细胞的脾小结构成。故脾是 T、B 细胞分化成熟的主要场所之一,同时具有造血、储血和免疫等多种功能。

3. 淋巴结　淋巴结由被膜、皮质和髓质组成。B 细胞在皮质增殖发育,T 细胞聚集在皮质深层和滤泡间隙。淋巴结中央为髓质区,B 细胞、浆细胞等构成髓索,与髓窦中的巨噬细胞和网状细胞对淋巴液起过滤作用。

(三)髓外造血

正常情况下,小儿出生 2 个月后骨髓以外的组织器官(如肝、脾、淋巴结等)不再生成红细胞、粒细胞和血小板。但在某些病理情况下,这些组织又重新恢复造血功能,称为髓外造血。髓外造血是机体对血细胞的需求明显增多或对骨髓造血障碍的一种代偿,尤其常见于儿童。髓外造血部位除肝、脾、淋巴结外,也可累及其他部位,导致相应器官增大。

第二节　造血微环境与造血调控

一、造血微环境

造血细胞赖以生长发育的内环境称为造血微环境(hematopoietic microenvironment,HIM),它包括微血管系统、基质、基质细胞及基质细胞分泌的细胞因子。造血细胞在适宜的造血微环境中,在各种成分的调控下增殖、分化、发育和成熟。

1. 骨髓微血管系统 骨髓有复杂和丰富的血管系统。血窦是动脉毛细血管末端分支形成的窦状腔隙，密布于骨髓腔内，相互连成网状，骨髓内成熟的血细胞可穿过血窦壁进入外周血循环。

2. 骨髓基质细胞及其分泌因子 骨髓基质细胞包括成纤维细胞、内皮样细胞、脂肪细胞、巨噬细胞、基质干细胞等。它既能分泌许多细胞因子，如多种集落刺激因子、白细胞介素、干细胞因子等，调控造血细胞的增殖、分化和发育；也能分泌细胞外基质，黏附固定造血细胞，起支撑、保护和营养的作用。

二、造血调控

造血细胞的增殖、分化与成熟受多种因素影响，如基因调控、微环境细胞因子、细胞因子受体、细胞黏附分子、细胞外基质及各种细胞信号传递等。细胞因子的正向和负向调控占重要地位，通过一系列的生化反应调控造血细胞的增殖、分化、成熟、释放及衰老、凋亡等过程。

（一）造血的基因调控

1. 原癌基因 原癌基因是与细胞增殖相关的基因。一般情况下，原癌基因不表达或低表达，不引起恶变。但它在化学、物理、生物等因素作用下转化为癌基因，导致细胞增殖和分化失调。

2. 抑癌基因 抑癌基因存在于正常细胞中，被激活后可以抑制癌细胞增殖、诱导终末分化、维持基因稳定、调节正负生长因子的信号传导、诱导细胞凋亡等，如 p53 基因、WT-1 基因等。

3. 信号传导的调控 信号传导是通过基因编码的转录因子实现的，它可将细胞外信号向细胞内传递，引起细胞的相应反应。原癌基因编码的转录因子如 erbA、jun、myc 等参与细胞内信号传导。这些核蛋白因子能够识别并参与特定 DNA 序列或特定基因表达的调控。

（二）造血的体液调控

1. 造血的正向调控因子 造血的正向调控主要是通过造血的正向调控因子，即造血生长因子，促进造血细胞的生长和分化。正向调控因子分为两类：一类是早期造血因子，包括干细胞因子（SCF）、FLT-3 配体（FL）等；另一类是晚期造血因子，包括粒细胞集落刺激因子（G-CSF）、单核细胞集落刺激因子（M-CSF）、粒 - 单核细胞集落刺激因子（GM-CSF）、促红细胞生成素（EPO）、血小板生成素（TPO）、白细胞介素（IL）等。

2. 造血的负向调控因子 造血的负向调控主要是通过一些造血抑制因子的调控作用来完成的。如转化生长因子 β（TFG-β）、肿瘤坏死因子（TNF）、干扰素（IFN）、趋化因子等对于不同分化程度的造血干、祖细胞有不同程度的调控作用。

第三节 造血干(祖)细胞及骨髓间质干细胞

一、造血干细胞和造血祖细胞

20世纪60年代初,Till和McCulloch用小鼠脾集落生成试验及体外培养方法证实了造血干细胞的存在。20世纪70年代初,体外血细胞在半固体培养基中培养成功,证实了人类造血干细胞的存在。造血干细胞来源于胚胎干细胞,是所有血细胞最原始的起源细胞。

(一)造血干细胞

造血干细胞(hematopoietic stem cell, HSC)是一类具有高度自我更新、多向分化和增殖能力的细胞,在造血组织中含量极少,形态难以辨认,类似小淋巴样细胞。体内造血干细胞大多处于 G_0 期,即静止期,可增殖分化为髓系干细胞和淋巴干细胞。其特征为:①高度自我更新,也称自我维持,即细胞通过不对称有丝分裂产生的两个子代细胞与亲代细胞具有相同的特征,分化后数量和特征终生保持不变,两个子细胞分别是早期造血祖细胞和干细胞。②多向分化能力,也称全能性,在多种因子调控下分化为红系、髓系和淋巴细胞系祖细胞,祖细胞再定向分化发育为各系相应的原始、幼稚及成熟细胞。③多态性,即造血干细胞的不均一性。

造血干细胞形态难以辨认,常以表面标志特征来识别。通常认为造血干细胞的表面标志是 $CD34^+$、$CD38^-$、Thy-1^+($CD90^+$)、$CD71^-$、Lin^- 等。其中 CD34 抗原最重要,干细胞为强阳性,持续到晚期祖细胞,直到分化为各系原、幼稚细胞时 CD34 抗原才消失。

(二)造血祖细胞

造血祖细胞(hematopoietic progenitor cell, HPC)由造血干细胞分化而来,是部分或全部丧失自我更新能力的过渡性、增殖性的细胞。早期的造血祖细胞保留了部分造血干细胞的自我更新能力,而晚期却失去了自我更新能力,有定向分化和增殖能力,可以向一个或有限的几个方向分化和增殖,分别又称为多向祖细胞和单向祖细胞。造血祖细胞表面的主要免疫标记:早期 $CD34^+$,到晚期 $CD34^-$、$CD38^+$、Lin^+ 等。

(三)造血干(祖)细胞临床应用

1. 造血干细胞移植　造血干细胞移植是对患者进行预处理后,以正常的造血干细胞来代替病变细胞。主要应用于血液系统肿瘤等疾病的造血重建。目前造血干细胞主要来源于骨髓、外周血、脐血及胎肝。因外周血取材方便和来源较易而被广泛应用。

2. 基因治疗　基因治疗是将外源正常基因导入靶细胞,以达到治疗疾病的目的。造血干细胞因其自我更新和多向分化的全能性而被公认为是理想的靶细胞,在治疗某些遗传性疾病和自身免疫性疾病时起到良好的作用。

二、骨髓间质干细胞

骨髓间质干细胞(MSC)是骨髓基质细胞的祖细胞,可发育成骨髓基质细胞,参与构成造血微环境,在造血调控中起着重要作用。与造血干细胞一样,骨髓间质干细胞亦具有自我更新和多向分化的潜能,分化成不同种类的细胞,如成骨细胞、软骨细胞、内皮细胞、心肌细胞和脂肪细胞等。

第四节　血细胞的发育与成熟

造血干细胞在造血微环境及细胞因子等诱导下,增殖分化为各系祖细胞,继续向下分化为各系原始细胞,经过幼稚阶段,最后发育为具有特定功能的成熟细胞,释放进入外周血发挥作用。

一、血细胞的发育

1. 增殖　增殖是指血细胞通过有丝分裂使其数量增加的现象。其中巨核细胞每增殖一次,核增大一倍,而胞质并不分裂,因此巨核细胞体积逐渐增大,属多倍体细胞。

2. 分化　分化是指血细胞在发育过程中失去某些潜能又获得新功能的过程。分裂后的细胞在形态和功能上产生新的特征,这种分化过程是不可逆的。

3. 成熟　成熟是指细胞从造血干细胞定向分化后,由原始细胞经幼稚到成熟的全过程。血细胞越成熟,形态越易辨识,功能越完善。

4. 释放　释放是指骨髓中成熟的血细胞通过骨髓-血屏障进入血液循环的过程。

⚙ 知识链接

细胞凋亡与自噬

一直以来,细胞的死亡被认为只有坏死和凋亡两种形式。坏死是指在各种病理性因素作用下意外或被动死亡。凋亡是细胞死亡的生理形式，是由凋亡相关基因调控的细胞自主的有序性死亡。但研究发现，在某些条件下细胞自噬也能导致细胞死亡，即自噬性细胞死亡。自噬是指细胞质内大分子物质和细胞器在膜包囊泡中大量降解的生物学过程，又称Ⅱ型程序性细胞死亡。细胞凋亡与自噬在形态学特征、生物化学特征、基因调控上各有不同，但有时两者间又存在交叉反应，互相重叠发挥功能。通过细胞凋亡可维持体内细胞数量的动态平衡，细胞自噬可以维持细胞自稳，有助于细胞的存活。自噬可以抑制凋亡，两者可以共同促进细胞死亡。

二、血细胞发育成熟的一般规律

1. 血细胞的命名　骨髓造血细胞按所属系列分六大系统，即粒细胞系、红细胞系、巨核细胞系、淋巴细胞系、单核细胞系、浆细胞系。各系依其发育水平分为原始、幼稚和成熟三个阶段，红系和粒系的幼稚阶段又分为早幼、中幼和晚幼三个阶段。各系细胞的生长发育顺序、名称及形态见图 20-2。

2. 血细胞发育演变一般规律　血细胞的生长发育是一个连续的、循序渐进的过程，有一定的规律性（表 20-1）。

表 20-1　血细胞发育过程中形态演变的一般规律

项目		原始→幼稚→成熟	备注
细胞大小		大→小	原粒比早幼粒小，巨核细胞由小→大
细胞核	大小	大→小	成熟红细胞核消失
	形态	圆形→凹陷→分叶	淋巴细胞和浆细胞变化不明显
	染色质	细致、疏松→粗糙、紧密	
	核膜	不明显→明显	
	核仁	明显→模糊→消失	
细胞质	量	少→多	淋巴细胞变化不明显
	颜色	蓝（嗜碱）→红（嗜酸）	单核细胞和淋巴细胞仍呈淡蓝色
	颗粒	无→有，少→多	粒细胞 3 种颗粒，小淋巴细胞无颗粒
核胞质比		大→小	小淋巴细胞例外

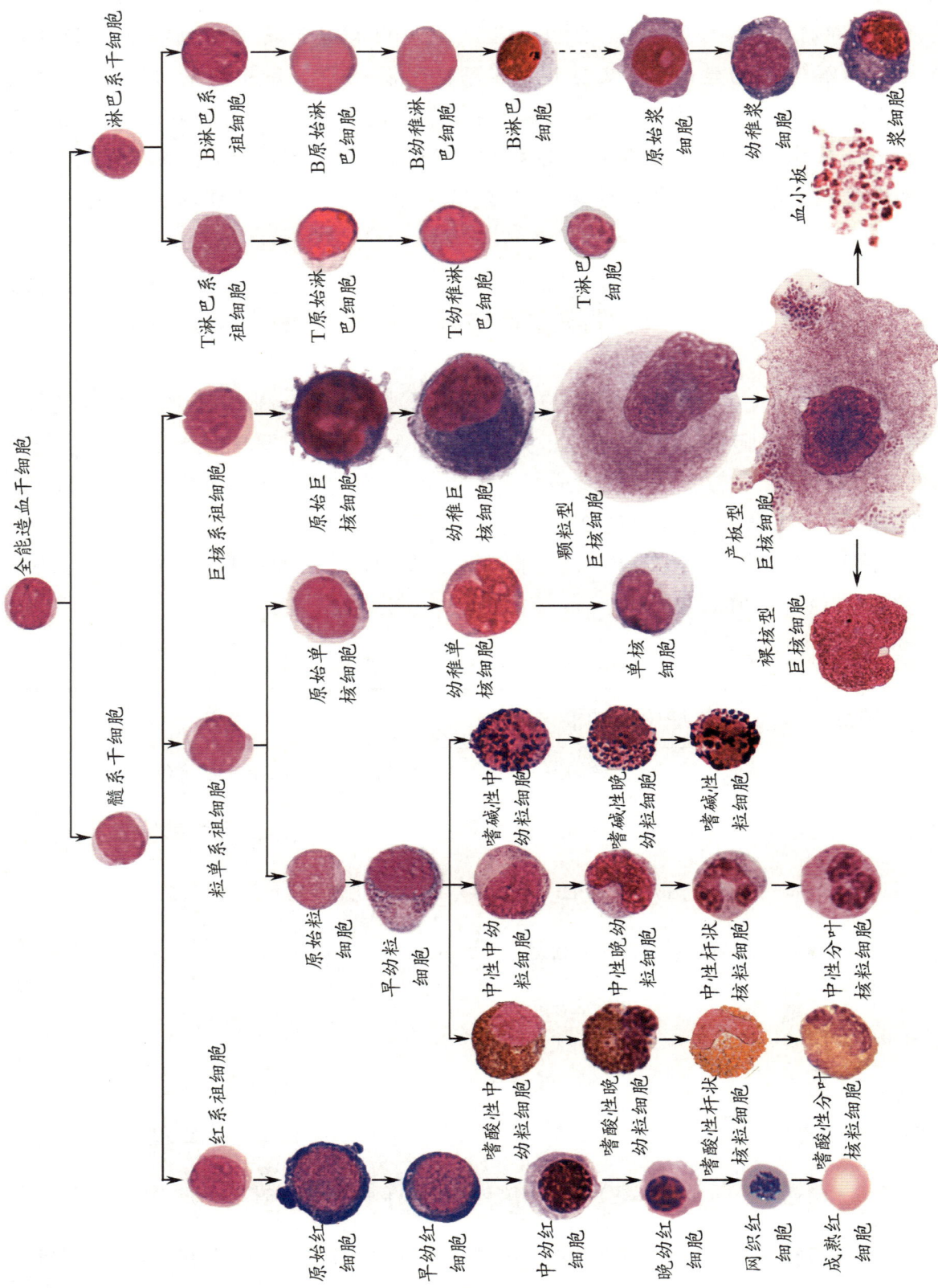

图20-2 骨髓细胞发育、名称及形态

全能造血干细胞

淋巴系干细胞

B淋巴系祖细胞　T淋巴系祖细胞

B原始淋巴细胞
B幼稚淋巴细胞
B淋巴细胞
原始浆细胞
幼稚浆细胞
浆细胞

T原始淋巴细胞
T幼稚淋巴细胞
T淋巴细胞

血小板

髓系干细胞

巨核系祖细胞
原始巨核细胞
幼稚巨核细胞
颗粒型巨核细胞
产板型巨核细胞
裸核型巨核细胞

粒单系祖细胞
原始单核细胞
幼稚单核细胞
单核细胞

嗜碱性中幼粒细胞
嗜碱性晚幼粒细胞
嗜碱性粒细胞

原始粒细胞
早幼粒细胞
中性中幼粒细胞
中性晚幼粒细胞
中性杆状核粒细胞
中性分叶核粒细胞

嗜酸性中幼粒细胞
嗜酸性晚幼粒细胞
嗜酸性杆状核粒细胞
嗜酸性分叶核粒细胞

红系祖细胞
原始红细胞
早幼红细胞
中幼红细胞
晚幼红细胞
网织红细胞
成熟红细胞

　　造血是指各种血细胞在造血器官内生成的过程。胚胎期造血分卵黄囊造血期、肝脏造血期和骨髓造血期；出生后造血分为骨髓造血和淋巴器官造血。造血微环境及细胞因子等诱导和调节造血细胞的增殖、分化、成熟。

　　造血干细胞具有高度自我更新、多向分化和增殖能力的特征，分化为造血祖细胞后部分或全部丧失了自我更新能力。血细胞的发育过程分为造血干细胞和祖细胞、原始细胞及幼稚细胞三个阶段，有一定的演变规律。

（马　莉）

第二十一章 | 骨髓细胞检验

21章 数字资源

学习目标

1. 掌握：正常粒系、红系和巨核系细胞的形态；正常成人骨髓象特征；铁染色和 POX 染色。
2. 熟悉：其他系细胞的形态；骨髓检验方法；其他细胞化学染色。
3. 了解：其他非造血细胞形态特点。

案例

患者，男性，20 岁。头昏乏力，鼻黏膜及齿龈出血 1 周。检验：外周血 WBC 42×10^9/L，Hb 80g/L，PLT 20×10^9/L，血涂片中有幼稚细胞；骨髓增生极度活跃，原粒 55%，早幼粒 20%，POX（+），α-NAE 染色部分（+），不被氟化钠抑制。确诊为急性非淋巴细胞白血病（NALL）。

请问：

1. 什么是 POX 染色？主要有哪些临床应用？
2. α-NAE 染色为什么要进行氟化钠抑制试验？其主要的临床意义是什么？

骨髓细胞检验简称骨髓检验（bone marrow examination），是利用形态学、化学及生物学等技术对骨髓细胞进行检验的方法，是血液检验的重要组成部分。骨髓检验的技术方法有很多种，如骨髓细胞形态学检验技术、免疫学技术、细胞遗传学技术和分子生物学技术等。其中骨髓细胞形态学检验是骨髓检验最常规和最基本的方法。

骨髓细胞形态学检验主要用于观察骨髓与血液中细胞数量与质量的变化，以了解造血功能的变化情况，对疾病特别是血液病的诊断、疗效观察、预后判断等均有重要价值。正确识别各类各阶段正常及异常形态细胞是血液学检验的基础和疾病诊断的重要保证。

第一节　血象和骨髓象检验

一、正常血细胞形态

骨髓中血细胞包括红细胞系统、粒细胞系统、巨核细胞系统、单核细胞系统、淋巴细胞系统及浆细胞系统等，其中以红细胞系统、粒细胞系统及巨核细胞系统最为重要。

（一）红细胞系统

红细胞系祖细胞在促红细胞生成素（EPO）的作用下分化为原始红细胞，通过 3～5 次有丝分裂，经过原始、早幼、中幼、晚幼红细胞阶段，脱核成网织红细胞，而后成熟。正常情况下，中幼及其以前阶段的细胞均具有分裂增殖的能力。

1. 原始红细胞　胞体直径 15～25μm，圆形或椭圆形。胞核圆形，居中，约占细胞体积的 4/5；核染色质呈颗粒状，排列均匀；核仁 1～3 个，大小不一，染浅蓝色，边界常不清晰。胞质较少，因含有大量多聚核糖体而呈不透明深蓝色，有油画蓝感；近核处着色浅淡，称核周淡染区；边缘常有瘤状突起，无颗粒。

2. 早幼红细胞　胞体直径 12～20μm，圆形或椭圆形。胞核稍收缩变小，圆形，居中，约占细胞体积的 2/3 以上；核染色质浓集呈粗颗粒状甚至小块状；核仁模糊或消失。胞质量略增多，呈不透明蓝色或深蓝色，无颗粒，可见瘤状突起及核周淡染区。

3. 中幼红细胞　胞体直径 10～15μm，圆形。胞核进一步缩小，圆形，居中，占细胞体积的 2/3～1/2；核染色质凝聚呈团块状，副染色质（即染色质间的空隙）明显，如打碎墨块状；核仁完全消失。胞质量多且无颗粒，由于血红蛋白合成逐渐增多而呈不同程度的嗜多色性，染蓝灰色、灰色或灰红色。

4. 晚幼红细胞　胞体直径 8～12μm，圆形。胞核圆形，居中或偏位，约占细胞体积的 1/2 以下；核染色质聚集呈数个大块或呈紫黑色团块状（称为碳核），可见胞核碎裂或正处于脱核状态。胞质量多，淡红色或灰红色，无颗粒。

5. 网织红细胞　详见第三章第八节。

6. 红细胞　详见第三章第一节。

各期有核红细胞的形态见图21-1。

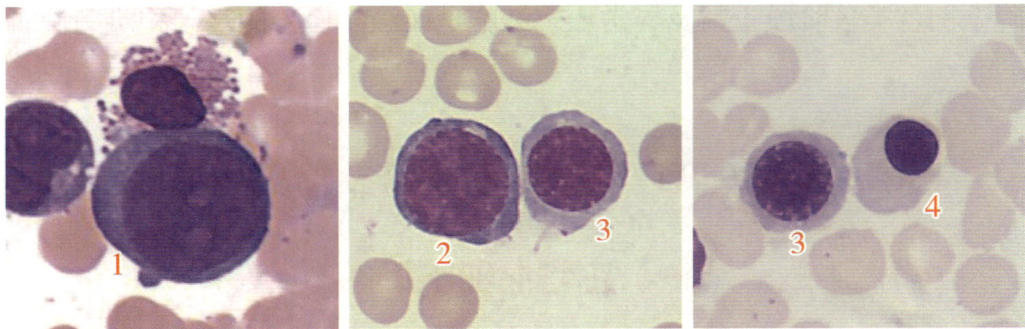

图 21-1　各期有核红细胞

1. 原始红细胞；2.早幼红细胞；3.中幼红细胞；4.晚幼红细胞。

（二）粒细胞系统

髓系干细胞在粒 - 单核集落刺激因子（GM-CSF）及白细胞介素 -3（IL-3）等的作用下，分化发育为粒 - 单核系祖细胞、粒系祖细胞，再进一步分化发育成为原始、早幼、中幼、晚幼、杆状核、分叶核粒细胞阶段。从原始粒细胞晚期开始出现颗粒，称为非特异性颗粒或嗜天青颗粒（又称 A 颗粒、嗜苯胺蓝颗粒）；从中幼粒细胞开始出现特异性颗粒（又称为 S 颗粒），包括中性颗粒、嗜酸性颗粒和嗜碱性颗粒。粒细胞胞质中四种颗粒的鉴别见表 21-1。

表 21-1　粒细胞胞质中四种颗粒的鉴别

鉴别点	非特异性颗粒	中性颗粒	嗜酸性颗粒	嗜碱性颗粒
大小	较中性颗粒粗大，大小不一	细小，大小一致	粗大，大小一致	最粗大，大小不一
形态	形态不一	细颗粒状	圆形或椭圆形，形似小珠	形态不一
数量	少量或中等量	多	多	不一定，但常不多
色泽	紫红色	淡紫红色或淡红色	橘红色或暗黄色，有立体感	深紫红色或深紫黑色
分布	分布不均，常在胞质中，有时覆盖核上	分布均匀	分布均匀，排列紧密，布满胞质	分布不均，排列零乱，常覆盖核上

1. 原始粒细胞　胞体直径 10～20μm，圆形或椭圆形。胞核较大，圆形或椭圆形，居中或略偏位，约占细胞体积的 4/5 以上；核染色质呈细颗粒状，排列均匀，平坦如一层薄纱，无聚集；核仁 2～5 个，较小，清楚，染淡蓝色。胞质量少，呈天蓝色或深蓝色，一般无

颗粒。

2. 早幼粒细胞　胞体直径 12～25μm，圆形或椭圆形，较原始粒细胞略大。胞核较大，圆形、椭圆形或一侧微凹陷，多偏位，约占细胞体积的 2/3 以上；核染色质聚集呈颗粒网状；核仁清楚、模糊或消失。胞质量增多，呈淡蓝或深蓝色，含数量不等、形态不一、分布不均的紫红色嗜天青颗粒，常在近核一侧先出现，也有少量覆盖在核上；近核旁常有高尔基体发育的透亮区，呈淡蓝色或无色。

3. 中幼粒细胞　粒细胞从中幼阶段胞质中开始出现不同的特异性颗粒，借此可以明确地区分出中性、嗜酸性和嗜碱性粒细胞。中幼以下阶段细胞主要根据胞核凹陷程度来划分。

（1）中性中幼粒细胞：胞体直径 10～20μm，圆形。胞核椭圆形、半圆形，一侧扁平或略凹陷，其核凹陷程度与假设圆形核直径之比常小于 1/2，常偏位，占细胞体积的 1/2～2/3；核染色质聚集呈致密索块状；核仁消失。胞质量多，呈蓝色、淡蓝色，其中含中等量细小、大小一致、分布密集的淡紫红色或淡红色的中性颗粒，常在近核处先出现。

（2）嗜酸性中幼粒细胞：胞体直径 15～20μm，圆形，较中性中幼粒细胞略大。胞核与中性中幼粒细胞相似。胞质量多，蓝色，内含较丰富的粗大、大小一致、圆形、排列紧密、有立体感及折光性的橘红色嗜酸性颗粒，如剥开的石榴，有时呈暗黄色或褐色。

（3）嗜碱性中幼粒细胞：胞体直径 10～15μm，圆形，较中性中幼粒细胞略小。胞核椭圆形，轮廓不清，核染色质较模糊。胞质量中等，蓝色，胞质内及核上含有数量不多、粗大、大小不等、形态不一的深紫黑色嗜碱性颗粒。

4. 晚幼粒细胞

（1）中性晚幼粒细胞：胞体略小于中幼阶段，直径 10～16μm，圆形。胞核呈肾形、半月形、马蹄形等，其核凹陷程度与假设圆形核直径之比为 1/2～3/4，常偏位，通常小于细胞体积的 1/2；核染色质紧密深染、聚集成块，并出现副染色质。胞质量多，呈淡蓝色，但常因胞质中充满中性颗粒而看不到胞质的颜色。

（2）嗜酸性晚幼粒细胞：胞体大小及核的形态与中性晚幼粒细胞相似，胞质内充满嗜酸性颗粒。

（3）嗜碱性晚幼粒细胞：胞体直径 10～14μm，圆形。胞核常呈肾形，轮廓不清。胞质量常较少，淡蓝色，胞质内及核上有少量嗜碱性颗粒。

5. 杆状核粒细胞　详见第二章第四节。

6. 分叶核粒细胞　详见第二章第四节。

各阶段粒细胞的形态见图 21-2。

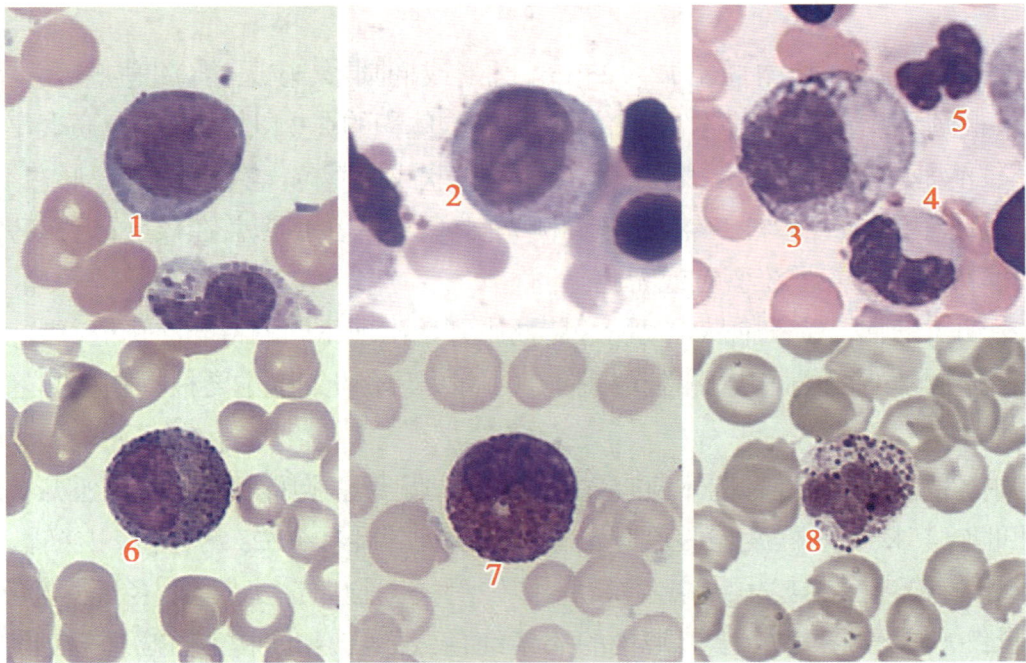

图 21-2　各期粒细胞

1.原始粒细胞；2.早幼粒细胞；3.中性中幼粒细胞；4.中性晚幼粒细胞；

5.中性杆状核粒细胞；6.嗜酸性中幼粒细胞；7.嗜酸性晚幼粒细胞；

8.嗜碱性粒细胞。

（三）单核细胞系统

粒-单核系祖细胞在单核系集落刺激因子（M-CSF）的作用下，分化为单核系祖细胞，继而进一步分化发育，经过原始、幼稚阶段，3～4次分裂增殖后而成熟。

1. 原始单核细胞　胞体直径 14～25μm，圆形或不规则形。胞核大，圆形或不规则形，可有扭曲、折叠；核染色质纤细、疏松呈细丝网状；核仁 1～3 个，多数 1 个且大而清晰。胞质较多，染毛玻璃样不透明蓝色或灰蓝色，无颗粒，偶见钝伪足。

2. 幼稚单核细胞　胞体直径 15～25μm，圆形或不规则形。胞核大，多为不规则形，呈扭曲、折叠状，有凹陷或切迹；核染色质开始聚集呈丝网状；核仁隐约可见或消失。胞质丰富呈灰蓝色、不透明，常见少许紫红色细小灰尘样嗜天青颗粒。

3. 单核细胞　详见第二章第四节。

各阶段单核细胞的形态见图 21-3。

（四）淋巴细胞系统

由淋巴系干细胞进一步分化而来。在光学显微镜下仅能区分原始、幼稚和成熟阶段，不能区别 T 淋巴细胞和 B 淋巴细胞。

1. 原始淋巴细胞　胞体直径 10～18μm，圆形或椭圆形。胞核圆形或椭圆形，居中或偏位；核染色质呈颗粒状，比原始粒细胞粗；核仁 1～2 个，较清楚，有凹陷感。胞质量少，呈透明蓝色，近核处可有一透明区，常无颗粒。

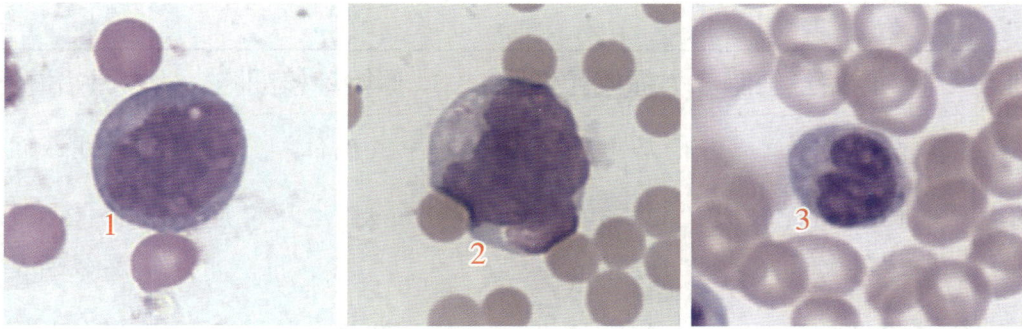

图 21-3　各期单核细胞

1. 原始单核细胞；2. 幼稚单核细胞；3. 单核细胞。

2. 幼稚淋巴细胞　胞体直径 10～16μm，圆形或椭圆形。胞核圆形或椭圆形，居中或偏位，有时可见凹陷；核染色质有浓集倾向，较原始淋巴细胞粗；核仁模糊或消失。胞质量少，天蓝色，清晰透明，偶有少许紫红色嗜天青颗粒。

3. 淋巴细胞　详见第二章第四节。

各阶段淋巴细胞的形态见图 21-4。

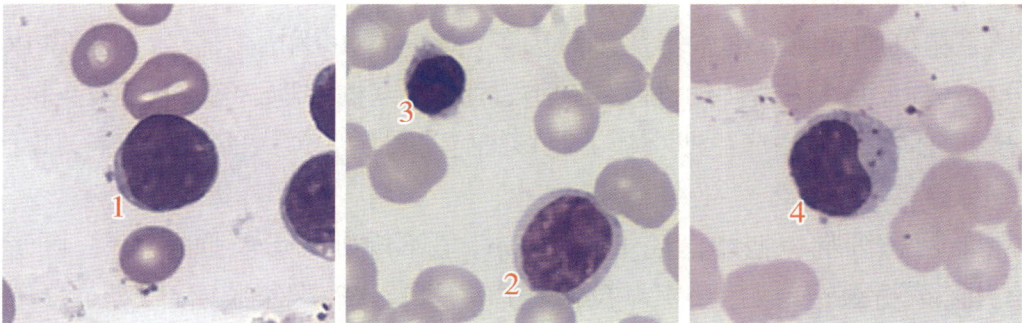

图 21-4　各期淋巴细胞

1. 原始淋巴细胞；2. 幼稚淋巴细胞；3. 小淋巴细胞；4. 大淋巴细胞。

原始红细胞、原始粒细胞、原始单核细胞、原始淋巴细胞有时易混淆，须仔细辨认。四种原始细胞的鉴别见表 21-2。

表 21-2　四种原始细胞的鉴别要点

鉴别点	原始红细胞	原始粒细胞	原始单核细胞	原始淋巴细胞
细胞大小	15～25μm	10～20μm	14～25μm	10～18μm
细胞形态	圆形，常有瘤状突起	圆、椭圆	圆形、不规则，有伪足突起	圆、椭圆
胞核形态	圆形	圆形	圆形、不规则，可扭曲、折叠	圆形

鉴别点	原始红细胞	原始粒细胞	原始单核细胞	原始淋巴细胞
胞核位置	居中	居中或偏位	居中或偏位	居中或偏位
核仁	1～3个、较大，边界欠清楚	2～5个、小，边界清楚	1个、大，边界清楚	1～2个、小，边界较清楚
核染色质	粗颗粒状	细颗粒状	纤细疏松	颗粒状
胞质量	较多	较少	较多	少
胞质受色	深蓝色	蓝色	蓝色或灰蓝色	蓝色
胞质内颗粒	无	无或少许	无或少许	无
其他	胞质中常有假颗粒		有时胞质中可见空泡	

（五）巨核细胞系统

巨核系祖细胞经巨核细胞集落刺激因子（Meg-CSF）和血小板生成素（TPO）的刺激下，分化为原始巨核细胞、幼稚巨核细胞、颗粒型巨核细胞、产血小板型巨核细胞、裸核型巨核细胞阶段，最后产生血小板。巨核细胞是骨髓中最大的造血细胞，属于多倍体细胞。

1. 原始巨核细胞　胞体直径 15～30μm，呈不规则圆形。胞核较大，圆形或椭圆形，常有凹陷或折叠；核染色质粗颗粒状，分布不均匀，有聚集紧密感；核仁 2～3个，常不清晰，染淡蓝色。胞质量少，呈不均匀的深蓝色，周边浓染，不含颗粒；边缘常有指状突起。

2. 幼稚巨核细胞　胞体直径 30～50μm，常不规则。胞核不规则，肾形或分叶；核染色质呈粗颗粒状或小块状；常无核仁。胞质量增多，外形不规则，常有伪足状突起，染深蓝色或蓝色，近核处可见少许细小且大小一致的淡紫红色颗粒。

3. 颗粒型巨核细胞　胞体直径 40～70μm，有时可达 100μm 以上，外形多不规则，胞膜完整。胞核巨大，不规则或分叶，核分叶后常重叠；核染色质呈块状或条块状。胞质丰富呈淡蓝色，如充满大量细小的紫红色嗜天青颗粒则呈紫红色或淡红色。无血小板生成。

4. 产血小板型巨核细胞　为完全成熟的巨核细胞。胞体、胞核、核染色质与颗粒型巨核细胞相似。胞质极丰富，呈淡蓝色，如紫红色颗粒充盈于其中而呈粉红色，胞质周边颗粒聚集成簇（称为雏形血小板），边缘不完整，外缘或突出部分有血小板脱落。

5. 裸核型巨核细胞　产血小板型巨核细胞胞质完全脱落后剩下的核即为裸核型巨核细胞。有时是由于涂片制作时将胞质推散所致。

6. 血小板　详见第六章第二节。

各阶段巨核细胞的形态见图21-5。

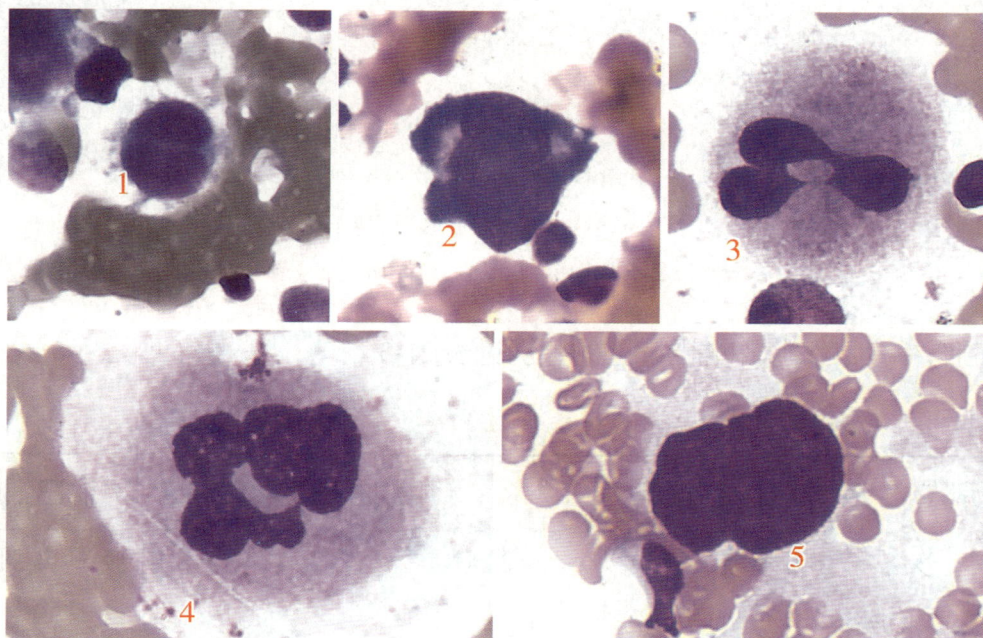

图 21-5　各期巨核细胞

1. 原始巨核细胞；2. 幼稚巨核细胞；3. 颗粒型巨核细胞；

4. 产血小板型巨核细胞；5. 裸核型巨核细胞。

（六）浆细胞系统

浆细胞系统的细胞由B淋巴细胞转化而来。B淋巴细胞在一定条件下可母细胞化，形成原始浆细胞、幼稚浆细胞、浆细胞。

1. 原始浆细胞　胞体直径15～25μm，圆形或椭圆形。胞核大，圆形，常偏位，占细胞体积的2/3以上；核染色质呈粗颗粒网状；核仁2～5个。胞质量较多，呈深蓝色，不透明，有混浊感，可有空泡，有不明显的核旁淡染现象，无颗粒。

2. 幼稚浆细胞　胞体直径12～16μm，常呈椭圆形。胞核圆形，常偏位，占细胞体积的1/2以上；核染色质开始聚集，较原始浆细胞粗；核仁模糊或消失。胞质量多，呈深蓝色，不透明，常有空泡，可见半圆形核旁淡染区，称初浆区，偶见少许嗜天青颗粒。

3. 浆细胞　胞体大小不一，直径8～15μm，常呈椭圆形。胞核圆形，较小且偏位明显，占细胞体积的1/3以下，有时可见双核；核染色质粗而浓集，呈块状，副染色质明显，似龟背或车轮状；无核仁。胞质丰富，常呈深蓝色、灰蓝色或嗜多色性，不透明，常有较多空泡（称为泡沫浆），初浆区明显，偶见少许紫红色嗜天青颗粒。

各阶段浆细胞的形态见图21-6。

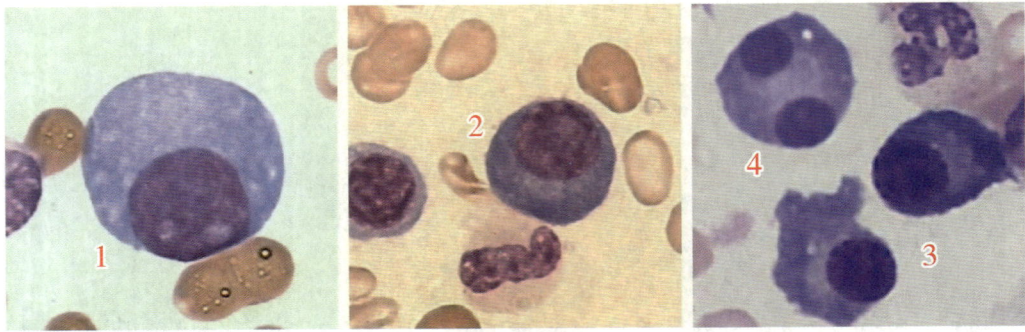

图21-6　各种浆细胞
1.原始浆细胞；2.幼稚浆细胞；3.浆细胞；4.双核浆细胞。

浆细胞、中幼红细胞和淋巴细胞的鉴别见表21-3。

表21-3　浆细胞、中幼红细胞、淋巴细胞的鉴别

区别点		浆细胞	中幼红细胞	淋巴细胞
胞核	形态	圆形	圆形	圆形或类圆形，有小切迹
	位置	常偏位	常居中	居中或偏位
	染色质	块状，副染色质较明显	块状，副染色质明显	块状，副染色质不明显
胞质	颜色	多呈深蓝色，个别呈红色	灰蓝色、灰红色	多呈淡蓝色
	颗粒	偶有紫红色颗粒	无，有时有嗜碱性点彩	常无颗粒，有时可有少许
	其他	有核旁淡染区，泡沫浆	常无空泡	有时可见胞质突起

（七）其他细胞

1. 网状细胞　网状细胞是来自结缔组织间质的一组不同类型的细胞，常被细胞间质黏合在一起而不易抽出，其形态常因抽吸而遭破坏。这组细胞胞体较大，大小不一，形态不规则。胞核圆形或椭圆形，核染色质呈粗网状，常有1～2个较清晰的蓝色核仁。胞质较丰富，呈淡蓝、淡红或灰蓝色，有少许嗜天青颗粒，边缘多不整齐呈撕

纸状。

2. 内皮细胞　内皮细胞来自血管或淋巴管内壁。胞体外形极不规则,多呈长尾形、梭形。胞核多为圆形、椭圆形,核染色质呈粗颗粒状,常排列成与胞核长轴一致的索状,多无核仁。胞质较少,呈淡灰蓝色或淡红色,常向核两端伸展呈梭形,可有细小的紫红色颗粒及小空泡。

3. 吞噬细胞　吞噬细胞是胞体内含有吞噬物质的一组细胞的总称。具有吞噬功能的细胞有单核细胞、粒细胞、血管内皮细胞、纤维细胞、颗粒型网状细胞等。吞噬细胞的形态极不一致,由细胞的类型及吞噬物的多少而定。吞噬物有空泡、色素、颗粒、有核细胞、红细胞、血小板、细菌等。

4. 组织嗜碱细胞　组织嗜碱细胞又称肥大细胞,胞体直径 12～20μm,外形多样,可呈圆形、蝌蚪形、梭形等。胞核较小、圆形或椭圆形,居中或偏位,核染色质常被颗粒遮盖而结构不清。胞质较丰富,常充满排列致密的深紫色或暗紫红色颗粒,颗粒间分界不清。

5. 成骨细胞　成骨细胞又称为造骨细胞,胞体较大,直径 20～40μm,呈长椭圆形或不规则形,单个或多个簇状出现。胞核圆形,常偏于细胞一侧,核染色质呈粗网状,有 1～3 个较清晰的蓝色核仁。胞质丰富,呈深蓝色或淡蓝色,常不均匀而呈泡沫样,边缘清楚或呈模糊的云雾状,离核较远处常有椭圆形淡染区,称远初浆区,偶见少许嗜天青颗粒。成骨细胞易被误认为浆细胞,具有网状细胞的核和远初浆区为其特征。

6. 破骨细胞　破骨细胞为骨髓中最大的多核细胞之一,胞体巨大,直径 60～100μm,常呈不规则手掌状。胞核数个至数十个,圆形或椭圆形,彼此孤立,大小相似,核染色质呈网状,每个核有 1～2 个较清晰的蓝色核仁。胞质量丰富,呈淡蓝色、淡红色或灰蓝色,胞质中含有粗大的暗红色或紫红色颗粒,边缘清楚或不整如撕纸状。

7. 脂肪细胞　网状细胞或组织细胞摄取脂肪滴后形成,胞体直径 30～50μm,圆形或椭圆形,胞膜极易破裂。胞核较小,形状不规则,常被挤在一边,核染色质致密,呈网状,无核仁。胞质充满大量大小不一的脂肪空泡,边缘常不整齐。

8. 退化细胞及涂抹细胞　退化细胞是细胞衰老退化所致,如核溶解、核固缩的细胞等。涂片中退化细胞多数是由于推片时使细胞破碎所致。如果只有一个退化的核而无胞质,胞核肿胀,核结构模糊不清,有时可见核仁,称为涂抹细胞;由于推片时核易被拉成扫帚状,形如竹篮,故又称篮细胞。晚期早幼粒细胞或早期中幼粒细胞在推片时人为地被推散所致的退化细胞称为 Ferrata 细胞。

其他各种细胞的形态见图 21-7。

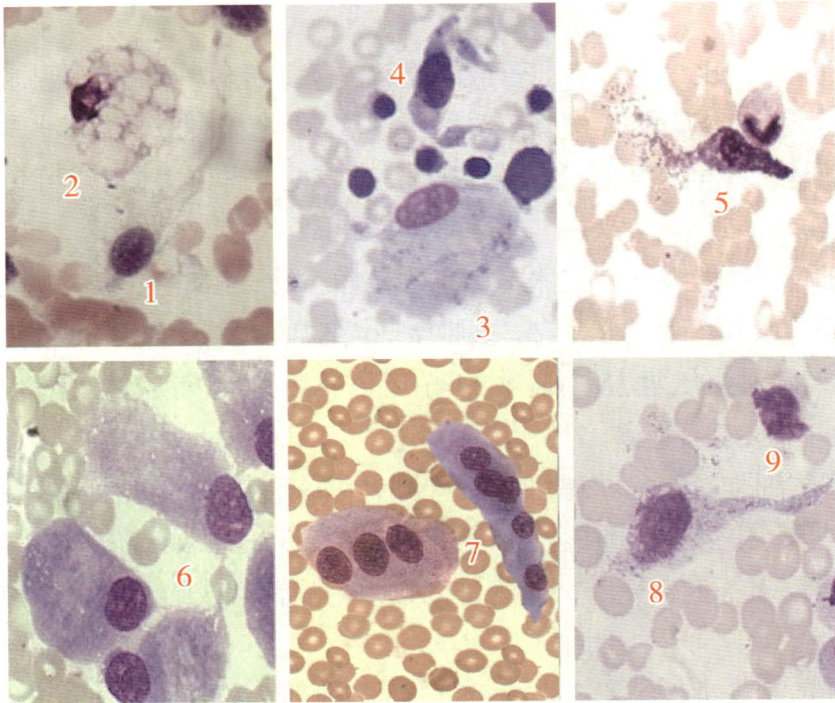

图 21-7　各种其他细胞

1. 网状细胞；2. 脂肪细胞；3. 吞噬细胞；4. 内皮细胞；5. 组织嗜碱细胞；

6. 成骨细胞；7. 破骨细胞；8. Ferrata 细胞；9. 退化的细胞核。

二、骨髓细胞检验

骨髓细胞检验有多种方法，其中最简单、最实用的是普通显微镜检查，它是诊断许多疾病（尤其是血液系统疾病）的重要手段之一。

（一）骨髓检验的临床应用

骨髓检验的临床应用主要包括两方面：①诊断疾病（主要是血液系统疾病）；②观察疗效及病情变化。但抽取骨髓检验应严格掌握适应证和禁忌证，有明显出血倾向的病人不宜行骨髓穿刺术。

（二）骨髓的取材

骨髓标本常采用穿刺法吸取，以髂骨为首选，也可选胸骨或棘突等，2 岁以下小儿主张胫骨粗隆穿刺。穿刺部位不同，细胞的数量和组成有一定差异，病变呈局灶性分布的疾病差异更明显，故必要时应多部位取材，以全面了解骨髓的造血情况。

1. 穿刺部位的选择　①骨髓腔中红髓要丰富。②穿刺部位应浅表、易定位。③应避开重要脏器。故临床上成人首选髂后上棘，其次是髂前上棘。胸骨是人体骨髓造血功能最旺盛的部位，但胸骨后面有重要的脏器，穿刺风险较大，故临床上不常用。

2. 骨髓穿刺的注意事项

（1）安全性：穿刺时应严格遵循无菌操作，以防骨髓感染。

（2）骨髓抽取量：一般以 0.2ml 为宜，以免造成骨髓稀释。骨髓稀释是指抽取骨髓液时混入了较多的外周血。

（3）干抽：是指非技术性错误，多部位、多次穿刺均抽不出骨髓。可见于骨髓造血细胞异常增生所致的骨髓填塞，如白血病、真性红细胞增多症等；也可见于骨髓纤维化、再生障碍性贫血等。

3. 骨髓取材满意的标志

（1）抽吸骨髓液的瞬间，患者常有特殊的酸痛感。

（2）抽出的骨髓液中有较多的骨髓小粒或脂肪滴。

（3）显微镜下涂片中有骨髓特有的细胞，如幼稚细胞、巨核细胞、浆细胞等。

（4）骨髓涂片中，中性粒细胞杆状核与分叶核比值大于外周血。

（三）骨髓涂片和染色

1. 骨髓涂片的制备　取抽吸的骨髓液 1 滴置于载玻片一端，按照血涂片的制备方法立即推成厚薄适宜的骨髓涂片，并做好患者相关识别标记。

2. 骨髓涂片的染色　使用瑞 - 吉染色液染色。

（四）骨髓检验步骤

1. 低倍镜观察

（1）全面观察涂片情况：了解骨髓取材和涂片情况，观察细胞受色是否满意。

（2）判断骨髓增生程度：骨髓涂片中有核细胞数量的多少可以反映出骨髓增生程度。一般在涂片染色良好、细胞分布均匀的部位，根据有核细胞与成熟红细胞的比例将骨髓增生程度分为五级（表 21-4 和图 21-8）。由于抽取骨髓时只有稀释而无浓缩的可能，因此介于两级之间的，可将其增生程度上提一级。

表 21-4　骨髓增生程度的分级

骨髓增生程度	有核细胞：成熟红细胞	有核细胞均值 /HP	临床意义
增生极度活跃	1：1	＞100	各种白血病
增生明显活跃	1：10	50～100	各种白血病、增生性贫血
增生活跃	1：20	20～50	正常骨髓象、某些贫血
增生减低	1：50	5～10	造血功能低下
增生极度减低	1：200	＜5	再生障碍性贫血

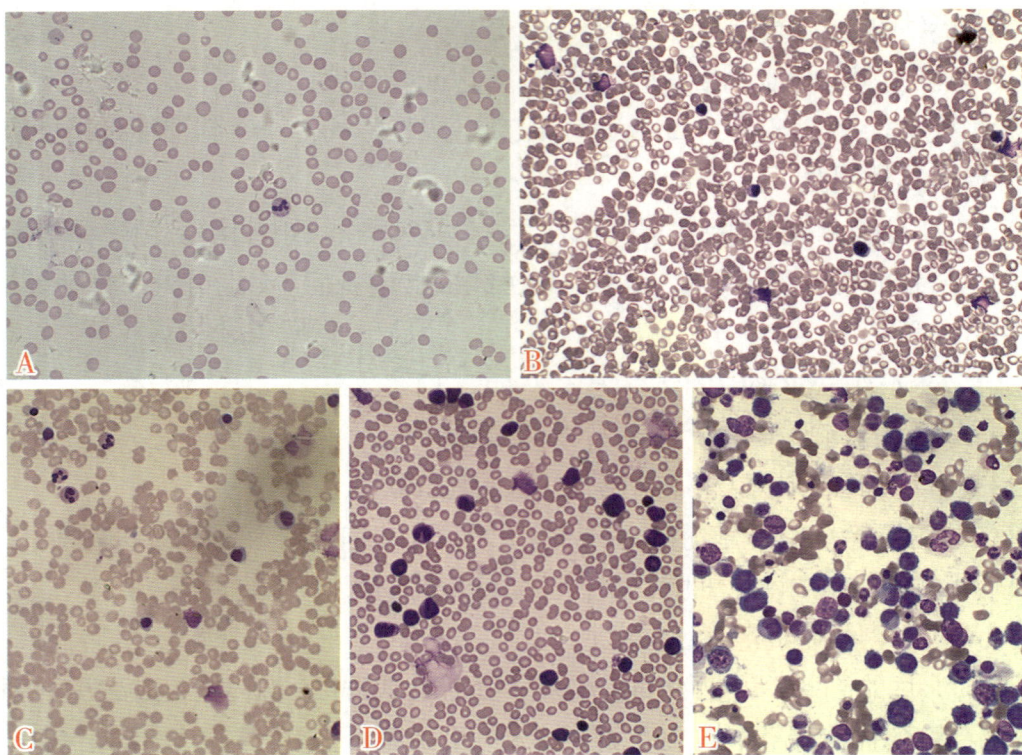

图 21-8　骨髓增生程度的分级标准

A.增生极度减低；B.增生减低；C.增生活跃；D.增生明显活跃；E.增生极度活跃。

（3）巨核细胞计数并分类：计数全片巨核细胞数量，必要时可用高倍镜或油镜进行分类。如将骨髓膜标准化为 1.5cm×3.0cm（4.5cm²），则参考区间为 7～35 个。

（4）观察全片有无体积较大或成堆分布的异常细胞，尤其注意观察涂片尾部和边缘。如骨髓转移癌细胞、戈谢细胞、尼曼 - 匹克细胞、淋巴瘤细胞等。

2. 油镜观察

（1）有核细胞计数及分类：选择涂片厚薄适宜、染色良好、细胞分布均匀、背景干净的部位，按一定顺序依次计数除巨核细胞、破碎细胞、分裂象以外的 200 个有核细胞。增生明显活跃以上者最好计数 500 个，增生极度减低者可计数 100 个。

（2）观察各系细胞形态变化：仔细观察各系细胞的数量、细胞发育成熟程度及形态，包括胞体、胞核、胞质及颗粒等，对于有病变的细胞应仔细观察。

（3）观察非造血细胞及异常细胞：如网状细胞、内皮细胞、组织嗜碱细胞、吞噬细胞、核分裂象等。注意观察有无异常细胞，如转移癌细胞等。

（4）观察有无寄生虫：如疟原虫、弓形虫及黑热病小体等。

3. 结果计算

（1）计算各系细胞总百分比及各阶段细胞的百分比。

（2）计算粒红比值（G/E）：G/E 是指各阶段粒细胞（包括中性、嗜酸性、嗜碱性粒细胞）百分率总和与各阶段有核红细胞百分率总和之比。

（3）必要时计算各阶段巨核细胞百分比或各阶段巨核细胞数。

4. 血涂片观察　①低倍镜观察血涂片情况，并估计有核细胞数量。②油镜下计数、分类100～200个有核细胞，同时注意各种细胞的形态。③观察成熟红细胞有无形态异常。④观察血小板有无数量、形态、颗粒、聚集性等异常。⑤注意有无其他异常细胞及血液寄生虫。

5. 细胞化学染色　涂片中的细胞辨别有困难时，如白血病细胞的鉴别，可进行细胞化学染色，对染色结果进行描述，报告阳性程度、阳性率、积分或阳性细胞的分布情况。

6. 填写骨髓细胞检验报告单

（1）患者姓名、性别、科室等，以及骨髓涂片号、穿刺部位、时间和临床诊断等信息。

（2）采用良好、尚可、欠佳等描述骨髓取材、涂片和染色情况。

（3）填写各系各阶段细胞百分比、骨髓增生程度、粒红比值等。

（4）文字描述骨髓涂片、血涂片中细胞变化特点及细胞化学染色结果，其中骨髓涂片结果是报告单中最重要的部分，要求简明扼要、条理清楚、重点突出。

（5）填写诊断意见及建议，综合分析骨髓象、血象和细胞化学染色所见，结合临床资料客观地向临床提出诊断意见或参考意见。一般有以下几种：

1）肯定性诊断：骨髓象呈特异性变化、临床表现又典型者，如各种白血病、巨幼细胞贫血、多发性骨髓瘤等。

2）符合性诊断：骨髓有较特异性改变，但特异性不强，若临床与骨髓象符合或骨髓呈非特异性改变，可解释临床表现，如缺铁性贫血、再生障碍性贫血等。同时可建议做进一步检查。

3）疑似性诊断：骨髓象有部分变化或出现少量异常细胞，临床表现不典型，可能为某种疾病的早期或前期，或不典型病例者，如难治性贫血等。

4）排除性诊断：临床上怀疑为某种血液病，但骨髓象不支持或骨髓象大致正常，可考虑排除此病。但应注意，某些血液病的早期，穿刺部位的骨髓尚未有明显的反应。临床症状典型者，应做多次多部位穿刺，经仔细检查，甚至长期追踪随访观察，如多发性骨髓瘤。

5）客观描述：骨髓象有些改变，但不能确定为上述诊断，可简述其形态学检验的主要特点，并建议动态观察，尽可能提出进一步检查的建议。

（6）填写报告日期并签名。

目前国内骨髓报告单多数采用专用的软件系统，同时还可打印出一幅或多幅彩色细胞图片。骨髓报告单一式两份，其中一份发给患者，另一份存档。骨髓细胞形态学检验报告单填写举例见表21-5。

表 21-5　骨髓细胞形态学检验图文报告单

姓名　×××　　年龄　21 岁　性别　女　科别　内科　病区　1　床号　2　病案号　726758

采取日期　2019 年 10 月 21 日　采取部位　右髂后上棘　临床诊断　贫血待查　涂片号　2019-978

细胞名称		血片	骨髓片		
		%	$\overline{X}$	$\pm s$	%
粒细胞系统 原始粒细胞			0.42	0.42	0.5
早幼粒细胞			1.27	0.81	1.0
中性粒细胞	中幼		7.23	2.77	5.0
	晚幼		11.36	2.93	9.0
	杆状核	2.0	20.01	4.47	15.5
	分叶核	55.0	12.85	4.38	12.0
嗜酸性粒细胞	中幼		0.50	0.49	
	晚幼		0.80	0.64	
	杆状核		1.06	0.95	0.5
	分叶核	2.0	1.90	1.48	1.0
嗜碱性粒细胞	中幼		0.01	0.03	
	晚幼		0.02	0.03	
	杆状核		0.03	0.07	
	分叶核		0.16	0.24	
红细胞系统 原始红细胞			0.37	0.36	0.5
早幼红细胞			1.34	0.88	2.0
中幼红细胞			9.45	3.33	16.5
晚幼红细胞			9.64	3.50	19.0
早巨红细胞					
中巨红细胞					
晚巨红细胞					

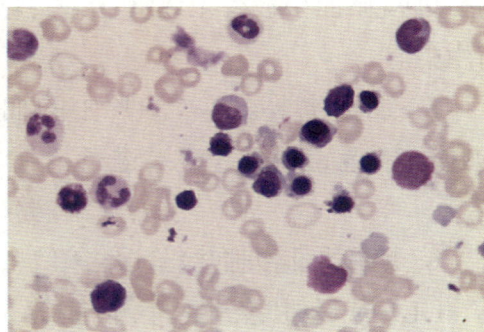

[骨髓片]

1. 骨髓小粒易见，涂片、染色良好。

2. 骨髓增生明显活跃，粒红比为 1.17：1。

3. 红系明显增生，占 38%，以中晚幼红细胞为主，其胞体小、边缘不整齐，胞质量少、着色偏蓝。成熟红细胞大小不一，多数较小，中央淡染区明显扩大，多染性红细胞可见。全片红系分裂象细胞较易见。

4. 粒系相对减少，占 44.5%，各阶段粒细胞比例和形态无明显异常。

5. 全片巨核细胞 120 个。分类 25 个，其中幼稚巨核细胞 2 个、颗粒型巨核细胞 14 个、产血小板型巨核细胞 7 个、裸核型巨核细胞 2 个。血小板易见，呈簇分布，形态未见明显异常。

6. 淋巴细胞、单核细胞比例无明显增减。

430

细胞名称		血片	骨髓片		
		%	$\overline{X}$	$\pm s$	%
淋巴细胞系统	原始淋巴细胞		0.01	0.01	
	幼稚淋巴细胞		0.08	0.15	
	淋巴细胞	38.0	18.90	5.46	15.5
单核细胞系统	原始单核细胞		0.01	0.02	
	幼稚单核细胞		0.06	0.07	
	单核细胞	3.0	1.45	0.88	1.5
浆细胞系统	原始浆细胞		0.002	0.01	
	幼稚浆细胞		0.03	0.07	
	浆细胞		0.54	0.38	0.5
其他	网状细胞		0.16	0.20	
	内皮细胞		0.01	0.04	
	组织嗜碱细胞		0.02	0.03	
	吞噬细胞		0.18	0.19	
	分类不明细胞		0.02	0.04	
	异型淋巴细胞				
	淋巴瘤细胞				
共计有核细胞数(个)		100	200		

7. 全片未见其他明显异常细胞及寄生虫。

[血片]

红细胞大小不一,多数较小,中央淡染区明显扩大。白细胞数量、比例、形态基本正常。血小板易见,成簇分布,数量、形态无明显异常。

[细胞化学染色]

铁染色:外铁(-),内铁阳性率为0。

[诊断意见及建议]

结合临床符合缺铁性贫血骨髓象,建议进一步做血清铁、血清铁蛋白等检查。

检验者:×××　审核者:×××

检验日期:2019年10月21日

7. 标本登记及保存

（1）登记：骨髓涂片要立即登记编号，登记项目必须完整，包括患者姓名、年龄、临床诊断、骨髓涂片号、检查结果、检验日期、检验者等。

（2）保存：将骨髓涂片、血涂片及细胞化学染色的涂片擦干净，贴上标签，保存。标本存档至少5年。

8. 骨髓检验注意事项

（1）骨髓细胞形态变化多种多样，故观察细胞时不能抓住某一两个特点就轻易作出肯定或否定的判断，而应全面观察细胞形态，综合分析判断，同时要注意与周围细胞进行比较，以帮助识别。

（2）血细胞的分化、发育是一个连续的过程，为了便于识别，通常将各系细胞人为地划分若干阶段。由于血细胞是向成熟方向发育，如遇到介于两个阶段之间的细胞，通常将其归入下一阶段。

（3）对于个别介于两个系统之间难以判断的细胞，可采用大数归类法，即将此类细胞归入细胞多的细胞系列中。如将介于浆细胞与幼稚红细胞之间的细胞归入红系细胞。

（4）各系统原始细胞虽各有特征，但均来源于造血干细胞，有时极为相似，很难鉴别，这时应注意观察伴随出现的幼稚细胞、成熟细胞，并结合外周血中细胞形态特征和细胞化学染色等进行鉴别。

（5）对于实属难以识别的细胞，可归入"分类不明"细胞，但不宜过多。若有一定数量，则应通过细胞化学染色或请专家会诊等方法弄清类别。

（6）在不同疾病的情况下，血象或骨髓象存在着不同或相同之处，将骨髓象与血象的结果互相对照对疾病的诊断和鉴别诊断具有重要意义。两者的关系主要有：①骨髓象相似而血象有区别，如溶血性贫血、缺铁性贫血和急性失血。②骨髓象有区别而血象相似，如传染性淋巴细胞增多症和慢性淋巴细胞白血病。③骨髓象变化不显著而血象有显著异常，如传染性单核细胞增多症，其骨髓中的异型淋巴细胞远不及血象中明显。④骨髓象有显著异常而血象变化不显著，如骨髓象可见到特异性细胞的多发性骨髓瘤（骨髓瘤细胞）、戈谢病（戈谢细胞）、尼曼 - 匹克病（尼曼 - 匹克细胞）等，但血象中很少见。⑤血象中细胞较骨髓中细胞成熟，如白血病时血象中的白血病细胞分化程度较骨髓中相对成熟、易辨认。

第二节　细胞化学染色检验

细胞化学染色是以细胞形态学为基础，结合运用化学和生物化学技术，对血细胞内的各种化学物质（酶类、脂类、糖类、铁、蛋白质、核酸等）进行定性、定位、半定量分析的方法。临床上主要用于：①辅助血液系统等疾病的诊断和鉴别诊断。②观察疾病疗效和判断预后。③探讨疾病的发病机制。

细胞化学染色的基本要求是在原位显示细胞成分和结构，因此在染色时尽可能保持细胞的活体结构、化学成分和酶的活性，反应产物为有色物质并具有一定的稳定性。

不同细胞化学染色，染色步骤不同，但基本步骤为固定、显示及复染。固定是为了保持细胞的活体结构和化学物质不变；显示是通过不同化学反应，使被检测的化学物质形成稳定的有色沉淀显示出来；复染的目的在于使各种细胞能显示出来便于观察。

一、铁 染 色

正常人骨髓中的贮存铁主要存在于骨髓小粒和幼稚红细胞中。骨髓小粒中的含铁血黄素称细胞外铁，红细胞胞质中含有的铁粒称为细胞内铁。用普鲁士蓝反应可显示铁的存在，称为铁染色。

【原理】

骨髓中的铁经盐酸作用释放出高铁离子，与亚铁氰化钾作用形成亚铁氰化铁，呈蓝色沉淀，定位于含铁的部位。

【器材】

新鲜骨髓片、显微镜、染色缸、水浴箱等。

【试剂】

1. 铁染色液　200g/L 亚铁氰化钾溶液 5 份加浓盐酸 1 份混合。临用时配制。

2. 2g/L 核固红-硫酸铝溶液　硫酸铝 2g 溶于 100ml 蒸馏水中，再加入核固红 0.2g，置 37℃水浴中振荡 1h，使其溶解，过滤后备用。

【操作】

1. 干燥骨髓涂片用甲醇固定 10min，待干。

2. 置于酸性亚铁氰化钾溶液中，37℃，染色 30min。蒸馏水冲洗，待干。

3. 核固红染液复染 10～15min，流水冲洗，待干，镜检。

4. 结果判断　幼红细胞核呈鲜红色，胞质呈淡黄红色，铁粒呈蓝绿色。

（1）细胞外铁：反映骨髓中储存铁量。用低倍镜观察涂片，特别注意涂片尾部和髓粒附近有无蓝色铁颗粒的存在，标准判断为：①"−"，全片无蓝色颗粒。②"+"，有少数铁颗粒或偶见铁小珠。③"2+"，有较多的铁颗粒和小珠。④"3+"，有许多铁颗粒、小珠和少数蓝黑色小块。⑤"4+"，有极多的铁颗粒、小珠和密集成堆的蓝色小块（图 21-9）。

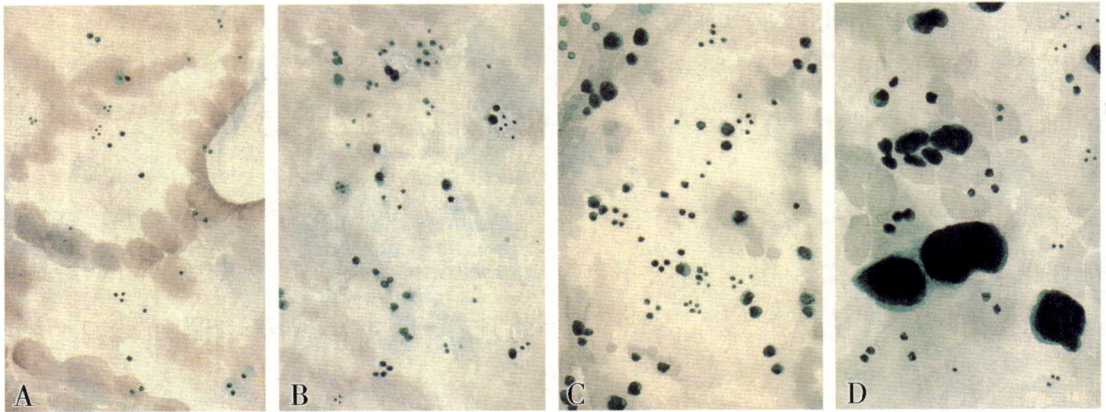

图 21-9　骨髓细胞外铁

A.（＋）；B.（2＋）；C.（3＋）；D.（4＋）。

（2）细胞内铁（图 21-10）：反映骨髓中可利用的铁量。胞质中含有铁粒的中、晚幼红细胞称为铁粒幼红细胞；含铁粒的成熟红细胞称为铁粒红细胞；若幼红细胞胞质中含有铁颗粒 6 粒及以上，并围绕核周排列超过核周径 2/3 者，称为环形铁粒幼红细胞。油镜下计数 100 个中、晚幼红细胞，计算铁粒幼红细胞的百分率。根据细胞质内颗粒的数目、大小、染色深浅和颗粒分布情况，将铁粒幼红细胞分为四型：Ⅰ型，仅含 1～2 个小铁颗粒。Ⅱ型，含 3～5 个小铁颗粒。Ⅲ型，含 6～10 个小铁颗粒或 1～4 个粗大铁颗粒。Ⅳ型，含10 个以上小铁颗粒或 5 个以上粗大铁颗粒。

【参考区间】

1. 细胞外铁　＋～2+。

2. 细胞内铁　阳性率为 12%～44%，以Ⅰ型为主，仅见少数Ⅱ型，无Ⅲ型、Ⅳ型及环形铁粒幼红细胞。

【临床意义】

铁染色是评判体内铁缺乏的金标准，也是评估细胞铁利用障碍的最佳方法。

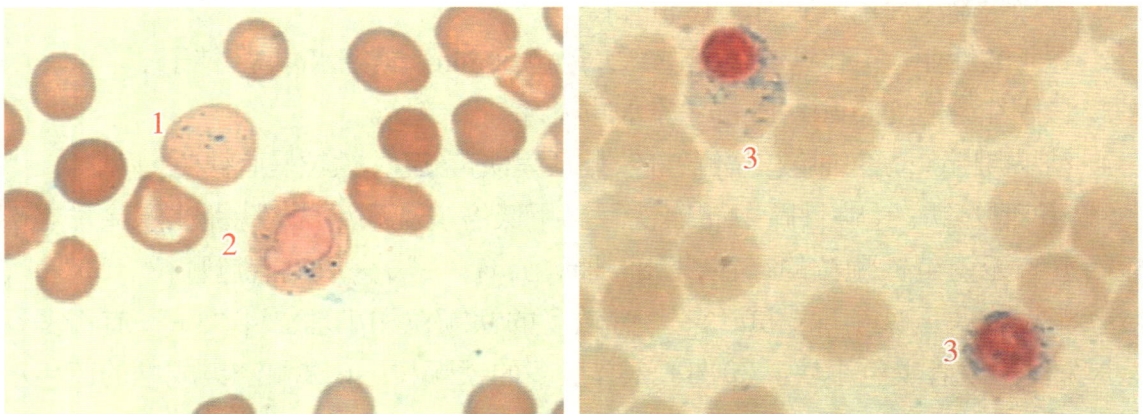

图 21-10　骨髓细胞内铁

1. 铁粒红细胞；2. 铁粒幼红细胞；3. 环形铁粒幼红细胞。

1. 鉴别缺铁性贫血与非缺铁性贫血　前者细胞外铁显著减少甚至消失，铁粒幼红细胞明显减少，铁颗粒着色浅淡；后者如溶血性贫血、巨幼细胞贫血时，细胞外铁正常或增加，铁粒幼红细胞增多，但仍以Ⅰ、Ⅱ型为主。

2. 诊断铁粒幼细胞贫血　铁粒幼细胞贫血时铁粒幼红细胞增多，且可见环形铁粒幼红细胞，比例可达 15% 以上，有时可见铁粒红细胞。细胞外铁也显著增多。

二、过氧化物酶染色

过氧化物酶（peroxidase，POX）的染色方法有多种，ICSH 推荐三种方法：二氨基联苯胺法（DAB）、过氧化物酶 - 甲基卡巴唑染色法和二盐酸联苯胺法。临床常用方法是二氨基联苯胺法。

【原理】

粒系和单核系细胞含有 POX，能将二氨基联苯胺的氢原子转移给 H_2O_2，脱氢后形成金黄色不溶性沉淀，定位于细胞质内酶活性处。

【器材】

新鲜骨髓片或血片、显微镜等。

【试剂】

1. 甲醛 - 丙酮缓冲液（pH6.6）　磷酸氢二钠 20mg，磷酸二氢钾 100mg，蒸馏水 30ml，丙酮 45ml，400g/L 甲醛溶液 25ml。配好后置 4℃ 冰箱保存。

2. 50mmol/L Tris-HCl 缓冲液（pH7.6）。

3. 基质液（临用时配制）　3，3′ - 二氨基联苯胺 20mg，Tris-HCl 缓冲液 50ml，3%H_2O_2 0.2ml，振荡混合，充分溶解后过滤。

4. 复染液　苏木素染液或吉姆萨染液。

【操作】

1. 将新鲜涂片用冷（4℃）甲醛 - 丙酮缓冲液固定 30s，流水冲洗。

2. 置于基质液中室温下（20±5）℃温育 10～15min，流水冲洗 2min。

3. 用苏木素或吉姆萨染液复染 10min，水洗，晾干后镜检。

4. 结果判断　在细胞质中出现金黄色颗粒为阳性，胞质中出现细小金黄色颗粒为弱阳性。各种细胞 POX 染色结果见图 21-11。

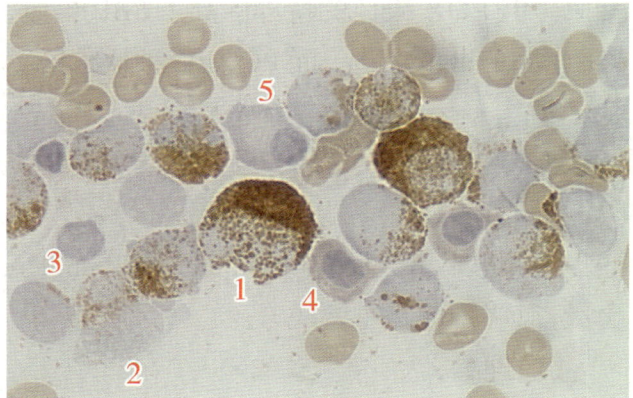

图 21-11　各种细胞 POX 染色

1. 粒细胞阳性；2. 单核细胞弱阳性；3. 淋巴细胞阴性；4. 幼稚红细胞阴性；5. 浆细胞阴性。

1. 粒细胞系统　分化差的早期原始粒细胞为阴性,分化好的晚期原始粒细胞至中性成熟粒细胞均呈阳性,且随着细胞的成熟,阳性反应的程度逐渐增强,但衰老的粒细胞阳性程度减弱甚至呈阴性;嗜酸性粒细胞阳性反应最强,嗜碱性粒细胞为阴性。

2. 单核细胞系统　原始单核细胞可呈阴性,幼稚及成熟单核细胞多呈弱阳性。

3. 其他细胞　淋巴细胞、有核红细胞和巨核细胞呈阴性,吞噬细胞有时呈阳性反应。

【临床意义】

POX 染色是临床上辅助判断急性白血病细胞类型首选的、最重要的细胞化学染色,主要用于急性白血病类型之间的鉴别诊断。

1. 急性淋巴细胞白血病　原始淋巴细胞、幼稚淋巴细胞均呈阴性反应。但可有少许阳性细胞,可能是残留的原始粒细胞,故 FAB 分型规定急性淋巴细胞白血病其阳性率 <3%。

2. 急性粒细胞白血病　原始粒细胞可呈阳性反应,阳性颗粒一般较多、粗大,常呈局限性分布,但阴性时也不能排除本病。

3. 急性单核细胞白血病　原始单核细胞呈阴性反应,有时虽少数可呈弱阳性反应,但阳性颗粒少而细小,常弥散分布。

三、苏丹黑 B 染色

苏丹黑 B(SBB)是一种能溶解于脂肪中的色素染料,可使细胞内的中性脂肪、磷脂和类固醇等物质着色,呈棕黑色至深黑色颗粒。脂类物质在粒细胞中含量丰富,在单核细胞中也有少量,故正常细胞染色反应与 POX 染色基本一致,临床意义也与 POX 染色相似。但 POX 染色的特异性高于 SBB 染色,而 SBB 染色的敏感性高于 POX 染色;SBB染色可用陈旧的涂片,而 POX 染色则要求涂片新鲜。

四、过碘酸 - 希夫反应

过碘酸 - 希夫反应(periodic acid-Schiff reaction, PAS)可显示血细胞内多糖类物质的含量,其中糖原是主要成分。

【原理】

细胞质内含有乙二醇基(—CHOH—CHOH)的糖类在过碘酸的氧化作用下形成双醛基(—CHO—CHO),后者使希夫试剂中的无色品红变为紫红色化合物而沉积于细胞内。经淀粉酶消化处理后,再做 PAS 染色,可鉴别是糖原还是其他多糖类物质。如为糖原,则 PAS 阳性物质消失,反应即转为阴性。

【器材】

新鲜骨髓片、显微镜、染色缸、水浴箱等。

【试剂】

1. 固定液　95%乙醇。

2. 10g/L过碘酸溶液　过碘酸1g溶解于100ml蒸馏水中，置4℃冰箱保存。

3. 希夫试剂　碱性品红0.5g溶于100ml煮沸的蒸馏水中，冷却至50℃左右加入1mol/L盐酸20ml，冷却至25℃时加入偏重硫酸钠0.5g，混匀。置于棕色瓶内避光保存24h后，加入活性炭1g，吸附过滤后为无色透明液体，置4℃冰箱保存。若溶液变红则失效。

4. 复染液　20g/L甲基绿溶液。

【操作】

1. 将新鲜涂片用95%乙醇固定10min，流水冲洗后晾干。

2. 置于过碘酸溶液中氧化15～20min，流水冲洗后晾干。

3. 置于希夫试剂中作用1h，流水冲洗5min。

4. 复染液复染10～20min。

5. 流水冲洗，晾干后镜检。

6. 结果判断　胞质中出现红色或紫红色弥散状、颗粒状或团块状物质为阳性反应。各种细胞PAS染色结果见图21-12。

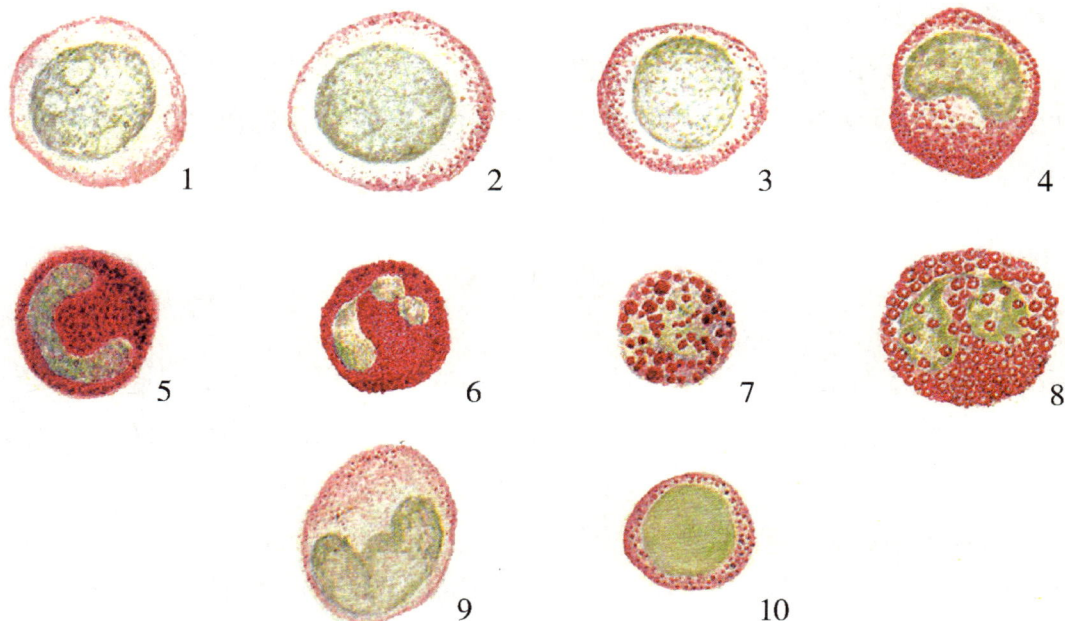

图21-12　各种细胞PAS染色

1. 原始粒细胞(−)；2. 早幼粒细胞(＋)；3. 中性中幼粒细胞(2+)；4. 中性晚幼粒细胞(3+)；5. 中性杆状核粒细胞(4+)；6. 中性分叶核粒细胞(4+)；7. 嗜碱性粒细胞(3+)；8. 嗜酸性粒细胞(3+)；9. 单核细胞(±)；10. 淋巴细胞(4+)。

1. 粒细胞系统　原始粒细胞糖原含量低,但随着细胞的成熟而逐渐增加,故分化好的原始粒细胞至中性分叶核粒细胞均呈阳性。嗜酸性粒细胞中颗粒之间的胞质呈红色;嗜碱性粒细胞中的嗜碱性颗粒呈阳性。

2. 红细胞系统　有核红细胞及红细胞均呈阴性反应。

3. 淋巴细胞系统　大多数阴性,少数阳性(阳性率常小于0.20),常呈颗粒状或块状。

4. 巨核细胞系统　巨核细胞和血小板阳性,呈粗大的紫色颗粒或团块状。

5. 其他细胞　单核细胞仅有少数细小、弥漫性分布的阳性颗粒;浆细胞多为阴性,少数呈阳性;巨噬细胞可呈阳性反应。

【临床意义】

1. 鉴别幼稚红细胞增生的性质　红白血病、骨髓增生异常综合征中有核红细胞呈阳性,有时有核红细胞阳性反应强且阳性率高,甚至红细胞也呈阳性。巨幼细胞贫血、溶血性贫血及再生障碍性贫血时,幼稚红细胞一般为阴性。

2. 鉴别白血病的类型　急性淋巴细胞白血病时,原、幼淋巴细胞的阳性率升高,呈粗颗粒状或块状。急性粒细胞白血病时,少数原粒细胞呈阳性,呈细颗粒状或均匀红色。急性单核细胞白血病时,原、幼单核细胞阳性反应呈弥漫分布的红色细颗粒,胞质边缘及伪足处颗粒明显,较粗大。

3. 其他疾病　淋巴瘤时瘤细胞阳性率高、阳性强,呈块状或粗颗粒状,但 R-S 细胞呈阴性或弱阳性;戈谢细胞呈强阳性,尼曼 - 皮克细胞呈阴性或弱阳性;骨髓转移性腺癌呈强阳性。

五、酯 酶 染 色

酯酶是一种水解酶类,不同细胞中所含酯酶的成分不同。利用细胞化学染色显示的细胞酯酶有特异性酯酶和非特异性酯酶两大类。临床上酯酶染色方法多采用偶氮偶联法。

(一)特异性酯酶染色

特异性酯酶(specific esterase,SE)主要指氯乙酸 AS-D 萘酚酯酶(NAS-DCE),几乎只出现在粒细胞中,特异性高,故又称"粒细胞酯酶",是中性粒细胞的标志酶。

【原理】

基质液中的氯乙酸 AS-D 萘酚被细胞内的氯乙酸 AS-D 萘酚酯酶水解产生 AS-D 萘酚,后者再与重氮盐偶联形成不溶性的有色沉淀,定位于胞质酶活性处。本试验常用的重氮盐为坚牢紫酱 GBC,形成红色沉淀。

【器材】

新鲜骨髓片、显微镜、染色缸、水浴箱等。

【试剂】

1. 10%甲醛-甲醇固定液。

2. Veronal乙酸缓冲液　甲液：三水合乙酸钠1.94g，巴比妥钠2.94g，加蒸馏水至100ml，溶解。乙液：盐酸0.85ml，加蒸馏水至100ml。取甲液50ml，乙液45ml，再加蒸馏水135ml，用1mol/L盐酸调pH至7.5～7.6。

3. 基质液　氯乙酸AS-D萘酚10mg，丙酮0.5ml，溶于5ml蒸馏水中，再加入Veronal乙酸缓冲液5ml，坚牢紫酱GBC盐10mg，混匀，过滤后立即染色，一次用完。

4. 复染液　10g/L甲基绿水溶液。

【操作】

1. 将新鲜涂片用冷甲醛-甲醇固定液固定30s，水洗后晾干。

2. 置于基质液中37℃温育30min，水洗后晾干。

3. 在复染液中复染5min，水洗，晾干后镜检。

4. 结果判断　细胞质中出现红宝石样颗粒为阳性反应。各种细胞染色结果见图21-13。

【参考区间】

1. 粒细胞系统　分化差的原始粒细胞呈阴性，分化好的原始粒细胞呈阳性，自早幼粒细胞至成熟中性粒细胞均呈阳性，但酶活性并不随着细胞的成熟而增强。嗜酸性粒细胞呈阴性或弱阳性，嗜碱性粒细胞呈阳性。

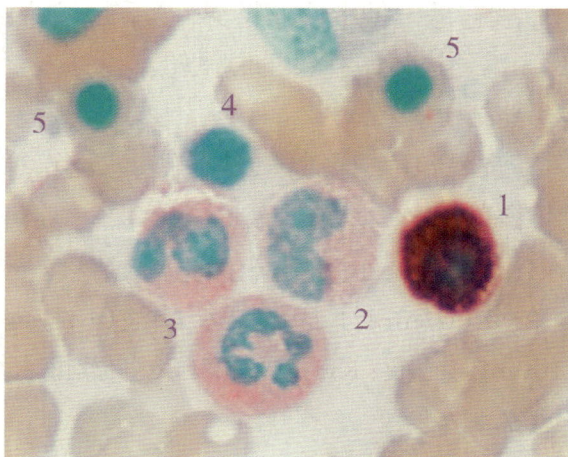

图21-13　各种细胞NAS-DCE染色（甲基绿复染）
1.嗜碱性粒细胞阳性；2.中性晚幼粒细胞阳性；
3.分叶核粒细胞阳性；4.淋巴细胞阴性；
5.幼稚红细胞阴性。

2. 单核细胞系统　绝大多数为阴性，仅个别单核细胞系统的细胞呈弱阳性。

3. 其他细胞　肥大细胞呈阳性；巨核细胞、血小板、淋巴细胞、幼稚红细胞等均呈阴性。

【临床意义】

急性粒细胞白血病时，原始粒细胞呈阳性或阴性，所以染色结果为阴性者不能排除。急性早幼粒细胞白血病时，早幼粒细胞呈强阳性。急性单核细胞白血病时，原始、幼稚单核细胞多呈阴性反应。急性粒-单核细胞白血病时，部分白血病细胞（原始和早幼粒细胞）呈阳性反应。急性淋巴细胞白血病时，原始、幼稚淋巴细胞呈阴性反应。

（二）非特异性酯酶染色

非特异性酯酶（non-specific esterase，NSE）又称单核细胞酯酶。细胞的非特异性酯酶及其同工酶种类很多，凡作用于短链脂肪酸的酶均称为非特异性酯酶。根据反应所需 pH 不同，分为酸性非特异性酯酶、碱性非特异性酯酶和中性非特异性酯酶，后者包括 α-乙酸萘酚酯酶、乙酸 AS-D 萘酚酯酶等。下面介绍 α-乙酸萘酚酯酶（α-NAE）染色法。

【原理】

细胞内的 α-NAE 在 pH 中性的条件下能将 α-乙酸萘酚水解，产生的 α-萘酚与基质液中的重氮盐偶联形成不溶性的有色沉淀，定位于细胞质内酶活性处。本试验常用的重氮盐为坚牢蓝 B，形成棕黑色或灰黑色沉淀。α-NAE 存在于单核细胞、粒细胞和淋巴细胞中，故它是一种中性非特异性酯酶。单核细胞的阳性可被氟化钠抑制，所以 α-NAE 染色时通常要进行氟化钠抑制试验。

【器材】

新鲜骨髓片、显微镜、染色缸、水浴箱等。

【试剂】

1. 固定液　10% 甲醛生理盐水溶液。

2. 0.067mol/L 磷酸盐缓冲液（pH7.4）　甲液：$Na_2HPO_4 \cdot 12H_2O$ 2.388g 加蒸馏水至 100ml。乙液：KH_2PO_4 0.908g 加蒸馏水至 100ml。甲液 87ml、乙液 13ml 混合，调整 pH 至 7.4。

3. 基质液　0.067mol/L 磷酸盐缓冲液 50ml，一边充分振荡一边缓慢加入 10g/L α-乙酸萘酚（用 50% 丙酮为溶剂）1.0ml，最后加入重氮盐（坚牢蓝 B 等）50mg，振荡溶解，过滤后立即使用。

4. 复染液　10g/L 甲基绿水溶液。

【操作】

1. 将新鲜涂片用 10% 甲醛生理盐水溶液固定 5min，水洗后晾干。

2. 置于基质液中 37℃温育 1h，水洗后晾干。

3. 在复染液中复染 5min，充分水洗，晾干后镜检。

4. 氟化钠抑制试验　1ml 基质液中加入氟化钠 1.5mg，按上述方法染色。

5. 结果判断

（1）细胞质内有灰黑色或棕黑色弥漫性或颗粒状沉淀为阳性反应（图 21-14）。

（2）氟化钠抑制率计算：两种方法染色后，油镜计数 100 个或 200 个细胞，分别计算出抑制前和抑制后的阳性率。氟化钠抑制率（%）= 100%×（抑制前阳性率或阳性积分 — 抑制后阳性率或阳性积分）/ 抑制前阳性率或阳性积分。凡抑制率＞50% 者，提示被氟化钠抑制。

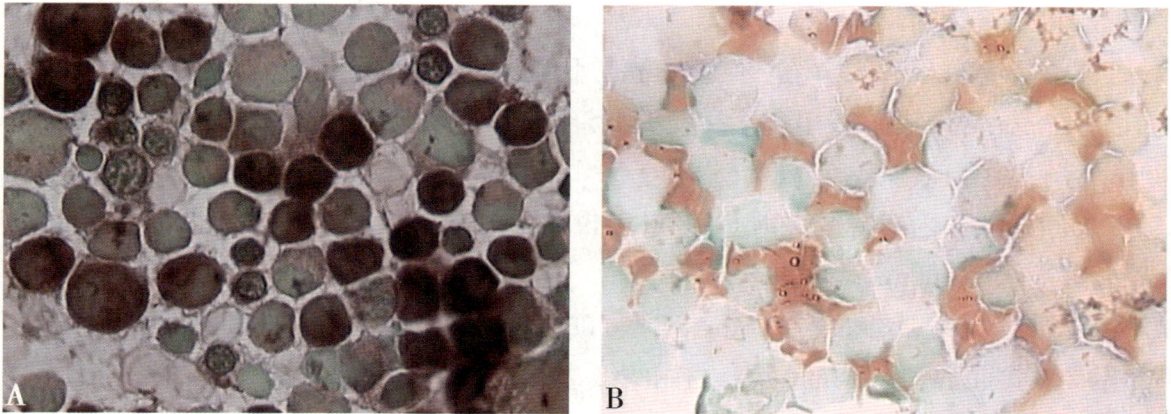

图 21-14　急性单核细胞白血病 α-NAE 染色（甲基绿复染）

A.急性单核细胞白血病强阳性；B.加氟化钠后，阳性的白血病细胞被抑制。

【参考区间】

1. 单核细胞系统　分化差的原始单核细胞呈阴性，分化好的原始、幼稚及成熟的单核细胞呈弥散性絮状阳性，阳性反应能被氟化钠抑制。

2. 其他细胞　粒系细胞、红系细胞、淋巴细胞多数阴性，少数呈细小颗粒状阳性，阳性反应不能被氟化钠抑制；巨核细胞和血小板呈阳性，阳性反应不能被氟化钠抑制；浆细胞呈阴性。

【临床意义】

急性单核细胞白血病时，白血病细胞大多数呈阳性反应，此反应能被氟化钠抑制。急性粒细胞白血病时，白血病细胞多为阴性反应，少数呈阳性反应，但此反应不被氟化钠抑制。急性粒 - 单核细胞白血病时，阳性反应的单核细胞系白血病细胞能被氟化钠抑制，而粒系白血病细胞则不被氟化钠抑制。

六、中性粒细胞碱性磷酸酶染色

中性粒细胞碱性磷酸酶（neutrophil alkaline phosphatase，NAP）是成熟粒细胞 S 颗粒释放的一种酶，因此 NAP 活性反应主要出现于中性粒细胞成熟阶段，其他细胞皆为阴性。显示 NAP 的方法很多，ICSH 推荐使用卡氏（Kaplow）偶氮偶联法，目前国内也常用此法。

【原理】

NAP 在 pH9.2～9.6 的碱性条件下能水解基质液中的磷酸萘酚钠，释放出萘酚，后者与重氮盐偶联成不溶性有色沉淀，定位于细胞质酶活性处。

【器材】

新鲜外周血片、显微镜、染色缸、水浴箱等。

1. 10% 甲醛 - 甲醇固定液　甲醛 10ml，甲醇 90ml，混合后置 4℃冰箱保存。

2. 0.2mol/L 丙二醇缓冲液贮备液　2- 氨基 -2- 甲基 -1，3- 丙二醇 10.5g，加蒸馏水至 500ml，溶解后置 4℃冰箱保存。

3. 0.05mol/L 丙二醇缓冲液应用液（pH9.75）　0.2mol/L 贮备液 25ml、0.1mol/L 盐酸 5ml，加蒸馏水至 100ml。

4. 基质液　α- 磷酸萘酚钠 5mg 溶于 0.05mol/L 丙二醇缓冲液 5ml 中，再加坚牢紫酱 GBC 盐（或重氮坚牢蓝）5mg，混合后用滤纸过滤，立即使用。

5. 复染液　2g/L 核固红染液。

【操作】

1. 将新鲜涂片用冷甲醛 - 甲醇固定液固定 30s，水洗后晾干。

2. 置于基质液中室温下温育 10 ～ 15min，水洗 1 ～ 2min 后晾干。

3. 在复染液中复染 2min，水洗，晾干后镜检。

4. 结果判断　①中性粒细胞胞质中出现有色沉淀为阳性。因重氮试剂不同，呈棕红色或紫黑色沉淀（图 21-15）。②计算阳性率和积分值：在油镜下，计数 100 个成熟中性粒细胞（包括中性分叶核和杆状核粒细胞），分 5 级计分（表 21-6）。记录其阳性反应细胞所占的百分率即为阳性率，阳性反应细胞的分值相加即为总积分值。

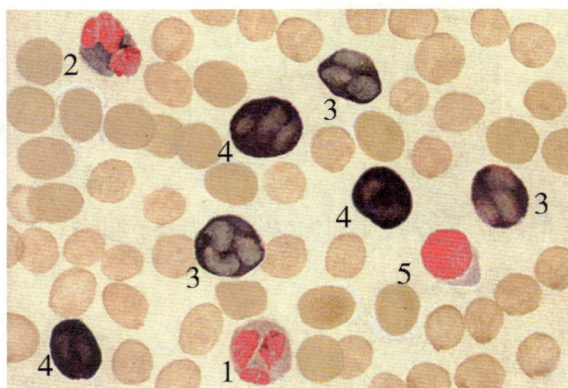

图 21-15　NAP 染色

1.中性粒细胞（+）；2.中性粒细胞（2+）；
3.中性粒细胞（3+）；4.中性粒细胞（4+）；
5.淋巴细胞（-）。

表 21-6　NAP 染色结果判断

计分	分级	细胞
0分	-	胞质中无阳性染色颗粒
1分	+	胞质中含少量颗粒或呈弥漫浅色
2分	2+	胞质中含中等量颗粒或呈弥漫着色
3分	3+	胞质中含丰富的颗粒或呈弥漫较深色
4分	4+	胞质中充满粗大颗粒或呈弥漫深色

阳性率<40%，积分值为 30～130 分。由于各实验室条件不同，参考区间有很大差异，各单位应建立自己实验室的参考区间。

【临床意义】

NAP 是成熟粒细胞的标志酶，随着细胞成熟，酶的活性也逐渐增强。NAP 活性的变化有助于某些疾病的诊断和鉴别诊断。

1. 慢粒与类白反应的鉴别　前者 NAP 活性明显下降，积分值常为零；后者则显著增高。

2. PNH 与再生障碍性贫血的鉴别　前者 NAP 活性常降低；后者常增高。

3. 急性白血病细胞类型的鉴别　急性淋巴细胞白血病时 NAP 活性常增高，急性粒细胞白血病时常降低，急性单核细胞白血病一般正常或减低。

4. 感染类型的鉴别　细菌感染(尤其是化脓性感染)时 NAP 活性明显增高；病毒、支原体、衣原体或寄生虫、立克次体感染时常无明显变化。

七、酸性磷酸酶染色

酸性磷酸酶(ACP)存在于细胞的溶酶体颗粒中，有些细胞的酸性磷酸酶耐酒石酸，故抗酒石酸酸性磷酸酶染色有助于某些疾病的诊断及鉴别诊断。临床 ACP 染色应用较少，主要用于多毛细胞白血病的诊断及脂质代谢障碍性疾病的鉴别：①多毛细胞呈阳性，阳性反应不被 L- 酒石酸抑制，但 ACP 阴性者并不能排除多毛细胞白血病的可能性；②戈谢细胞呈阳性，尼曼 - 匹克细胞呈阴性；③T 淋巴细呈阳性，B 淋巴细胞呈阴性或弱阳性。

> **知识链接**
>
> ## 骨髓活体组织检查
>
> 骨髓活体组织检查简称骨髓活检，是观察骨髓组织结构和空间定位、补充骨髓细胞学检验的一种有效方法。骨髓活检的优点在于取材多，且活组织切片不仅能显示骨髓造血组织的结构、骨髓细胞之间及组织之间的相互关系，还能显示骨小梁、血管、脂肪和结缔组织基质间的解剖学关系，能够全面了解骨髓病理学改变。2008 年 ICSH 就提出，完整的、优化的骨髓检查应包括：骨髓细胞学、骨髓组织学、血涂片检查以及上述标本的细胞或组织化学染色及免疫化学染色检查。

第三节　正常骨髓象

一、成人骨髓象

正常骨髓象应具备以下特征：①有核细胞增生活跃；②各系各阶段细胞比例大致正常；③各系各阶段细胞形态无明显异常；④无其他异常细胞及寄生虫。

由于骨髓标本采集部位不同、被检者个体的差异、检验人员技术水平及细胞划分标准等的不同，各单位骨髓各种细胞的参考区间变化较大，目前尚无统一的参考区间。但符合表 21-7 者，可视为大致正常骨髓象（成人）。

表 21-7　正常成人骨髓象特点

骨髓象	特点
增生程度	增生活跃
粒红比值	（2~4）：1
粒细胞系统	占 40%~60%。其中原始粒细胞<2%，早幼粒细胞<5%，中性中幼粒细胞约 8%，中性晚幼粒细胞约 10%，中性杆状核粒细胞约 20%，中性分叶核粒细胞约 12%，嗜酸性粒细胞<5%，嗜碱性粒细胞<1%
红细胞系统	占 20%~25%，以中、晚幼红细胞为主（各占 10%），原始红细胞<1%，早幼红细胞<5%
淋巴细胞系统	占 20%~25%，均为淋巴细胞，原始淋巴细胞罕见，幼淋巴细胞偶见
单核细胞系统	<4%，均为单核细胞，原始单核细胞罕见，幼稚单核细胞偶见
浆细胞系统	<2%，均为浆细胞，原始浆细胞罕见，幼稚浆细胞偶见
巨核细胞系统	在 1.5cm×3.0cm 涂片中，可见巨核细胞 7~35 个，其中原始巨核细胞不见或偶见，幼稚巨核细胞占 0~10%，颗粒型巨核细胞占 10%~50%，产血小板型巨核细胞占 20%~70%，裸核型巨核细胞占 0~30%。血小板易见，成堆存在
其他细胞	如网状细胞、吞噬细胞、组织嗜碱细胞等偶见，分裂象细胞少见，不见寄生虫和异常细胞
细胞形态	各种有核细胞、成熟红细胞及血小板形态正常

二、小儿骨髓象

小儿时期血液系统发育尚未完全成熟,其造血功能、血细胞成分组成、生理变化等与成人有较大差异,不同年龄段之间的小儿也会有差别。从初生婴儿到学龄儿童期,其骨髓象呈逐渐接近成人的动态变化。通常儿童骨髓有核细胞较成人丰富,增生程度较高,为增生明显活跃或增生活跃;年龄越小,粒系细胞越少,幼稚粒细胞所占比例越高,特别是7天内的新生儿早幼粒细胞高者可达6%~7%;年龄越小,红系细胞越多,初生24h内幼稚红细胞百分率较高,最高者可达70%,外周血中也可出现幼稚红细胞,但2~3天内很快下降,至2~3个月时,经过生理性贫血阶段,逐渐接近成人的数值;巨核细胞系统出生时已达与成人相似水平;淋巴细胞与外周血一样偏高,为30%~50%。由于小儿时期造血功能不稳定,在外界刺激下容易发生血细胞过度增生或过度抑制。

本章小结

骨髓检验主要包括骨髓细胞形态学检验、细胞化学染色等。骨髓细胞形态学检验是骨髓检验最常规和最基本的方法。正确识别骨髓中红细胞、粒细胞、巨核细胞、单核细胞、淋巴细胞及浆细胞系统正常细胞形态特点是进行骨髓细胞形态学检验的基础。在取材良好,涂片、染色满意的前提下,按照程序对骨髓细胞进行检验,综合分析骨髓象、血象变化,并结合临床资料,客观作出骨髓细胞学检验的诊断意见和建议。

细胞化学染色是以细胞形态学为基础,对细胞内的某些化学物质进行分析的一种方法。细胞化学染色种类较多,不同染色具有不同的作用,主要是用于辅助血液系统等疾病的诊断和鉴别诊断、观察疾病治疗效果和判断预后。

(陈建国)

第二十二章 | 常见血液病检验

学习目标

1. 掌握：贫血和白血病的概念；白血病 FAB 分型；IDA、MA、AA、AML、ALL、CML 的血象和骨髓象特点。
2. 熟悉：急性白血病 WHO 分型；MDS 分型；其他常见血液病的血象、骨髓象特点。
3. 了解：常见血液病的发病机制、临床表现。

案例

患者，男性，46 岁。因皮肤瘀斑 1 个月、头疼 10 天入院。查体：贫血貌，全身可见散在大小不等瘀斑，压之不褪色，以四肢为主，胸骨下段压痛，肝脾肋下未触及。血常规：WBC $3.4×10^9$/L，RBC $3.32×10^{12}$/L，Hb 89g/L，PLT $79×10^9$/L。骨髓象：骨髓增生明显活跃，其中原始粒细胞占 45%（NEC），其余各阶段粒细胞占 35%，单核细胞占 14%，红系增生明显减低，仅见散在的巨核细胞。

请问：

1. 结合上述资料分析，该患者最可能的诊断是什么？为什么？
2. 该患者骨髓细胞化学染色可出现哪些阳性结果？

第一节 贫 血

一、概 述

（一）贫血的概念

贫血是指多种原因引起外周血红细胞数、血红蛋白量和血细胞比容低于参考区间下限的一种症状。

贫血时由于红细胞数量减少，运输氧气和二氧化碳的能力下降，造成机体各组织器官缺氧，从而出现一系列的症状和体征。贫血并不是一种独立的疾病，而是很多疾病的一种症状。贫血症状的轻重程度取决于产生贫血的原因、发展速度、患者机体状况和造血代偿能力。

（二）贫血的分级

根据血红蛋白含量可将贫血程度分为4级（表22-1）。不同程度的贫血出现的症状和临床表现也各不相同。

表22-1 贫血程度分级

程度	Hb/($g \cdot L^{-1}$)	症状
轻度	91至正常参考区间下限	症状轻微
中度	61~90	体力劳动后心慌、气短
重度	31~60	休息时也感心慌、气短
极重度	≤30	常合并贫血性心脏病

（三）贫血的分类

贫血的分类方法主要有三种：一是依据外周血成熟红细胞的形态；二是依据贫血的病因和发病机制；三是依据骨髓细胞增生情况和形态变化。三种分类方法各有优缺点，在临床实践中可结合应用。

1. 贫血的形态学分类

（1）Wintrobe分类法：1934年Wintrobe根据成熟红细胞MCV、MCH、MCHC三个平均值，将贫血分为正细胞性贫血、大细胞性贫血、单纯小细胞性贫血、小细胞低色素性贫血四类，具体参见第三章第七节。

（2）Bessman分类法：随着血细胞分析仪的广泛应用，Bessman提出了MCV/RDW分类法，将贫血分为小细胞均一性贫血、小细胞不均一性贫血、正细胞均一性贫血、正细胞不均一性贫血、大细胞均一性贫血、大细胞不均一性贫血六类，具体参见第四章第四节。

2. 根据贫血的病因和发病机制分类（表22-2）

3. 根据骨髓增生情况分类

（1）增生性贫血：见于缺铁性贫血、溶血性贫血、失血性贫血等。

（2）增生不良性贫血：见于再生障碍性贫血、纯红细胞再生障碍性贫血等。

表22-2　贫血的病因和发病机制分类

病因		发病机制	疾病举例
红细胞生成减少	骨髓造血功能障碍	干细胞分化增殖障碍	再生障碍性贫血
		骨髓被异常组织侵害	骨髓病性贫血（如白血病、骨髓瘤、骨髓转移癌等）
		骨髓造血功能低下	继发性贫血（如肾病、肝病、感染性疾病等）
	造血物质缺乏或利用障碍	铁缺乏	缺铁性贫血
		铁利用障碍	铁粒幼细胞贫血
		维生素 B_{12} 或叶酸缺乏	巨幼细胞贫血
红细胞破坏过多		红细胞膜缺陷	遗传性球形红细胞增多症、阵发性睡眠性血红蛋白尿症
		红细胞酶缺陷	葡萄糖-6-磷酸脱氢酶缺乏症
		血红蛋白异常	珠蛋白生成障碍性贫血、异常血红蛋白病
		免疫因素	自身免疫性溶血性贫血
		其他（理化、感染）	脾亢、微血管病性溶血性贫血
红细胞丢失过多		急性失血	急性失血性贫血
		慢性失血	钩虫病性贫血

（3）骨髓红系成熟障碍性贫血：见于巨幼细胞贫血。

（四）贫血的诊断

贫血并非一种疾病，而是临床常见的症状，其正确诊断需要综合分析临床症状、体征和各种实验室检查结果。诊断贫血常用的实验室检查有血液一般检验、红细胞形态观察、网织红细胞计数、骨髓细胞形态学检验、病理组织学检查及病因检查等。其诊断应包括三个步骤：①确定有无贫血；②贫血的程度及类型；③查明贫血的原因或原发病。只有针对贫血的病因进行治疗，才能获得良好的效果。

二、缺铁性贫血

（一）概述

缺铁性贫血（iron deficiency anemia，IDA）是由于体内贮存铁缺乏，不能满足正常红细胞合成血红蛋白的需要而发生的贫血。形态学上表现为小细胞低色素性贫血。缺铁性贫血是临床上最常见的一种贫血。

铁是合成血红蛋白的原料，正常人体制造血红蛋白的铁主要来源于衰老红细胞破坏后释放的铁，而铁的吸收和排泄量很少，一般饮食中的铁已足够补充人体的需要，不易发生缺铁现象。

缺铁的主要原因有：①人体摄入铁的量不足，如偏食造成膳食中铁不足。②需铁量增加，如婴幼儿生长发育快、妇女妊娠期及哺乳期等。③铁吸收障碍，见于胃肠道疾病。④铁丢失过多，如月经量过多、钩虫病等造成的失血。

临床上缺铁可分为储存铁缺乏、缺铁性红细胞生成和缺铁性贫血三个阶段。体内缺铁最早受影响的是骨髓、肝、脾等贮铁器官，先是组织中铁蛋白和含铁血黄素消失，接着幼红细胞中的铁小粒消失，血清铁浓度降低至正常范围以下，最后出现贫血。典型的小细胞低色素性贫血出现于晚期缺铁较严重时。作为对贫血的功能代偿，骨髓造血功能活跃，红骨髓量增多。

缺铁性贫血的临床表现主要有皮肤和黏膜颜色苍白、疲乏无力、头晕耳鸣、眼花、记忆力减退等贫血一般临床表现，还可见指甲凹陷、匙状甲、舌炎、口角炎、胃炎、黏膜萎缩、胃酸缺乏、皮肤干燥、头发脱落和干燥、少光泽；儿童有体格及智力发育受影响、异食癖、厌食、对各种感染抵抗力减低等表现。

（二）实验室检查

【血象】

1. 轻度贫血时，血红蛋白下降，红细胞数可正常，红细胞形态大致正常或仅有极轻度的异形。严重贫血时，血红蛋白比红细胞减少更为明显，红细胞大小不一，以小红细胞为主，中心淡染区扩大，严重时可出现环形红细胞，呈典型小细胞低色素性变化，MCV、MCHC、MCH 均降低，RDW 增高。

2. 网织红细胞计数可轻度增高，一般为 2%～3%。严重贫血时可出现有核红细胞和异形红细胞。

3. 白细胞和血小板大致正常。寄生虫感染所致的缺铁性贫血可有嗜酸性粒细胞增多。

【骨髓象】

1. 骨髓增生活跃或明显活跃。

2. 红系增生明显，粒红比值减小，以中、晚幼红细胞增生为主，各阶段幼红细胞体积偏小；胞核偏小，染色质粗糙紧密，染深紫红色，晚幼红细胞核可固缩成炭核；胞质量少，边缘不整齐，呈锯齿状，着色偏碱。因胞质的发育落后于胞核，呈"核老质幼"现象。成熟红细胞形态学变化同外周血。

3. 粒系细胞比例相对减低，各阶段比例及细胞形态大致正常。如为寄生虫感染所致的缺铁性贫血,嗜酸性粒细胞可增高。

4. 巨核细胞和血小板大致正常。

缺铁性贫血血象和骨髓象变化见图22-1。

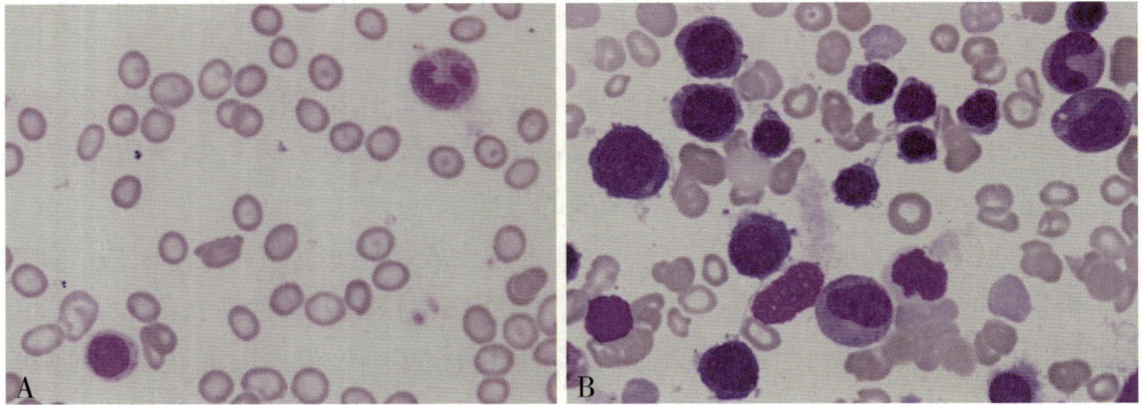

图 22-1　缺铁性贫血血象和骨髓象
A.血象;B.骨髓象。

【其他检验】

1. 细胞化学染色　细胞外铁显著减少可为阴性;细胞内铁减少,幼红细胞中铁小粒减少且着色浅淡。

2. 铁代谢检验

(1)血清铁蛋白测定:血清铁蛋白是铁的一种贮存形式,是判断体内铁贮存状态最敏感的指标之一,人体在缺铁时贮存铁下降即导致血清铁蛋白降低。

(2)总铁结合力(TIBC)及转铁蛋白饱和度(TS)测定:TIBC 是指血清中转铁蛋白全部与铁结合后铁的总量,缺铁时可升高;TS 是指血清铁在总铁结合力中所占的比值,缺铁时降低。

(3)红细胞游离原卟啉(FEP):原卟啉与铁结合形成亚铁血红素,再与珠蛋白合成血红蛋白。由于铁的缺乏,血红蛋白合成减少,红细胞中游离原卟啉的浓度增高。

三、巨幼细胞贫血

(一)概述

巨幼细胞贫血(megaloblastic anemia, MA)是由于维生素 B_{12} 或叶酸缺乏以及其他原因导致 DNA 合成障碍所致的贫血。叶酸和维生素 B_{12} 缺乏常见的原因为摄入不足和吸收障碍。

叶酸主要来自绿色新鲜蔬菜,易被光、热分解破坏,食物贮存过久、腌制、烹调不当可使其分解破坏,造成摄入不足。妊娠期、哺乳期、儿童生长发育期,叶酸需要量增加,若膳食中补充不足,可造成叶酸缺乏。食物中叶酸主要在近端空肠吸收,肠功能紊乱、腹泻、小肠切除术后可致叶酸吸收障碍。

维生素 B_{12} 主要来自动物类食物,如肉、蛋、奶等。它的吸收首先经胃液消化,然后与胃壁细胞分泌的内因子结合成复合体,在回肠末端吸收。长期素食者可因摄入不足引起维生素 B_{12} 缺乏。胃肠手术后、萎缩性胃炎、肠功能紊乱、回盲部疾病等往往易引起维生素 B_{12} 吸收障碍。

巨幼细胞贫血一般起病缓慢,除具有贫血的一般症状外,还可出现舌炎症状,如舌痛及舌质发红,检查可见舌乳头萎缩,还可出现一系列神经系统症状,如手足麻木、感觉障碍、行走困难以及嗜睡、精神错乱等。

（二）实验室检查

【血象】

1. 红细胞数比血红蛋白量减少更为明显,为大细胞不均一性贫血,MCV、MCH 升高,MCHC 多正常,RDW 增加。血涂片中成熟红细胞体积大小不等,以大红细胞为主,中心淡染区缩小甚至消失,并可出现椭圆形大红细胞、染色质小体、Cabot 环、嗜多色性红细胞、幼红细胞等。

2. 白细胞正常或降低,中性粒细胞体积偏大,可出现分叶过多的核右移现象,偶见幼稚粒细胞。

3. 血小板正常或减少,可见巨大血小板。

【骨髓象】

1. 骨髓增生明显活跃。

2. 红系增生显著,分裂象多见,粒红比值降低。各阶段幼红细胞的比例随贫血程度而改变,贫血愈重,早期幼红细胞比例愈高。可见各阶段巨幼红细胞,常>10%,该细胞体积比同阶段的正常幼红细胞大,核染色质相对细致疏松,胞质丰富,胞核发育明显落后于胞质,呈现"核幼质老"现象。可见双核、多核巨幼红细胞,晚幼红细胞可见核出芽、分叶和碎裂现象。成熟红细胞形态变化同外周血。

3. 粒系细胞比例相对减低,中幼粒细胞以下阶段可见巨幼变,以巨晚幼粒细胞、巨杆状核粒细胞多见,中性分叶核粒细胞可见核分叶过多的现象。

4. 巨核细胞数量大多正常,可见巨幼变和分叶过多的形态改变。血小板偏少,可见巨大血小板。

巨幼细胞贫血血象和骨髓象变化见图 22-2。

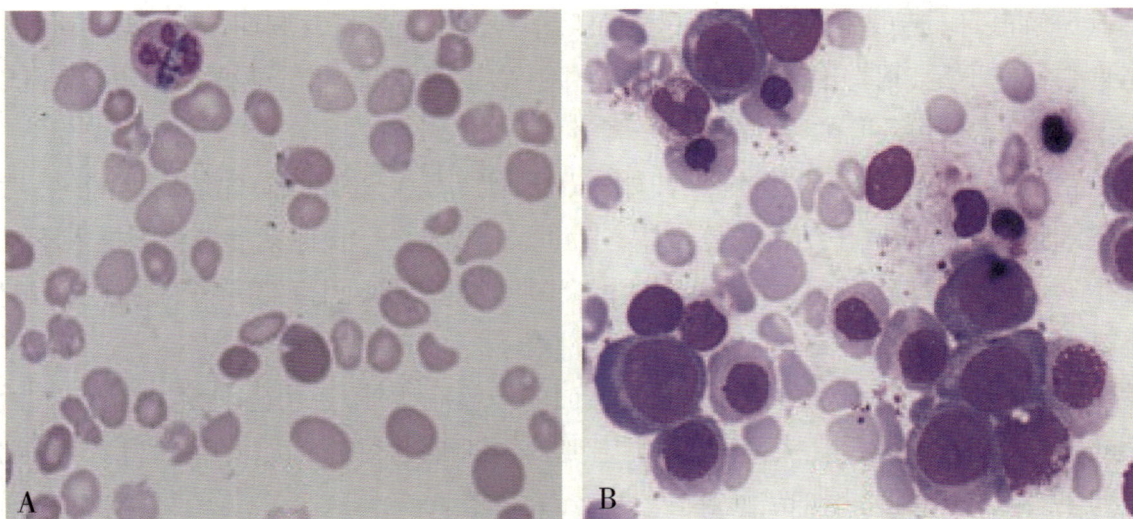

图 22-2 巨幼细胞贫血血象和骨髓象

A.血象；B.骨髓象。

试验性治疗

对于巨幼细胞贫血（MA）的诊断，除血象、骨髓象检验外，还有赖于血清维生素 B_{12} 及叶酸含量测定，MA 时两者减低。但临床上怀疑营养性巨幼细胞贫血而又无条件进行上述检验时，可给予患者每日叶酸 200μg 或维生素 B_{12} 1μg 治疗 7～10 天。MA 对治疗药物的反应很敏感，用药 48h 左右血中网织红细胞即开始增加，于 7～8 天达高峰，同时患者的血象、骨髓象和临床症状均会有所改善甚至恢复。据此可判断叶酸缺乏抑或维生素 B_{12} 缺乏。此即试验性治疗，简便易行，准确性较高。

四、再生障碍性贫血

（一）概述

再生障碍性贫血（aplastic anemia，AA）简称再障，是由于某些先天或后天获得的原因引起的骨髓造血组织减少，造血功能衰竭，导致外周血全血细胞减少的一组综合征。各年龄段均可发病，但以青壮年多见；男性发病率略高于女性。主要表现为进行性贫血、出血及感染，一般无淋巴结和脾肿大，反复感染及长期多次输血亦可使脾轻度肿大。根据疾病变化速度和病情轻重，结合血象和骨髓象，可将再障分为急性型和慢性型两种。

1. 急性型再障　又称重型再障I型。起病急，进展迅速，常以出血和感染为主要表现。初期贫血常不明显，但随着病程发展呈进行性变化。几乎均有出血倾向，60% 以上有内脏出血，皮肤、黏膜出血广泛而严重且不易控制。感染严重，可引发败血症和肺炎。

若治疗不当,多数患者在1年内死亡。

2. 慢性型再障　又称重型再障Ⅱ型。起病缓慢,以贫血为主要表现,出血多限于皮肤黏膜且不严重。可并发感染,但常以呼吸道为主,容易控制,病程可长达10余年。

本病的病因复杂,约半数以上病例找不到明显的病因,称为原发性再障。部分病例由化学(如药物或化学物质中毒)、生物(如病毒感染和免疫反应)或物理(如电离辐射)因素对骨髓的损害所引起,称为继发性再障。

(二)实验室检查

【血象】

1. 红细胞进行性减少,多为正细胞正色素性贫血,网织红细胞减少。急性再障时,血红蛋白<30g/L,网织红细胞比值<1%、绝对值<15×10^9/L,一般无有核红细胞出现。

2. 白细胞明显减少,中性粒细胞减少最为显著。急性再障时,中性粒细胞绝对值<0.5×10^9/L,细胞形态变化不大,淋巴细胞比例相对增高。

3. 血小板减少,尤其在急性再障时血小板常<20×10^9/L。血小板体积变小,颗粒减少,功能减低。

【骨髓象】

1. 有核细胞增生减低或重度减低。慢性再障时,骨髓呈向心性受累,穿刺部位不同,骨髓的增生情况不一,如遇代偿增生灶,可出现增生活跃现象。

2. 粒系细胞明显减少,特别是早期幼稚粒细胞减少,主要见晚幼粒细胞和成熟粒细胞。

3. 红系细胞明显减少,主要见晚幼红细胞。该类细胞多数胞核小,常偏于一侧,核染色质高度致密、固缩,染深紫黑色如"炭核"。

4. 巨核细胞显著减少或不见,血小板明显减少。

5. 淋巴细胞相对增多,以成熟淋巴细胞为主,比例可高达80%。

6. 非造血细胞如浆细胞、破骨细胞、网状细胞、组织嗜碱细胞等相对增多。

再生障碍性贫血的血象和骨髓象变化见图22-3。

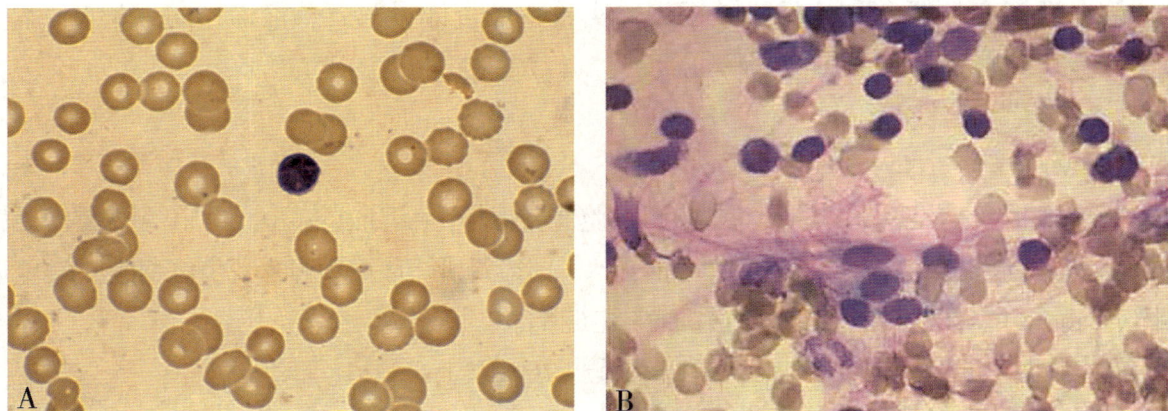

图22-3　再生障碍性贫血血象和骨髓象
A.血象;B.骨髓象。

AA 诊断标准

AA 诊断与治疗中国专家共识 2017 版如下:

1. 血常规检查 全血细胞(包括网织红细胞)减少,淋巴细胞比例增高。至少符合以下 3 项中的 2 项:① Hb<100g/L;② PLT<50×10^9/L;③中性粒细胞绝对值<1.5×10^9/L。

2. 骨髓穿刺 多部位(不同平面)骨髓增生减低或重度减低;小粒空虚,非造血细胞(淋巴细胞、网状细胞、浆细胞、肥大细胞等)比例增高;巨核细胞明显减少或缺如;红系、粒系细胞均明显减少。

3. 骨髓活检(髂骨) 全切片增生减低,造血组织减少,脂肪组织或非造血细胞增多,网硬蛋白不增加,无异常细胞。

4. 其他 必须除外先天性和其他获得性、继发性骨髓造血衰竭综合征。

【其他检验】

1. 细胞化学染色 ①骨髓铁染色:细胞内铁、外铁均增多。② NAP 染色:活性和积分增高。

2. 骨髓活检 出现干抽时可进行骨髓活检,骨髓活检病理切片中造血组织(尤其是巨核细胞)显著减少,脂肪组织增多,有淋巴细胞、浆细胞和组织细胞分布在疏松的间质中。

五、溶血性贫血

(一)概述

溶血性贫血的概念和分类以及相关的实验室检查详见第五章溶血性贫血检验,本节主要介绍其血象和骨髓象的一般特征。

(二)实验室检查

【血象】

1. 红细胞、血红蛋白减少。成熟红细胞形态因产生溶血的病因不同,可大致正常,也可出现不同的异常改变,如球形、椭圆形、口形、靶形等。易见嗜多色红细胞、染色质小体、Cabot 环、嗜碱性点彩红细胞和有核红细胞。

2. 网织红细胞明显增多,常>5%,甚至达 70% 以上。

3. 白细胞正常或增多,可见少量幼稚粒细胞。

4. 血小板多为反应性增高。

【骨髓象】

1. 骨髓增生明显活跃。

2. 红系细胞增生显著，粒红比值减低。各阶段幼红细胞均见增多，但以中、晚幼红细胞增多为主，形态变化不明显，易见幼红细胞分裂象。成熟红细胞变化同外周血。

3. 粒系细胞比例相对减低，形态大致正常。

4. 巨核细胞数量正常或增多，形态大致正常。血小板同外周血。

溶血性贫血骨髓象变化见图22-4。

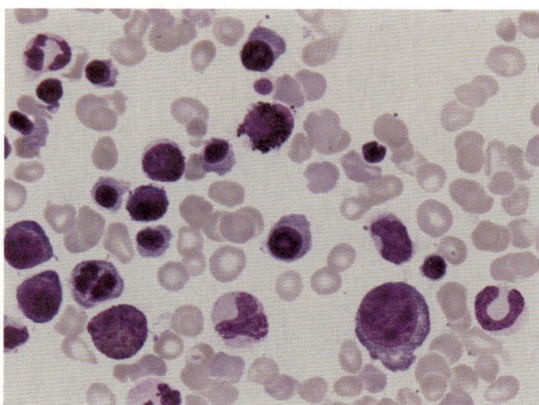

图 22-4　溶血性贫血骨髓象

第二节　白　血　病

一、概　述

（一）白血病的概念

白血病是一类造血干细胞的恶性克隆性疾病，是造血系统恶性肿瘤。其特征为造血组织中一系或多系细胞异常增生伴分化成熟障碍和凋亡减少，并可浸润全身各组织和脏器，正常造血功能受抑制。外周血细胞也有量和质的变化。临床表现主要为贫血、出血、发热和肝、脾、淋巴结肿大等，若治疗不及时可危及生命。

白血病是我国常见的恶性肿瘤之一，约占恶性肿瘤总发病率的 5%，以儿童和青少年居多。在恶性肿瘤的死亡率中男、女性分别占第 6 位和第 8 位，儿童及 35 岁以下人群中占第 1 位。

关于白血病的确切病因至今未明，有关研究表明可能与某些病毒感染、遗传因素、放射线、化学药物等因素有关。此外，染色体的断裂和易位可使癌基因激活或位置发生移动，染色体内基因结构的改变可直接引起细胞发生突变。免疫功能的降低也有助于白血病的发生。

（二）白血病的分类与分型

1. 白血病的分类　根据白血病细胞分化程度和自然病程分为急性白血病和慢性白血病两大类。

（1）急性白血病（acute leukemia，AL）：白血病细胞分化停滞在较早阶段，多为原始和幼稚细胞，一般高于30%，病情发展快，自然病程短于 6 个月。

（2）慢性白血病（chronic leukemia）：白血病细胞的分化较好，多为成熟和较成熟的细胞，病程发展缓慢，自然病程大多超过 1 年。

2. 白血病的分型

（1）FAB 形态学分类与分型：1976 年法（F）、美（A）、英（B）三国专家协作组在传统形态学的基础上结合细胞化学染色方法，提出了关于急性白血病的形态学分类方案，后来又经过不断修订和完善，将急性白血病分为急性淋巴细胞白血病和急性髓细胞性白血病两大类，每一类又有若干亚型，并确定原始细胞≥30% 为急性白血病的诊断标准。

（2）MICM 分型：1986 年 FAB 协作组协同免疫学专家、细胞遗传学专家提出了形态学（M）、免疫学（I）、细胞遗传学（C）相结合的分型方案，即 MIC 分型。该分型法以形态学为基础、免疫学和细胞遗传学作补充，相互结合，弥补了 FAB 分型的一些局限性。近年来随着分子生物学技术的发展，发现许多白血病的染色体易位引起基因发生改变，形成了新的融合基因，可以通过 PCR 技术加以检出，对白血病的诊断更灵敏和特异，于是在 MIC 分型基础上结合分子生物学（M）的检测内容，形成了 MICM 分型。

（3）WHO 分型：2001 年世界卫生组织（WHO）提出了对血液和淋巴系统恶性肿瘤分型的新方案（2008 年、2016 年进行修订）。在方案中，将髓系细胞肿瘤分为骨髓增殖性肿瘤（MPN）、骨髓增生异常（MD）、骨髓增生异常综合征（MDS）以及急性髓系白血病（AML）四大类疾病；将淋巴系统肿瘤分为 B 淋巴系统恶性肿瘤、T 淋巴细胞和 NK 细胞肿瘤、霍奇金淋巴瘤；未将 ALL 单独分类，认为 ALL 与淋巴瘤均为淋巴系统恶性肿瘤，但仍保留 ALL 的概念。确定将原始细胞≥20% 归于 AML 范畴内。将 AML 分为五种类型，分别是伴有重现性细胞遗传学异常的 AML、伴多系发育异常的 AML、治疗相关的 AML 及 MDS、不另作分类的 AML 和急性双表型白血病。

二、急性白血病

（一）概述

1. 急性白血病分型　急性白血病比慢性白血病多见且病情凶险，正确分型对诊断、治疗方案的制订和预后判断十分重要。

（1）FAB 分型：以细胞形态为主，规定原始细胞≥30% 为诊断标准，分为 ALL 和 AML。ALL 根据细胞大小及形态又分为 $L_1 \sim L_3$ 三个亚型，AML 按白血病细胞的归属和分化程度又分为 $M_0 \sim M_7$ 八个亚型。

（2）MICM 分型：由形态学（M）、免疫学（I）、细胞遗传学（C）及分子生物学（M）组成。

1）免疫学分型：主要是依据血细胞在分化、发育和成熟过程中细胞表面、胞核和胞质内免疫标志的变化，主要为细胞表面的人类白细胞分化抗原（CD 抗原）。临床常用一线单克隆抗体(单抗)检测筛选 AML 及 T、B 淋巴系白血病,再用二线单抗检测进一步确定亚型(表 22-3)。

表22-3　髓系细胞、T细胞和B细胞免疫诊断标志

细胞类型	一线单抗	二线单抗
髓系细胞	CD13、CD117、Anti-MPO*	CD33、CD14、CD15、CD11、CD41、CD42、CD61、CD64、血型糖蛋白 A
T细胞	CD3*、CD7、CD2	CD1、CD4、CD5、CD8
B细胞	CD22*、CD19、CD10、CD79a*	CD20、CD24、SmIg*、Cyμ
非系列特异性	TdT**、HLA-DR	CD34

注:*胞质表达;**胞核表达。

2)细胞遗传学分型:通过对白血病细胞培养和染色体高分辨分带技术,观察染色体核型是否正常,来帮助进行白血病的诊断与分型。据报道,有 90% 以上的 AML 和 ALL 有染色体核型异常。

3)分子生物学分型:白血病细胞的基因重排及各种融合基因的形成与白血病发病机制有关,是白血病分型可靠的分子标志,也可为白血病危险程度及预后评估提供重要信息。已证实,ALL 中 t(9;22)/BCR-ABL 和 t(4;11)/ALL-AF4 预后较差,表达 P- 糖蛋白(MDR1 基因产物)预后也差。

(3)WHO 分型:WHO 比 FAB 分型更为全面、合理,对治疗的选择与预后判断有更大的指导意义,但要对每例白血病进行免疫学、遗传学和分子生物学检查,全面普及有一定难度。

WHO 在 AML 的分型中对 FAB 分型的修改是:①将骨髓原始细胞≥30% 的诊断标准降低到 20%。②骨髓原始细胞＜20%,但伴有特异的重现性遗传学异常,如 t(8;21)(q22;q22)、inv(16)或 t(16;16)、t(15;17)及各种含有 11q23 断裂点的易位等,仍诊断为 AML,归到伴重现性遗传学异常的 AML。③由于伴有 MDS 或在 MDS 基础上发生的 AML 与缺乏此背景的 AML 生物行为显著不同,WHO 提出了新的相应亚型。

WHO 对 ALL 的修订主要是将 ALL 归入淋巴瘤,认为 ALL 与淋巴母细胞性淋巴瘤生物学本质相同,依据细胞来源进行分类,分为 B-ALL 和 T-ALL。有明显骨髓和血液受累时称 ALL,保留白血病名称,但不需划分 L_1、L_2 亚型,因其与免疫表型、遗传学异常及临床特点无明显相关性,L_3 与霍奇金淋巴瘤相对应,命名为霍奇金淋巴瘤／白血病。

2. 急性白血病细胞形态学一般特征(表 22-4)

表22-4　急性白血病细胞形态学一般特征

类别	一般特征
血象	①白细胞计数大多增高，可出现较多的原始或幼稚细胞；部分可正常或减低，原始或幼稚细胞较少，称为非白血性白血病。②红细胞进行性减少，多为正细胞正色素性贫血，可见幼红细胞。③血小板减少
骨髓象	①骨髓增生程度：多为极度活跃或明显活跃，原始及幼稚细胞≥30%（NEC），WHO分型标准≥20%。②白血病细胞：胞体大小不一，形态多不规则；胞核畸形明显，可出现凹陷、切迹、分叶等现象，核染色质粗糙或分布不均，核仁增多、增大；胞质量少，染色嗜碱性增强，可出现异常粗大的颗粒；核胞质比增大，可见核胞质发育不平衡现象；细胞易于破碎，易见退化细胞（篮状细胞），在ALL中表现尤为突出；AML胞质中可见Auer小体，是诊断AML的特征之一。③白血病裂孔现象和断尾现象：裂孔现象是指涂片中出现大量原始细胞和少量高度成熟细胞，而缺乏中间过渡阶段的细胞，表明白血病细胞有成熟障碍。断尾现象是指仅有大量原始和早期幼稚阶段细胞，而成熟细胞完全消失。AML可出现白血病裂孔现象和断尾现象。④红系和其他细胞系：增生受到抑制，巨核细胞明显减少或消失（M_7型除外）

3. 急性白血病的预后

（1）缓解：①完全缓解（CR），临床上浸润症状和体征消失；血象恢复正常，无白血病细胞；骨髓象增生程度和粒、红、巨核三系细胞比例均正常，原始粒细胞或原始＋幼稚淋巴细胞或原始＋幼稚单核细胞≤5%。②部分缓解（PR）：临床表现和血象已有明显改善，但没有达到完全缓解。5%＜原始粒细胞或原始＋幼稚淋巴细胞或原始＋幼稚单核细胞≤20%。③未缓解（NR）：血象、骨髓象及临床症状均未达到部分缓解标准者。

（2）复发：白血病患者缓解一定时间后，出现下列三者之一称为复发。①原始粒细胞或原始＋幼稚淋巴细胞或原始＋幼稚单核细胞5%～20%，但经一疗程治疗达不到完全缓解。②骨髓象中原始粒细胞或原始＋幼稚淋巴细胞或原始＋幼稚单核细胞＞20%。③出现骨髓外白血病细胞浸润。

（3）微量残留白血病（MRL）：是指白血病患者经诱导化疗或骨髓移植后达到临床和血液学的完全缓解标准，而体内仍残留微量白血病细胞，一般为10^6～10^8个。用一般骨髓检查方法检测不出，这些微量残留白血病细胞是白血病复发的主要因素，可用分子生物学技术进行检测，用来评价疗效和预测复发。

（二）急性淋巴细胞白血病

1. 概述　急性淋巴细胞白血病（acute lymphocytic leukemia，ALL）是原始或幼稚淋巴细胞在造血组织中异常增殖所致的恶性血液病。ALL好发于儿童和青少年，往往起病较急，除急性白血病的一般特征外，淋巴结肿大较为显著，其次为肝、脾、骨骼浸润，骨关节及胸骨压痛较明显，较易并发中枢神经系统白血病。

2. 急性淋巴细胞白血病细胞形态学一般特征（表22-5）

表22-5　急性淋巴细胞白血病细胞形态学一般特征

类别	一般特征
血象	①白细胞多数增高，但1/3左右成人白细胞可正常或降低；细胞分类以原始及幼稚淋巴细胞为主，可达90%以上，易见篮状细胞（又称为涂抹细胞）。中性粒细胞减少或缺如。②红细胞、血红蛋白减少，一般为正细胞正色素性贫血，有时可见幼红细胞。③血小板多减少
骨髓象（图22-5）	①骨髓增生极度活跃或明显活跃。②淋巴细胞系增生显著，以原始和幼稚淋巴细胞增生为主，≥30%（NEC，WHO≥20%），高者可达90%以上，并伴有形态异常。白血病细胞大小不等；胞核形态不规则，可有凹陷、折叠、切迹等畸形；核仁增多、增大；胞质染较深蓝色，可有空泡。③粒系、红系细胞增生均明显受抑。④巨核细胞明显减少或消失，血小板少见。⑤涂片中易见篮状细胞

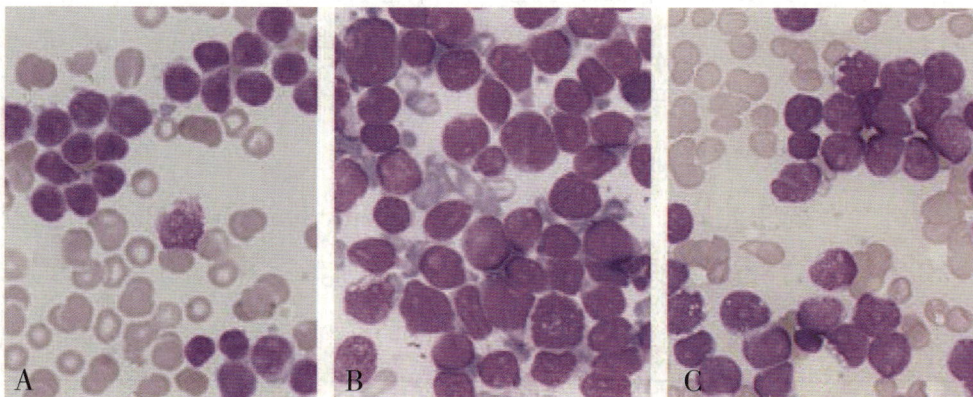

图22-5　ALL骨髓象
A. L₁；B. L₂；C. L₃。

急性淋巴细胞白血病L₁、L₂、L₃三个亚型细胞形态特征见表22-6。

表22-6　ALL各亚型细胞形态特征

细胞特征	L₁	L₂	L₃
细胞大小	小细胞为主,大小较一致	大细胞为主,大小不一致	大细胞为主,大小较一致
核染色质	较粗,结构较一致	较疏松,结构较不一致	呈细点状,均匀一致
核形	规则,偶有凹陷或折叠	不规则,常见凹陷或折叠	大多规则
核仁	小而不清楚,少或不见	清楚,一个或多个,较大	明显,一个或多个,呈小泡状
胞质量	少	不定,常较多	较多
胞质嗜碱性	轻或中度	不定,有些细胞深染	深染
胞质空泡	不定	不定	常明显,呈蜂窝状

3. 其他检查

(1)细胞化学染色:①过氧化物酶(POX)与苏丹黑B(SB)染色,各阶段淋巴细胞均为阴性,原始细胞阳性率<3%。②PAS染色,原始淋巴细胞多呈红色粗大颗粒状或块状阳性反应,PAS积分明显增高。③中性粒细胞碱性磷酸酶(NAP)染色,积分增高。

(2)免疫学和细胞遗传学检查:免疫学分型将ALL分为T-ALL(占20%)和B-ALL(占80%)。T-ALL分为两型:急性早期T前体细胞白血病和急性T细胞白血病(T-ALL)。B-ALL分为四型:急性早期B前体细胞白血病、普通型ALL(C-ALL)、急性前B细胞白血病(PreB-ALL)和急性B细胞白血病(B-ALL)。细胞遗传学检查发现,大约90%ALL有染色体核型异常,其中66%为特异性染色体重排,出现染色体数目异常和结构异常。ALL各型的免疫学和细胞遗传学特征见表22-7、表22-8。

(3)中枢神经系统白血病(central nervous systematic leukemia, CNSL)检查:ALL较易并发CNSL。在脑脊液细胞学涂片中找到白血病细胞(≥2个)即可诊断为CNSL。

表22-7　急性T淋巴细胞白血病免疫学和细胞遗传学特征

组别	免疫标志			FAB分型	染色体核型
	CD7	CD2	TdT		
早期T前体细胞-ALL	+	-	+	L₁, L₂	t/del(9p)
T-ALL	+	+	-	L₁, L₂	T(11;14),6q-

注:TdT为末端脱氧核苷酸转移酶。

表22-8　急性B淋巴细胞白血病免疫学和细胞遗传学特征

| 组别 | 免疫标志 | | | | | | FAB分型 | 染色体核型 |
	TdT	HLA-DR	CD19	CD10	cyIgM	smIgM		
早期B前体细胞-ALL	+	+	-/+	-	-	-	L_1，L_2	t/（9；22） t（4；11）
C-ALL	+	+	+	+	-	-	L_1，L_2	t（9；22）， 6q-t/del （12p）
前B细胞-ALL	+	+	+	-/+	+	-	L_1	t/（9；22） t（1；19）
B-ALL	-	+	+	+/-	-/+	+	L_3	t/（8；14） t（2；8）

注：cy为胞质；sm为细胞膜。

（三）急性髓细胞性白血病

急性髓细胞性白血病（acute myelocytic leukemia，AML）是造血系统髓系细胞的恶性肿瘤。常见于青壮年、中老年人，患者肝、脾浸润较明显。FAB 分型可分为 M_0～M_7 八种亚型，并将白血病性原始粒细胞分为两型：I 型为典型的原始粒细胞，胞质中无颗粒；II 型有原始粒细胞的特征，胞质量较少，有少量细小嗜天青颗粒，是细胞发育不平衡所致。

1. 急性髓细胞性白血病微分化型（M_0 型）　1991 年 FAB 协作组将此型定为 M_0 型。此型发病率较低，占全部白血病的 1%～1.5%，占 AML 的 2%～3%。多见于老年人，肝、脾、淋巴结肿大不明显，疗效差，生存期短。

（1）形态学特征（图 22-6）：骨髓中原始细胞≥30%，可达 90%。原始细胞处于较早期的分化阶段，形态学上识别困难。细胞圆形，大小不等；核圆形，染色质细致，核仁明显；胞质量少，嗜碱性，可透明，无颗粒及 Auer 小体，易被误诊为 ALL 的 L_1 或 L_2 型。

（2）细胞化学染色：①POX 及 SB 染色，原始细胞为阴性，或阳性率＜3%。②PAS 及特异性酯酶染色，阴性或弱阳性。

（3）免疫学检查：可表达无系列特异性未成熟标志 CD34、TdT、HLA-DR，髓系分化抗原 CD13、CD33、CD11b 中的一种，不表达 T、B 系特异性抗原。

（4）遗传学和分子生物学检查：多数有染色体异常，但无特异性核型。

2. 急性粒细胞白血病未分化型（M_1 型）　为成人 AML 中常见的类型。该型起病急、进展快，常伴有严重感染、发热、出血、贫血等症状，常有口腔黏膜和咽喉的炎症、溃疡和坏死。绿色瘤常见于此型，典型表现为骨膜下绿色肿瘤，多见于儿童及青年人。

（1）形态学特征：骨髓中原始粒细胞（Ⅰ型+Ⅱ型）≥90%（NEC），早幼粒细胞很少，中幼粒以下阶段细胞不见或罕见（图22-7）。原始粒细胞核大，染色质细致，核仁多且清晰；胞质染淡蓝色，可见Auer小体。

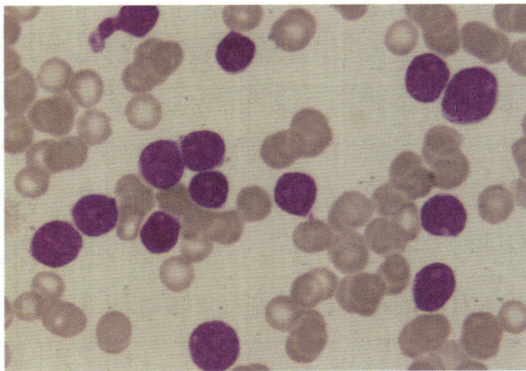
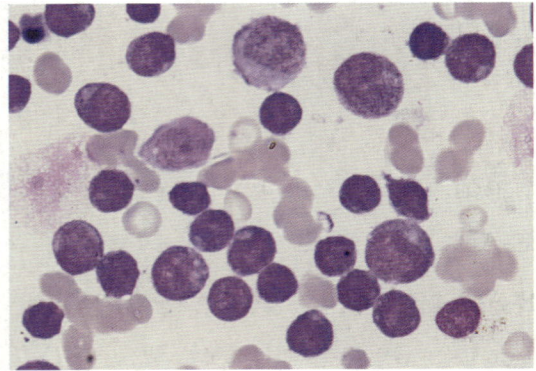

图22-6　AML-M₀骨髓象　　　　图22-7　AML-M₁骨髓象

（2）细胞化学染色：①原始细胞POX染色和SB染色，阳性率≥3%。②特异性酯酶染色，阳性。

（3）免疫学检查：表达HLA-DR、CD13、CD33、CD34、MPO。

（4）遗传学和分子生物学检查：约3%AML（多为M₁）可见Ph染色体t（9；22）形成bcr/abl融合基因，1%AML（M₁、M₂、M₄、M₇）可见inv（3）（q21；q26）异常核型。

3. 急性粒细胞白血病部分分化型（M₂型）　该型为AML中最常见的类型，临床表现与M₁型相似，国内将其分为M₂ₐ和M₂ᵦ两种亚型，其中M₂ᵦ曾被称为亚急性粒细胞白血病。

（1）形态学特征（表22-9）

表22-9　AML-M₂型细胞形态学一般特征

亚型	一般特征
M₂ₐ型 （图22-8）	骨髓中原始粒细胞30%～90%（NEC），单核细胞<20%，早幼粒以下阶段细胞>10%。白血病细胞形态不规则，核形多不规则，半数病例的细胞质中可见Auer小体
M₂ᵦ型 （图22-8）	骨髓中原始和早幼粒细胞增多，以异常的中性中幼粒细胞增生为主，≥30%（NEC）；该细胞胞核与胞质发育极不平衡，核染色质细致疏松，核仁1～2个，大而明显，胞质量丰富，染粉红色，含有大量细小粉红色的中性颗粒，可见Auer小体

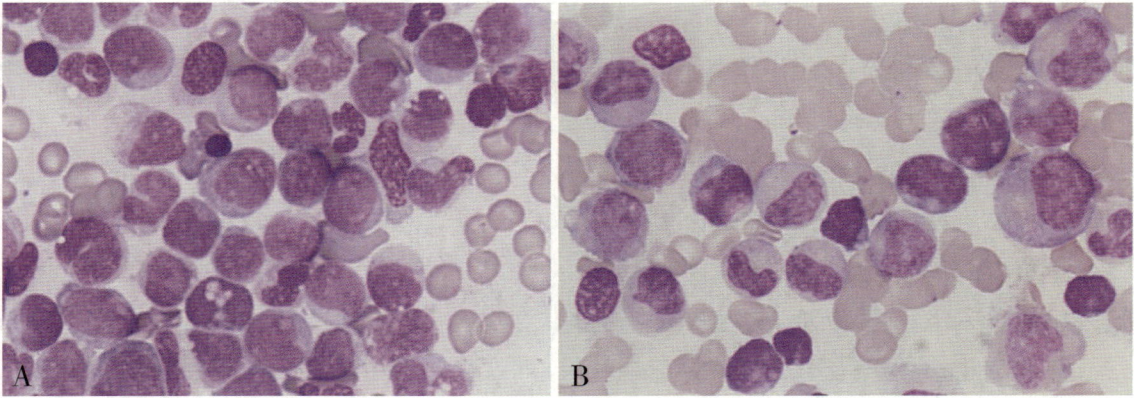

图 22-8　AML-M₂ 骨髓象

A. AML-M₂ₐ；B. AML-M₂ᵦ。

（2）细胞化学染色：① POX 染色和 SB 染色，阳性。② PAS 染色，原始粒细胞阴性，早幼粒细胞为弱阳性。③特异性酯酶染色，阳性。④非特异性酯酶染色，可呈阳性，不被 NaF 抑制。⑤ NAP 染色，积分明显降低。

（3）免疫学检查：表达 HLA-DR、CD13、CD33、CD34、CD57。

（4）遗传学和分子生物学检查：90%M₂ᵦ 型患者有 t（8；21）染色体易位。

4. 急性早幼粒细胞白血病（M₃ 型）　急性早幼粒细胞白血病（acute promyelocytic leukemia，APL）发病率占急性白血病的 6%～9%，约占 AML 发病率的 10%，多见于成年人，往往起病急，病情凶险，广泛而严重出血是本病突出的特征，也是患者死亡原因之一。出血常发生于皮肤黏膜、内脏组织器官、颅内等，易并发 DIC。

（1）形态学特征：以血象和骨髓象中出现大量异常增生的早幼粒细胞为主要特征。骨髓中以异常早幼粒细胞为主，≥30%（NEC）。此类细胞大小不等，外形多不规则；胞核略小，常偏位且形态不一，可见双核、花瓣状、折叠、扭曲等多种形态，核仁 1～3 个，有的被颗粒遮盖而不清楚；胞质较丰富，染蓝色或灰蓝色，易见 Auer 小体。有的胞质中含有多条 Auer 小体，呈交叉状排列，形似柴捆，称为"柴捆细胞"。此外，胞质中还分布有大量大小不等的紫红色嗜天青颗粒（图 22-9）。

按细胞质中颗粒的不同，M₃ 又分为两个亚型。①粗颗粒型（M₃ₐ）：胞质中嗜苯胺蓝颗粒粗大、深染、密集或融合，或含较多 Auer 小体，有时呈"柴捆"状，胞核常被颗粒遮盖而轮廓不清。②细颗粒型（M₃ᵦ）：胞质中嗜苯胺蓝颗粒细小而密集。

（2）细胞化学染色：① POX、SB、特异性酯酶染色，阳性或强阳性。②非特异性酯酶染色，阳性，且不被 NaF 抑制。③ NAP 染色，积分明显降低。

（3）免疫学检查：MPO、CD13、CD33 阳性，CD34 及 HLA-DR 阴性。

（4）遗传学和分子生物学检查：70%～90% 患者可见染色体易位 t（15；17）（q22，q21），形成 PML/RARα 融合基因。

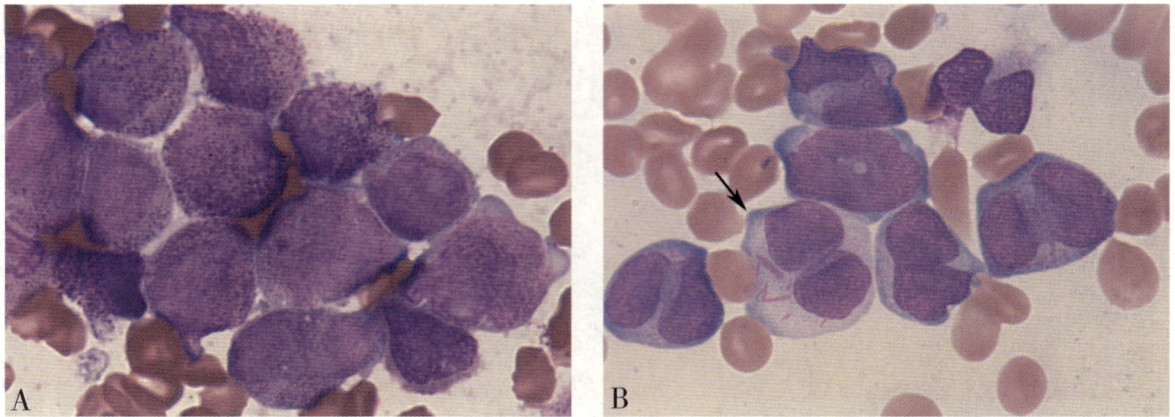

图 22-9　AML-M₃骨髓象

A. AML-M₃ₐ；B. AML-M₃ᵦ。

5. 急性粒 - 单核细胞白血病（M₄型）　急性粒 - 单核细胞白血病（acute myelomonocytic leukemia, AMMOL）是一种粒细胞系和单核细胞系同时发生恶性增生的白血病，白血病细胞具有粒系和单核系细胞特征或兼具两者特征，约占 AML 发病率的 15%，除粒系、单核系细胞增生外，20% 患者可有异常的嗜酸性粒细胞增多。平均发病年龄低，常伴有肝、脾、淋巴结肿大，缓解率高。根据增生细胞的特征和数量，可分为 M₄ₐ、M₄ᵦ、M₄ᵧ、M₄ₑₒ四个亚型。

（1）形态学特征（表 22-10 和图 22-10）

表22-10　AML-M₄型四个亚型细胞形态学一般特征

亚型	一般特征
M₄ₐ型	骨髓中以原始及早幼粒细胞增生为主，≥30%（NEC），同时原始＋幼稚单核细胞和单核细胞≥20%（NEC）
M₄ᵦ型	骨髓中以原始＋幼稚单核细胞增生为主，≥30%（NEC），同时原始和早幼粒细胞≥20%（NEC）
M₄ᵧ型	既具有粒系又具有单核系细胞特征的原始细胞≥30%（NEC）
M₄ₑₒ型	除具有上述任何一型特征外，骨髓中异常嗜酸性粒细胞≥5%。该细胞胞质中嗜酸性颗粒大而圆、着色较深

（2）细胞化学染色：① POX 和 SB 染色，粒系细胞呈阳性或强阳性；单核系细胞呈阴性或弱阳性。②特异性酯酶染色，粒系细胞呈阳性反应，单核系细胞呈阴性反应。③非特异性酯酶染色，单核系细胞呈强阳性反应，可被 NaF 抑制；粒系细胞呈阴性或弱阳性反应，不被 NaF 抑制。

（3）免疫学检查：主要表达 CD13、CD14、CD15、CD33、HLA-DR。

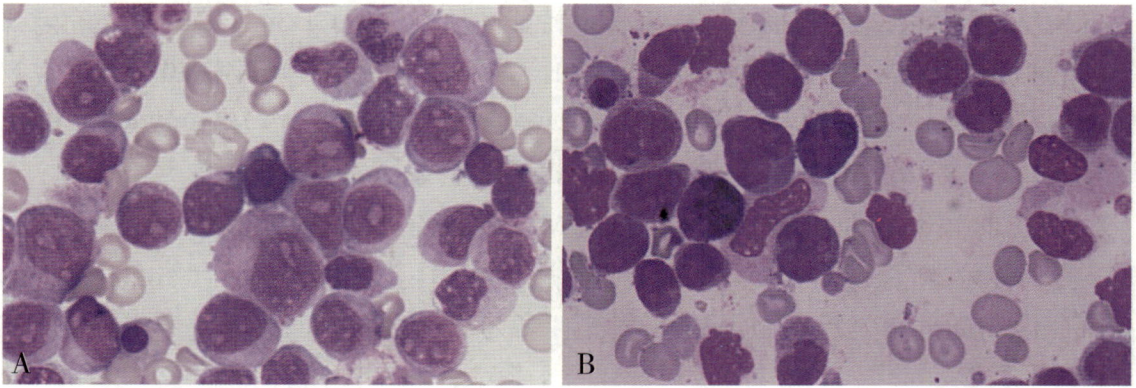

图 22-10　AML-M$_4$ 骨髓象

A. AML-M$_{4b}$；B. AML-M$_{4Eo}$。

（4）遗传学和分子生物学检查：可见 11 号染色体长臂的缺失或易位；尤以 t（9；11）（p21；q23）多见，形成 MLL-AF9 融合基因。

6. 急性单核细胞白血病（M$_5$ 型）　急性单核细胞白血病（acute monocytic leukemia，AMOL）简称急单，多发生于青壮年。患者髓外浸润症状明显，表现为皮肤、黏膜受损，易出现弥漫性丘疹、结节、剥脱性皮炎，牙龈增生、出血等。另外，肝、脾、淋巴结肿大，肾功能损害较其他型多见。

（1）形态学特征（图 22-11）：外周血可出现一定数量的原始、幼稚单核细胞，骨髓中以原始、幼稚单核细胞增生为主。此类细胞体积较大，外形不规则；胞核形态不一，可呈肾形、马蹄形、"S"形、"山"字形等，可见胞核扭曲、折叠；核染色质细致疏松如细网状，核仁 1～3 个，大而清楚；胞质丰富，染深蓝或灰蓝色，可见空泡和 Auer 小体。分为 M$_{5a}$ 和 M$_{5b}$ 两个亚型。① M$_{5a}$ 型：骨髓中原始单核细胞≥80%（NEC）。② M$_{5b}$ 型：骨髓中原始和幼稚单核细胞≥30%（NEC），原始单核细胞<80%。

（2）细胞化学染色：① POX 和 SB 染色，原始单核细胞阴性或弱阳性，幼稚单核细胞多为阳性。②非特异性酯酶染色，阳性，可被 NaF 抑制。③ PAS 染色，原始和幼稚单核细胞均可出现粉末状阳性反应。

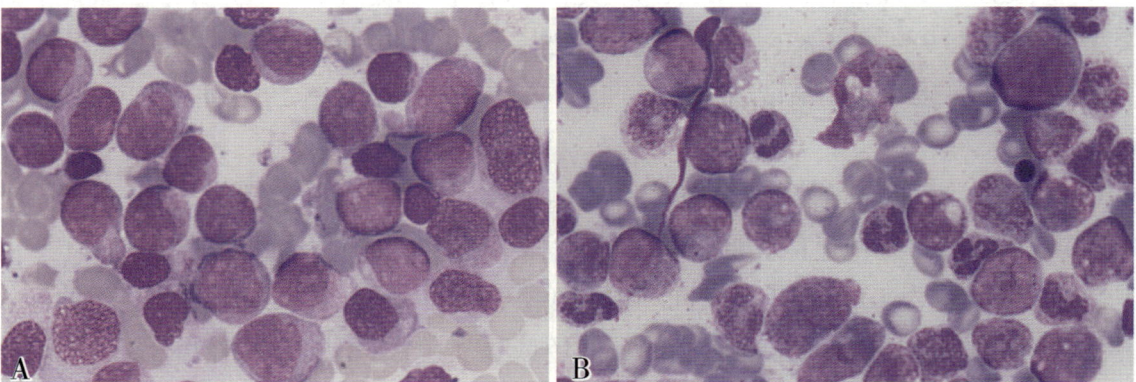

图 22-11　AML-M$_5$ 骨髓象

A. AML-M$_{5a}$；B. AML-M$_{5b}$。

（3）免疫学检查：表达髓系抗原，单核系特征性免疫标记 CD34、CD64 表达有意义。

（4）遗传学和分子生物学检查：约 22%M₅ 有 t/del（11）（q23）（其中 60% 以上为 M₅ₐ，其次为 M₅ᵦ 和 M₄）。t（9；11）易位致 MLL-AF9 融合基因和 t（11；19）易位致 MLL-ENL 融合基因多见。t（8；16）（p11；p13）形成 MOZ-CBP 融合基因常见于 M₅ᵦ。

7. 红白血病（M₆ 型）　分为红白血病（M₆ₐ）和纯红系细胞白血病（M₆ᵦ）两个亚型。WHO 将其称为急性红系白血病或纯红白血病。本病可发生于任何年龄，约占 AML 的 5%。临床以贫血为首发症状，出血程度较轻，多为鼻、牙龈出血，脾肿大较常见，肝和淋巴结肿大不明显。

（1）形态学特征（表 22-11 和图 22-12）

表22-11　AML-M₆型细胞形态学一般特征

分期	一般特征
M₆ₐ	骨髓增生极度活跃或明显活跃。红系和白细胞系同时恶性增生。有核红细胞 ≥50%，以中、晚幼红细胞为主，少数以原红和早幼红细胞为主，幼红细胞常有明显形态异常，如类巨幼样变、核碎裂、双核、多核、核畸形等。原始粒细胞（或原始＋幼稚单核细胞）≥30%（NEC），粒系细胞也出现巨幼样变和形态异常。巨核系细胞减少。骨髓红系细胞占 30%、异型红细胞＞10% 即有诊断意义
M₆ᵦ	骨髓中红系异常增生，多数病例幼红细胞≥80%；以原始及早幼红细胞为主，红系细胞有明显成熟障碍和病态造血，形态异常并有巨幼样变。原粒细胞基本缺如或极少。此型很少见

（2）PAS 染色：幼红细胞常呈强阳性反应，淋巴细胞 PAS 反应增强。

（3）免疫学检查：表达血型糖蛋白 A、CD13、CD33、CD34。

（4）遗传学和分子生物学检查：染色体可有 5q-/-5、7q-/-7、-3、dup（1）、+8 异常。

8. 急性巨核细胞白血病（M₇ 型）　是一种巨核细胞系恶性增生性疾病，属少见类型白血病，1984 年 FAB 协作组提出此型。多见于中年以上男性。临床表现与其他类型急性白血病相似，常以发热、贫血起病，多数肝、脾、淋巴结不肿大或肿大程度较轻。

（1）形态学特征：骨髓中巨核细胞系异常增生，以原、幼巨核细胞为主，其中原始巨核细胞≥30%（NEC），可见巨型原始巨核细胞和小巨核细胞。小巨核细胞类似淋巴细胞，体积较小，直径多为 10μm，圆形或椭圆形，边缘不整齐，呈云雾状或毛刺状；核染色质粗糙，可见核仁；胞质量较少，呈不透明的灰蓝色或嗜多色性，一般无颗粒（图 22-13）。血涂片中也可见小巨核细胞及畸形、巨型血小板。

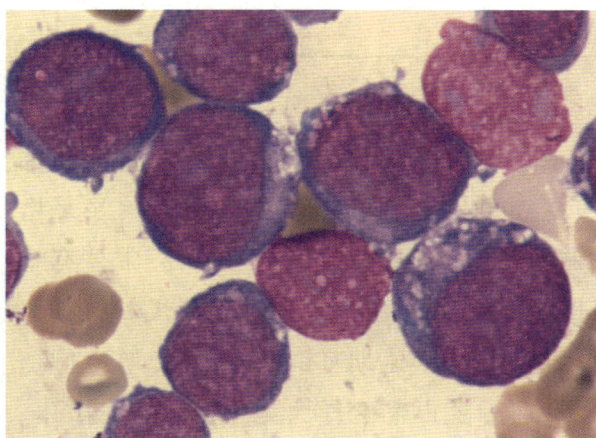

图 22-12 红白血病(M₆)骨髓象

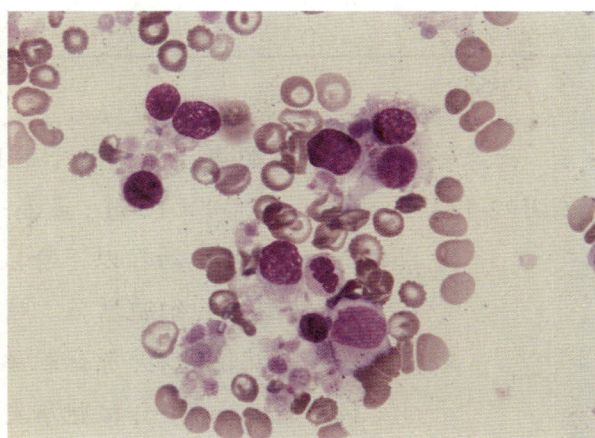

图 22-13 AML-M₇骨髓象

（2）细胞化学染色：① POX、SB、特异性酯酶染色，阴性。② PAS 染色，阳性。③非特异性酯酶染色，阳性，可被 NaF 抑制。

（3）免疫学检查：原始细胞特异性表达 CD41、CD61，较成熟者表达 CD42。

（4）遗传学和分子生物学检查：可有 inv（3）/del（3）、t（1；22）（p13；q13）、+8、+21 等异常。

（5）其他检查：①电镜血小板过氧化物酶（PPO）呈阳性反应。②骨髓活检：原始巨核细胞增多，网状纤维增加。

三、慢性白血病

慢性白血病是骨髓中髓系或淋巴系幼稚和成熟阶段细胞慢性恶性增生性疾病。起病隐匿，进展缓慢，自然病程多在 1 年以上。慢性白血病主要分为慢性粒细胞白血病和慢性淋巴细胞白血病两大类。

（一）慢性粒细胞白血病

1. 概述　慢性粒细胞白血病（chronic myelocytic leukemia，CML）简称慢粒，是造血干细胞异常克隆性增殖性疾病，以粒细胞增生为主，占 CL 的 95% 以上，在我国白血病中的发病率仅次于急粒和急淋，排第 3 位，好发于 20～50 岁，男性略多于女性。

本病起病缓慢，最初症状不明显，随病情进展，可出现低热、乏力、盗汗，最突出体征是脾肿大，可为中度肿大至巨脾，也可见胸骨压痛和肝中度肿大。根据自然病程 CML 可分为慢性期、加速期和急变期三个阶段。

2. 实验室检查（表 22-12）

表22-12　CML实验室检查

类别	实验室检查
血象 （图22-14A）	①白细胞数显著升高，早期多在 $50 \times 10^9/L$ 左右，随病情进展可升至（$100 \sim 300$）$\times 10^9/L$，最高者可达 $1\ 000 \times 10^9/L$。粒系细胞比例显著增高，以中性中幼粒以下阶段细胞为主，原始粒细胞一般＜10%，常伴有嗜碱、嗜酸性粒细胞增多。嗜碱性粒细胞可高达 10%～20%，为慢粒特征之一。随病情进展，原始粒细胞比例增多，加速期可≥10%，急变期≥20%。粒细胞大小不一，核胞质发育不平衡，可出现退行性变，偶见 Auer 小体。②红细胞早期多不减少，随病情发展逐渐减低，为正细胞正色素性，可见有核红细胞。③血小板早期增多或正常，个别高达 $1\ 000 \times 10^9/L$，加速期及急变期可进行性下降；血小板大小不均，可见巨大、畸形血小板
骨髓象 （图22-14B）	①骨髓增生极度活跃，粒红比值显著上升，可达（$10 \sim 50$）：1。②粒系细胞增生显著，以中性中幼粒、晚幼粒和杆状核粒细胞增生为主，嗜酸性粒细胞、嗜碱性粒细胞常明显增多，原始＋早幼粒细胞＜15%。粒细胞形态变化同外周血。原始细胞若比例增高，提示疾病向加速期和急变期转化。③红系细胞增生明显受抑制，形态大致正常。④巨核细胞常增多，急变期可减少，可见小巨核细胞，血小板形态变化同外周血
其他检查	①细胞化学染色：NAP 染色，阳性率和积分明显减低，甚至阴性，但合并感染时可升高。②免疫学检验：CD33、CD13、CD15 常呈阳性，CD14、CD42、CD34、CD16 及 HLA-DR 也可呈阳性。③细胞遗传学和分子生物学检查：90%～95% 患者有 Ph 染色体及 bcr/abl 融合基因

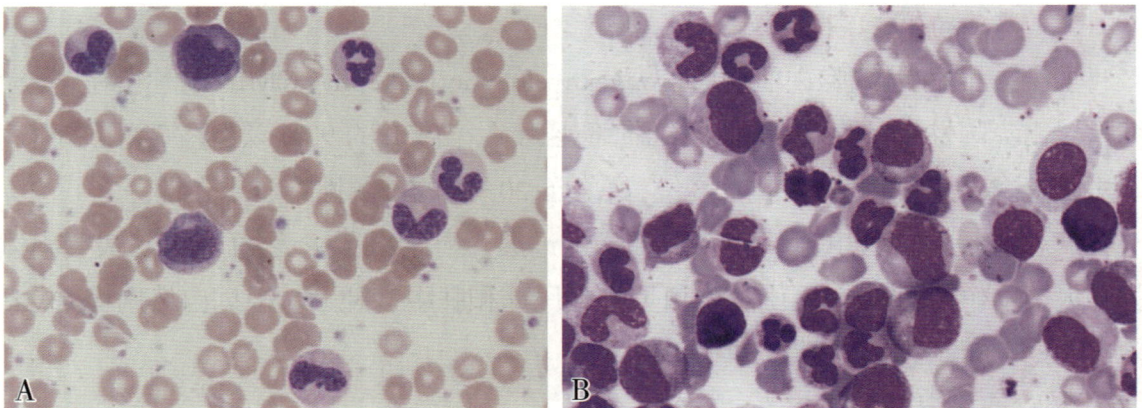

图 22-14　CML 血象和骨髓象
A. 血象；B. 骨髓象。

（二）慢性淋巴细胞白血病

1. 概述　慢性淋巴细胞白血病（chronic lymphocytic leukemia，CLL）简称慢淋，是形态上类似成熟、但免疫学不成熟或功能有缺陷的淋巴细胞恶性增生性疾病，大多数是 B 淋巴细胞，少数是 T 淋巴细胞。

本病多见于西欧、北美，我国少见，主要发生于 50 岁以上的老年男性，临床主要表现是以全身淋巴结肿大为突出体征，常伴有肝、脾肿大，晚期可出现贫血及出血等症状，少数患者还伴有皮肤病变。因正常免疫球蛋白的产生减少，免疫功能低下，易并发各种感染，严重者可导致死亡。

2. 实验室检查（表 22-13）

表22-13　CLL实验室检查

类别	实验室检查
血象	①白细胞数升高，常在（30~100）$\times 10^9$/L 内，少数可>100$\times 10^9$/L；以淋巴细胞持续增高为特征，淋巴细胞≥50%，晚期可达 90%~98%，绝对值≥5$\times 10^9$/L；以分化好的白血病性淋巴细胞为主，其形态类似正常小淋巴细胞，但核染色质密集，染色加深，核形可不规则，有深切迹和裂隙；原始+幼稚淋巴细胞<5%。篮状细胞明显增多。②红细胞早期多正常，晚期下降，少数患者可并发自身免疫性溶血性贫血。③血小板数量早期可正常，晚期常减少
骨髓象（图22-15）	①骨髓增生明显活跃或极度活跃。②淋巴系细胞显著增多，≥40%，晚期可高达 90% 以上。以白血病性淋巴细胞增生为主，形态特征同外周血，原始、幼稚淋巴细胞少见，一般<5%。③粒、红两系细胞增生受抑，并发自身免疫性溶血性贫血时红系可增生。④晚期巨核细胞减少
其他检查	①细胞化学染色：PAS 染色，淋巴细胞呈粗颗粒状阳性反应。NAP 染色，积分常增高。②免疫学检验：B-CLL 呈 κ 或 λ 单克隆轻链型，主要表达 CD5、CD19、D20，弱表达 SmIg、FCM7。③细胞遗传学和分子生物学检查：约半数 B-CLL 有核型异常，常见 +12、14q+

四、特殊类型白血病

（一）成人 T 细胞白血病

1. 概述　成人 T 细胞白血病（ATL）是一种少见的特殊类型 T 淋巴细胞白血病，由 I 型人类 T 细胞白血病病毒引起。分急性型（典型 ATL）、慢性型、冒烟型及淋巴瘤型。好发于成年人，以中老年人为主，男性多于女性。

2. 实验室检查

（1）血象：红细胞和血红蛋白常减低，白细胞常增高，部分病例可减低。可见原始和幼稚淋巴细胞，易见涂抹细胞。血小板计数常明显减低。

（2）骨髓象：骨髓增生明显活跃或极度活跃。分类以原始和幼稚淋巴细胞为主，比例≥20%，常伴有形态异常。细胞呈圆形、椭圆形或有尾状突起；胞核多呈圆形，核大，核

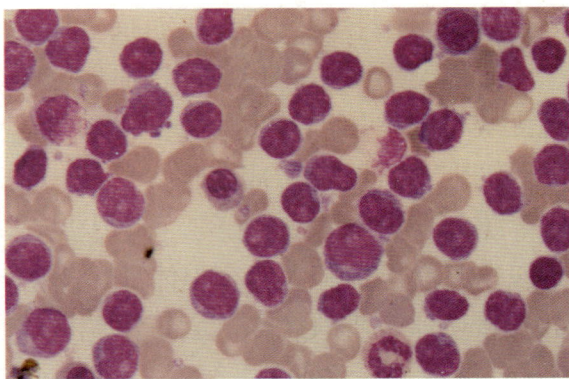
图 22-15　CLL 骨髓象

染色质粗细不均、核形不规则，可见核凹陷、折叠、切迹和裂痕；胞质量少；核胞质比大。粒系、红系、巨核系细胞增生常受抑。

（二）幼淋巴细胞白血病

1. 概述　幼淋巴细胞白血病（PLL）是一种少见的特殊类型白血病。分 B-PLL 和 T-PLL。50 岁以上男性居多，男女比 4∶1。起病较缓，无明显的自觉症状。

2. 实验室检查

（1）血象：有不同程度的贫血。白细胞多＞100×10^9/L，以幼稚淋巴细胞为主，直径为 12～14μm；胞核圆形或卵圆形，有切迹或呈锯齿状、不规则形，核染色质较原淋巴细胞粗，为粒状或块状，核仁大、显著，多为单个；胞质丰富，染浅蓝色，无颗粒，核胞质比降低。血小板有不同程度的减少。

（2）骨髓象：增生明显活跃，幼淋巴细胞弥漫浸润，其他细胞增生受抑。

（三）多毛细胞白血病

1. 概述　多毛细胞白血病（HCL）简称毛白，是一种少见类型的慢性淋巴细胞白血病。以中老年人居多。起病隐袭，反复感染，脾脏肿大，部分可出现肝及腹膜后淋巴结肿大。血、骨髓或肝、脾中出现特征性多毛细胞增生。

2. 实验室检查

（1）血象：多呈三系减少，少数仅一系或两系减少。轻至中度贫血。血小板、白细胞常减少，淋巴细胞相对增高。90% 病例有特征性多毛细胞出现。

（2）骨髓象：增生程度不一。淋巴细胞、浆细胞增多，可见广泛或灶性多毛细胞浸润。细胞边缘不整，呈锯齿或伪足状，有许多不规则纤绒毛突起。红系、粒系及巨核系细胞均受抑制。

（四）浆细胞白血病

1. 概述　浆细胞白血病（PCL）是一种少见类型的白血病，外周血和骨髓中出现大量异常浆细胞并广泛浸润各器官和组织。当外周血中浆细胞＞20% 或绝对值≥2.0×10^9/L，即可诊断为 PCL。

2. 实验室检查

（1）血象：多数中度贫血，为正细胞正色素或低色素性。白细胞多为（20～90）×10⁹/L，浆细胞＞20%或绝对值≥2.0×10⁹/L，原始和幼稚浆细胞明显增多，伴形态异常。血小板减少。

（2）骨髓象：增生极度活跃或明显活跃，表现为弥漫性浆细胞浸润，包括原浆、幼浆、小型浆细胞等。浆细胞成熟程度和形态极不一致，体积较小，呈圆形、长圆形或卵圆形，胞核较幼稚，核仁明显，核染色质疏松，核胞质发育不平衡。

（五）全髓白血病

1. 概述　全髓白血病是一种以红系、粒系和巨核系三系同时异常增生为特征的白血病，临床上极少见，常继发于放、化疗后及骨髓增生异常综合征。

2. 实验室检查

（1）血象：中至重度贫血，多为正细胞正色素性贫血。可见原始及幼稚细胞，有时可见到 Auer 小体。血小板常减少，伴有形态异常。

（2）骨髓象：增生极度活跃或明显活跃。粒系或单核系、红系及巨核系同时异常增生且伴形态学改变。红系细胞呈巨幼样改变，伴多核、核分叶、核碎裂等畸形。原始及幼稚粒（单）细胞增多，核胞质发育不平衡，可见 Auer 小体。巨核系细胞显著增多，幼巨核细胞增高，有病态及小巨核细胞。

第三节　多发性骨髓瘤

一、概　　述

多发性骨髓瘤（multiple myeloma，MM）是骨髓内单一浆细胞株异常增生的恶性肿瘤，是恶性浆细胞病中最常见的一种类型。其特征是单克隆浆细胞过度增生并产生单克隆免疫球蛋白，正常多克隆浆细胞和多克隆免疫球蛋白分泌受到抑制，异常浆细胞（即骨髓瘤细胞）侵犯骨髓，引起广泛性骨骼破坏，患者可有骨痛、骨折、高钙血症、贫血、肾功能不全及免疫功能异常的临床表现。

二、实验室检查

【血象】

1. 红细胞减少，多为正细胞正色素性贫血。可见幼红细胞，成熟红细胞呈缗钱状排列。

2. 白细胞正常或轻度增高，分类时可见淋巴细胞相对增多，以及少量骨髓瘤细胞（一般＜5%）。

3. 血小板正常或减低。

【骨髓象】

1. 骨髓增生活跃或明显活跃。

2. 骨髓瘤细胞的出现是多发性骨髓瘤的主要特征。瘤细胞数量多少不等，一般＞10%，高者可达70%~90%或更高。瘤细胞大小悬殊，呈圆形、椭圆形或不规则形，常成群簇集；胞核为圆形或长圆形，可为双核、多核，常偏位，核染色质呈粗网状，排列紊乱，可见1~2个核仁；胞质量丰富，嗜碱性增强，染深蓝色，常含少量空泡或嗜天青颗粒。IgA型骨髓瘤时由于胞质中充满可溶性异常IgA，染色后胞质呈红色，又称火焰细胞；有的胞质中可见大量粗大的紫红色球形包涵体（Russel小体）和大量的空泡（又称桑葚细胞）及排列似葡萄状的浅蓝色空泡（又称葡萄状细胞）。根据瘤细胞形态可分为：①小浆细胞型；②幼浆细胞型；③原浆细胞型；④网状细胞型。

3. 红系、粒系、巨核细胞系细胞增生受到不同程度的抑制。

多发性骨髓瘤必须经骨髓检查才能作出诊断。但由于骨髓瘤细胞常呈灶性分布，有时某一部位穿刺涂片中不见骨髓瘤细胞，不足以说明问题，需多部位、多次穿刺检查。多发性骨髓瘤骨髓象变化（图22-16）。

【其他检验】

1. 蛋白电泳　血清或尿蛋白电泳出现高含量的异常单克隆蛋白区带，即"M"蛋白，在γ区带之前或α2、β区带之间，1%患者不出现"M"区带，属于不分泌型MM。尿中可出现B-J蛋白（本周蛋白）。

2. ESR测定　ESR明显增高。

第四节　骨髓增生异常综合征

一、概　　述

骨髓增生异常综合征（myelodysplastic syndromes，MDS）是一组起源于造血干细胞或多能干细胞异质性髓系的克隆性疾病，主要特征是无效造血和高危演变为急性髓系白血病。主要见于50岁以上老年人，青年和儿童偶见，男性多于女性。多数为原发性，少数为继发性。MDS的症状和体征均为非特异性，临床主要表现为贫血，可伴有感染或出血，部分无症状。30%~60%MDS可转化为急性白血病。

二、实验室检查

【血象】

多为明显的全血细胞减少，亦有一系或两系血细胞减少，可见病态造血。

1. 红细胞　呈不同程度的正细胞性或大细胞性、小细胞性及双形性贫血。成熟红细胞大小不均、形态不一；可见巨大红细胞、异形红细胞、嗜多色性及嗜碱性点彩红细胞，亦可出现有核红细胞；网织红细胞正常、减少或增高。

2. 白细胞　减少、正常或增多，有少量幼稚粒细胞，中性粒细胞胞质内颗粒缺如或稀少，核分叶过多或过少（Pelger-hüet）。可见不典型单核细胞。

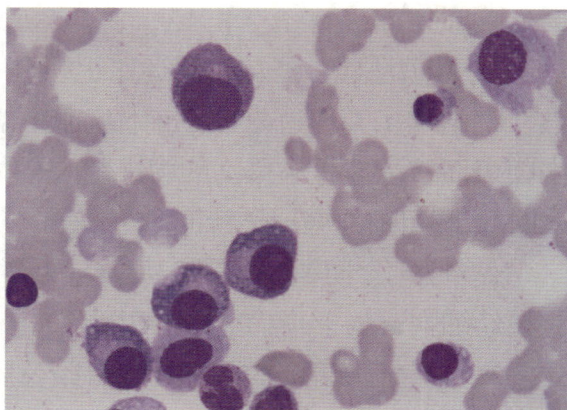

图 22-16　多发性骨髓瘤骨髓象

3. 血小板　减少多见，少数增多。有大而畸形、火焰状或巨大血小板，偶见淋巴样小巨核细胞、单圆核小巨核细胞。

【骨髓象】

增生明显活跃，少数活跃或减低，伴有病态造血（图 22-17）。

1. 红细胞系　多数增高，少数减低，原始和早幼红细胞增多，有类巨幼样变，可见多核、双核、核不规则、核分叶、核碎裂等；胞质嗜碱、着色不均；核胞质发育不平衡。

2. 粒细胞系　增生活跃或减低，原始和早幼粒细胞可增高，伴成熟障碍，有的早幼粒细胞颗粒粗大，核仁明显，有的类似单核细胞，核折叠或凹陷，双核或畸形核。可见巨晚幼粒、巨杆状核及分叶过多或过少的中性粒细胞，颗粒稀少或缺如。

3. 巨核细胞系　正常、增多或减少，多数为小巨核细胞、单圆大核或多个小核的巨核细胞。巨核细胞常有核分叶明显和胞质颗粒减少。淋巴样小巨核细胞有助于 MDS 的早期诊断。

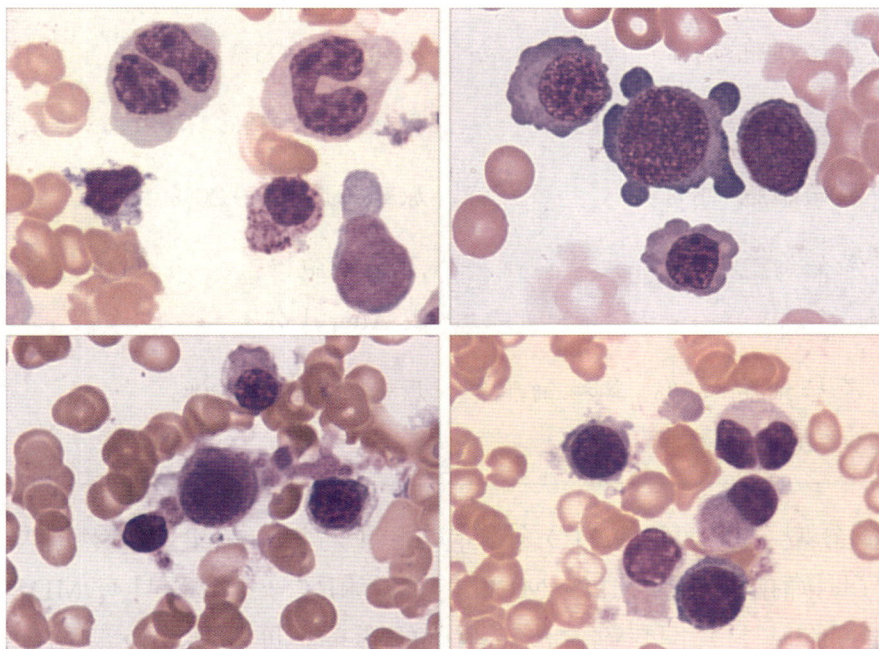

图 22-17　MDS骨髓象

【其他检验】

1. 骨髓活检 多数骨髓造血组织过度增生，各系病态造血明显，尤其粒系出现不成熟粒细胞增多并伴有未成熟前体细胞异常定位（ALIP），原始与早幼粒细胞由正常的骨内膜表面移位至骨小梁间的中央髓区，并集丛（3～5个细胞）或集簇（＞5个）。ALIP是MDS骨髓组织的病理学特征。

2. 细胞化学染色 骨髓铁染色显示细胞外铁增多，铁粒幼细胞增多，有的可见环状铁粒幼细胞；幼红细胞PAS呈阳性。

3. 细胞遗传学 35%～70%有染色体异常，常见核型改变为−5/5q−、−7/7q−、+8、20q−、Y−等，此外有11q−、13q−、17q−等，其中−7/7q−和复合缺陷者约72%转化为急性白血病，中位生存期短，预后差。

三、分　　型

1. FAB分型 1982年FAB协作组主要根据MDS患者外周血和骨髓细胞病态造血，特别是原始细胞比例、环状铁粒幼细胞数、Auer小体及外周血单核细胞数量，提出以形态学为基础的FAB标准（表22-14），将MDS分为五型：难治性贫血（RA）、环状铁粒幼细胞难治性贫血（RAS）、难治性贫血伴原始细胞增多（RAEB）、难治性贫血伴原始细胞增多转化型（RAEB-t）、慢性粒-单核细胞白血病（CMML）。

表22-14　MDS的FAB分型

FAB类型	外周血	骨髓
RA	原始细胞＜1%	原始细胞＜5%
RAS	原始细胞＜1%	原始细胞＜5%，环状铁粒幼细胞≥15%
RAEB	原始细胞＜5%	原始细胞5%～20%
RAEB-t	原始细胞≥5%	原始细胞＞20%而＜30%；或幼粒细胞出现Auer小体
CMML	原始细胞＜5%，单核细胞＞$1×10^9$/L	原始细胞5%～20%

2. WHO分型 2008年WHO分型包括：①对标本采集、原始细胞、遗传学改变的分析都做了明确指导。②MDS/MPN的诊断和区分。③将具有MDS主要的特异性改变（如血细胞减少）、但骨髓中没有明确的形态学证据称为待定MDS。④增列了

难治性血细胞减少伴单系病态造血的亚型。⑤将伴有多系病态造血的环状铁粒幼细胞（RCMD-RS）归入 RCMD。在此基础上，2016 年进行了修订，其诊断与分型标准见表 22-15。

表22-15　MDS诊断与分型标准（WHO，2016）

WHO类型		病态造血	血细胞减少[a]	骨髓红系中RS比例	PB及BM原始细胞比例	细胞遗传学
MDS-SLD		1系	1或2系	<15% 或 <5%	PB<1%，BM<5%，无 Auer 小体	除外单纯5q−
MDS-MLD		2或3系	1～3系	<15% 或 <5%	PB<1%，BM<5%，无 Auer 小体	除外单纯5q−
MDS-RS	MDS-RS-SLD	1系	1或2系	≥15% 或 ≥5%[b]	PB<1%，BM<5%，无 Auer 小体	除外单纯5q−
	MDS-RS-MLD	2或3系	1～3系	≥15% 或 ≥5%[b]	PB<1%，BM<5%，无 Auer 小体	除外单纯5q−
MDS伴有单纯5q−		1～3系	1～2系	无或任何比例	PB<1%，BM<5%，无 Auer 小体	单纯5q− 或伴另一细胞遗传学异常（非 −7 或7q−）
MDS-EB	MDS-EB-1	0～3系	1～3系	无或任何比例	PB2%～4% 或 BM5%～9%，无 Auer 小体	任何
	MDS-EB-2	0～3系	1～3系	无或任何比例	PB5%～19% 或 BM10%～19%，有 Auer 小体	任何

WHO类型		病态造血	血细胞减少[a]	骨髓红系中RS比例	PB及BM原始细胞比例	细胞遗传学
MDS-U	PB1%原始细胞	1~3系	1~3系	无或任何比例	PB=1%[c]，BM<5%，无Auer小体	任何
	单系病态造血及全血细胞减少	1系	3系	无或任何比例	PB<1%，BM<5%，无Auer小体	任何
MDS-U	基于典型细胞遗传学异常	0系	1~3系	<15%[d]	PB<1%，BM<5%，无Auer小体	典型细胞遗传学异常
RCC		1~3系	1~3系	无	PB>2%，BM<5%	任何

注：PB，外周血；BM，骨髓；RS，环状铁粒幼细胞；MDS-SLD，MDS伴单系病态造血；MDS-MLD，MDS伴多系病态造血；MDS-EB，MDS伴原始细胞增多；MDS-U，MSD未分型；RCC，儿童难治性血细胞减少症。

a. 外周血细胞减少定义为 Hb<100g/L，PLT<100×10⁹/L，中性粒细胞计数<1.8×10⁹/L；少数情况下，MDS 可以是高于上述数值的轻度贫血或血小板减少。外周血单核细胞必须<1.0×10⁹/L。

b. 若存在 *SF3B1* 突变。

c. 两次以上的外周血涂片检查见1%原始细胞。

d. 环状铁粒幼细胞≥15%且有显著红系病态造血者应归于 MDS-RS-SLD。

知识链接

骨髓增生异常综合征

骨髓增生异常综合征(MDS)是一种后天性疾病，实际上是一组病症，都是起源于某一个造血干/祖细胞，因细胞发育异常引起，因此 MDS 最主要的特点是病态造血。诊断 MDS 主要依靠血象、骨髓象检查，病态造血是核心。1982年 FAB 协作组提出了以形态学为基础的 MDS 分型标准，使国际上第一次有了统一的标准。1997年 WHO 将染色体指标纳入分型，制订了 WHO 分型标准；2008年 WHO 将多指标综合诊断纳入分型标准,提出了 2008 年版分型标准,2016 年再次进行了修订并发布了 2016 年版本。另外,还有维也纳(2007)、国内(1986,1994)等分型标准。目前,临床上普遍采用 WHO2016 标准。

第五节　原发性免疫性血小板减少症

一、概　　述

原发性免疫性血小板减少症(ITP)是一种因免疫机制使血小板破坏增多而造成的疾病。好发于儿童、青壮年和妇女。ITP 的病因尚不清楚,目前认为与某些病毒感染有关。主要通过血小板抗体和单核 - 吞噬细胞系统的作用,引起血小板生存时间缩短和破坏过多。临床主要表现为:①急性型,多见于 2～7 岁婴幼儿,紫癜出现前 2 周左右常有呼吸道感染史。起病急,常伴有发热,皮肤、黏膜紫癜和瘀点,消化道、泌尿道出血等,少数严重者有颅内出血。病程多呈自限性,可半年内自愈。②慢性型,多见于青壮年女性,常无明显的诱因,起病慢,临床出血以皮肤、黏膜和月经量过多为主,脾不大或稍肿大,病程数月至数年,有反复发作倾向。

二、实验室检查

1. 外周血检查　①血小板:数量<100×10⁹/L;MPV 增大,少数可见直径 10μm 的巨型血小板,胞质中颗粒减少且分散;PDW 增高或明显增高。②红细胞和白细胞:严重出血者有缺铁性贫血表现,无严重出血者红细胞和白细胞多正常。③出血时间延长,束臂试验阳性,血块收缩不良及凝血酶原消耗缺陷。

2. 骨髓涂片检查　骨髓增生活跃或明显活跃;巨核细胞增多,伴有成熟障碍,以幼稚型巨核细胞和颗粒型巨核细胞明显增多为主,其体积减小,胞质中颗粒减少,嗜碱性较强;产血小板型巨核细胞减少。

3. 血小板特殊检查　①血小板寿命测定:核素 ^{14}C、^{51}Cr 标记、TXB$_2$ 法均表现为血小板破坏过多、寿命缩短。②血小板相关抗体(包括 PAIgG、PAIgM、PAIgA、PAC3)测定,是诊断 ITP 的重要检查项目,80% 以上患者 PAIgG 增高。③血小板聚集和释放试验:部分患者有血小板功能异常,表现为血小板聚集能力下降和 PF$_4$ 释放下降。

三、鉴　别　诊　断

ITP 的鉴别诊断主要排除继发性血小板减少症,如脾功能亢进、再生障碍性贫血、白血病、SLE、MDS、药物性免疫性血小板减少等。

第六节　其他白细胞疾病检验

一、类白血病反应

（一）概述

类白血病反应（leukemoid reaction）是指机体受某些疾病或外界因素刺激而产生类似白血病的血象反应。特点为：①血象类似白血病，多数外周血白细胞总数显著增高（少数正常或减少）或出现幼稚细胞，少数伴有贫血及血小板减少。②多有明确的病因，常与感染、恶性肿瘤、中毒等有关。③原发病好转或解除后，类白血病反应亦迅速恢复。④除恶性肿瘤外，预后良好。

根据外周血白细胞的数量和增多的白细胞种类分为中性粒细胞型、淋巴细胞型、嗜酸性粒细胞型、单核细胞型、白细胞不增多型。

（二）实验室检查

1. 血象　白细胞显著增高（$>50 \times 10^9/L$），少数正常或不增高。有或无幼稚细胞，分类因类型不同而异，可分别出现中性粒细胞、单核细胞、淋巴细胞或嗜酸性粒细胞比例增高。红细胞、血红蛋白无明显变化，血小板正常或增多。

2. 骨髓象　变化不大，除增生活跃及核左移外，常有毒性颗粒改变。少数有原始及幼稚细胞的增多，但形态正常。红细胞系和巨核细胞系常无明显异常。

3. 细胞化学染色　NAP染色积分明显增高。

二、白细胞减少症和粒细胞缺乏症

（一）概述

白细胞减少症（leucopenia）是指成人外周血白细胞总数持续低于 $4 \times 10^9/L$。粒细胞减少症（granulocytopenia）是指成人外周血中性粒细胞绝对值低于 $2.0 \times 10^9/L$。粒细胞缺乏症（agranulocytosis）是指中性粒细胞严重减少低于 $0.5 \times 10^9/L$，并伴有头晕、乏力、畏寒、高热等症状。白细胞减少症最常见的原因是由于中性粒细胞减少所致，粒细胞缺乏症是粒细胞减少症发展到严重阶段的表现，所以它们的病因和发病机制主要为：①粒细胞生成减少和成熟障碍。②粒细胞破坏或消耗过多。③粒细胞分布异常。④粒细胞释放障碍。

（二）实验室检查

1. 血象　白细胞可有不同程度减少，中性粒细胞可出现中毒颗粒、空泡等多种毒性变，淋巴细胞、单核细胞相对增高。红细胞和血小板大致正常。

2. 骨髓象　骨髓增生活跃或减低。粒系细胞明显减低，主要为缺乏成熟阶段的中性粒细胞，可见原始、早幼粒细胞，表明粒细胞有成熟障碍，粒细胞胞质中可有空泡、中毒颗粒等毒性变和核固缩等退行性变。红系、巨核系细胞无明显变化。淋巴细胞、单核细胞、浆细胞、网状细胞可相对增多。

三、传染性单核细胞增多症

（一）概述

传染性单核细胞增多症（infectious mononucleosis，IM）简称传单，是由 EB 病毒感染所引起的急性或亚急性淋巴细胞良性增生性传染病，又称腺性热。好发于儿童和青少年，主要通过经口的密切接触或飞沫传播，也可经性传播及血液传播。本病潜伏期 5～15 天，一般为 9～11 天。起病急缓不一、症状多样，但大多数可出现较典型的临床症状，主要为发热、咽喉痛、淋巴结肿大、肝脾肿大，少数患者可出现皮疹和嗜睡、头痛、惊厥等神经系统症状。

（二）实验室检查

1. 血象

（1）白细胞总数正常或稍增多，一般为（10～30）×10^9/L，少数病例可降低。早期以中性粒细胞为主，随后淋巴细胞迅速增多，占 60%～97%，并出现异型淋巴细胞，多＞10%。根据异型淋巴细胞的形态特征，可分为 I 型（浆细胞型或泡沫型）、II 型（单核细胞型或不规则型）和 III 型（幼稚型或幼淋巴细胞样型）三型。其形态特点见第二章第四节内容。

（2）红细胞和血小板多正常。

2. 骨髓象　大多数患者无明显异常，部分患者可见淋巴细胞增多和出现少量异型淋巴细胞，但不及外周血比例高，可见组织细胞增多。

3. 血清学检查　①嗜异性凝集试验：传单患者血清中存在嗜异性抗体，能凝集绵羊和马的红细胞。该试验在传单早期即呈阳性。②EB 病毒抗体测定：在急性期，抗 EB 病毒膜壳抗原的 IgM 抗体可首先出现，阳性率＞90%，是急性期诊断传单的重要指标。

四、类脂质沉积病

类脂质沉积病是一类较罕见的类脂质代谢异常的遗传性疾病，多由溶酶体内参与类脂质代谢的某些酶不同程度缺乏所致，常见戈谢病和尼曼 - 皮克病。

（一）戈谢病

1. 概述　戈谢病（Gaucher disease）又称葡萄糖脑苷脂病，为常染色体隐性遗传病，

由 β- 葡萄糖脑苷脂酶减少或缺乏导致 β- 葡萄糖脑苷脂在巨噬细胞内大量沉积所致,犹太人发病率较高。临床分三型:①Ⅰ型(慢性型),又称成人型,最常见,任何年龄均可发病,进展可快可慢。②Ⅱ型(急性型),又称婴儿型,多在 1 岁内起病,进展迅速,病程短,多于婴儿期死亡。③Ⅲ型(亚急性型),又称幼年型,常于 2 岁至青少年期发病,病情进展缓慢。

2. 实验室检查

(1)血象:多数血细胞减少,呈现轻至中度正细胞性贫血,血小板轻度减少,淋巴细胞相对增多,网织红细胞增多。血涂片中偶见戈谢细胞。

(2)骨髓象:增生程度及细胞分类多正常,特征性表现为出现数量不等的戈谢细胞(>10%)。其形态特征为(图 22-18):胞体大,直径 20～80μm,卵圆形或不规则形,核小偏位,1～3 个或更多,呈圆形或卵圆形,染色质粗糙,副染色质明显,核仁不明显;胞质量多,无空泡,淡蓝色,有交织成网状或洋葱皮样的粗暗条纹结构。电镜可见呈纺锤状或棒状与膜结合的包涵体。

(二)尼曼 - 皮克病

1. 概述　尼曼 - 皮克病(Niemann-Pick disease,NPD)亦称神经鞘磷脂病,为常染色体隐性遗传病。由于组织中缺乏鞘磷脂酶,导致鞘磷脂和胆固醇在单核 - 巨噬细胞和其他组织细胞中大量沉积。此病成人偶见,我国少见。临床上有肝脾肿大、眼底黄斑部樱桃红色斑、骨髓涂片中泡沫样细胞等主要特征。

2. 实验室检查

(1)血象:轻至中度贫血,血小板减少,其程度取决于骨髓受累的程度。白细胞正常、减少或稍多,单核及淋巴细胞胞质常有特征性空泡。

(2)骨髓象:增生程度、各种细胞比例正常,可见较多典型的尼曼 - 皮克细胞(诊断本病的主要依据):胞体大,直径 20～100μm,圆形或椭圆形;胞核较小,1～2 个,常偏位,染色质疏松;胞质充满泡沫状神经鞘磷脂颗粒,似桑椹状脂滴,呈泡沫状,又称泡沫细胞(图 22-19)。

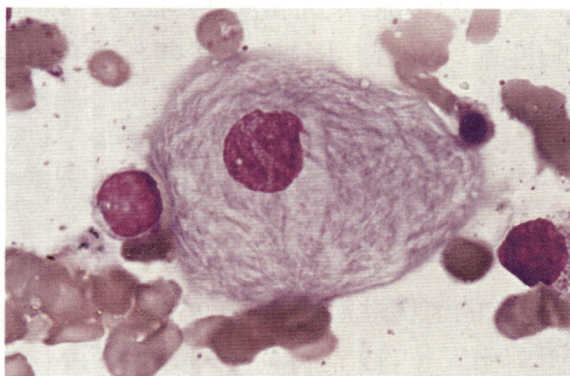

图 22-18　戈谢细胞　　　　　　图 22-19　尼曼 - 皮克细胞

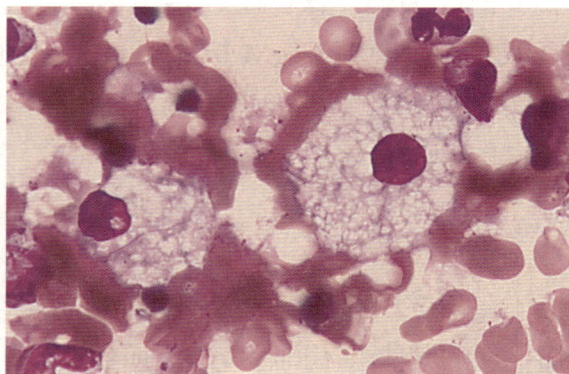

五、噬血细胞综合征

（一）概述

噬血细胞综合征（HPS）又称噬血细胞性淋巴组织细胞增生症（HLH）或反应性组织细胞增生症，是一组由于各种致病因素导致组织细胞反应性增生性疾病。本病临床表现复杂多样，其特征多见发热，肝、脾肿大，单核-巨噬细胞增生活跃，且有吞噬血细胞现象。根据病因分为原发性和继发性两种。

原发性噬血细胞综合征包括家族性 HPS、X 连锁淋巴细胞增殖性疾病等，是一种因不同基因缺陷而导致的常染色体隐性遗传病，多见于婴幼儿。继发性噬血细胞综合征常由感染、肿瘤、药物等因素所致，是具有 HPS 临床特征的多种疾病，包括感染相关性噬血细胞综合征和肿瘤相关性噬血细胞综合征。

（二）实验室检查

1. 血象　全血细胞减少，尤其以血小板减少最为明显，可见组织细胞。
2. 骨髓象　早期表现为骨髓增生活跃，噬血现象不明显，常表现为反应性组织细胞增生。随病情进展，红系、粒系和巨核系细胞均减少，组织细胞明显增多，但多数少于 30%，易见组织细胞吞噬红细胞现象，被吞噬的红细胞为数个至 10 多个不等。

六、脾功能亢进

（一）概述

脾功能亢进简称脾亢，是指各种不同疾病导致脾脏肿大和血细胞减少的一种综合征。临床主要表现为脾大、外周血一系或多系细胞减少，而骨髓相应造血细胞增生，脾脏切除后血象恢复正常，症状缓解。

（二）实验室检查

1. 血象　全血细胞一系、两系或三系减少，常为正细胞正色素性贫血，网织红细胞增多，白细胞减少，主要为粒细胞减少。
2. 骨髓象　骨髓增生活跃或明显活跃，各系细胞均增生，常有不同程度的成熟障碍。以粒系和巨核系细胞的成熟障碍易见，但形态大致正常。

本章小结　　贫血常见缺铁性贫血、巨幼细胞贫血、再生障碍性贫血和溶血性贫血等。各种贫血的血象和骨髓象均有明显的细胞变化特征，骨髓检验结合其他实验室检验可明确诊断或支持诊断。白血病分为急性白血病和慢性白血病，急性白血病目前有 FAB 分型、MICM 分型和 WHO 分型。慢性白血病分为慢性粒细胞白血病、慢性淋巴细胞白血病等。对白血病的诊断应密切结合临床特点、细胞形态学特征和细胞化学染色、免疫学检查、遗传学和分子生物学检验结果等。造血系统其他疾病如多发性骨髓瘤、骨髓增生异常综合征、原发性免疫性血小板减少症、类白血病反应、传单、嗜血细胞综合征、脾亢、类脂质沉积症等，各种疾病的血象和骨髓象均有特点，诊断时应注意与相似疾病的鉴别。

（张纪云）

第二十三章　　│　　临床实验室管理

23章　数字资源

学习目标

1. 熟悉：临床实验室管理的定义和内容；我国临床实验室管理现状；临床实验室安全管理措施。
2. 了解：临床实验室信息系统基本功能。

随着科学技术的快速发展和新技术的不断出现，临床实验室得到极大的发展，从过去的手工操作逐渐变成了仪器自动化分析，从单台仪器测定发展为自动化流水线分析，实验室的管理模式也随之发生根本性的变化。手工操作时代，检验结果的质量取决于检验人员的专业素质和责任心，在全面采用仪器分析和自动化的今天，检验结果的质量需要一套完善的管理系统来保证，并且按照《医疗机构临床实验室管理办法》等要求，参照医学实验室认可等外部监督体系，全面规范临床实验室的管理。

第一节　临床实验室建设与管理

一、临床实验室的定义

临床实验室（clinical laboratory）是以诊断、治疗、预防疾病以及健康评估为目的，运用物理学、化学、生物化学、免疫学、微生物学、细胞学等手段对人体的各种标本进行检验分析，为临床提供医学检验服务的部门。目前我国临床实验室的主要存在形式有医疗机构内部设置的检验科（室）、部分临床科室所属的临床实验室及独立的第三方检验机构——独立临床实验室等。

二、临床实验室的建设

临床实验室的建设是一项持续发展的系统工程,包括硬件建设和软件建设。硬件方面主要有场所、房屋、布局、人员、仪器设备和试剂等内容;软件方面主要有全面质量管理体系、各项规章制度、各项工作程序、检验操作流程、人员培训、技术准备和实验室信息系统建设等内容。

(一)临床实验室的人员组成

临床实验室主要工作以实验技术为主,其主体是实验室技术人员,其编制一般不低于全院总编制数的4.6%。根据管理需要可分实验室主任、技术主管、质量主管、生物安全主管和专业组长等,每个实验室根据自身的规模和工作特点定编定岗,人员经过系统的专业培训后持证上岗。

(二)临床实验室环境要求与功能分区

1. 环境要求　包括布局、光照、通风、供水、废弃物、微生物、灰尘、噪声、电磁干扰、辐射、电力供应、温度、湿度、声音和振动水平等因素,应保证样本、设备、操作者和检验结果不受影响,同时确保不能对周围的环境造成不良的影响。

2. 功能分区　临床实验室布局设计应考虑实验室的工作流程和生物安全的要求,区分为生活区、缓冲区和实验区。按照工作性质分区,通常分为办公区、辅助工作区和防护区三个区域。再根据规模大小合理分区,应能满足临床工作需要并符合样本采集、处理和检验流程的需要,符合生物安全的要求。一般下设临床检验室、生物化学检验室、免疫学检验室、微生物学检验室、细胞学检验室、分子生物学检验室、急诊检验室等。

(三)临床实验室设备和检验项目的确定

1. 临床实验室基础设备　①医用离心机:常速离心机、高速离心机、低温离心机等。②温控设备:普通冰箱、低温冰箱、冷库、恒温水浴箱、恒温培养箱、烤箱等。③显微镜:普通光学生物显微镜、相差显微镜、荧光显微镜、倒置显微镜等。④吸样设备:可调移液器、刻度移液管、微量移液管、一次性滴管等。⑤其他:分光光度计、高压蒸汽灭菌器、制水机、温度计、湿度计、天平等。

2. 临床实验室专业设备　①体液检验仪器:尿液干化学分析仪、尿液有形成分分析仪、粪便分析仪等。②血液检验仪器:血细胞分析仪、凝血分析仪、血小板聚集仪、自动血型分析仪、自动血沉仪等。③生物化学检验仪器:生化分析仪、电解质分析仪、血气分析仪、糖化血红蛋白分析仪、微量元素测量仪等。④免疫学检验仪器:流式细胞仪、发光免疫分析仪、酶联免疫分析仪、酶标仪、洗板机、微量蛋白分析仪等。⑤微生物学检验仪器:生物安全柜、自动化血培养系统、自动微生物鉴定与药敏分析仪等。⑥分子生物学检验仪器：核酸提取仪、核酸杂交仪、聚合酶链反应分析仪等。⑦其他：染色体分析仪、实验前处理系统、脱帽机等。为提高检验质量和工作效率，较大规模的临床实验室目前均建有流水线检验平台，以满足医疗、教学、科研的更高要求（图 23-1）。

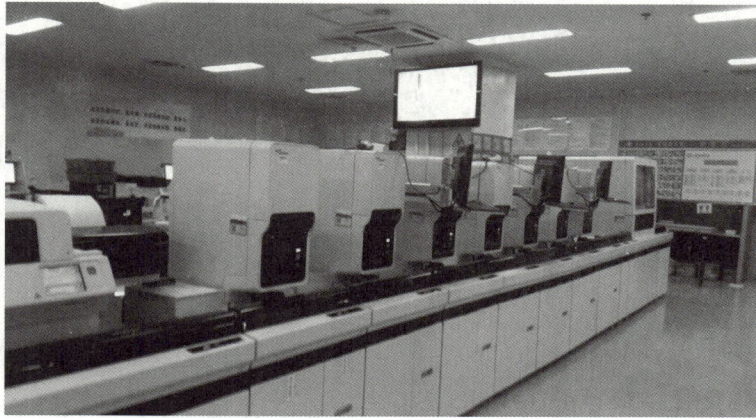

图 23-1　全自动血细胞分析流水线

3. 检验项目　三级医院 400 项以上，二级医院达到 250 项，乡镇卫生院不少于 50 项，并结合临床需要开展新项目。在本单位临时难以开展时，可将标本委托其他实验室（如第三方实验室、本地区域性检验中心）进行检测。

4. 仪器、试剂选购原则　①适用性和可行性：根据医院的规模、开展的检验项目及专业人员的技术水平选购。②合法性：查验生产许可证、产品合格证等证件和批文。③效用性：仪器的使用效用高、成本回收快。④可靠性：了解仪器的性能稳定性、技术可靠性等特点，明确仪器的优点与缺点。⑤售后服务：熟悉销售公司的资质、信誉、技术力量等服务质量。⑥经济性：评价仪器及配套试剂、零配件、消耗品、维修等后期成本。⑦前瞻性：应满足实验室 3～5 年后发展的需要。⑧配套设施条件：评估房屋、水、电能否满足要求。

三、临床实验室的管理

（一）临床实验室管理过程

实验室管理是整合与协调实验室资源，以达到既定目标的过程，通常由计划、组织、领导及控制四个方面组成。计划主要是指确定实验室工作目标，实行目标管理；组织是指对实验室内部的人、财、物等各种资源进行有效整合和合理分配；领导是指实验室管理者应建立一系列规章制度和标准，并依据有关规定分配、指导实验室人员的具体工作；控制是对工作进行检查，协调、控制整个检测过程，并根据实际情况必要时修正已建立的目标及相关程序。

（二）临床实验室管理模式

1. 国际管理模式　为了保证临床实验室的质量，美国在 1967 年通过了专门对临床实验室管理的法律《临床实验室改进法案》；1988 年通过了《临床实验室改进法案修正案》，并于 1992 年正式实施，具有强制性，是对临床实验室管理的最低要求。2003 年国际标准化组织（ISO）发布了《医学实验室——质量和能力的专用要求》（ISO15189），是专门对医学实验室管理的国际标准，经过修改后 2007 年发布了第 2 版，2012 年发布了第 3 版。该标准从组织与管理责任、质量管理体系、文件控制、服务协议、外部服务和供应、咨询服务、持续改进、记录控制、评估和审核、管理评审、人员、设施与环境条件、实验室设备试剂盒耗材、检验程序、结果报告等方面，提出了 25 项管理与技术的具体要求，其核心内容是加强实验室全面质量管理。

2. 我国管理模式

（1）法制化管理：为加强医疗机构临床实验室管理，提高临床检验水平，保证医疗质量和医疗安全，原卫生部于 2006 年 6 月 1 日起施行《医疗机构临床实验室管理办法》（以下简称《管理办法》），《管理办法》包括总则、医疗机构临床实验室管理的一般规定、质量管理、安全管理、监督管理、附则 6 章共 56 条，是国内第一部专门针对临床实验室管理而制订的法规，促进了临床实验室的规范化管理。另外，对一些检测要求较高的实验室，也特别制订了相应法律法规，如《医疗机构临床基因扩增管理办法》《全国艾滋病检测工作管理办法》等。

（2）部门管理：为了提高我国临床检验水平，1982 年成立了卫生部临床检验中心，其主要任务是负责全国临床检验技术指导、培训技术骨干、开展科学研究、推荐常规检验方法、组织临床检验质量控制工作以及国际技术交流等。随着该中心的成立，各地等相继成立了区域性临床检验中心，在推动室间质量评价、室内质量控制、检验方法学的改进和统一、仪器的校准、检验技术人员的业务提升等方面开展了大量卓有成效的工作，促进了检验工作的标准化，为改变我国临床检验的落后面貌作出了贡献。

（3）部门规章和文件管理：原卫生部于 1991 年委托卫生部临床检验中心组织编写了《全国临床检验操作规程》（简称《规程》），并于 1997 年修订再版，2007 年出版第 3 版，2015 年出版第 4 版。新版《规程》新增了临床实验室环境和设施、实验室设备、检验程序和分析系统以及检验前与检验后的程序等内容。《规程》是我国第一部检验医学的标准操作规程，对规范临床检验操作方法、提高临床检验质量起到了积极作用。为了加强临床检验的标准化工作，1996 年成立了卫生部临床检验标准专业委员会，制订了《临床检验定量测定室内质量控制（WS/T 641-2018）》《临床实验室室间质量评价要求（GB/T 20470-2006）》等，对于规范实验室的检验行为、提高检验质量发挥了重要作用。

（4）临床实验室信息化和实验室认可

1）临床实验室信息化：临床实验室信息系统（LIS）是以临床实验室科学管理理论和

方法为基础,借助通信、网络、计算机、数字化和智能化等技术,对各种信息进行综合管理的系统。通过计算机网络将实验室的各种设备连接起来,实现了对检验医学信息的收集、存储、分析、发布、利用等系统化管理。

2)实验室认可:①认证,是第三方机构依序对产品、过程或服务符合规定的要求给予的书面保证。②认可,是指权威机构对某一机构或个人是否有能力完成特定任务所给予的一种正式承认的活动。ISO15189是国际医学界进行医学实验室认可通用的国际标准。③强制性的临床实验室认可,对检测要求较高的实验室如艾滋病检测实验室、基因扩增实验室等进行强制性认可。④我国临床实验室认可现状,中国实验室国家认可委员会(CNAL)经国家认证认可监督管理委员会批准设立,并授权统一负责实验室和检查机构的国家认可及相关工作。2006年中国合格评定国家认可委员会(CNAS)成立,CNAS统一负责对认证机构、实验室和检查机构等的认可工作。2003年ISO15189正式发布前,CNAL已经根据ISO/IEC17025认可了我国的20多个临床实验室。到2019年底我国已有407个临床实验室通过了CNAS的认可,少数临床实验室通过了美国病理学家协会(CAP)的认可,也有医院通过了美国医疗机构评审联合委员会国际部(JCI)的认可。

第二节 实验室生物安全管理

临床实验室的安全管理包括实验室的生物安全管理和实验室的安全保卫管理。生物安全主要涉及感染性生物因子的实验操作以及实验室人员和环境的防护措施等方面;安全保卫主要涉及病原体的保存,使用、运输过程中防止失窃、抢劫、丢失等方面,以及因地震、洪水等自然灾害而发生安全事故时应有应急预案等。

一、实验室生物安全防护水平分级

(一)实验室生物安全等级分类

在《病原微生物实验室生物安全管理条例》中根据病原微生物的传染性、感染后对个体或群体的危害程度。将病原微生物分为四类:第一类是能够引起人类或动物非常严重疾病的微生物,以及我国尚未发现或已经宣布消灭的微生物;第二类是能够引起人类或动物严重疾病,比较容易直接或间接在人与人、动物与人、动物与动物间传播的微生物;第三类是能够引起人类或动物疾病,但一般情况下对人、动物或环境不构成严重伤害,传播风险有限,实验室感染后很少引起严重疾病,并且具备有效治疗和预防措施的微生物;第四类是在通常情况下不会引起人类或动物疾病的微生物。其中,第一类、第二类病原微生物统称为高致病性病原微生物。

根据生物因子对个体和群体的危害程度将其安全风险分为Ⅰ~Ⅳ级,Ⅰ级风险最低,

Ⅳ级风险最高。根据实验室对其病原微生物的生物安全防护水平和生物安全国家标准，将实验室生物安全防护水平（BSL）分为一级、二级、三级、四级，分别以BSL-1、BSL-2、BSL-3、BSL-4表示。BSL-1级别最低，BSL-4级别最高。BSL-1、BSL-2实验室实行备案管理，BSL-3、BSL-4实验室实行国家认可制度。病原微生物危害等级划分与生物安全的分级和适用范围见表23-1。

表23-1　病原微生物危害等级划分与生物安全的分级和适用范围

微生物危害程度分类	生物安全管理	生物因子安全风险分级	实验室安全防护水平级别	生物安全要求	安全设施
四类	不会引起人类或动物疾病的微生物	Ⅰ级	BSL-1	低个体危害，低群体危害，不会导致健康工作者感染	不需要、开放实验室
三类	引起疾病，传播有限，不严重，有防治措施	Ⅱ级	BSL-2	中等个体危害，有限群体危害，感染不导致严重疾病	防护服、微生物标识、开放实验室
二类	引起严重疾病，比较容易传播	Ⅲ级	BSL-3	低群体危害，用抗生素、抗寄生虫药治疗的病原体	在BSL-2上增加特殊防护服、进入制度及定向气流
一类	引起人类或动物非常严重疾病的微生物	Ⅳ级	BSL-4	高个体、高群体危害，引起非常严重的疾病，不易治愈，容易传播	在BSL-3水平上增加气锁入口、出口淋浴及污染物的特殊处理

（二）实验室生物安全防护的基本原则

基本原则是将操作对象与操作者隔离（Ⅰ级防护屏障）、将操作对象与环境隔离（Ⅱ级防护屏障）。一级防护屏障主要包括生物安全柜、各种密闭容器、离心机安全罩等基础隔离设施及个人防护装备；二级防护屏障涉及的范围很广，包括实验室的建筑及各种技术设备和措施。

（三）Ⅱ级生物安全防护（BSL-2）实验室

BSL-2接触致病生物因子的实验室工作人员要经过特殊培训，在资深工作人员的指导下工作。绝大多数临床实验室是BSL-2。

1. 微生物操作规程

（1）限制或禁止非本实验室人员进入。

（2）工作人员工作完毕，脱下手套、离开实验室之前要洗手。

（3）不允许在工作区内饮食、抽烟、化妆、处理隐形眼镜。

（4）禁止使用口吸移液，应使用移液器吸取液体。

（5）制订锐利器具安全操作规程。

（6）操作细心，以减少飞溅物或气溶胶的产生。

（7）每天至少消毒一次工作台面，活性物质溅出时应及时消毒。

（8）所有的培养物、废弃物在运出实验室前，应使用可行的方法进行消毒灭活。

（9）制订防鼠防虫措施。

（10）实验室门口贴有生物危险标志，注明致病因子名称、负责人姓名及电话。

2. 实验室设施要求　配备Ⅱ级生物安全柜、空气消毒设施、高压蒸汽灭菌器、非接触式洗手设备（靠近出口处）、洗眼设备、通风、有防虫纱窗、带锁门、家具坚固、工作区易清洁、实验室和非实验室区域气流不循环等。

3. 实验室生物安全设备和防护要求　下列操作应在Ⅱ级生物安全柜或个人防护装备或物理防护设施中进行。

（1）可能产生感染性气溶胶或飞溅物的实验过程。

（2）处理高浓度或大面积的感染性微生物，采用密封的转头或离心管，可以在开放的实验室离心。

（3）生物安全柜外操作感染性微生物时，要佩戴面目防护装置。

（4）要穿着专用的工作服等防护服，在离开时必须脱下。

（5）接触潜在感染性物质、污染物表面或设备时，必须戴手套。处理后的手套不能再进行冲洗、使用或接触"干净"的表面，脱下手套后立即洗手。

二、实验室生物安全制度

1. 建立安全管理制度的基本原则　制订生物安全管理制度必须根据相关的法律法规、标准，并结合本实验室情况才能控制源头、切断途径、避免伤害。

2. 基本规章制度

（1）实验室安全管理制度。

（2）生物安全防护制度。

（3）实验室清洁制度。

（4）实验室消毒灭菌制度。

（5）安全培训制度。

（6）微生物实验室菌（毒）种管理制度。

（7）传染病病原体报告制度。

（8）防火、防电、防意外事故管理制度。

（9）尖锐器具安全使用制度。

（10）实验室医疗废弃物处理制度。

3. 实验室标识与警示系统　临床实验室可以有多个功能不同的房间，有些房间需要进一步限制非授权人员的进入。此外，实验期间在不同工作状态时，需要临时限制其他人员进入。实验室根据需求和风险评估，采取适当的警示和进入限制措施，如警示牌、警示灯、警示线、门禁等。实验室内部工作间入口应有工作状态的文字或灯光讯号显示。生物安全实验室应设置紧急发光疏散指示标志、消防应急照明设施和实验室安全告示（图 23-2）。

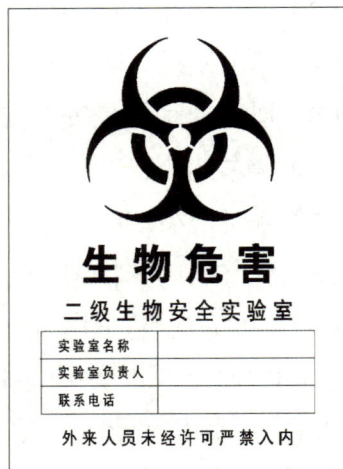

图 23-2　实验室安全告示

三、实验室生物安全管理体系

（一）生物安全管理组织

临床实验室要成立生物安全管理委员会，临床实验室负责人是实验室生物安全的第一责任人，要明确分工，确定责任。

（二）生物安全管理规范

临床实验室要建立健全实验室生物安全的三要素，包括实验室安全项目责任人、安全达标硬件设施及安全规范的软件系统，其中责任人是核心要素，是安全管理的重要保证。

（三）生物安全管理体系文件

生物安全管理体系文件的编制一般采用四层"金字塔"建构。

1. 生物安全管理手册　为第一层，主要叙述生物安全意图和指令等，核心内容是对生物安全方针、原则、目标、组织机构及各组成要素的描述。

2. 生物安全管理程序文件　为第二层，是将生物安全管理指令、意图转化为行动的途径和相关联的行动，是对生物安全活动进行全面策划和管理，对各项生物安全管理活动的方法所作的规定，一般包括文件标题、目的、适用范围、职责、工作流程、记录表格、目录、支持性文件等。程序文件不涉及纯技术性细节。

3. 标准操作规程（standard operating procedure，SOP）　为第三层，是用来指导相关活动的实验操作技术细节性文件。

4. 记录　为第四层，是用来阐明安全关联活动的表达方式，它可追溯提供结果的证据。

第三节　实验室意外事故处理

一、触　　电

做好用电安全管理，培训操作者严格执行用电过程和电器的安全操作，切勿用湿手接触开关、插头、电器等。一旦发生触电，应采取如下操作：

1. 脱离电源　迅速脱离带电现场，立刻切断电源，避免二次触电。施救者可用非导电物如木棍、塑料棒等将电线或电器与伤员分离，忌用手直接拉触电者，防止相继触电。

2. 急救处理　若触电者出现休克，要立即进行心肺复苏，同时拨打"120"，及时送医抢救，及时处理电烧灼伤口。

二、创　　伤

如工作人员在操作过程中被污染的注射针头或锐器损伤，立即用肥皂和清水冲洗伤口，然后挤出伤口的血液，再用75%乙醇、碘伏等浸泡消毒或擦拭消毒，并包扎伤口，必要时服用药物预防。如果发生HIV、HBV等职业暴露，应按照有关规定进行处理。

三、烧伤或烫伤

首先让伤者迅速脱离险区，防止进一步遭受创伤。被热液烫伤，应立即剪开浸湿的衣服，伤势较轻未破皮时，可用大量的自来水冲洗烫伤处，涂上苦味酸或烫伤软膏；若伤势较重时，创面勿涂任何药物，应保护创面，用清洁布类包裹创面，然后立即送烧伤科治疗。

四、化学性污染物的伤害

1. 有毒、有害物质溅泼到皮肤　立即用自来水冲洗，如碱性试剂可用硼酸溶液洗涤，酸性试剂可用稀碳酸氢钠溶液洗涤，严重者应送急诊科进一步处理。

2. 有毒、有害物泼溅台面　先用抹布擦拭，再用清水冲洗，或用试剂中和后用清水冲洗。

3. 有毒气体泄漏　若有毒气体泄漏，立刻关闭毒气来源，启动排气装置，打开门窗，使空气流通。如果发生人员中毒，立即将中毒者移出现场，并送急诊科救治。

4. 经口中毒者　要立即刺激催吐，并送急诊科洗胃。若被吸入标本内疑有毒性很强的病原微生物，则根据具体情况，积极采取用药治疗或注射疫苗等施救措施。

五、高致病性微生物感染或泄漏

1. 封闭场所　发现一类危害的病原体，先封闭实验室或可能造成微生物扩散的场所。
2. 报告　及时报告实验室职业暴露应急处理专业小组、医院感染科和院级领导。
3. 隔离观察　对病人进行隔离治疗，对相关人员进行医学检查，对密切接触者进行医学隔离观察。
4. 消毒　严格按传染病防护法进行工作环境和接触人员消毒，对各种可能污染性废物封存消毒。

六、火　灾

根据起火原因采取不同的方法扑灭。

1. 实验室着火应首先移开周围易燃物；地面或实验台着火，若火势不大，可用湿抹布灭火。
2. 反应器皿内着火，可用石棉板盖住瓶口，火即熄灭。
3. 油类物质着火，要用沙或适宜的灭火器灭火。
4. 酒精等易燃物着火，应立即用沙土或湿布等扑灭，或用适宜的灭火器灭火。

第四节　临床实验室信息系统管理

临床实验室信息系统（LIS）是以数据库为核心的信息化技术与实验室管理需求相结合的信息化管理工具，一般涉及检验医嘱、条码打印、标本采集、运送、编号、信息录入、检验、结果报告整个检验过程，也包括实验室人力资源等管理、质量管理、仪器设备与试剂管理、环境管理、安全管理、信息管理以及实验室设计模式与管理体制、管理机构与职能、建设与规划等。为了保证检验质量，提高管理效率，满足临床实验室管理规范，对临床实验室信息系统的基本功能和管理进行规范非常必要。

一、管　理　内　涵

为了保证临床实验室信息系统安全和有效运行，必须对信息系统的运行进行有效管理,管理内涵涉及信息系统文件建立、安全管理等内容。

1. 信息系统管理文件建立　临床实验室根据本实验室所使用的 LIS 和实验室管理实际情况,编写本实验室的信息系统管理程序文件和作业指导书,以便操作人员使用。文件建立应满足程序性文件、作业指导书、文件审批和定期评估的基本要求。

2. 信息系统安全管理　应涉及信息系统使用安全管理、计算机环境设施安全管理、信息系统硬件和软件安全管理、数据输入管理、检验报告管理、检验结果查询和储存管理等内容。

二、基 本 功 能

（一）LIS 功能基本要求

1. 具有标本条码打印、标本采集、运送、编号、信息录入、检验、结果报告整个检验过程信息管理功能。

2. 具有与实验室专业设备进行双向通信功能,通过条码识别查询或直接下工作单方式控制设备运作,可与医院信息系统（HIS）实现无缝对接。能自动接收来自分析系统的测定结果,并对应 LIS 的患者信息形成检验报告单,检验结果自动查询,包含检验项目的正常范围、警告范围及仪器的线性范围条件,将超出范围的结果以各种方式报警提示。

3. 具有质控数据自动接收、绘制质控图以及自动统计打印功能。

4. 具有统计分析功能,可统计分析临床检验中心发布的质量指标数据。

（二）LIS 基本功能

LIS 基本功能包括系统设置、业务系统、统计查询、资料打印、质量管理、代码设置等基本模块。

1. 系统设置模块　具有系统登录、修改个人口令、选择输入代码、打印机设置、操作员调动、部门调动等功能。

2. 业务系统模块　具有信息输入（标本登记、批量处理、结果输入、手工收费等）、质量管理、打印、查询等功能。还有温度数据记录、仪器使用情况记录、仪器保养记录、试剂使用管理、标本存放记录、标本接收处理、不合格标本登记、住院患者自动收费 / 查询、门诊 / 住院 / 体检中心检验抽血、标本运送确认 / 接收核对 / 失败处理、外送标本登记 / 接收核对等。

3. 统计查询模块　具有报告单查询、信息修改查询、危急值查询与统计分析、患者信息查询、标本监控和状态查询与统计分析、项目收费统计分析、结果趋势分析、工作量统计分析、工作进度统计分析等功能。

4. 资料打印模块　具有报告单打印、工作清单打印、异常结果打印、收费清单打印、标本条码打印等功能。

5. 质控管理模块　具有质控批号输入、质控靶值输入、质控数据输入、质控月报表、质控日报表、结果累计质控、结果靶值设置等功能。失控重做或修改质控结果时，应保留原始数据，并记录所有修改操作。

6. 代码设置模块　具有检验项目、收费项目、样本类型、设备种类维护、仪器通道、通信参数、计算公式、本地参数、系统参数、审核人员设置等功能。

本章小结

　　实验室管理是整合与协调实验室资源以达到既定目标的过程，通常由计划、组织、领导及控制四个方面组成。临床实验室管理包括人员管理、安全管理、制度管理、质量管理、意外事故处理等内容，其中制订生物安全管理制度必须根据相关的法律法规、标准，并结合本实验室情况，才能控制源头、切断途径、避免伤害。对于病原微生物的管理必须依据国家有关法律法规等，实验过程中严格按标准操作程序规范操作，杜绝出现高致病性微生物感染或泄漏情况。使用临床实验室信息管理系统（LIS）可保证检验质量、提高管理效率和水平、杜绝人为差错。

（赵景颇　张　琳）

参 考 文 献

[1] 杨拓 . 临床检验 [M] . 北京：中国中医药出版社，2013.

[2] 张纪云，龚道元 . 临床检验基础 [M] . 5 版 . 北京：人民卫生出版社，2020.

[3] 张纪云，傅琼瑶 . 临床检验基础实验指导 [M] . 2 版 . 北京：人民卫生出版社，2015.

[4] 尚红，王毓三，申子瑜 . 全国临床检验操作规程 [M] . 4 版 . 北京：人民卫生出版社，2015.

[5] 安艳，赵平 . 临床检验 [M] . 2 版 . 北京：人民卫生出版社，2010.

[6] 刘成玉，罗春丽 . 临床检验基础 [M] . 5 版 . 北京：人民卫生出版社，2015.

[7] 张纪云，郝坡，李敏霞 . 临床检验基础 [M] . 北京：中国医药科技出版社，2019.

[8] 侯振江，杨晓斌 . 血液学检验 [M] . 4 版 . 北京：人民卫生出版社，2015.

[9] 许文荣，林东红 . 临床基础检验学技术 [M] . 北京：人民卫生出版社，2015.

[10] 龚道元，张时民，黄道连 . 临床基础检验形态学 [M] . 北京：人民卫生出版社，2019.

[11] 王霄霞，夏薇，龚道元 . 临床骨髓细胞检验形态学 [M] . 北京：人民卫生出版社，2019.

[12] 王建中 . 临床检验诊断学图谱 [M] . 北京：人民卫生出版社，2012.

[13] 孙晓春，龚道元 . 临床输血检验技术 [M] . 北京：人民卫生出版社，2014.

[14] 龚道元，胥文春，郑俊松 . 临床基础检验学 [M] . 北京：人民卫生出版社，2017.

[15] 夏薇 . 临床血液学检验实验指导 [M] . 4 版 . 北京：人民卫生出版社，2013.

[16] WHO.WHO laboratory manual for examination and processing of human semen [M] . 5th ed. Geneva：World Health Organization，2010.

[17] PALMER L，BRIGGS C，MCFADDEN S，et al.ICSH recommendations for the standardization of nomenclature and grading of peripheral blood cell morphological features [J] .Int J Lab Hematol，2015，37（3）：287-303.